急危重症诊治进展

主 编 杨 阳 王晓霞 朱作峰 张留定 郭玉玲

JIWEIZHONGZHENG
ZHENZHI JINZHAN

科学技术文献出版社
SCIENTIFIC AND TECHNICAL DOCUMENTATION PRESS
·北 京·

图书在版编目（CIP）数据

急危重症诊治进展 / 杨阳等主编. — 北京 : 科学技术文献出版社, 2017.11
ISBN 978-7-5189-3624-3

Ⅰ. ①急… Ⅱ. ①杨… Ⅲ. ①急性病—诊疗②险症—诊疗 Ⅳ. ①R459.7

中国版本图书馆CIP数据核字(2017)第284126号

急危重症诊治进展

策划编辑：曹沧晔　　责任编辑：曹沧晔　　责任校对：赵　瑗　　责任出版：张志平

出 版 者　科学技术文献出版社
地　　址　北京市复兴路15号　邮编 100038
编 务 部　(010) 58882938，58882087（传真）
发 行 部　(010) 58882868，58882874（传真）
邮 购 部　(010) 58882873
官方网址　www.stdp.com.cn
发 行 者　科学技术文献出版社发行
印 刷 者　今日兴华印刷有限公司
版　　次　2017年11月第1版　2017年11月第1次印刷
开　　本　880×1230　1/16
字　　数　491千
印　　张　16
书　　号　ISBN 978-7-5189-3624-3
定　　价　148.00元

前　言

近年来，急危重症医学的发展日新月异，监护设备不断更新、生命支持设备智能化程度越来越高、救护治疗及其转运条件明显改善，并且急危重症救治的新理念、新技术不断涌现，这些硬件设备和科学思想的不断现代化，大大提高了急危重症的诊疗水平。因此，临床医师需要不断学习新知识，掌握新技术，才能更好地为患者服务。

本书首先介绍了休克、心肺脑复苏术、急危重症常用技术；然后介绍了临床常见急危重症的诊疗。全书内容丰富，资料新颖，突出临床实用性，适用于急诊科、重症医学科及相关科室的医护人员，尤其是主治医师、研究生和医学生参考。

由于编者水平有限，加上参编人数较多，文笔不尽一致，且现代科技日新月异，书中不足之处在所难免，希望广大同仁不吝赐教，使我们得以改进和提高。

编　者

2017 年 11 月

目　　录

第一章

休克

第一节　概述

休克（shock）是临床各科常见的急危重症和战伤死亡的主要原因，也是患者需要入住 ICU 的常见原因。由于其病死率高，一直受到医学界的广泛重视，20 世纪 80 年代以来，国内外对休克的研究从低血容量性休克转向感染性休克，从微循环学说向细胞、亚细胞及分子水平深入，发现休克的发生与许多具有促炎或抗炎作用的细胞因子等炎症递质有关，相应提出了全身炎症反应综合征（systemic inflammatory response syndrome，SIRS）、多器官功能障碍综合征（multiple organ dysfunction syndrome，MODS）等新概念，并研究了这些炎症递质对微循环、细胞和器官功能的影响。目前，多数学者认为休克是各种强烈致病因子作用于机体引起的急性循环衰竭，其特点是微循环障碍、重要脏器的灌流障碍和细胞与器官功能代谢障碍，是一种危重的全身调节紊乱性病理过程。

一、临床分类

随着研究的深入，临床监测技术水平的提高，特别是肺动脉导管的广泛应用，国内外趋于一致的是将休克按发生原因的病理生理改变来分类，这是人们对休克的认识从临床描述向病理生理水平过渡的必然结果，新分类法有新名称，但也沿用了一些旧名称，这可能引起一些混乱，但好处是能为更好理解和治疗休克提供直接的依据。

1. 低血容量性休克（hypovolemic shock）　因各种原因导致的患者血管内容量不足是这类休克的主要临床病理生理改变，包括失血和失液、烧伤、创伤、炎性渗出等。

2. 分布性休克（distributive shock）　这类休克的共同特点是外周血管失张及阻力血管小动脉失张使大血管内压力损失，容量血管失张使回心血量锐减，这两种情况可以单独或合并存在，血流在毛细血管和（或）静脉中潴留，或以其他形式重新分布，而微循环中有效灌注不足，主要包括感染性休克、过敏性休克、神经源性休克等。

3. 心源性休克（cardiogenic shock）　作为循环动力中心的心脏尤其是左心室发生前向性功能衰竭造成的休克，其诊断的主要依据是 CI < 1.8L/（min · m^2），PCWP > 18mmHg，SBP < 80mmHg，尿量 < 20mL/h。主要包括急性心肌梗死、心力衰竭、严重心律失常、严重室间隔穿孔等。

4. 阻塞性休克（obstructive shock）　这类休克的基础是心脏以外原因的血流阻塞，血流阻塞导致左室舒张期不能充分充盈、从而降低心排血量。临床包括大块肺栓塞、原发性肺动脉高压、主动脉缩窄、急性心脏压塞、缩窄性心包炎、夹层动脉瘤、腔静脉阻塞、心脏压塞及心内人工瓣膜血栓形成和功能障碍等。

值得注意的是在临床实际中，一休克患者可能同时并发多种休克，如低容量性休克并发分布性休克（感染或药物中毒）、心源性休克并发低容量性休克等。这些混合性休克的临床表现常是各类休克症状的综合，也可能在治疗一种休克时呈现另一种休克的特征。

二、临床分期

尽管休克的原因很多，而其基本病理生理变化为心排血量减少及动脉血压降低。根据病理和症状的发展将休克分为三期。

1. 休克早期　又称缺血性缺氧期（ischemic anoxia phase）或低血压代偿期（hypotensive compensatory stage）。

（1）微循环变化特点是微动脉、后微动脉、毛细血管前括约肌痉挛性收缩，大量真毛细血管关闭和微静脉收缩，微循环处于缺血状态，导致组织细胞代谢紊乱。

（2）发生微循环缺血的主要机制是：①在低血容量、内毒素、疼痛、血压降低等因素作用下，通过不同途径导致交感－肾上腺髓质系统（sympathetic－adrenal system，SAS）兴奋，儿茶酚胺（catecholamines，CAs）大量释放；②交感神经兴奋、CAs 释放增多及血容量减少均可引起肾缺血，使肾素－血管紧张素－醛固酮系统（renin－angiotensin－aldosterone system，RAAS）活性增高，产生大量血管紧张素Ⅱ（angiotensinⅡ，AngⅡ），致使血管强烈收缩；③血容量减少可反射性地使下丘脑分泌超生理水平的血管升压素（antidiuretic hormone，ADH）引起内脏小血管收缩；④增多的儿茶酚胺可刺激血小板产生更多的缩血管物质血栓素 A_2（thromboxane A_2，TXA_2），当其作用超过血管内皮细胞产生的扩血管物质前列环素（prostacyclin）的作用时，小血管发生收缩；⑤胰腺在缺血、缺氧时，其外分泌腺细胞内的溶酶体破裂释出蛋白水解酶。后者分解组织蛋白而生成的心肌抑制因子（myocardial depressant factor，MDF），可使腹腔内脏的小血管收缩。

（3）微循环变化对机体有一定的代偿意义，主要表现在：①保证心、脑的血液供应：由于脑血管的交感缩血管纤维分布最少，α 受体密度也低，因而对交感神经兴奋、儿茶酚胺的反应较弱，此期脑血管无明显改变。冠状血管受 α、β 受体双重支配，但 α 受体密度低，同时由于心脏活动加强，代谢产物如腺苷等扩血管物质增多因而使冠状动脉扩张。此外，休克初期的动脉血压正常，也保证了心、脑的血液供应。②回心血量增加，心排血量增多：交感神经兴奋和儿茶酚胺增多，使含有较多交感缩血管纤维 α 受体又占优势的皮肤、腹腔内脏和肾的小动脉，细动脉、微动脉、微静脉和毛细血管前括约肌发生收缩，尤其是微动脉和毛细血管前括约肌（前阻力血管）的收缩更明显。结果，既提高了总外周血管阻力维持正常血压，又降低了微循环血管内的血压，使其血流量减少，有助于组织间液回流入毛细血管，使回心血量增加。此外，醛固酮与血管升压素增多，可使肾小管对钠、水重吸收增多，增加循环血量。由于静脉回心血量增多引起的心室舒张末期容量增加和交感－肾上腺髓质系统兴奋，均可引起心率加快、心肌收缩力增强，导致心排血量增多。③动脉血压维持正常：在外周血管总阻力增高，回心血量增多和心排血量增加的作用下，休克初期动脉血压常维持正常或略升高，此时，机体发生明显的血液重新分布，一方面保证了心、脑的血液供应，表现出休克早期的代偿特点；另一方面引起皮肤、腹腔内脏、肾等许多组织、器官的缺血缺氧性改变，进一步造成组织、细胞的代谢紊乱和损伤。

（4）患者因应激反应，可出现轻度烦躁、恐惧、紧张。由于 SAS 兴奋表现面色苍白、四肢厥冷、出冷汗、血压正常或偏高、脉压减小、心率加快、呼吸急促等。此期是抢救休克的良好时机，应积极消除病因，采用各种有效措施如及时止血、镇痛、保温、清创、控制感染、补充足够血容量，改善组织灌注等以解除微循环缺血，而使休克逆转。但此期为时较短，常因血压正常而贻误诊治，致使休克过程继续发展进入休克期。

2. 休克期　又称可逆性失代偿期（decompensatory stage）或瘀血缺氧期（stagnant anoxia stage）。

（1）由于病因未去除，休克初期又未得到及时合理治疗，休克进一步发展，全身小血管持续收缩，组织血流灌注明显减少，微循环持续性缺血缺氧，进而发展为微循环血管扩张瘀血，回心血量明显减少，表现为外周血管总阻力降低，动脉血压明显下降，病情显著恶化。

（2）微循环瘀血发生的主要机制是：①微循环持续性缺血使组织缺氧而发生乳酸性酸中毒。由于微动脉和毛细血管前括约肌对酸性物质耐受性小，因而对儿茶酚胺等反应性降低致使血管舒张；而微静脉、小静脉对酸性物质耐受性强，故仍对儿茶酚胺产生反应而收缩；酸中毒还使毛细血管网大量开放。

结果微循环处于灌入大于流出而发生微循环瘀血。②组织缺氧、内毒素激活补体系统所形成的 C3a 与 C5a 及引起过敏性休克的变应原再次进入机体都能使肥大细胞释放组胺。组胺使微循环前阻力血管强烈舒张和毛细血管通透性升高（而毛细血管后阻力降低不明显），因而微循环瘀血，大量血浆外渗，血液浓缩，血细胞比容升高、红细胞聚集、白细胞嵌塞及血小板黏附和聚集，导致血流阻力增加，血流缓慢，甚至淤滞，故回心血量减少。③细菌内毒素可激活凝血因子Ⅻ，形成Ⅻa，促进凝血；同时可激活补体系统形成 C3b，Ⅻa 和 C3b 能激活血管舒缓素系统而形成大量的激肽，激肽类物质具有较强的扩张小血管和使毛细血管通透性增高的作用。④休克时，内啡肽在脑和血液中增多，它对心血管系统有抑制作用，表现为心肌收缩力减弱、血管扩张和血压下降，进一步使微循环瘀血加重。⑤由于缺氧，组织内某些代谢产物如腺苷、核苷酸等增多，对微血管亦有扩张作用。

（3）上述变化的结果是微循环内血液淤滞，血管通透性增强，血浆外渗，有效循环血量进一步减少，血压明显下降，微循环缺氧更加严重，使休克进一步恶化。本期全身组织器官处于严重瘀血性缺氧状态，可出现休克的典型临床表现。皮肤因瘀血缺氧而出现发绀、花斑纹或大理石样改变；由于心排血量急剧减少故血压进行性下降，脉压缩小，心率加快，脉搏细数；肾血流量急剧减少而致尿量更少，甚至无尿；当血压降到50mmHg以下时，心脑血管失去自身调节，冠状动脉和脑血管灌注不足，出现心脑功能障碍，甚至衰竭。患者出现神志淡漠、意识模糊，甚至昏迷。回心血量减少，使中心静脉压降低及出现静脉塌陷。休克中期，病情逐渐恶化，抢救的关键是疏通微循环，解除微循环瘀血。为此，应立即补充血容量，合理选用血管活性药物，纠正酸中毒和防止发生 DIC。如果本期仍未得到及时正确的治疗，则休克将转入晚期。

3. 休克晚期　为微循环衰竭期（micro - circulatory failure stage），可出现 DIC 和 MODS 的症状。

（1）临床可见皮肤黏膜和内脏广泛出血、少尿、尿闭、呼吸困难、发绀、休克肺、昏迷、抽搐、黄疸等，此期为休克的不可逆阶段。由于严重的瘀血、缺氧和酸中毒使微血管高度麻痹、扩张，并使其对活性物质失去反应，同时血管内皮受损。高度瘀血使血流更加缓慢，血小板和红细胞易于聚集。这些改变均有利于启动凝血过程而发生 DIC。

（2）休克过程中 DIC 发生的时间早晚与引起休克的原因有关，如严重创伤或重症感染者 DIC 发生较早，而失血性休克，则 DIC 发生较晚。DIC 一旦发生，休克病情将进一步恶化，表现为广泛性微血管阻塞、继发性纤溶而引起出血和微血管内溶血等，使回心血量显著减少，血压持续性下降；可溶性纤维蛋白多聚体及其裂解产物等可封闭单核巨噬细胞系统、使来自肠内的内毒素不能被充分清除。严重缺氧和酸中毒可使细胞内的溶酶体膜破裂，释放出的溶酶体酶可造成细胞损伤，导致全身各重要器官功能和代谢严重障碍，致使休克转入难治阶段，故此期又称为难治性休克期（refractory shock stage）、不可逆性失代偿期（irreversible decompensated stage）。应该指出，并非所有休克患者都会发生 DIC。DIC 只是休克转为难治的重要因素之一。近年来研究证实在休克晚期，除微循环衰竭和细胞损伤可使休克从可逆性向不可逆性阶段转化之外，而病理性自由基反应和序贯性发生多器官功能障碍也是使休克转为难治的重要原因。

（3）休克时多器官功能障碍的发生是细胞损伤的必然结果，而细胞损伤首先表现在生物膜发生损害。休克时细胞的生物膜损伤最早表现为细胞膜和细胞器膜的通透性增高，Na^+ - K^+ 泵障碍，使细胞内 K^+ 逸出而细胞外 Na^+ 和水进入细胞内，引起细胞水肿和细胞器肿胀；细胞膜上腺苷酸环化酶系统受损，使细胞内各种代谢过程发生紊乱。线粒体损伤最早表现为呼吸功能和 ATP 合成受抑制，此后发生线粒体结构改变，线粒体明显肿胀，直至破坏；溶酶体损伤则表现为溶酶体膜通透性增加，溶酶体肿大，溶酶体酶释放增加，甚至溶酶体膜破裂。细胞受损的主要原因是缺氧、酸中毒、内毒素和氧自由基生成过多等因素通过直接或间接作用破坏生物膜系统的功能和结构。由于细胞的完整性在维持细胞生命活动中起重要作用、当膜完整性遭受破坏时，细胞即开始发生不可逆性损伤。为改善细胞代谢，防治细胞的损伤，可应用溶酶体膜稳定剂如糖皮质激素、前列腺素（PGI_2、PGE_1）和组织蛋白酶抑制药，山莨菪碱能抑制 Ca^{2+} 内流，也有保护溶酶体膜的作用。近年临床应用氧自由基清除剂如奥古蛋白（超氧化物歧化酶，SOD）、亚硒酸钠、维生素 C 等，也可防止或减轻细胞的损伤。

注意：并不是所有休克都依次经历上述三期变化。一般低血容量性休克、心源性休克和部分感染性休克可从微循环缺血期开始，而过敏性休克多从瘀血期开始，严重烧伤性休克，可能一开始即出现微循环衰竭期表现。在临床工作中既要掌握和运用休克发生发展的共同规律，又要具体分析各型休克患者的变化特点，做到积极抢救，合理治疗。

三、诊断

1. 诊断依据　休克为一临床综合征，诊断以低血压、交感神经代偿性亢进，微循环灌注不良等方面的临床表现为依据。美国国家心肺研究所曾经以下列几点作为休克的诊断依据：①收缩压低于90mmHg或较原基础血压降低30mmHg以上；②具备下列脏器血流减少的全部证据，如尿量少于20mL/h，尿Na下降；意识障碍；外周血管收缩，皮肤湿冷。

2. 诊断标准　1982年2月，全国急性“三衰”会议制定的休克诊断标准：①有发生休克的病因；②意识异常；③脉细数，超过100次/分或脉不能触知；④四肢湿冷，胸骨部位皮肤指压试验阳性（压后再充盈时间>2s），皮肤花纹，黏膜苍白或发绀，尿量<30mL/h或尿闭；⑤收缩压<80mmHg；⑥脉压<20mmHg；⑦原有高血压者收缩压较原水平下降30%以上。凡符合以上①，以及②、③、④中的二项，和⑤、⑥、⑦中的一项者，即可诊断为休克。

3. 注意事项　鉴于休克是严重的循环障碍综合征，有明显的生理学变化及由此而引起的临床表现，故诊断一般并不困难，但在诊断处理时对出现下列情况者应予注意。

（1）在诊断休克的同时应积极做出病因诊断，特别是患者神志不清，又无家属或伴送者提供发病情况及现场资料，体表无明显外伤征象，此时需加强对原发病的追溯，能否及时处理原发病常是抢救成败的关键。

（2）应注意一些不典型的原发病，特别是老年患者、免疫功能低下患者发生严重感染时往往无发热、无白细胞数升高。不典型心肌梗死往往以气急、晕厥、昏迷、腹痛、恶心、呕吐等为主要表现而无心前区疼痛及典型的心电图表现。要防止只重视体表外伤而忽略潜在的内出血消化道穿孔或由于脊髓神经损伤及剧烈疼痛导致的血流分布障碍。

（3）应重视休克患者的早期体征，如脉搏细数、心音低钝、心率增速、奔马律、呼吸急促、表情紧张、肢端厥冷、尿量减少、少数血压升高等。因这些症状往往发生在微循环障碍或血压下降之前。须知血压为休克的重要体征，但并不是休克的同义词，而尿量及比重、pH的监测常可客观地反映组织灌注情况。血气分析和氧饱和度监测常能了解缺氧和CO_2及酸碱变化情况。

（4）要提高对重要脏器功能障碍的早期认识，以便及时采取抢救措施。应按需要及时做中心静脉压、肺小动脉楔压、肝肾功能、凝血指标和血气分析等检查。

（5）常采用Swan－Ganz导管热稀释法（间歇或持续）或非创伤性阻抗法监测血流动力学改变。

1）动脉血压与脉压：在感染性休克情况下，上臂袖带式听诊法常出现听不清，无法了解血压真实数值，故主张桡动脉或股动脉插管直接测压法，当收缩压下降到80mmHg以下，或原有高血压者下降30%，即患者的基础血压值降低超过60mmHg，脉压<20mmHg者，组织微循环血液出现灌流减少，临床上可诊断休克。脉压大小与组织血流灌注紧密相关，加大脉压有利于改善组织供血供氧。一般要求收缩压维持在80mmHg，脉压>30mmHg以上。

2）中心静脉压（central venous pressure，CVP）：主要反映回心血量与右心室搏血能力，有助于鉴别是心力衰竭还是血容量不足引起的休克，对决定输液的量和质，以及选用强心、利尿或血管扩张药有较大指导意义。正常CVP为6～12cmH_2O，它与右心室充盈压成正比，在无肺循环或有心室病变情况下，也能间接反映右心室舒张末压和心脏对输液的负荷能力。

3）肺动脉楔压（pulmonary artery wedge pressure，PAWP）：与左心房平均压、左心室舒张末压密切相关。在无肺血管和二尖瓣病变时测定PAWP，能反映左心室功能，对估计血容量、掌握输液速度和防止肺水肿等是一个很好指标，其正常值为5～16mmHg。

4）心排血量（cardiac output，CO）：反映心脏泵功能的一项综合指标，受心率、前负荷、后负荷及心肌协调性和收缩力等因素的影响，其正常值为4～8L/min。

5）脉搏和静脉充盈情况：感染性休克早期脉搏细数（每分钟120～140次），在休克好转过程中脉搏强度恢复较血压早。休克时需观察静脉充盈程度，当静脉萎陷，且补液穿刺有困难，常提示血容量不足；而静脉充盈过度则反映心功能不全或输液过多。

四、急救措施

急救原则是尽早去除引起休克的原因，尽快恢复有效循环血量，纠正微循环障碍，增进心脏功能和恢复人体正常代谢。

1. 病因治疗　积极防治引起休克的原发病，去除休克的原始动因（如止血、控制感染、输液、镇痛等）。

2. 一般措施　休克患者体位一般采取卧位，抬高下肢20°～30°或头和胸部抬高20°～30°，下肢抬高15°～20°的体位，以增加回心血量和减轻呼吸的负担。应及时清除呼吸道分泌物，保持呼吸道通畅。必要时可做气管插管或气管切开。予间断吸氧，增加动脉血氧含量，减轻组织缺氧。保持患者安静，通常不用镇静药。必须避免过多搬动，以免加重休克，甚至造成死亡。注意保暖，但不加温，以免皮肤血管扩张而影响生命器官的血流量和增加氧的消耗。

3. 补充血容量　遵循充分扩容的原则，及时补充血容量恢复组织灌注是抢救休克的关键。补液量、速度最好以血流动力学监测指标作为指导。当CVP超过12cmH_2O时，应警惕肺水肿的发生。关于补液的种类、盐水与糖水、胶体与晶体的比例，按休克类型和临床表现而有所不同，血细胞比容低宜补全血，血液浓缩宜补等渗晶体液，血液稀释宜补胶体。液体补充可以CVP和PAWP作为指导。

4. 合理使用血管活性药物　在纠正血容量和酸中毒并进行适当的病因治疗后血压仍未稳定时，应及时采用血管活性药物。血流分布性休克属低排高阻型时宜选用扩血管药物，神经性、过敏性休克时为保证心脑等主要脏器的供血则以缩血管药物较妥，感染性、心源性休克时常两者同时合用。常用血管活性药物有去甲肾上腺素、多巴胺、多巴酚丁胺等。

5. 纠正酸中毒　休克时缺血缺氧，必然导致乳酸性酸中毒。临床应根据酸中毒的程度补碱纠酸。既往认为，酸中毒可能降低血管内皮对血管活性药物的反应性，并没有确切的循证医学证据。目前在pH≥7.15时并不推荐应用碳酸氢盐治疗。

6. 防治细胞损伤　休克时细胞损伤可以是原发的，也可以是继发于微循环障碍之后发生的。改善微循环是防止细胞损伤的措施之一。此外，尚可用稳定细胞膜和能量补充的治疗。对细胞功能障碍的纠正应引起重视。糖皮质激素有抗休克、抗毒素、抗炎症反应、抗过敏、扩血管、稳定细胞膜、抑制炎性递质等作用，各类休克救治中可以考虑应用。

7. 抑制SIRS、防治MODS

（1）单纯的促炎递质拮抗药在动物实验中有一定效果，但在实际临床实践并未显示出疗效。纳洛酮可以拮抗内啡肽，SOD是氧自由基的清除剂，别嘌醇是黄嘌呤氧化酶的抑制药，均能减少氧自由基的损伤，可能有一定的抗休克作用。

（2）应预防DIC和重要器官功能衰竭，如一旦出现，除采用一般的治疗外，还应有针对性的脏器支持治疗。如出现急性心力衰竭时，除停止或减少补液外，尚应强心、利尿，并适当降低前、后负荷；如出现休克肺时，则正压给氧，改善呼吸功能；如出现肾衰竭，应尽早利尿和进行透析等措施，并防治多器官功能衰竭。

（3）连续性血液净化治疗（continuous blood purification therapy，CBPT）作为一种符合生理性肾脏替代治疗方法，溶质清除率高并能滤过和吸附清除细胞因子和炎症递质，为休克并发MODS患者的救治提供了非常重要的及患者赖以生存的内稳态平衡，可以考虑应用。

（杨　阳）

第二节　低血容量性休克

低血容量性休克（hypovolemic shock）是循环血容量下降所导致的结果。最常见原因是钝性或穿透性创伤所导致的显性或隐性失血。此外，大量抽放腹腔积液或胸腔积液也可产生低容量性休克。低血容量性休克的严重程度不仅取决于损失容量的多少，还与患者的年龄和基础疾病有关。容量丢失的速度是影响代偿反应的关键因素。容量缓慢丢失，即使对于老年人或身有多种疾病的患者，也比快速丢失更容易耐受。对于既往并发多种严重疾病的患者，即使少量出血也可能会有致命的危险。

一、临床分级

临床上，根据失血量将低血容量性休克分为轻、中、重三个等级（表1-1）。

表1-1　低血容量性休克的病理生理学和临床特征

休克程度	病理生理学	临床特征
轻度（丢失＜20%的血容量）	皮肤、脂肪、骨骼肌、骨等能够耐受缺血的器官血流量下降。血液重分布至重要器官	主诉寒冷，血压和脉搏可随体位改变而波动，皮肤苍白、湿冷，颈静脉平坦，尿液浓缩
中度（丢失20%～40%的血容量）	胰腺、脾、肾等对缺血耐受性差的器官灌注减少	主诉口渴，仰卧位时血压低于正常，少尿
重度（丢失＞40%的血容量）	脑和心脏灌注下降	患者坐卧不安、易激惹、烦躁，且常反应迟钝。低血压伴脉搏细弱。可出现呼吸急促。进一步进展将导致心脏停搏

二、代偿反应

发生低血容量性休克时，几乎所有器官都产生代偿反应。

1. 心血管系统反应　心血管系统通过内环境稳定机制对失血做出反应，以维持心排血量和血压。

（1）心率增快和外周血管阻力增加是两个基本反应，都是通过交感神经系统所介导的。神经内分泌系统反应性升高血管紧张素和血管升压素的水平，增强交感神经兴奋的效应。

（2）当循环血量锐减时，血管内压力下降，主动脉弓和颈动脉窦的压力感受器反射性使延髓心搏中枢、血管舒缩中枢和交感神经兴奋，作用于心脏、小血管和肾上腺等，使心搏加快提高心排出量，肾上腺髓质和交感神经节后纤维释放大量儿茶酚胺，使周围皮肤、骨骼肌和内脏（肝、脾等）的小血管和微血管的平滑肌（包括毛细血管前括约肌）强烈收缩。

（3）容量性微静脉和小静脉收缩，静脉容量下降，促使血液回流入心脏，从而使舒张期心室充盈量和心排血量增加，这可能是低容量性休克时最重要的一个循环代偿机制。毛细血管前括约肌和小动脉收缩，导致血流方向改变，保证心、脑重要脏器的血液供应。直径小且阻力大的血管进一步收缩，使缺血性血管床的血流速度加快且血液黏稠度下降，使微循环更加有效，有利于组织供氧，并减少组织酸中毒。

（4）当发生低血容量性休克时，血管内压力下降，促使水和电解质从组织间返回血管内，起到“自身输液”的作用。当液体转移至毛细血管内的同时，组织内的蛋白并未迁移，使血管外的胶体渗透压升高。因此，这种液体迁移是有一定限度的。代偿性血管收缩增强这一过程，这种液体迁移常仅限于1～2L。血管再充盈不仅与血管内渗透压下降有关，还与低血容量性休克患者复苏前的血细胞比容下降有关。

2. 神经内分泌反应　各种类型的休克启动时，儿茶酚胺释放和肾素、血管紧张素的分泌是神经内分泌机制代偿，即SAS和RAAS兴奋的结果，其共同作用使血管收缩，促使液体从组织间转移至血管内，并维持心排血量。主张微循环学说的部分学者一度甚至认为儿茶酚胺是休克和休克各期自始至终起决定作用的因素。临床用 α 和 β 受体阻滞药配合来治疗休克患者取得一定疗效。然而，值得注意的是，此类阻滞药在阻断交感神经过度兴奋的同时，也阻断了机体的许多代偿性调节反应，因而对部分患者有效。随着大量其他体液因子的不断发现，认识到休克发病的多因素机制，如今不再将儿茶酚胺看作是休克和休克各期自始至终起决定作用的因素，认为还存在其他激素或调节肽反应。

（1）血管紧张素和醛固酮的分泌：RAAS 是机体调节水盐代谢和维持内环境稳定的重要系统。除循环 RAS 外，心、脑、肺、血管等也具有自身的组织 RAS，通过自分泌、旁分泌、胞内分泌等方式释放 AngⅡ，调节心血管系统功能状态：在组织器官水平上，与循环 RAS 协同参与血压调节；在细胞水平上，通过影响 Ca^{2+} 运转，参与平滑肌收缩；在分子水平上，影响蛋白质的合成，促进心肌肥大及平滑肌生长。休克等病理过程中，RAS 活性显著升高，其确切作用尚有争议。循环 RAS 作用及地位有待重新评价。组织 RAS 作用可能更为重要，组织 AngⅡ在休克早期升高，具有代偿保护作用，抑制其增加对机体不利；休克晚期抑制组织 AngⅡ的过度分泌，则有明显的抗休克作用。醛固酮分泌增加了肾脏对水和钠的重吸收，维持循环血量。

（2）肾上腺素、皮质类固醇和胰高血糖素的分泌：升高血糖，提供细胞代谢的能量储备；增加脂肪动员，降低血胰岛素水平。

（3）血管升压素（vasopressin）的分泌：即 ADH，通过抗利尿和缩血管作用可能在休克早期起代偿作用。

（4）心房钠尿肽（atrial natriuretic peptide，ANP）的分泌：循环中的 ANP，除了具有强大的利钠、利尿作用外，还有舒张血管、支气管平滑肌，抑制肾素释放的作用。ANP 是肾素 - 血管紧张素系统的内源性拮抗药，两者协同调节心血管系统功能。

（5）内源性阿片肽的分泌：对心血管系统的作用是降低血压、减少心排血量和减慢心率。休克时血中 β - 内啡肽（β - endorphin）水平增加与休克程度相平行，且随休克治疗的好转而降低。

3. 呼吸系统反应　休克早期由于出血、创伤、感染等刺激使呼吸中枢兴奋，呼吸加快，通气增强，可出现低碳酸血症和呼吸性碱中毒。休克进一步发展时，SAS 的兴奋及其他缩血管物质的作用使肺血管阻力升高。严重休克患者晚期，经复苏治疗在脉搏、血压和尿量都趋于平稳后，仍可出现休克肺，即急性呼吸窘迫综合征（acute respiratory distress syndrome，ARDS）。

三、主要影响

1. 对肾功能的影响　低血容量性休克时肾脏血流迅速下降。肾流入量下降导致肾小球滤过压下降至低于滤过至肾小囊所需的压力水平。肾脏的代谢率很高，要维持这一较高的代谢率，肾脏需要较大的血流量。因此，长时间低血压可导致肾小管坏死。

2. 对代谢的影响　休克时由于微循环功能障碍，组织细胞获得的氧量减少，无氧糖酵解转换增加，ATP 合成减少，组织代谢明显受损，同时乳酸生成增多，产生代谢性酸中毒。可见，影响无氧糖酵解转换的最重要的一个因素为可获得的氧量。

氧输送（oxygen delivery，DO_2）、氧消耗（oxygen consumption，VO_2）和氧摄取率（oxygen extraction ratio，O_2ER）可由如下公式计算。

$$CaO_2 = 1.34 \times Hb \times SaO_2 + 0.0031 \times PaO_2$$

$$DO_2 = CaO_2 \times CO \times 10$$

$$VO_2 = C_{(a-v)}O_2 \times CO \times 10$$

$$O_2ER = VO_2/DO_2$$

式中：CaO_2 代表动脉氧含量（单位 mL/dl），Hb 代表血红蛋白浓度（单位 g/dl），SaO_2 代表动脉氧合血红蛋白浓度（%），PaO_2 代表动脉血氧分压（mmHg），CO 代表心排血量（单位 L/min），$C_{(a-v)}O_2$ 代表动静脉氧含量差（单位 mL/dl），DO_2、VO_2 单位 mL/min。

公式表明氧输送取决于循环中的氧含量和心排血量。当低容量休克心排血量下降时，氧输送也随之下降，其下降程度不仅取决于心排血量，还取决于血红蛋白下降程度。氧供下降时，大多数器官都增加其从动脉血中的摄氧能力，因此静脉循环中的血氧饱和度相对降低。$C_{(a-v)}O_2$ 和 O_2ER 增加是低容量性休克的代谢特征。

组织摄氧能力的差异很大。摄氧率一般在0.3左右。在正常情况下，心脏和大脑都最大限度地摄取氧，都依赖于足够的血流量来提供氧。低血容量达到一定低的阈值前，VO_2 都基本保持恒定不变。当达到这个阈值时，即使增加摄氧也不能满足氧供。

3. 对中枢神经系统的影响　休克早期，由于血液重新分布和脑循环的自身调节，交感神经兴奋并不引起脑血管明显收缩，保证了脑的血液供应。随着休克的发展，血压进行性下降，当平均动脉压 < 50mmHg时，中枢神经系统血流失去自我调控或脑血管内出现DIC，脑组织缺血缺氧，意识很快丧失继之自主功能下降。

4. 对胃肠道的影响　休克早期腹腔内脏血管收缩，胃肠道血流量大为减少。胃肠道缺血、缺氧、瘀血和DIC形成，导致胃肠黏膜变性、坏死、黏膜糜烂，形成应激性溃疡。动物实验显示，胃肠道组织含氧量急剧下降可导致缺血再灌注损伤或肠内细菌易位。

5. 对免疫系统的影响　低血容量性休克可以产生一系列炎症反应，从而恶化病情。

（1）循环中的和固定的巨噬细胞的激活可诱导肿瘤坏死因子（tumor necrosis factor，TNF）产生和释放，进一步导致中性粒细胞和凝血系统的激活。中性粒细胞激活后可产生氧自由基、溶酶体酶、白三烯C4与D4。这些炎症递质和细胞因子不仅进一步激活炎症细胞，释放炎症递质和细胞因子，形成恶性循环，还可以破坏血管内皮完整性，导致血管内液向组织间隙渗出。

（2）失血性休克后，黏附分子这一糖蛋白可导致白细胞的动员和迁移。最常涉及的细胞黏附分子包括选择素、整合素及免疫球蛋白。有研究表明，损伤严重程度与可溶性细胞黏附分子（soluole cell adhesion molecules，SCAMs）的释放有关。

（3）氧不完全还原为水时则产生氧自由基，包括超氧阴离子、过氧化氢等，对脂质双层膜结构、细胞内膜、结构蛋白、核酸和糖类都有毒性作用。巨噬细胞通常会产生氧自由基来帮助消灭已消化的物质。从巨噬细胞漏出的抗氧化物质也能保护周围组织。缺血再灌注损伤可以加速炎症细胞产生有毒的氧代谢产物，导致周围组织的进一步破坏，并可能在决定短暂低容量性休克的最终预后的诸多因素中起重要作用。

（4）其他：动物实验还证实了一些低容量性休克引起的重要免疫反应，包括肝内库普弗细胞抗原递呈失败、肠道细菌易位进入体循环。

6. 对血液学影响　呕吐、腹泻、烧伤或低蛋白血症产生大量腹腔积液等原因引起的体液丢失所导致的低容量性休克时，血管内血液浓缩，黏滞度增加，易导致微血管内微血栓形成，远端血管床缺血。

7. 对凝血－纤溶系统影响　低容量性休克早期，由于“自身输液”作用，血液稀释，血细胞比容降低，血液黏滞度下降。当“自身输液”停止后，血浆外渗到组织间隙，且由于炎症递质或细胞因子的作用，血管内皮损伤，毛细血管通透性增加，加上组织间液亲水性增加，大量血浆和体液组分被封闭和分隔在组织间隙，引起血液浓缩，血细胞比容上升血液黏滞度升高，促进了红细胞聚集，呈现高凝状态，启动DIC的发病过程。

四、临床特征

（1）低容量性休克的表现随患者年龄、既往病史、失血量和失血速度的不同而不同。不同程度失血量的临床表现见表1－1。注意心率、血压并不总是判断失血量多少的可靠指标。较年轻的患者可以很容易地通过血管收缩来代偿中等量的失血，仅表现为轻度心率增快。严重的低血容量在终末期可以表现为心动过缓。动态血压监测非常有帮助。患者从仰卧位变为坐位时血压下降超过10mmHg，并在数分钟内不能恢复正常。仰卧位血压正常的老年患者转为直立位时常常出现低血压。对可能存在不稳定型脊椎损伤的患者，体位改变试验应慎重。

（2）低灌注可导致毛细血管再灌注下降、皮肤温度下降、皮肤苍白、皮下静脉塌陷，其严重程度取决于休克的严重程度。这些症状并不是低血容量性休克的特异性症状，也可能是心源性休克或心脏压塞或张力性气胸所致的休克表现。低血容量性休克常出现颈静脉塌陷，但也可能是尚未充分液体复苏患者循环抑制的表现。检查颈静脉时，最好将患者头部抬高30°正常情况下，右心房的压力可使胸骨柄上方近4cm的颈静脉扩张充盈。

（3）低容量性休克患者常出现明显的尿量减少［<0.5mL/（kg·h）］。当临床上出现休克但无少尿时，要考虑是否存在高血糖和造影剂等有渗透活性的物质造成的渗透性利尿，并进行相应检查。

五、辅助检查

1. 实验室检查　在查找低血压原因时可能很有帮助。然而，在抢救休克时，强调不要因等待化验结果而中断抢救进程。

（1）血细胞比容：根据休克原因和进程的不同，低容量性休克患者的血细胞比容可以是低、正常或较高。失血时，由于组织液对前毛细血管的再灌注，导致血细胞比容处于正常范围。反之，如果缓慢失血，延迟发现或已开始液体复苏的情况下，血细胞比容则降低。当丢失非血性体液（呕吐、腹泻、瘘）而导致低容量休克时，血细胞比容通常较高。

（2）动脉血乳酸监测：当严重休克导致无氧代谢发生时，乳酸可在患者体内堆积，造成严重的代谢性酸中毒。其他非特异性检查包括血气分析和血常规、生化常规检查。

2. 血流动力学监测

（1）中心静脉压（central venous pressure，CVP）监测：有助于了解是否存在低血容量，并指导液体复苏；并可指导已知存在或怀疑存在充血性心力衰竭的老年患者的治疗，因为对于这类患者，过多输液可迅速导致肺水肿。必要时还可以应用Swan－Ganz漂浮导管来指导液体复苏。但要注意低血容量常导致静脉塌陷，这时进行中心静脉插管不易成功。当进行液体复苏后患者血压和神志未见好转时，需要考虑是否存在持续性出血或警惕是否已经诱发了DIC。

（2）二氧化碳监测：常显示呼气末CO_2分压下降，这是由于通过肺的血流减少所致。与动脉血气比较，可发现动脉和呼气末CO_2梯度明显增大。如果肺功能正常，血氧饱和度只发生轻度改变。因此，脉搏氧饱和度的监测可为正常。

六、诊断依据

主要依据：①心动过速和低血压；②体温低及四肢末梢发绀；③颈静脉塌陷；④少尿和无尿；⑤静脉输液后上述体征可很快被纠正。

七、鉴别诊断

低容量性休克需要与其他原因引起的休克相鉴别（表1－2）。

表1－2　休克相关临床表现

观察指标	心源性休克	低容量性休克或创伤性休克			低排性感染性休克	高排性感染性休克	神经源性休克
		轻度	中度	重度			
皮肤灌注	苍白	苍白	苍白	苍白	苍白	粉红	粉红
尿量	少	正常	少	少	少	少	少
脉搏	快	正常	正常	快	快	快	慢
神志	焦虑	正常	口渴	焦虑	焦虑	焦虑	焦虑
颈静脉	扩张	塌陷	塌陷	塌陷	塌陷	塌陷	塌陷
氧耗	低	低	低	低	低	低	低
心脏指数	低	低	低	低	低	高	低
心充盈压	高	低	低	低	低	低	低
外周阻力	高	高	高	高	高	低	低

1. 心源性休克　常表现为颈静脉扩张，除此以外，其他体征与低容量性休克类似。当液体治疗不充分时也可不存在这种扩张。CVP 监测有助于鉴别诊断。

2. 创伤或脊髓损伤所致休克　创伤或脊髓损伤可导致外周血管扩张而休克，对液体治疗相对较顽固。低血容量是创伤后休克的首要因素，在液体治疗尚未充分时，不考虑其他因素。

3. 酒精中毒　常使低血容量难以诊断。血中乙醇浓度升高使表浅血管扩张，导致皮肤温暖、潮红、干燥，患者尿液比重低。仰卧位可以发生低血压，但直立性低血压变化更为明显。

4. 低血糖性休克　对于急重症患者，常常因为需要控制应激性高血糖（stress - induced hyperglycemia，SHG）而静脉应用胰岛素。注意如果胰岛素输注过多过快，将可能出现低血糖性休克，患者表现心慌、心悸、多汗、皮肤苍白湿冷，甚至出现脑功能障碍，应与低容量性休克鉴别。检测血糖明确诊断后，静脉注射 50% 葡萄糖溶液或停用胰岛素后可迅速改善症状。

八、急救措施

1. 一般原则

（1）在任何紧急情况下，都要首先考虑按顺序进行，即建立有效人工循环（circulation）、畅通呼吸道（airway）、建立人工呼吸（breathing）。尽管有很多患者并不存在呼吸道问题或已控制了呼吸道，但仍要首先考虑这些问题。

（2）建立至少两条较粗的静脉通路（首先考虑 16 号套管针）是很有必要的。对低容量性休克患者进行紧急复苏时，不要首先考虑中心静脉穿刺插管。肺动脉导管端口和三腔导管的端口相对较小，并不能满足快速输液的需要，只在用较大套管针建立静脉通路前应用。

（3）应该迅速寻找丢失血液或体液的原因，并进行有针对性的病因学治疗。存在外出血时，应该持续压迫出血部位直到通过外科手术控制出血。使用止血钳对出血部位进行盲目探查，不但不能控制出血，还可能造成进一步损伤。潜在出血原因包括胃肠道出血、通过瘘丢失液体过多、输液通路脱落伴回血及血管缝合线的脱落。对于闭合性胸腹部外伤，要努力探及明确是否有实质脏器如肝、脾破裂，或胸腹腔内血管撕裂等情况。

2. 液体复苏　低容量性休克的常规疗法是迅速恢复血容量，即对患者进行快速液体复苏，要求输液速度应快到足以迅速补充丢失液体。有研究认为在出血未控制之前这样抢救可能会增加出血，使预后更差。尽管有人对此提出批评，但在止血之前限制补液（仅补到休克逆转时）的观点已得到很大程度认同。对于老年或既往有心脏病史的患者，为避免高血容量带来的并发症，一旦发生相应的反应，则应减慢输液速度。低容量休克所用输液种类依其所含物质的最大分子量一般分为晶体液和胶体液，目前尚未有确切的循证医学证据证实使用哪一种溶液更具有优势。

（1）晶体溶液：晶体溶液所含溶质相对分子量均 <6 000，黏滞度低，可以通过外周静脉快速输注，用于低容量性休克液体复苏治疗时是十分安全和有效的。常用晶体溶液主要包括生理盐水、乳酸林格液、高渗盐溶液。因为等渗液与体液的渗透压相同，所以在细胞内外间隙不产生渗透压变化使液体发生迁移。因此，电解质和水分会按照人体体液成分进行分布：75% 位于血管外，25% 位于血管内。当使用等渗晶体溶液进行液体复苏时，因为其存在血管内外的再分布，所以需要使用失血量的 3 ~ 4 倍的晶体液。液体再分布通常在开始输液 30min 后发生。2h 后，输入的晶体液仍维持在血管中的容量仅不到 20%。过量输入晶体液可导致全身水肿。大量输液导致流体静力压上升到很高水平（一般 >25 ~ 30mmHg），将会发生肺水肿。严重的皮下水肿将限制患者活动，增加发生压疮的可能性，并潜在限制呼吸动度。

选择哪种晶体溶液大部分取决于医师的个人习惯。生理盐水的优点在于它是广泛适用的，而且是唯一的可以和血制品混合的晶体液。因为其所含氯离子浓度高于血液，因此应用生理盐水复苏治疗的患者还可能发生高氯性代谢性酸中毒，这可通过肾脏排泄氯化物来纠正。乳酸林格液的优点在于其电解质组分更接近生理情况，除非极危重的患者，所含有的乳酸在肝脏能轻易地转变为碳酸氢盐。高渗盐溶液通过产生的渗透压效应使水分从细胞内转移到细胞外，从而可以用有限的液体量扩充细胞外容量，减轻脑水肿和降低颅内压。

（2）胶体溶液：胶体溶液是依靠其分子量溶质产生渗透压效应的一组溶液。因为血管壁这一血管内外间隙的屏障对这些分子仅有部分通透性，因此胶体溶液在血管内存留的时间比晶体溶液长，因此仅需要较少量胶体溶液来维持循环血容量。由于胶体液有一定的渗透压，所以它可使水分从血管外进入血管内。尽管所需胶体液的容量少于晶体液，但其价格却昂贵得多。目前临床应用的胶体液有白蛋白、羟乙基淀粉、右旋糖酐、尿联明胶、改良液体明胶（modified fluid gelatin，MFG）等。

1）白蛋白（正常人血清蛋白）：是最常用的胶体溶液，分子量在66 000～69 000ku，常用浓度为5%和25%。正常人血白蛋白大约含96%的清蛋白，而血浆蛋清中清蛋白比例为83%。每克清蛋白在血管内可与18mL液体结合。尽管输入2h后只有不到10%移到血管外，但外源性人血清蛋白的半衰期仅不到8h。当输入25%的清蛋白时，将导致血管内容量增加输入量的5倍。

2）羟乙基淀粉：是一种人工合成的物质，以6%的浓度溶解于生理盐水中，平均分子量为69 000ku。输入后，其46%在2d内通过肾脏排出，64%在8d内消除完毕，42d后仍可检测到淀粉浓度。羟乙基淀粉是一种有效的扩容剂，其扩容效果可维持3～24h。血管内增加的容量大于实际输入的剂量。多数患者使用500～1 000ku的羟乙基淀粉即可产生疗效。当输入剂量超过20mL/（kg·d）时，可能发生肾、肝和肺部并发症。由于存在抗Ⅷ因子作用，羟乙基淀粉会引起血小板计数下降和部分凝血酶时间延长。过敏较少见。

3）喷他淀粉：是一种改良的中分子羟基淀粉（HES）溶液，它去除了分子量10～1 000ku以外的分子，是均质和不良反应小的溶液。另有一种改良的HES（贺斯200/0.5），剂量为20～36mg/kg时，不但无不良反应，还可减轻毛细血管渗漏，减少血管活性物质释放，降低血液浓度，维持血容量和改善微循环，使患者心脏指数、氧供/氧耗比显著提高。

4）右旋糖酐：应用右旋糖酐扩容的程度和时程取决于输入右旋糖酐的种类、输入量、输液速度及其血浆清除率。通常用的右旋糖酐有右旋糖酐－70（90%的分子量在25 000～125 000ku）和右旋糖酐－40（90%的分子量在10 000～80 000ku）两种。分子量较小的分子可通过肾脏滤过并产生利尿作用；分子量较大的右旋糖酐代谢为CO_2和H_2O，在血管内存留时间更长。右旋糖酐－70更适于扩容，其半衰期可长达几天。

右旋糖酐相关并发症包括肾衰竭、过敏和出血。右旋糖酐－40通过肾脏滤过，可产生渗透性利尿，因此实际上可减少血容量。在已知肾功能不全的患者应避免使用。右旋糖酐－70与肾衰竭关系不大。过敏反应可见于糖苷抗体滴度较高的患者，其发生率在0.03%～5%。两种右旋糖酐都可通过已知ⅧR：Ag的活性来抑制血小板黏附和聚集。右旋糖酐－70的影响更为显著。两种制剂均可影响交叉配血反应和血糖检测。

5）尿联明胶和MFG：分别以4%和3.5%的浓度溶解于生理盐水中，不会引起肾衰竭，也不影响库存血技术，是有效的血浆扩容剂。但由于其分子量低，可快速被肾脏清除。最常见并发症是过敏反应，发生率约0.15%。快速输入尿联明胶可导致肥大细胞和嗜碱性粒细胞大量释放组胺。MFG的过敏反应发生率较低。另外明胶可引起血清纤维结合素受抑制。

（杨　阳）

第三节　感染性休克

一、主要特点

严重感染（severe sepsis）及其相关的感染性休克（septic shock）和继发的MODS是当前入住ICU患者的主要死亡原因，也是当代重症医学面临的主要焦点及难点。在美国，每年75万例严重感染病例发生，其中有一半病例发展为感染性休克，病死率达到20%～63%。其在高龄及因创伤、糖尿病、恶性病、烧伤、肝硬化或因使用抗肿瘤化疗等原因而处于免疫功能抑制状态的人群中有较高的病死率。最常见的原因为需氧革兰阴性细菌感染，葡萄球菌等革兰阳性菌和真菌也可引起感染性休克。

二、发病机制

1. 细胞因子和炎症递质作用　感染性休克的发病机制极为复杂，目前的研究已深入到细胞、亚微结构及分子水平。当机体抵抗力降低时，侵入机体或体内正常寄居的病原得以大量繁殖，释放其毒性产物，并以其为动因激活人体体液和细胞介导的反应系统，产生各种炎性递质和生物活性物质，从而引起机体一系列病理生理变化，使血流动力学发生急剧变化，导致循环衰竭。

一般认为，革兰阴性细菌胞壁脂多糖（lipopolysaccharide，LPS）、革兰阳性细菌菌壁磷壁酸（teichoic acids）和肽糖苷（peptide dextran）、真菌的酵母多糖（zymosan）、金黄色葡萄球菌的毒素（中毒休克综合征毒－1，TSST－1）等可直接损伤组织细胞，或形成抗原抗体复合物损伤组织细胞，引发感染性休克。至于病毒、立克次体和寄生虫的毒性物质尚未弄清。既往对感染性休克发病机制的研究主要集中在革兰阴性细菌菌壁 LPS 与各体液途径的相互作用上，而目前研究的焦点集中于被刺激的巨噬细胞和其释放的细胞因子方面。LPS 对多个调节系统都有影响，包括补体、激肽、凝血、血浆磷脂酶、细胞因子、β－内啡肽、白三烯、血小板活化因子（platelet－activated factor，PAF）和前列腺素等。

感染性休克中有几种血浆蛋白酶被激活，包括激肽系统、凝血级联和补体系统。LPS、磷壁酸、肽糖苷、TSST－1、酵母多糖等可经替代途径（alternative pathway）和经典途径（classical pathway）激活补体，经典途径可由抗原抗体复合物激活，替代途径由上述产物直接激活。补体激活产生的 C2b、C4a 具有激肽样作用，使血管通透性增加，产生 C3a、C5a，称过敏毒素，能使肥大细胞、血流中的嗜碱细胞释放组胺，引起血管扩张，通透性增加，形成局部水肿，还使平滑肌痉挛；中性粒细胞活化，中性粒细胞聚集并黏附于血管内皮细胞上，进而血小板凝集，血栓形成。最后导致血流动力学改变。诸多因素造成组织、血管内皮细胞损伤，细胞膜损伤导致胞膜磷脂在磷脂酶 A_2 作用下释放花生四烯酸（arachidonic acid），产生大量的白细胞产物。被动员的花生四烯酸可通过脂氧酶途径转化为白三烯（leukotriene，LT）或通过环氧酶途径产生依前列醇（prostacyclin，PGI_2）和血栓素（thromboxane，TXA_2），这些产物均有明确的作用。磷脂酶 A_2 还可释放膜复合烷基磷脂，后者可转化为 PAF。中细粒细胞、嗜碱性粒细胞、内皮细胞和血小板均可以产生 PAF。

补体激活不仅增加血管通透性还可通过激活吞噬细胞释放毒性氧代谢产物，增强中细粒细胞和巨噬细胞的吞噬作用。激活的吞噬细胞可产生氧自由基，杀死被吞噬的细胞，当这些产物从细胞漏出的时候可产生严重的组织损伤。伴随凝血因子Ⅻa 的激活与感染引起的 DIC 有关。凝血因子Ⅻa 的激活还可导致环激肽的释放，引起低血压。内毒素和 TNF 作用于中性粒细胞、血管内皮细胞和库普弗细胞等细胞系，产生 NO。NO 是内皮源性舒张因子（endothelium derived relaxing factor，EDRF），是另一种毒性自由基。少量 NO 可以改善微循环血流，较高浓度则可引起血管扩张和低血压。

循环中的 LPS 可以刺激白细胞产生多种细胞因子，激发炎症反应过程。研究表明 TNF、IL－1、IL－2、IL－6 与人类感染反应明确相关。在动物实验中，TNF 可导致低血压和心室功能下降。细胞因子可使反向调节激素如高血糖素、肾上腺素和皮质醇释放，这些激素产生的反应都与感染的反应有关。细胞因子女口 IL－4、IL－6、IL－10、IL－11、IL－13、IL－1Ra（受体拮抗药），与调节免疫反应有关。IL－8、IL－12、IL－18 及 PAF、血清素和二十烷类还与扩大免疫反应有关。

2. 血流动力学影响　感染性休克最明显的表现为体循环阻力下降和血压下降同时伴有心排血量正常或增加，肺循环阻力通常略有升高。心动过速与维持血压稳定有关。体循环阻力下降被认为是感染性休克的首要血流动力学改变，这种状态通常被称之为高动力型血流动力学状态。过去曾认为感染性休克存在高血流动力学期和低血流动力学期的观点已遭到质疑。近期的研究表明感染性休克的心排血量持续升高到终末前期发生心排血量下降为止，早期的研究可能是对未充分液体复苏的患者进行研究的结果。

严重感染常导致左右心室的功能受到明显抑制，表现为左、右心室射血分数及左心室心搏做功均下降，心肌顺应性下降。与低容量性休克不同，通过输液增加前负荷仅轻度增加左室心搏做功，这可能与心室顺应性改变有关。常于早期发生的肺动脉高压也与右心功能不全部分有关。心脏肾上腺素受体下调，受体数量和其亲和力下降。从感染性休克恢复的患者可见左心室搏出功增加，相反死于感染性休克的患者未见这种改变。放射性核素扫描显示，在休克发生 1～2d 即发生左心室扩张。这使得心脏在射血分数降低的情况下，增加舒张末容积以增加心搏量。左心室扩张可以促进患者的恢复。除了心室的异常以外，冠状动脉循环也表现高于正常的血流、正常的心肌氧耗和心肌乳酸的产生。

血流动力学改变的基础是外周血管的收缩舒张功能的异常，从而导致血流的分布异常。在感染性休克发生的早期，由于血管的扩张和通透性的改变，可出现循环系统的低容量状态。经过容量补充后，血流动力学则表现为高动力状态。外周阻力下降、心排血量正常或升高，作为循环高流量和高氧输送的形成基础而成为感染性休克的主要特点。感染性休克的这种氧输送正常或增高状态下的组织缺氧是分布性休克的主要特征，与低容量性休克、心源性休克和梗阻性休克氧输送减少的特点有明确的不同。

严重感染时，组织对氧的摄取和利用功能也发生改变。微循环的功能改变及组织代谢功能障碍可以存在于感染过程的始终。炎症反应导致毛细血管内皮系统受损、凝血功能异常、血管通透性增加，使血管内容量减少、组织水肿；组织内通血微血管密度下降，无血流和间断血流的微血管比例增加。这些改变直接导致微循环和组织间的物质交换障碍，在器官功能不全的发展过程中起着关键作用。同时，炎症反应导致的线粒体功能障碍使细胞对氧的利用也受到明确的影响。这些改变的共同作用使组织缺氧及代谢功能障碍进行性加重，加速了休克的发展。

感染产生的心肌抑制因子（myocardial depressant factor，MDF）是一种低分子量（<1 000）的蛋白质，并发心脏疾病、存在感染但未出现休克的患者不表现出 MDF 的活性。MDF 主要由缺血的胰腺产生，除引起心肌收缩力下降外，还可以引起肠系膜上动脉等内脏阻力血管收缩，进一步减少胰腺血流量，胰腺灌注减少又更促进 MDF 的形成。MDF 还可以抑制单核－巨噬细胞系统，使已产生的 MDF 清除减少，导致体内 MDF 不断形成和积累，进一步加重了血流动力学障碍。从感染的血流动力学病理生理学角度看，循环血容量的下降是由于毛细血管的通透性增加所致。心脏前负荷下降的原因除了毛细血管渗漏导致液体转移到组织内以外，还有外周血管的瘀血、肝脾血管的瘀血、胃肠道和伤口的失血及特发性多尿。

血流分布形式的改变是感染性休克的特征。存在血流和代谢所需不匹配，有些器官氧供过量时，其他器官却存在缺氧。此时，摄氧受到影响，导致血流依赖性氧耗，存在混合静脉血氧饱和度正常或升高，以及动静脉氧含量差值降低。乳酸性酸中毒提示存在病理性氧供依赖性氧耗。

3. 代谢异常　感染后代谢性影响程度不仅取决于疾病的病程和严重程度，还与既往营养状态及免疫状态有关。尽管系统氧耗是下降的，但感染时代谢率是明显上升的，混合性能量供应作为能源，表现为高分解代谢，合成代谢减弱，分解代谢增强，糖异生增加，加上胰岛素低抗作用，应激性高血糖（stress－induced hyperglycemia，SHG）十分常见。急性期反应物生成量增加，而白蛋白和转铁蛋白下降。

4. 多器官功能障碍　感染性休克几乎影响所有器官。常见器官衰竭为呼吸、肝脏、肾衰竭。病死率与器官衰竭的数目成正比，当存在 3 个以上器官功能衰竭时，其病死率为 80%～100%。

呼吸功能障碍发生率较高，据统计高达 83%～100%，这种损伤过去称为“休克肺”。现称为急性呼吸窘迫综合征（acute respiratory distress syndrome，ARDS），其特征为呼吸频数、顽固性低氧血症、肺内分流增加，增加吸氧浓度并不能改善低氧血症，伴有肺动脉高压、非心源性肺水肿及肺顺应性下降。呼吸肌乏力和膈肌收缩受限进一步加重了上述情况。常需要机械通气支持治疗。

由于肝脏的解剖部位和组织学特征，肝功能障碍的发生率也较高，可高达 95% 左右。肝功能障碍表现为高胆红素血症及转氨酶和碱性磷酸酶升高。肝脏氨基酸清除率下降伴血清氨基酸浓度上升为后期表现。组织学检查可发现肝内淤胆和微小管坏死。

肾功能障碍发生率仅次于肺和肝。严重感染引起的急性肾衰竭常发生在感染 5d 后。患者一般经临床治疗后，病情趋于稳定，甚至有所好转，以后又再次出现恶化，即属于迟发双相型。肾衰竭的存在与否在决定 MODS 患者的预后上起关键作用。

感染常是导致胃黏膜损伤的重要因素。休克早期腹腔内脏血管收缩，胃肠道血流量大为减少。胃肠道缺血、缺氧、瘀血和 DIC 形成，导致肠黏膜变性、坏死、黏膜糜烂，形成应激性溃疡（stress ulcer）。另外，肠道细菌大量繁殖加上长期静脉高营养，没有食物经消化道进入体内，引起胃肠黏膜萎缩，屏障功能破坏，大量 LPS 甚至细菌经肠道和门脉系统入血。消化道功能紊乱是休克晚期发生肠源性败血症和 SIRS、MODS 以至 MSOF 的主要原因之一。

三、临床特征

在休克尚未明显表现出来之前，患者的体征可提示休克的进展。在血流动力学改变发生前，通常先表现出感染的症状。感染性休克通常定义为临床上有感染证据的患者的 MBP < 60mmHg（SBP < 90mmHg），或 SBP 较基础血压下降 40mmHg 以上，伴有发热或体温低、心动过速和呼吸急促。患者通常反应迟钝。如无低血容量发生，患者的皮肤是温暖的。

肺动脉导管显示心排血量增加且系统循环血管阻力下降。当心排血量下降时，应该考虑到可能存在血容量不足。由于血管的反应性和肺血管阻力增加，肺动脉压升高十分常见。右心室射血分数和每搏量下降，左室心搏做功指数同样下降。PCWP 常下降或正常。为提高 PCWP 而增加输液量，仅轻度升高心排血量。

四、辅助检查

1. 血常规检查　常见白细胞增多伴幼稚细胞比例升高。少数患者白细胞减少，常提示预后不良。还常见 DIC 伴凝血时间延长、纤维分解产物增多及纤维蛋白原浓度下降。50% 患者出现血小板减少。不到 5% 的患者可以发生出血。

2. 血生化检查　应激性高血糖十分常见。低血糖是病程晚期表现。血乳酸浓度升高，反映细胞内灌注不足。肝功能检查显示胆红素、转氨酶和碱性磷酸酶升高。

3. 血气分析　动脉血气常提示轻度低氧血症和代谢性酸中毒。当发生严重的呼吸肌疲劳，$PaCO_2$ 一般正常或仅轻度升高。动脉低氧血症的程度与伴随的 ARDS 的严重程度相关。CO_2 浓度的下降可能会大于乳酸浓度升高的程度。静脉血气分析提示血红蛋白氧饱和度增加。尽管外周氧供提高，但外周氧耗和氧摄取能力下降。动静脉血氧含量差变小，< 3mL/dl。随着血容量的改善，相应的氧耗也会增加。这种氧供依赖性氧耗是感染的一个特征。

4. 微生物学检查　约 45% 患者发现血培养阳性。革兰阴性需氧菌属占据主要地位。研究表明血培养阳性和阴性患者相比，病死率无差别。真菌感染在一些并发全身免疫抑制如糖尿病的患者中尤为重要。长期应用广谱抗生素和多重细菌感染病史也提示可能存在真菌感染。

五、诊断

1. 诊断依据　必须具备感染及休克综合征这两个条件，其要点包括：①血压下降的同时心排血量增加；②外周氧耗减少；③系统血管阻力下降；④心室射血分数下降；⑤相关多器官功能衰竭。

2. 诊断标准

（1）临床上有明确的感染。

（2）有 SIRS 的存在，即出现下列两种或两种以上的表现：①体温 > 38℃或 < 36℃；②心率 > 90 次/分；③呼吸频率 > 20 次/分；或 $PaCO_2 < 32$mmHg；④血白细胞 > 12×10^9/L，< 4×10^9/L，或幼稚型细胞 > 10%。

（3）收缩压 < 90mmHg 或较原基础值下降的幅度 > 40mmHg 至少 1h，或血压依赖输液或药物维持。

（4）有下列一条以上证据证明器官灌注不良或功能衰竭：①神志差或有改变；②低氧血症（PaO_2 < 75mmHg）；③血浆乳酸增高；④少尿 > 1h［尿量 < 30mL/h 或 < 0.5mL/（kg·h）］。

六、鉴别诊断

真正的感染性休克与感染综合征的差别只是病情轻重程度的问题，主要差别在于后者无低血压。另外，需要与分布型休克的其他类型包括过敏性休克和神经源性休克相鉴别。诊断时要考虑近期用药史，创伤等因素。

七、急救措施

1. 液体复苏 保证足够的循环血容量对于感染性休克是最早的，也是最重要的治疗措施。血管内容量的丢失可能是由于毛细血管漏出、瘘、腹泻或呕吐。患者经口摄入液体不足或静脉输液不充分。肺动脉漂浮导管有利于指导液体治疗，根据左心室充盈压和心排血量来调节输入液体量。由于感染时伴随心肌抑制，所以在心排血量和血压尚未达到正常范围前，PCWP 常常需要升高超过正常值。一般情况下，PCWP 需要在 10～15mmHg，这需要输入数千毫升的平衡盐溶液才能达到。而毛细血管渗漏还要求进一步加强输液治疗。可能发生血液稀释，从而需要输血。血红蛋白需要维持到一定水平。如果心排血量持续较低，则需要提高血红蛋白浓度来改善外周氧供。同样，因 SaO_2 不足导致低氧血症的患者也需要输血来增加其携氧能力，改善氧供。

一旦临床诊断严重感染，应尽快进行积极的液体复苏，6h 内达到复苏目标：CVP 8～12cmH_2O（1cmH_2O =0.098kPa）；平均动脉压≥65mmHg；尿量≥0.5mL/（kg·h）；中心静脉或混合静脉血氧饱和度（$ScvO_2$ 或 SvO_2）≥0.70；若液体复苏后 CVP 达 8～12cmH_2O，而 $ScvO_2$ 或 SvO_2 仍未达到 0.70，需输注浓缩红细胞使血细胞比容达到 0.30 以上，和（或）输注多巴酚丁胺［最大剂量 20μg/（kg·min）］以达到上述复苏目标。

复苏液体包括天然的或人工合成的晶体或胶体液，尚无证据表明某种液体的复苏效果优于其他液体；对于疑有低容量状态的严重感染患者，应行快速补液试验，即在 30min 内输入 500～1 000mL 晶体液或 300～500mL 胶体液，同时根据患者反应性（血压升高和尿量增加）和耐受性（血管内容量负荷过多）来决定是否再次给予快速补液试验。

2. 呼吸支持 感染性休克患者极易并发 ALI 或 ARDS，不能满足增加呼吸做功这一要求。在发展至呼吸骤停前，推荐使用机械通气来降低呼吸做功。机械通气治疗策略推荐早期采用小潮气量（如在理想体重下 6mL/kg)，使吸气末平台压不超过 30cmH_2O，允许 $PaCO_2$ 高于正常，即达到允许性高碳酸血症；采用能防止呼气末肺泡塌陷的最低呼气末正压（PEEP）。为防止并发呼吸机相关肺炎，患者应采用 45°半卧位；需要应用高吸氧浓度（FiO_2）或高气道平台压通气的 ARDS 患者，若体位改变无明显禁忌证，可考虑采用俯卧位通气。

3. 升血压药物支持 如果充分的液体复苏仍不能恢复动脉血压和组织灌注，有指征时应用升压药。存在威胁生命的低血压时，即使低血容量状态尚未纠正，液体复苏的同时可以暂时使用升压药以维持生命和器官灌注。必要时还应辅以应用低剂量的糖皮质激素。常用的药物包括去甲肾上腺素、多巴胺、血管升压素和多巴酚丁胺。去甲肾上腺素是纠正感染性休克低血压的首选升压药。

（1）去甲肾上腺素（Norepinephrine）：去甲肾上腺素具有兴奋 α 和 β 受体的双重效应。其兴奋 α 受体的作用较强，通过提升平均动脉压（MAP）而改善组织灌注；对 β 受体的兴奋作用为中度，可以升高心率和增加心脏做功，但由于其增加静脉回流充盈和对右心压力感受器的作用，可以部分抵消心率和心肌收缩力的增加，从而相对减少心肌氧耗。因此被认为是治疗感染中毒性休克的一线血管活性药物。其常用剂量为 0.03～1.50μg/（kg·min）。但剂量 >1.00μg/（kg·min），可由于对 β 受体的兴奋加强而增加心肌做功与氧耗。近年来的一些研究还报道：对于容量复苏效果不理想的感染性休克患者，去甲肾上腺素与多巴酚丁胺合用，可以改善组织灌注与氧输送，增加冠状动脉和肾的血流及肌酐清除率、降低血乳酸水平，而不加重器官的缺血。

（2）多巴胺（Dopamine）：兼具多巴胺能与肾上腺素能 α 和 β 受体的兴奋效应，在不同的剂量下表现出不同的受体效应。小剂量［<5μg/（kg·min）］多巴胺主要作用于多巴胺受体（DA），具有轻度的血管扩张作用。中等剂量［5～10μg/（kg·min）］以 β_1 受体兴奋为主，可以增加心肌收缩力及心率，从而增加心肌的做功与氧耗。大剂量多巴胺［10～20μg/（kg·min）］则以 α_1 受体兴奋为主，出现显著的血管收缩。既往认为小剂量［<5μg/（kg·min）］多巴胺还可以通过兴奋多巴胺受体而扩张

肾和其他内脏血管，增加肾小球滤过率，起到肾保护效应。但近年来的国际合作研究提示，小剂量多巴胺并未显示出肾保护作用。目前建议对快速心律失常风险低或心动过缓的患者，可用多巴胺作为去甲肾上腺素的替代缩血管药物。

（3）肾上腺素（Epinephrine）：由于肾上腺素具有强烈的 α 和 β 受体的双重兴奋效应，特别是其较强的 β 受体兴奋效应在增加心脏做功、增加氧输送的同时也显著增加着氧消耗，其促进组织代谢的产热效应也使得组织乳酸的生成增多，血乳酸水平升高。因此目前不推荐作为感染中毒性休克的一线治疗药物，仅在其他治疗手段无效时才可考虑尝试应用。

（4）血管加压素（Vasopressin）：已发现感染性休克早期患者血中的血管加压素水平较正常升高，随着休克的进展，血管加压素在24～48h会降至正常。某些观察显示在感染中毒性休克患者，血管加压素通过强力收缩扩张的血管，提高外周血管阻力而改善血流的分布，起到提升血压、增加尿量的作用；也有人推测其作用可能与抑制交感神经冲动及增强压力反射有关。血管加压素还可以与儿茶酚胺类药物协同作用。由于大剂量血管加压素具有极强的收缩血管作用，使得包括冠状动脉在内的内脏血管强力收缩，甚至加重内脏器官缺血，故目前多主张在去甲肾上腺素等儿茶酚胺类药物无效时才考虑应用，且以小剂量给予（0.01～0.04U/min）。

（5）多巴酚丁胺（Dobutamine）：多巴酚丁胺具有强烈的 β_1、β_2 受体和中度的 α 受体兴奋作用，其 β_1 受体正性肌力作用可以使心脏指数增加25%～50%，同时也相应使心率升高10%～20%；而 β_2 受体的作用可以降低PAWP，有利于改善右心射血，提高心排血量。总体而言，多巴酚丁胺既可以增加氧输送，同时也增加（特别是心肌）氧消耗，因此在感染性休克治疗中一般用于经过充分液体复苏后心脏功能仍未见改善的患者；对于并发低血压者，宜联合应用血管收缩药物。其常用剂量为2～20μg/（kg·min）。

（6）糖皮质激素：严重感染和感染性休克患者往往存在有相对肾上腺皮质功能不足，当机体对血管活性药物反应不佳时，可考虑应用小剂量糖皮质激素。一般选择氢化可的松，每日补充量不超过300mg，分为3～4次给予，持续输注。超过300mg的氢化可的松并未显示出更好的疗效。

（7）抗胆碱能药：为我国创造性使用，有良好的解除血管痉挛作用，并有兴奋呼吸中枢、解除支气管痉挛及提高窦性心律等作用。大剂量阿托品可致烦躁不安，东莨菪碱可抑制大脑皮质而引起嗜睡。在休克时山莨菪碱用量可以很大，患者耐受量也较大，不良反应小，临床用于感染性休克，常取代阿托品或东莨菪碱。常用剂量山莨菪碱成人每次10～20mg，阿托品成人每次0.3～0.5mg，儿童每次0.03～0.05mg/kg；每隔15～20分钟静脉注射1次。东莨菪碱成人每次0.3～0.5mg，儿童每次0.01～0.03mg/kg，每30分钟静脉注射1次。有青光眼者忌用本组药物。

4. 抗感染治疗　确定感染来源是首要任务。要及时准确地评估和控制感染病灶，根据患者的具体情况，通过权衡利弊，选择适当的感染控制手段。若感染灶明确（如腹腔内脓肿、胃肠穿孔、胆囊炎或小肠缺血），应在复苏开始的同时，尽可能控制感染源。如果受累组织未引流或菌血症未治疗，预后将极其不利。若深静脉导管等血管内有创装置被认为是导致感染性休克的感染源时，在建立其他的血管通路后，应立即去除。

一旦确定感染可能来源，即可用覆盖常见病原体的抗生素进行抗感染治疗。早期经验性抗感染治疗应根据社区或医院微生物流行病学资料，采用覆盖可能致病微生物（细菌或真菌）的广谱抗生素，而且抗生素在感染组织具有良好的组织穿透力。经验性抗生素的选择是否合适，是影响感染性休克患者预后的关键性因素。已行腹部手术的外科患者，应着重考虑是否有革兰阴性菌和厌氧菌感染。注意抗生素治疗前应尽可能首先进行及时正确的病原学培养。

应该明确认识到，多数感染性休克患者的血培养为阴性。因此，应该根据临床治疗反应及其他培养结果做出决定，或继续使用目前的抗生素，或改用窄谱抗生素。当然，若认为症状由非感染因素引起，就应果断停用抗生素，以减少耐药和二重感染。

5. 营养支持治疗　感染性休克患者处于严重的高分解代谢状态，持续利用结构蛋白作为能量来源。休克复苏后，血流动力学稳定者应尽早开始营养支持（48h内），首选肠内营养，小剂量血管活性药物不是使用早期肠内营养的禁忌证。存在营养风险的严重感染性休克患者，早期营养支持应避免过度喂养，以20～25kcal/（kg·d）为目标，若在3～5d仍不能达到50%目标量，建议添加补充性肠外营养。

6. 其他治疗

（1）镇静药物常用于辅助治疗感染性休克患者的焦虑和躁动。注意每天需中断或减少持续静脉给药的剂量，以使患者完全清醒，并重新调整用药剂量。机械通气患者可能在充分镇静条件下仍存在与呼吸机不同步，为降低呼吸肌氧耗需要可应用肌松药，但应注意到有延长机械通气时间的危险。

（2）循证医学证据表明血糖水平与感染性休克患者的预后明显相关，严格控制血糖能够明显降低其病死率。患者早期病情稳定后应维持血糖水平低于8.3mmol/L，并尽可能保持在正常水平。研究表明，可通过持续静脉输注胰岛素和葡萄糖来维持血糖水平。早期应每隔30～60分钟测定1次血糖，稳定后每4小时测定1次。

（3）并发急性肾衰竭时，需要实施肾替代治疗以维持机体内环境稳定，清除炎性递质，抑制炎症反应，避免MODS的发生。目前尚缺乏证据证实何种肾脏替代治疗方法更优越。持续静脉－静脉血液滤过与间断血液透析治疗效果相同。但对于血流动力学不稳定的全身性感染患者，持续血液滤过能够更好地控制液体平衡。

（4）其他措施：包括预防DVT、应激性溃疡等治疗措施。

八、预后

预后取决于下列因素：①治疗反应，如治疗后患者神志清醒安静、四肢温暖、发绀消失、尿量增多、血压回升、脉压增宽，则预后良好；②原发感染灶能彻底清除或控制者预后较好；③伴严重酸中毒和高乳酸血症者预后多恶劣，并发DIC或多器官功能衰竭者病死率亦高；④有严重原发基础疾病，如白血病、淋巴瘤或其他恶性肿瘤者休克多难以逆转；并发其他疾病，如糖尿病、肝硬化、心脏病者预后亦差。

（杨　阳）

第四节　过敏性休克

一、病因

1. 药物　过敏性休克（anaphylactic shock）病因复杂，多数为药物所致，而药物中最常引起过敏性休克的为青霉素，部分合成和半合成青霉素及头孢菌素。近年来发现，能引起过敏性休克的肿瘤化疗药物及中药也在逐渐增多，并且随着现代影像技术的发展，造影剂的广泛使用，碘造影剂所致的过敏性休克的发病病人数也在逐年增多。

2. 输注血制品

（1）供血者的特异性IgE与受血者正在接受治疗的药物（如青霉素）起反应。

（2）选择性IgA缺乏者多次输注含IgA血制品后，可产生抗IgA的IgG类抗体。当再次注射含IgA的制品时，有可能发生IgA－抗IgA抗体免疫复合物，发生Ⅲ型变态反应引起的过敏性休克。

（3）用于静脉滴注的丙种球蛋白（丙球）制剂中含有高分子量的丙球聚合物，可激活补体，产生C3a、C4a、C5a等过敏毒素；继而活化肥大的细胞，产生过敏性休克。

3. 类过敏性休克反应　有些药物如碘造影剂、阿片类药物、非甾体抗炎药（non－steroid anti－inflammatory drugs，NSAIDs）等并不产生IgE抗体，亦会引起如过敏性休克同样的反应，称之为类过敏性休克反应（anaphylactoid reaction）。该反应涉及许多途径，包括补体介导的免疫反应、巨细胞的非免疫性激活和递质的产生。对NSAID的类过敏反应是特别危险的，因为NSAID是环氧化酶抑制药，它抑制环氧化酶途径，从而间接地促进花生四烯酸通过脂氧化酶途径生成炎症递质，包括LTC4、LTD4、LTE4和LTB4。LT和其中间代谢产物（5－HETE和5－HPETE）可增加血管通透性，导致支气管痉挛。

二、发病机制

过敏性休克累及机体的多个系统器官，其中心血管及呼吸系统的损伤常可危及生命。多数是敏感机体接触抗原物质所致以 IgE 介导的抗原抗体反应，属工型变态反应，是真正的过敏反应。过敏原初次进入机体诱发机体产生抗体（IgE），结合到肥大细胞（结缔组织）和嗜碱性粒细胞（血液）表面后机体处于致敏状态，相应的过敏原再次进入机体，与被 IgE 致敏的肥大细胞和嗜碱性粒细胞结合，同时与靶细胞表面的 IgE 结合，激活的靶细胞、肥大细胞和嗜碱性粒细胞迅速脱颗粒释放大量的组胺和血小板活化因子至血液循环中。这些炎性递质导致血管舒张、支气管痉挛、皮肤瘙痒、支气管出血、血小板聚集和血管通透性增加。后者可导致喉头水肿甚至气道阻塞。青霉素过敏性休克就属于典型的 I 型变态反应。

三、临床特征

机体经呼吸系统吸入、皮肤接触、消化系统摄入及注射等途径致过敏原进入体内 0.5h 即出现的休克，为急发型过敏性休克，占 80% ~90%；0.5 ~24h 发作者为缓发型过敏性休克，占 10% ~20%。其三个重要临床标志：①血压急剧下降到休克水平（80/50mmHg 以下）；②患者出现意识障碍；③出现各种各样的过敏相关症状。

初发症状一般有瘙痒和压迫感，几秒钟或延迟至 1h 后可进展至明显症状。患者感咽部异物感，逐渐进展至呼吸困难、发音困难、声音嘶哑和咳嗽。如果肺毛细血管通透性增加导致肺水肿，患者即有明显的呼吸困难和发绀。心血管系统表现在最初有乏力，头晕，可能伴有心悸。随着休克的进展，发生心律失常、传导障碍和心肌缺血。皮肤症状包括潮红和瘙痒，逐渐进展至荨麻疹、血管性水肿和出汗。患者可能感觉到恶心、腹痛或腹胀，甚至腹部绞痛。并可进展至出现呕吐、腹泻、间断呕血和便血。其他尚有结膜充血、泪液过度分泌、鼻溢和鼻充血，甚至晕厥、癫痫发作等表现。

四、辅助检查

血管通透性增加引起血液浓缩通常导致血细胞比容增加。血清肥大细胞类胰蛋白酶通常增加。

五、诊断

1. 诊断依据　根据食用或接触上述过敏原物质发生过敏性休克，即必须采取紧急急救措施。一般而言，当机体短暂暴露于某一致敏因素，迅速出现典型多系统器官损伤，尤其是皮肤，心血管及呼吸系统功能障碍的症状及体征，如皮肤瘙痒发红、荨麻疹、血管性水肿、低血压、急性上呼吸道阻塞、支气管痉挛等，应考虑诊断过敏性休克。

2. 诊断要点　①皮肤潮红，瘙痒；②腹胀、恶心、呕吐、腹泻；③喉头水肿所致气道阻塞；④支气管痉挛，支气管出血，肺水肿；心动过速，晕厥，低血压；⑤心血管萎陷。

六、鉴别诊断

几个在 ICU 常见的疾病需要与过敏性休克和类过敏反应相鉴别：心律失常、心肌缺血或梗死、低容量性休克、感染性休克、肺栓塞、误吸、支气管炎、COPD 急性发作、癫痫发作、低血糖和脑血管意外。结合病史或药物使用情况，一般并不难鉴别。

七、急救措施

过敏性休克是突发的多系统器官损伤的严重过敏反应，若诊治不及时，相比较于其他类型的休克，患者可因心血管及呼吸系统功能的严重阻碍而迅速死亡。急救措施概括为下述四个方面。

1. 确定并消除致敏因素　立即停用可疑过敏原或过敏药物，由接触过敏原而引起者应立即离开现场；结扎注射或虫咬部位以上的肢体以减缓吸收，亦可在局部以 0.005% 肾上腺素 2 ~5mL 封闭注射。

对消化道摄入的致敏原，可考虑放置胃管洗胃，以及灌注药用炭。

2. 基础生命支持 要对病情进行连续评估，并稳定循环及呼吸功能。循环及呼吸功能的障碍是过敏性休克致死的主要因素。主要措施有给予肾上腺素，紧急气管插管，气管切开，以保持气道的通畅，充分供氧。建立静脉通道，快速的扩充血容量等。

3. 特异性药物治疗

（1）肾上腺素（Epinephrine）：是救治初期的主要措施，当患者出现休克、气道水肿或有明确的呼吸困难，应及时给予肾上腺素 0.3～0.5mL（1∶1 000）皮下注射，按需要可以每 5～10 分钟重复应用。如果患者对初始剂量无反应或存在严重的喉痉挛或症状明显的心力衰竭，应该静脉注射 5～10mL（1∶10 000）。如果静脉通道没开通，可以肌内注射 0.5mL 的 1∶1 000 稀释液，或气管插管内滴注 10mL 的 1∶10 000 稀释液。当静脉注射肾上腺素时，可能引起严重的心动过速、心肌缺血、血管痉挛和高血压。肾上腺素通过增加细胞内 cAMP 的浓度而减少部分工型变态反应的炎性递质释放，而且能通过 β 受体效应使支气管痉挛快速舒张，通过 α 受体效应使外周小血管收缩，对抗许多过敏性反应递质的有害作用。因此是救治本症的首选药物，在病程中可重复应用数次。一般经过 1～2 次肾上腺素注射，多数患者休克症状在半小时内可逐渐恢复。

（2）糖皮质激素：若休克持续不见好转，应及早静脉注射地塞米松 10～20mg 或琥珀酸氢化可的松 200～400mg 或甲泼尼龙 120～240mg 静脉滴注，每 6 小时重复 1 次。

（3）抗过敏或抗组胺药：应该尽早应用组胺拮抗药。优先考虑应用盐酸苯海拉明（1mg/kg，静脉注射）和雷尼替丁（50mg，静脉注射，时间为 5min）。也可氯苯那敏 10mg 或异丙嗪 25～50mg 肌内注射，或静脉注射 10% 葡萄糖酸钙 10～20mL。慎用西咪替丁，因其快速静注可致低血压或心搏骤停。

（4）血管活性药物：如果重复应用肾上腺素和组胺拮抗药后仍存在低血压，需要积极地补充液体。如果血压仍低，可以选用多巴胺、去甲肾上腺素、间羟胺。患者应该尽早停用升压药。

（5）解除气道痉挛：可以考虑静脉应用氨茶碱或奥西那林雾化吸入等。

4. 连续观察 初期救治成功后，对过敏性休克的连续观察时间不得少于 24h。对于病情不稳定的患者或仍需要持续注射升压药的患者，有条件应该放置肺动脉导管。动脉导管插管可以有效监测压力和获得血气标本来调整通气装置。

有高达 25% 的患者存在双相发作，即在初期成功的救治后经历一个最长达 8h 的无症状间期后，再发危及生命的过敏症状。研究表明临床给予糖皮质激素对过敏的双相发作有明显的控制作用。每 6 小时静脉注射氢化可的松 100～250mg 有助于阻止双相过敏反应的迟发表现。糖皮质激素不用于急性过敏反应的紧急治疗。

过敏反应发生时使用了 β 受体拮抗药的患者，可能对肾上腺素的作用有抵抗性。阿托品和胰高血糖素可能有助于改善这些患者的心脏症状。

八、预后

通常接受抗原后出现本症的症状越迟者，预后越好。某些高度过敏而发生闪电样过敏性休克者，预后常较差。有冠心病背景者在发生本症时由于血浆的浓缩和血压的下降，常易伴发心肌梗死。神经系症状明显者恢复后亦易残留脑缺氧后的各种并发症。

（杨 阳）

第五节 神经源性休克

一、主要特点

神经源性休克（neurogenic shock）常发生于深度麻醉或强烈疼痛刺激后（由于血管运动中枢被抑制）或在脊髓高位麻醉或损伤时（因为交感神经传出径路被阻断）。其病理生理变化和发生机制比较简单，预后也较好，有时不经治疗即可自愈，有的则在应用缩血管药物后迅速好转。有学者认为这种情况只能算是低血压状态（hypotensive state），而不能算是休克，因为从休克的概念来看，在这种患者，微循环的灌流并无急剧的减少。

二、发病机制

在正常情况下，血管运动中枢不断发放冲动沿传出的交感缩血管纤维到达全身小血管，使其维持着一定的紧张性。神经源性休克是由脊髓损伤、区域阻滞麻醉或是应用自主神经阻滞药物所致的外周血管舒缩调节功能丧失导致的。当血管运动中枢发生抑制或传出的交感缩血管纤维被阻断时，小血管就将因紧张性的丧失而发生扩张，结果使外周血管阻力降低，大量血液淤积于外周，静脉回心血量减少，心排血量降低，血压下降，引起神经源性休克。如果脊髓损伤水平在中胸段以下，那么损伤水平之上存留的肾上腺素能神经系统被激活，导致心率增快和心肌收缩力增强。如果心脏交感神经输出端受累，则出现心动过缓。因血液淤积于外周静脉池中，血压可降低到极低水平。所有脊髓外伤的患者在未确诊前，都应假设其存在损伤所致的低血容量性休克。

三、临床特征

如无头部损伤，患者可以意识清楚，反应正常，损伤平面之上四肢温暖，之下四肢厥冷。血压可能极低，伴心动过速。创伤后骨骼肌受累，外周静脉的“肌泵”作用丧失，进一步影响静脉回流，并出现脊髓损伤症状和体征及脊髓休克。

四、辅助检查

1. 实验室检查　无助于诊断。因为毛细血管通透性正常，无血浆渗漏。在液体复苏之前，血细胞比容通常是正常的。

2. 影像学检查　颈椎、胸椎、腰椎的放射学检查对确定是否存在骨折是非常重要的，这些部位的骨折通常是不稳定型骨折。检查时应注意明确患者的搬动不会导致进一步的脊髓损伤。CT、MRI 有助于确定脊髓内的碎片是否导致脊髓受压。如果受压存在，需进行神经外科解压手术。

五、诊断依据

主要包括：①创伤后或脊髓麻醉后；②低血压伴心动过缓；③无神经支配区域皮肤温暖及潮红；④静脉瘀血。

六、鉴别诊断

外伤所致的脊髓损伤的患者拟转入 ICU 前，必须经过外科和神经外科的病情评价。必须排除并存的、未识别的腹部、胸部和四肢出血所致的低血容量性休克。单纯的头部损伤不会导致休克，相反，它可升高血压并降低心率。

七、急救措施

1. 保持呼吸道通畅和建立静脉通道　当脊髓麻醉过程中因阻滞的水平太高而出现神经源性休克时，因为呼吸肌受累所以有必要行气管插管。对于外伤患者，如果需要气管插管，必须确定颈髓损伤的稳定性。条件允许，最好经纤维支气管镜引导气管插管。必须进行细致的查体，以明确创伤患者其他脏器的损伤。根据损伤的水平不同，患者可能出现膀胱功能障碍，应留置导尿。

2. 液体复苏　因外周静脉池瘀血，有效循环血量减少，需进行液体复苏。某些患者仅给予液体复苏血压即可升高。

3. 升压药物支持　如果输液不能恢复血压，可给予血管活性药物维持血压。通常选用多巴胺或间羟胺，维持 MBP 在 60～80mmHg 即可。

4. 外科治疗 如果存在完全性脊髓横断，外科治疗的作用仅仅是脊髓骨折部位的固定，以防止进一步的损伤。如果是外生物所导致，那么在脊髓完整的前提下摘除外生物可促进功能恢复。

5. 康复 急性期后，患者病情稳定，应制订长期康复计划。

（杨 阳）

第六节 心源性休克

心源性休克（cardiogenic shock）是指心排血量减少而致的周围循环衰竭。由于心脏排血能力急剧下降，或是心室充盈突然受阻，引起心搏量减少，血压下降，造成生命器官血液灌注不足，以迅速发展的休克为其临床特征。

一、病因

绝大多数心源性休克既可以发生于心脏疾病进展恶化之后，也可以发生于急性心脏不良事件（如急性心肌梗死、心瓣膜或间隔破裂）之后。受累心肌的绝对数量是决定预后的重要因素。当左心室心肌坏死超过45%时，心源性休克的临床表现会非常明显。

心动过缓和心律失常可导致心源性休克的发生。少于每分钟50次的心率不足以维持正常的心排血量。同理，心律失常可显著地改变心脏充盈方式及阻碍心脏正常的足量泵出。

二、临床分期

可根据病程进展进一步分期（表1－3）。

表1－3 心源性休克的分期

Ⅰ期	代偿性低血压期	心排血量降低，低血压激发代偿机制，系统血管阻力增加
Ⅱ期	失代偿性低血压期	心排血量进一步下降，失代偿，血压和组织灌注下降
Ⅲ期	不可逆性休克期	血流量显著减少激活补体系统等缺血性递质，膜损伤进一步恶化，不可逆性心肌和外周组织损伤

三、临床特征

1. 症状和体征 当急性不良事件后发生心源性休克时，疼痛可成为明显的临床症状。当慢性病程急性恶化或另一疾病导致心源性休克时，症状可不明显。体检发现与低心排血量和绝对高血容量潜在的病理生理机制相符合的体征：血压低于90mmHg。心率可能极快，甚至超过最大有氧极限（230减去患者年龄）。至失代偿期时，常出现心动过缓、颈静脉怒张、肢端厥冷；腹部触诊可发现瘀血肝；右心室功能正常的患者肺部可闻及湿啰音；当存在全心衰竭或肺动脉高压时，肺部听诊可无异常体征；心脏听诊可闻及典型的第三心音，也可能存在瓣膜病所特有的杂音。

2. 血流动力学效应 事实上所有心源性休克患者都需要应用肺动脉导管监测病情及评价患者对治疗的反应。监测通常提示CVP和PCWP增高，CI＜1.8L/（min·m^2）。

四、辅助检查

1. 实验室检查 如果心源性休克为急性心肌梗死所致，则有心肌酶谱增高。长期服药的患者，应监测血药浓度以明确是否存在药物中毒或药物不良反应。常规生化检查可明确血K^+和HCO_3^-水平。当休克持续时间长时，血乳酸水平增高。检测血细胞比容和血红蛋白水平，以决定是否需要输血。

2. 影像学检查 X线胸部X线片检查示常发现肺水肿。放射性核素心室造影有助于评价心室和瓣膜功能。怀疑心脏压塞，超声心动检查可明确诊断。

3. 心电图检查 心电图检查可以提示有价值的心脏疾病线索，必要时做动态心电图检查。

五、诊断依据

1. 病史　有急性心肌梗死、急性心肌炎、原发或继发性心肌病、严重的恶性心律失常、具有心肌毒性的药物中毒、急性心脏压塞及心脏手术等病史。慢性心脏疾病的患者，病情突然恶化常提示可能发生心源性休克。

2. 症状　早期患者烦躁不安、面色苍白，诉口干、出汗，但神志尚清；以后逐渐表情淡漠、意识模糊、神志不清直至昏迷。

3. 体征　心率逐渐增快，常大于每分钟120次。收缩压<80mmHg，脉压<20mmHg，后逐渐降低，严重时血压测不出。脉搏细弱，四肢厥冷，肢端发绀，皮肤出现花斑样改变。心音低钝，严重者呈单音律。尿量<17mL/h，甚至无尿。休克晚期出现广泛性皮肤、黏膜及内脏出血，即DIC表现，以及多器官功能障碍。

4. 血流动力学监测　提示CI降低、左室舒张末压升高等相应的血流动力学异常。

六、鉴别诊断

急性心肌梗死可以并发室间隔破裂、乳头肌断裂和乳头肌功能不全；缩窄性心包炎和室壁瘤破裂可导致心脏梗阻性休克；有冠心病的患者出现腹主动脉瘤破裂常使诊断困难，其疼痛症状与急性心肌梗死产生的疼痛类似。心电图可发现心肌缺血，无颈静脉扩张是具有鉴别意义的关键体征。钝性外伤所致的心肌挫伤可导致严重的心源性休克。

七、急救措施

1. 一般处理

（1）立即解除患者的紧张状态，绝对卧床休息，有效止痛，阿片类药物不仅可镇静和减轻疼痛，而且可抑制肾上腺素的释放，减轻心脏的应激状态。吗啡起始剂量为3~5mg，静注或皮下注射，并根据患者的主观反应和血压情况调整剂量。注意到吗啡是血管扩张药，可以降低右心室充盈量，对低容量休克患者的血压不利。动脉导管和肺动脉导管有助于对此有效处理。

（2）建立有效的静脉通道，必要时行深静脉插管。留置导尿管监测尿量。持续心电、血压、血氧饱和度监测。

（3）氧疗：持续吸氧，氧流量一般为4~6L/min，必要时气管插管或气管切开，人工呼吸机辅助呼吸。

2. 液体复苏　虽然心源性休克可发生于全身体液过量的患者，但有效血容量可能并不充足。补充血容量首选250~500mL右旋糖酐-40静脉滴注，或0.9%氯化钠液、平衡液500mL静脉滴注，最好在血流动力学监护下补液，前20min内快速补液100mL，如CVP上升不超过1.5mmHg，可继续补液直至休克改善，或输液总量达500~750mL。如PCWP<10~12mmHg，应输注平衡盐液。PCWP每变化2~3mmHg，应测心排血量1次。充盈压需达到20mmHg时，才有可能增加心排血量。

无血流动力学监护条件者可参照以下指标进行判断：诉口渴，外周静脉充盈不良，尿量<30mL/h，尿比重>1.02，CVP<6mmHg，则表明血容量不足。

3. 药物支持　容量状况被充分改善后，衰竭心肌的支持治疗常是必需的。应给予强心药、血管扩张药和利尿药。

（1）洋地黄制剂：一般在急性心肌梗死的最初24h，尤其是6h内应尽量避免使用洋地黄制剂，在经上述处理休克无改善时可酌情使用毛花苷C 0.2~0.4mg，静脉注射。

（2）拟交感胺类药物：对心排血量低，PCWP升高，SVR正常或低下，并发低血压时可选用多巴胺，用量同前；而对于心排血量低，PCWP高，SVR和动脉压在正常范围者，宜选用多巴酚丁胺5~10μg/（kg·min）。

（3）双氢吡啶类药物：常用氨力农0.5~2mg/kg，稀释后静脉注射或静脉滴注，或米力农2~8mg，静脉滴注。

（4）血管活性药物的应用：首选多巴胺或与间羟胺（阿拉明）联用，从 2 ~ 5μg/（kg·min）开始逐渐增加剂量，在此基础上根据血流动力学资料选择血管扩张药。

1）肺充血而心排血量正常，即 PCWP > 18mmHg，CI > 2.2L/（min·m^2）时，宜选用静脉扩张药，如硝酸甘油 15 ~ 30μg/min 静脉滴注或泵入，并可适当利尿。

2）无肺充血，心排血量低且周围灌注不足，即 PCWP < 18mmHg，CI < 2.2L/（min·m^2），而肢端湿冷时，宜选用动脉扩张药，如酚妥拉明 100 ~ 300μg/min 静脉滴注或泵入，必要时增至 1 000 ~ 2 000μg/min。

3）有肺充血及外周血管痉挛且心排血量低，即 PCWP > 18mmHg，CI < 2.2L/（min·m^2），而肢端湿冷时，宜选用硝普钠，10μg/min 开始，每 5 分钟增加 5 ~ 10μg/min，常用量为 40 ~ 160μg/min，也有高达 430μg/min 才有效。

4. 其他疗法

（1）纠正酸中毒：常用5%碳酸氢钠或摩尔乳酸钠，根据血气结果计算补碱量。

（2）激素应用：早期（休克 4 ~ 6h）可以尽早使用糖皮质激素，如地塞米松 10 ~ 20mg 或氢化可的松 100 ~ 200mg，必要时每 4 ~ 6 小时重复 1 次，共用 1 ~ 3d，病情改善后迅速停药。

（3）机械性辅助循环：经上述处理后休克无法纠正者，可考虑主动脉内气囊反搏（IABP）体外反搏、左室辅助泵等机械性辅助循环。

（4）原发疾病治疗：当心源性休克为急性心肌梗死所致，早期的治疗目的在于控制梗死的面积。心率、血压和心肌收缩力的改变加剧了心肌氧供和增加的心肌氧耗之间的不平衡，可进一步扩大梗死面积。如果治疗开始于心肌梗死后的 3h 内，心源性休克的发生率为 4%。如果治疗延迟，则 13% 的患者将出现心源性休克。急性心肌梗死患者应尽早进行再灌注治疗，溶栓失败或有禁忌证者应在 IABP 支持下进行急诊冠状动脉成形术。

对于急性心肌梗死患者，静脉滴注硝酸甘油和给予 β 受体拮抗药是主要的治疗措施。硝酸甘油可以降低右心室的前负荷和左心室的后负荷。后负荷的下降降低了舒张末压，同时降低了室壁张力和心肌氧耗。而且硝酸甘油可舒张心包脏层血管，并增加缺血区域的氧供。硝酸甘油的早期应用既可以减少梗死面积，还能降低病死率。应用硝酸甘油前必须排除右心室梗死和心脏压塞的可能性。β 受体拮抗药降低心肌的输氧量，拮抗血液循环中的儿茶酚胺，而且具有抗心律失常的作用。β 受体拮抗药和抗凝药合用可有特殊的益处，β 受体拮抗药最好在梗死后 2h 内应用。钙通道阻滞药也可以给予，但在急性期其有效性尚不确定。应用钙通道阻滞药可增加肺水肿患者的病死率。

急性心脏压塞者应立即心包穿刺减压；乳头肌断裂或室间隔穿孔者应尽早进行外科修补等。

（5）心肌保护：可以选用 1，6 - 二磷酸果糖 5 ~ 10g/d，或磷酸肌酸（护心通）2 ~ 4g/d，酌情使用血管紧张素转化酶抑制药等。

5. 防治并发症　并发其他脏器功能障碍的患者，应采取相对应的脏器支持治疗。

（杨　阳）

第七节　阻塞性休克

阻塞性休克（obstructive shock）的病理基础是心脏或大静脉受压等原因引起血流阻塞，阻碍血液回流，导致左室舒张期不能充分充盈，影响心脏泵血功能，从而降低心排血量。临床见于急性心脏压塞、缩窄性心包炎、肺动脉主干栓塞、原发性肺动脉高压、主动脉缩窄等。

心脏压塞是由于液体潴留于心包腔致使心腔受压，阻碍心腔正常的充盈。多在穿透性创伤所致的冠脉撕裂后突然发生，也可以是慢性疾病（如尿毒症和结缔组织病）进行性发展的结果。腹部膨隆致膈肌上抬压迫心脏可导致休克。机械通气应用高 PEEP 可明显增加胸腔压力，使上、下腔静脉受压，降低跨血管的压力梯度，从而降低心脏充盈量。同样，张力性气胸也因增加胸腔内压力，从而降低静脉回流量。

一、临床特征

1. 外周低灌注　常见体征为低血压、心动过速、肢端厥冷、少尿和意识障碍。颈静脉怒张往往是诊断的关键体征，但也可因低血容量而无颈静脉怒张。

2. 张力性气胸　胸部叩诊可发现患侧鼓音，呼吸音消失，纵隔向健侧移位。气管移位伴颈静脉怒张是张力性气胸特有的体征。患者自主呼吸时，吸气时颈静脉怒张程度增加，称为Kussmaul征。自主呼吸时可发生奇脉，为吸气时收缩压下降超过10mmHg，伴有脉搏减弱或消失。

3. 胸壁穿透伤　常发生阻塞性休克。钝性创伤后心脏压塞少见。可根据血压突然下降或休克、颈静脉显著怒张、心音低钝、遥远等，称为Beck三联征而做出心脏压塞的诊断。如患者阻塞性休克为慢性疾病进行性恶化所致，多数存在心包积液病史。

4. 机械通气　出现以下情况时可导致心脏阻塞性休克：①膨胀的肺脏压迫上、下腔静脉；②膨胀的肺脏压迫肺血管，增加右心室射血阻力；③右心房和右心室受压。PEEP的增加可能加重低血压和心动过速。

二、辅助检查

1. 血流动力学监测　发生心脏压塞时，CVP、PAP、PCWP均增高。

2. 影像学检查　胸部右前斜位放射学检查可显示增大的心影，但无特异性。显示张力性气胸时，应尽早治疗。B超可以明确诊断心包积液。

三、诊断依据

主要依据：①低血压伴心动过速；②少尿；③意识状态改变；④颈静脉充盈。

四、鉴别诊断

主要与无阻塞性的心源性休克相鉴别，两者均存在低心排血量和高静脉压。急性心肌梗死或急重病进行性恶化患者出现的休克多考虑心源性休克。大多数创伤后出现的气胸或心脏压塞者考虑阻塞性休克。被忽略的创伤偶尔会发生阻塞性休克，需要与创伤所致的冠状动脉气体栓塞相鉴别，后者通常会引起严重的心律失常和迅速恶化的病程。

五、急救措施

1. 液体复苏　注意CVP通常在输液前已明显升高，不能指导输液治疗。快速的液体输注仅可暂时代偿心室充盈压的降低。

2. 手术治疗　外科解除病变区域的阻塞是治疗的关键。疑为失代偿性创伤性心脏压塞的治疗不能等待影像学检查而延迟。对于张力性气胸，可立即用粗针头刺入患侧胸腔迅速排气缓解胸腔内压力，不要因无条件进行更有效的胸腔引流而延误置入较小的导管。如果心脏阻塞是胃膨胀所致，插入胃管常有助于缓解症状。如果是其他原因，则需要手术探查加以明确。心脏压塞时应进行心包减压术。根据病情适当降低机械通气压力并增加循环血量，纠正PEEP造成的阻塞。

（杨　阳）

第二章

心肺脑复苏术

第一节　概述

一、定义及概述

心肺复苏（Cardiopulmonary Resuscitation，CPR）是针对呼吸心跳停止的急危重症患者所采取的抢救措施，即通过胸外按压或其他方式形成暂时的人工循环并恢复心脏的自主搏动和有效的血液循环、采用人工呼吸代替自主呼吸并恢复自主呼吸，电除颤、电复律或起搏纠正紊乱的心室节律，达到恢复患者意识、挽救生命的目的。自1985年第4届全美CPR会议后，提出CPR复苏效果很大程度上取决于脑和神经系统的功能的恢复，从而将CPR的全过程称为心肺脑复苏（Cardiopulmonary Cerebral Resuscitation，CPCR）。

心脏骤停是临床危重症之一，在美国和加拿大其死亡人数每年超过30万人，我国最新数据显示国内每年死于心脏骤停的人数约为54.4万人。院外心脏骤停已成为世界性的公共问题，据报道，在美国多数城市院外心脏骤停患者能到达医院且存活出院者不到5%。心脏骤停后如不能有效地将血液输送到心、脑、肾等重要器官，用以维持生命器官的代谢需要，就会使新陈代谢发生停顿。尤其是心搏骤停 > 6min，脑组织就可因缺血缺氧而发生严重的不可逆性损害。因此，心脏骤停发生后立即实施心肺复苏（CPR）和电除颤，是避免发生生物学死亡的关键。CPR作为针对心脏骤停所采取的一系列措施，可以有效阻断和逆转由于缺血缺氧造成的机体组织细胞和器官衰竭的发生。在成年人中，心脏骤停最常见的原因为心室纤颤，占65%~80%，如不及时处理数分钟之内即可转化为心脏骤停。室颤后每延迟除颤1min，其死亡率将会增加7%~10%，因此早期除颤是决定生存率的关键因素。

二、无氧缺血时脑细胞损伤的进程及其病理生理

脑循环中断后对细胞代谢及其病理影响：10s左右即脑氧储备耗尽；20~30s即产生脑电活动消失；4min后脑内葡萄糖耗尽，糖无氧代谢停止；5min左右脑内ATP枯竭，能量代谢完全停止；4~6min脑神经元发生不可逆的病理改变；6h后脑组织即可发生均匀性溶解。

所以，如果在各脏器无氧缺血阈值之内，进行标准的CPCR，及时恢复氧和血的供给，多数患者可以复苏成功。尤其是大脑，只要能持续获得它正常血供的15%以上，就不至于造成功能上的严重损害，更不会在复苏成活后变为“植物人”。

细胞损伤的进程如何，主要取决于最低氧供的供给程度及其细胞的代谢强度。

如心脏停搏时间过长，血液灌注迟迟不能达到最低需要量，ATP就会耗竭，细胞内环境的稳定性遭到破坏，如不立即恢复正常供血供氧，即发展到不可逆的损伤程度。如组织灌流量降至正常的10%以下，ATP迅速耗竭，合成和分解代谢全部停顿。在此阶段，蛋白质和细胞膜变性，线粒体及细胞核破裂，细胞内各种活性递质大量释放，细胞坏死，达到不可逆阶段。

钙离子在无氧缺血时细胞损伤中的作用：无氧缺血时，一方面由于ATP合成受阻，不能将细胞内

的钙离子泵出细胞外；另一方面由于细胞膜同时受到无氧缺血的影响，细胞膜发生退行性变，Ca^{2+}由慢通道离子变为快通道离子，大量Ca^{2+}通过细胞膜进入细胞内，破坏了正常时的Ca^{2+}细胞内外的平衡。Ca^{2+}的大量内流可使血小板激活，引起冠状动脉痉挛，使肺毛细血管阻力和肺毛细血管壁的通透性增加，产生肺微血管栓子，致成人呼吸窘迫综合征。

再灌注损伤是近十年来研究的重要课题之一。主要观点为缺血组织的再灌注加重了细胞的损伤或加速了组织细胞的死亡，因为再灌注的血液已不同于缺血前，由于缺血缺氧，体内发生了很大变化；大量氧自由基的产生，损伤细胞膜及其细胞器功能，并发生一系列生理生化异常；由于细胞膜离子泵功能障碍，大量钙离子内流；组织细胞再灌注时，这些有害物随血流到达组织，造成所谓的“再灌注损伤”。

三、临床表现

一般情况下，心跳停止4s以上，患者可出现黑矇，10~20s者，可发生昏厥和抽搐，称阿-斯综合征（Adams-strokes syndrome），接着出现叹息样呼吸及发绀，20~30s后呼吸停止，45s后瞳孔散大，1~2min瞳孔固定，4min后可造成中枢神经系统不可逆损害。

（王晓霞）

第二节　心肺脑复苏技术

为了更有效地提高心肺脑复苏的成功率，美国心脏协会在2010年10月发布的《2010美国心脏协会（AHA）心肺复苏（CPR）及心血管急救（ECC）指南》（以下简称《2010心肺复苏指南》），现已成为全球心肺复苏的最新标准。它对《2005心肺复苏指南》实施后存在的以下问题进行了修改：①胸外按压的质量，提出新的标准；②对于各个急救系统（EMS）中的院外心脏骤停存活率差异较大，新指南提出了通用流程；③对于大多数院外心脏骤停患者，没有任何目击者进行现场心肺复苏，即目击者心肺复苏执行率低，新指南简化流程，提高目击者CPR的执行率，重点在于胸外按压。

《2010心肺复苏指南》提出了心肺复苏生存链包括五个链环，包括：①立即识别心脏骤停并启动急救系统；②尽早进行心肺复苏，着重胸外按压。对于未经培训的普通目击者，可在急救调度员的电话指导下仅进行胸外按压的CPR；③快速除颤；④早期有效的高级生命支持（ALS）；⑤综合的心脏骤停后治疗，如图2-1所示。这些环节将在下面进行详述。

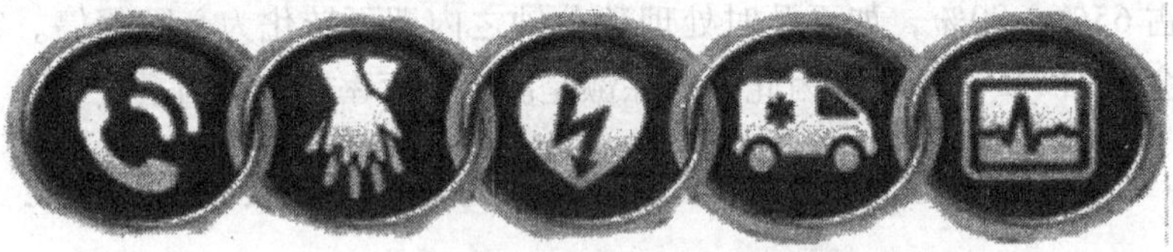

图2-1　《2010心肺复苏指南》生存链

一、基本生命支持技术

基本生命支持（Basic Life Support，BLS）是维持人生命体征的最基本方法和手段，成人BLS基本内容包括识别突发心脏骤停情况启动急救系统、早期实施高质量的CPR以及对有指征者快速实施除颤，即生存链中的前3个链环。图2-2为成人基础生命支持简化流程。

基础生命支持流程中的传统步骤是帮助单人施救者区分操作先后顺序的程序。2010新指南进一步强调在有条件的情况下，以高效团队形式给予心肺复苏，由不同的施救者同时完成多个操作。例如，①启动急救系统；②开始胸外按压；③则提供通气或找到气囊面罩以进行人工呼吸；④找到并准备好除颤器。

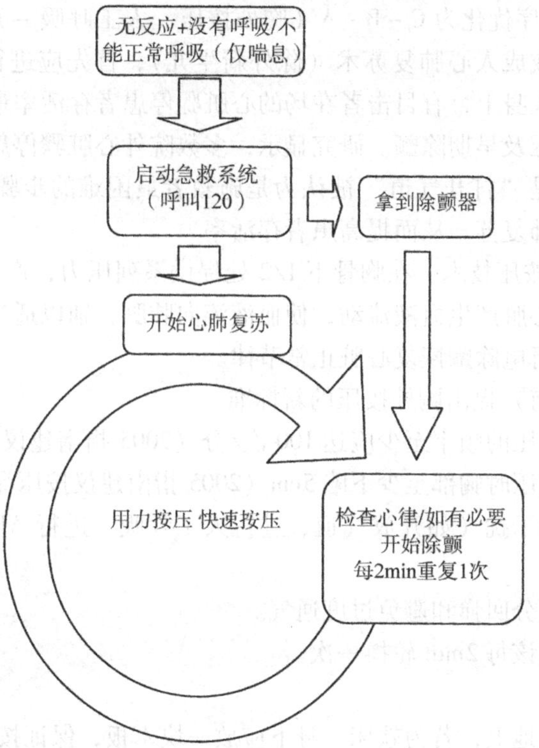

图2-2　成人基础生命支持简化流程

（一）链环一：立即识别心脏骤停并启动急救系统

1. 识别突发心脏骤停情况　成人突发心脏骤停是根据有无反应和呼吸来判断的，非典型表现可为喘气式呼吸或有癫痫样发作。《2005心肺复苏指南》判定呼吸所采用的“看、听、感觉”方法已从流程中删除。2010新指南强调，施救者若发现患者突然倒地，快速检查患者无反应、无呼吸或无正常呼吸（叹息样呼吸），即可启动急救医疗服务。弱化施救者检查脉搏的重要性。血压过低时，脉搏微弱，即使训练有素的急救人员常会出现判断错误。即便有脉搏，施救者检查不应超过10s（方法：一只手按前额，另一只手示指、中指找到气管，两指下滑到气管与颈侧肌肉之间沟内即可触及颈动脉）。

2. 启动急救系统　《2010心肺复苏指南》建议根据现场情况合理施救。现场有两名以上施救者应拨打求救电话与急救同时开始。当现场只有一名施救者：①先求救再急救：由心脏原因引起的也应考虑尽快取得除颤器；②先急救再求救：溺水、创伤、药物中毒和小于8岁的儿童四种情况，先做2min 5个循环的CPR（30∶2），再拨打电话求救。国内专家将2010年AHA新版的心肺复苏指南戏称为“叫叫CAB”，见表2-1。

表2-1　2010年AHA新版的心肺复苏指南

复苏步骤	复苏具体方法
呼叫A	患者（评估意识和呼吸状态）
呼叫B	求救（120、取得除颤器）
Circulatio	胸外按压（30次/循环）
Airway	开放气道
Breathing	人工呼吸（2次/循环）

（二）链环二：尽早开始心肺复苏

心肺复苏的实质即通过人工方法恢复患者的心脏泵血功能，将其从濒死状态挽救回来。Berg等研究亦证明，先行胸外心脏按压会提高自主循环恢复（Restoration of Spontaneous Circulaton，ROSC）率和24h存活率。仅仅依赖双手就可以挽救许多垂危患者的生命，如此简单高效的环节引起了各国专家的重视。2010版新指南将CPR程序优化为C-B-A（胸外按压-人工呼吸-开放气道），将胸外按压放在第一位。不管是婴儿、儿童或成人心肺复苏术（除外新生儿），首先应进行持续胸外按压。研究发现，绝大多数心脏骤停发生在成人身上，有目击者在场的心脏骤停患者存活率最高。在这些患者中，基础生命支持的关键操作是胸外按压及早期除颤。研究显示，多数院外心脏骤停患者没有经任何目击者进行心肺复苏，其中主要原因之一是“打开气道”被认为是施救者最困难的步骤。如果先进行胸外按压，可能会鼓励更多施救者实施心肺复苏，从而提高患者存活率。

1. 胸外按压技术　胸外按压技术：在胸骨下1/2处提供系列压力，产生60~80mmHg收缩期峰压，通过增加胸内压或直接挤压心脏产生血液流动，使血液流向肺脏，辅以适当的呼吸，可为脑及其他重要器官提供足够的氧气，以便行电除颤恢复心脏正常节律。

（1）《2010心肺复苏指南》提出胸外按压的新标准

1）快速按压——建议按压的频率至少应达100次/分（2005指南建议按压频率约为100次/分）。

2）用力按压——建议按压时胸部至少下陷5cm（2005指南建议按压深度为3.75~5cm）。

3）尽可能减少对按压的干扰（如开放气道、进行人工呼吸、进行AED分析、轮换操作者或检查患者脉搏节律等）。

4）每次按压后使胸廓充分回弹和避免过度通气。

5）如果有多位施救者应该每2min轮换一次。

（2）实施步骤

1）患者仰卧于硬板床或地上，若为软床，身下应放一块木板，保证按压有效。

2）按压位置：左手掌根部放在胸骨中下部，右手重叠在左手背上，两手手指（扣在一起）跷起离开胸壁。双肩正对人胸骨上方，两肩、臂、肘垂直向下按压。平稳有规律地进行垂直向下的按压，每次抬起，掌根不要离开胸壁，保持已选择好的按压位置不变。

3）按压方法：按压时上半身前倾，腕、肘、肩关节伸直，以髋关节为轴，垂直向下用力，借助上半身的体重和肩臂部肌肉的力量进行按压。如图2-3所示。

4）每次按压后，放松使胸骨恢复到按压前的位置，血液在此期间可回流至胸腔，放松时手掌不离开胸壁。一方面使手位置相对固定，另一方面减少对胸骨本身的冲击力，以免骨折发生。

5）按压放松间隔比为1∶1可产生有效的脑和冠状动脉灌注压。

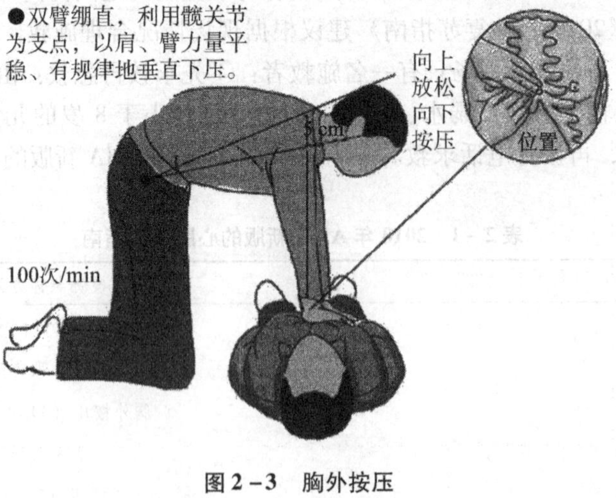

图2-3　胸外按压

（3）胸外按压的并发症：包括肋骨骨折、肋骨从胸骨分离、气胸、血胸、肺挫伤、肝脾撕裂伤和脂肪栓子。按压过程中，手的位置要正确，手掌根部长轴与肋骨长轴平行，用力均匀有力，避免冲击式按压、猛压，有时可避免部分并发症。在成人患者，即使按压得当，也可造成肋骨骨折，但婴儿、儿童却很少发生。

2. 开放气道　患者无反应时，因肌张力下降，舌体、会厌可能阻塞咽喉部。存在自主呼吸时，吸气过程，气道内呈负压，将舌或会厌吸附至咽后壁，造成气道阻塞。开放气道目的，使患者的口腔、咽喉轴呈直线，防止舌阻塞气道口，保持气道通畅。怀疑有颈椎脊髓损伤的患者，应避免颈部延伸，采用托颌法开放气道。无颈部创伤，则可采用仰头抬颏法或托颌法开放气道。

（1）开放气道常用方法

1）仰头抬颏法（图2－4）：将一手掌小鱼际（小拇指侧）置于患者前额，下压使其头部后仰，另一手的示指和中指置于靠近颏部的下颌骨下方，将颏部向前抬起，帮助头部后仰，气道开放。必要时拇指可轻牵下唇，使口微微张开。颈部外伤者，不宜采用仰头举颏法，以避免进一步脊髓损伤。

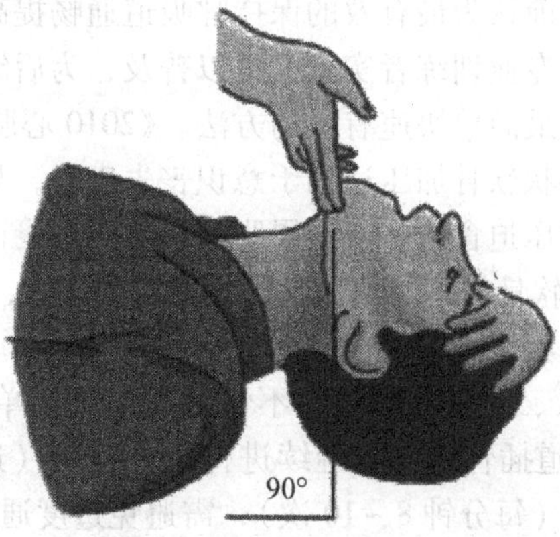

图2－4 仰头抬颏法

2）托颌法（图2－5）：患者平卧，用双手从两侧抓紧患者的双下颌并托起，使头后仰，下颌骨前移，即可打开气道。注意，颈部有外伤者只能采用双手抬颌法开放气道，不能将患者头部后仰及左右转动。

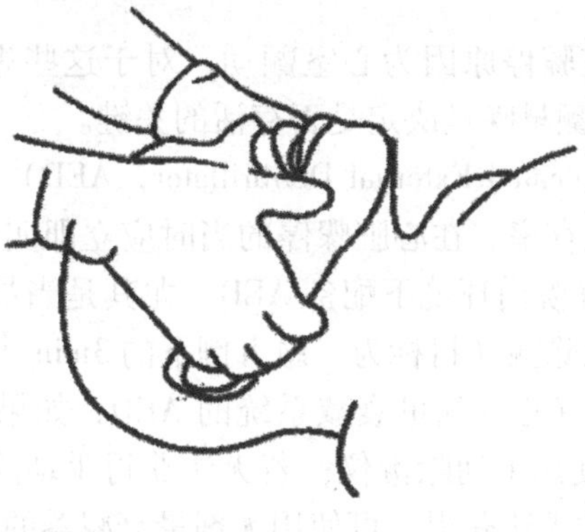

图2－5 托颌法

（2）开放气道中注意事项

1）示指和中指尖不要深压颏下软组织，以免阻塞气道。

2）不能过度上举下颏，以免口腔闭合。

3）头部后仰的程度是以下颌角与耳垂间连线与地面垂直为正确位置。

4）口腔内有异物或呕吐物，应立即将其清除，但不可占用过多时间。

5）开放气道要在3～5s完成，而且在心肺复苏全过程中，自始至终要保持气道通畅。

3. 人工呼吸　有研究表明，对于心脏病所致的心脏骤停，单纯胸外按压与同时进行按压和人工呼吸的复苏方式存活率无明显差异。如果经过培训的非专业施救者有能力进行人工呼吸，应根据按压－通气比率（30∶2）实施心肺复苏，直至AED使用或者急救人员已接管患者。最理想的情况是接受过培训的人员，急救人员和院内医务人员自然能够为心脏骤停患者同时实施胸外按压和人工呼吸。

（1）人工呼吸方式：目前，采用的人工呼吸方式有口对口人工呼吸、口对鼻人工呼吸、口对气管套管人工呼吸、口对通气防护装置人工呼吸、口对面罩人工呼吸、球囊－面罩加压人工通气、环状软骨加压法等。目前认为球囊－面罩加压人工通气是最简捷、方便、有效的人工呼吸方式，其效果仅次于气管插管人工呼吸。

口对口人工呼吸：抢救者右手向下压颌部，撑开患者的口，左手拇指和示指捏住鼻孔，用双唇包封住患者的口外部，用中等的力量，按每分钟 12 次、每次 500～600mL 的吹气量，进行抢救。次吹气后，抢救者抬头作一次深呼吸，同时松开左手。下次吹气按上一步骤继续进行，直至患者有自主呼吸为止。

口对鼻人工呼吸：适用于那些不能口对口呼吸的患者，如牙关紧闭不能开口、口唇创伤、口对口呼吸难以实施。

球囊－面罩加压人工通气：目前认为最有效的保持呼吸道通畅提高氧供的方法是气管插管，但其缺点是操作需要一定的技能，需要受专业训练者实施，难以普及，为后继救治造成更多困难。因此临床应用简易呼吸器行人工呼吸的方法是最简单快速有效的方法。《2010 心肺复苏指南》中不建议对心脏骤停患者常规采用环状软骨加压法。环状软骨加压适用于意识丧失患者，只有双人或 3 人 CPR 时才会使用。向环状韧带加压，使气管后坠向后压迫食管，减轻胃胀气，减少气囊面罩通气期间发生回流和误吸的风险。7 项随机研究结果表明，环状软骨加压的情况下仍可能发生误吸，而对于培训施救者正确使用此方法的难度很大，所以不建议为心脏骤停患者常规采用环状软骨加压法。

（2）通气频率要求：对于成人、儿童和婴儿（不包括新生儿）单人施救者的按压－通气比率仍未原建议值（30 ∶ 2）。实施高级气道插管后，可继续进行胸外按压（速度是每分钟至少 100 次），按照每 6～8s 1 次的速度进行人工呼吸（每分钟 8～10 次），需避免过度通气。

（3）人工呼吸的并发症：由于过度通气和通气流量过快容易胃扩张，儿童更易发生，明显的胃扩张可以引发胃内容物反流，且胃扩张致膈肌抬高，会使肺容量降低。如果人工通气期间发生胃膨胀，重新检查重新开放气道，观察通气时胸廓是否存在起伏。避免导致气道压力升高的因素（快速呼吸、缩短吸气时间，用力通气）。

（三）链环三：快速除颤

大多数成人突发非创伤性心脏骤停原因为心室颤动，对于这些患者来说室颤每延迟电除颤 1min，其死亡率增加 7%～10%，因此除颤早晚是决定是否存活的关键。

1. 使用自动体外除颤仪（Automated External Defibrillator，AED）　使用 AED 是院前急救生存链中非常重要的环节，可提高患者的生存率。在心脏骤停的当时应立即实施 3 项措施：启动急救反应系统、尽早 CPR 和使用除颤仪。可考虑在院内环境下配备 AED，尤其是当员工无节律识别技能时或在非经常使用除颤仪的区域，以便尽早实施除颤（目标为：患者倒下的 3min 内实施除颤）。如果有条件，对 1～8 岁儿童进行除颤时，尽可能使用有儿童剂量衰减系统的 AED，如果无法获得上述 AED，应使用标准 AED。对于婴儿（＜1 岁），最好使用手动除颤仪；若无法获得手动除颤仪，则使用有儿童剂量衰减系统的 AED；假如上述类型的机器均无法获得，可使用无剂量衰减器的 AED。

2. 除颤时机　目前，对于除颤前先实施 CPR 能否改善心脏骤停者的预后尚未有定论。如果现场有 2 位施救者，一人应开始 CPR，同时另一人应尽快获取除颤仪并准备除颤。如果患者在监护状态下，从心室颤动到给予电击的时间不应超过 3min，并且应在等待除颤器就绪时进行心肺复苏。

3. 除颤结合 CPR　应尽可能缩短心脏按压停顿与实施除颤之间的间隔，并在放电完成后立即开始 CPR。当重新出现室颤或 1 次电除颤后，施救者应立即实施 2min CPR，若心律仍为室颤，再行 1 次电除颤，再行 2min CPR，直至无“电击指征”或行高级生命支持。

4. 除颤波形与能量选择　过去 10 年的研究和临床实践显示，除颤或复律时使用双相波机器比单相波更为有效；但对于比较不同类型的双相波之间差别，缺乏相应的临床研究资料。除颤或复律时的能量应逐渐递加还是固定目前没有定论。如果首次放电终止心律失常未成功，则可考虑选择更高剂量。单相波除颤的建议剂量为 360 J，双相波可选择制造商为对应波形所推荐的 120～200J，或使用默认的 200J。对于儿童患者，尚不确定最佳除颤剂量。目前，有关最低有效剂量或安全除颤上限的研究非常有限。可以使用 2～4J/kg 的剂量作为初始除颤能量。对于后续电击，能量级别应至少为 4J/kg，并可以考虑使用更高能量级别，但不超过 10J/kg 或成人最大剂量。

5. 电复律的能量设定根据心动过速的类型决定　如下所述。

（1）规则的窄波心动过速（阵发性室上速或房扑），初始剂量常选择50～100J即已足够，无效时可逐渐递加。

（2）不规则的窄波如房颤时可选用120～200J（双相波），单相波机器可选择200J。

（3）规则的宽波心动过速如室速可用100J。

（4）不规则宽波如尖端扭转型室速时应选择非同步除颤的剂量。

6. 电击治疗类型　如下所述。

（1）非同步直流电除颤

1）适应证：心室颤动；心室扑动；快速室性心动过速伴血流动力学紊乱，QRS波增宽不能与T波区别者或无脉性室速。

2）操作步骤

A. 将适量导电糊涂到除颤器电极板上。打开除颤器电源并设置到非同步位置，调节除颤器能量至所需读数并开始充电。

B. 将一块电极板置于右锁骨下胸骨右侧，另一块置于左乳头左下方，两电极板之间至少相距10cm，操作者应将电极板紧贴皮肤，每只电极板施以较大的压力。其他位置还包括：前－侧、前后、前－左肩胛以及前－右肩胛。

C. 按下按钮进行电击。

D. 立即恢复CPR，5组CPR（2min）后检查脉搏心律，必要时再次点击除颤。

E. 若室颤为细颤，除颤前给予0.1%肾上腺素1mL，使之转为粗颤再行电除颤。

（2）急诊、即刻同步电复律

1）适应证：用于心房颤动（房颤）与心房扑动（房扑）、室上性心动过速（室上速）与室性心动过速（室速），并且伴有血流动力学障碍。

2）操作步骤：设置到同步位置，选择合适复律能量，余步骤同非同步直流电除颤。

7. 电复律/除颤常见的并发症及其处理　较常见并发症有心律失常、心肌损伤、低血压、皮肤灼伤；较少见的有栓塞、肺水肿。其中心律失常、心肌损伤和急性肺水肿较严重，低血压和皮肤灼伤较轻。

（1）诱发各种心律失常：心律失常是电复律/除颤最常见的并发症，常常是一过性的，但可以是严重或致命的。

1）期前收缩：期前收缩（早搏）发生率最高，认为与疾病本身和电刺激有关。房早、室早均可出现且多在数分钟内自行消失，不需特殊处理，若出现持续较长时间的频发室早（超过5次/分），连接2个以上室早，多源、多形性室早、R on T现象时，应即用利多卡因静脉点滴，以每分钟1～4mg的速度滴入，直到24h症状不再出现为止，必要时继续口服抗心律失常药物维持。房早短时间内不消失者，可服胺碘酮等药物治疗。

2）室性心动过速或室颤：室速或室颤的发生可因同步装置不良、放电能量不足、心肌本身病变、洋地黄过量、低钾、酸中毒等因素引起，应予以静脉注射利多卡因或心律平、5%碳酸氢钠，立即再行电复律/除颤。

3）缓慢型心律失常：最常见的是窦性心动过缓、窦性停搏和房室传导阻滞，这与直流电刺激迷走神经，复律前应用抗心律失常药物，本身已存在的潜在窦房结功能不良、房室阻滞等有关，多在短时间内消失，持续时间长或症状严重者可静脉注射阿托品0.5～1mg或静脉滴注异丙肾上腺素，每分钟1～2μg，必要时行临时心脏起搏。

（2）栓塞：慢性房颤电复律成功后心房恢复有节律的收缩可使心房内的附壁血栓脱落，引起动脉栓塞，发生率1%～5%。一旦发生，应积极采取抗凝或溶栓治疗。

（3）低血压：低血压的发生率1%～3%，尤其多见于高能量电击后，大部分持续短暂，在数小时内可自动恢复，如果血压持续降低，严重影响重要脏器血流灌注时，可静脉滴注升压药物多巴胺。

（4）急性肺水肿：急性肺水肿常在电击后1～3h内发生，发生率为0.3%～3%。究其原因，以左心房及左心室功能不良解释较为合理。个别患者则可能与肺栓塞有关。发生肺水肿后应立即予以相应处理。

（5）心肌损伤：心肌损伤多因使用过大电击能量或反复多次电击所致，发生率约为3%，表现为心电图ST－T改变，肌钙蛋白及血清酶（CK－MB、LDH等）轻度升高，历时数小时或数天，轻者密切观察，严重者予以相应处理。

（6）皮肤灼伤：皮肤灼伤系电极板按压不紧或导电糊涂得太少或不均匀所致，也与多次重复高能量电击有关，表现为局部红斑或轻度肿胀，无须特殊处理可自行恢复。

成人、儿童、婴儿的关键基础生命支持步骤略有差别，表2－2对其的总结，本表中不包括新生儿，因新生儿多为窒息。

表2－2　成人、儿童、婴儿的关键基础生命支持步骤总结

内容	建议		
	成人	儿童	婴儿
识别	无反应 没有呼吸或不能正常呼吸（即仅仅是喘息） 10s内未扪及脉搏（仅限医务人员）		
心肺复苏程序	C－A－B		
按压速率	每分钟至少100次		
按压幅度	至少5cm	至少1/2前后径 大约5cm	至少1/2前后径 大约4cm
胸廓回弹	保证每次按压后胸廓回弹，医务人员每2min交换一次按压职责		
按压中断	尽可能减少胸外按压的中断，尽可能将中断控制在10s以内		
气道	仰头抬颏法（医务人员怀疑外伤：推举下颌法）		
按压－通气比率 （置入高级气道之前）	30：2 1名或2名施救者	30：2 单人施救者 15：2 2名施救者	
通气：在施救者未经培训或经过培训但不熟练的情况下	单纯胸外按压		
使用高级气道通气 （医务人员）	每6～8s 1次呼吸（每分钟8～10次呼吸） 与胸外按压不同步 大约每次呼吸1s 明显的胸廓隆起		
除颤	尽快连接并使用AED。尽可能缩短电击前后的胸外按压中断；每次电击后立即开始心肺复苏		

二、高级生命支持技术

高级生命支持（Advanced Life Support，ALS）是在BLS基础上，为使自主循环恢复和（或）呼吸、循环功能维持或稳定，进一步采取的救治措施。

治疗心脏骤停时，高级生命支持干预措施建立在实施高质量心肺复苏的基础生命支持基础上，这是为了提高恢复自主循环的可能性。在2005年以前，高级生命支持是指假定已给予有效心肺复苏，以在特殊复苏环境下使用的附加手动除颤、药物治疗、高级气道处理以及其他补充处理选择为主要内容；但在2005年以后，虽然高级生命支持中仍然包含辅助性药物治疗和高级气道处理，高级生命支持（ALS）的重点又回到为强调实施高质量的心肺复苏（包括以足够的速率和幅度进行按压，保证每次按压后胸廓回弹，尽可能减少按压中断并避免过度通气）。《2010心肺复苏指南》中指出，最好通过监护生理参数来指导心肺复苏，包括足够的氧气和早期除颤，同时由高级生命支持操作者评估并治疗可能的心脏骤停基本病因。目前，没有确定性的临床证据证明早期插管或药物治疗可提高神经功能恢复率和出院存活率。

链环四：早期有效的高级生命支持（ALS）：

《2010 心肺复苏指南》将传统高级生命支持心脏骤停流程经过简化和综合，强调高质量心肺复苏的重要性及应在心肺复苏的非中断期间组织高级生命支持操作，同时推出新的环形流程（图 2－6）。高级心血管生命支持（advanced cardiovascular life support，ACLS）可影响生存链的各个环节，包括预防和治疗心脏骤停，改善心脏骤停后恢复自主循环的患者预后的各项措施，包括高质量不间断的 CPR 和尽早对室颤/无脉性室速实施除颤。而建立血管通路、用药和高级气道装置安置等措施应在不干扰胸外按压或延搁除颤的前提下开展。

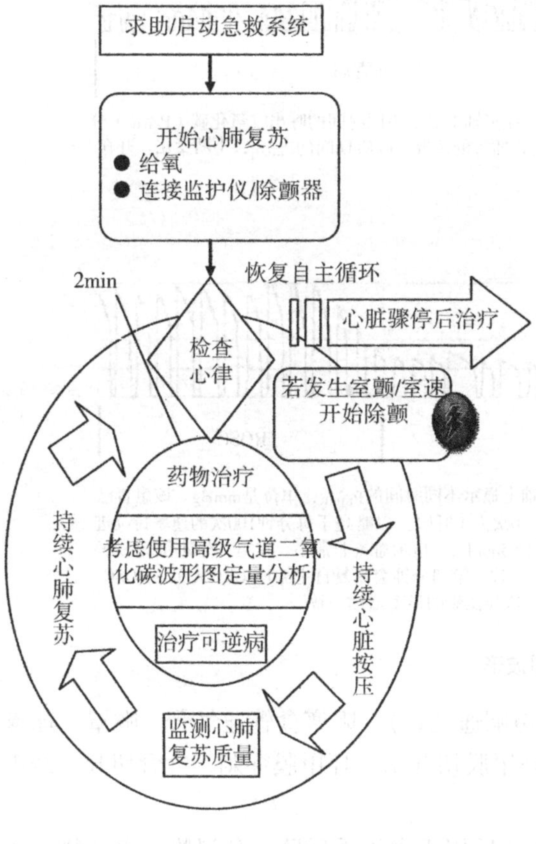

心肺复苏质量
- 用力（≥5cm）快速（≥100 次/分）按压并等待胸壁回弹
- 尽可能减少按压中断
- 避免过度通气
- 每 2min 交换 1 次按压职责
- 若没有高级气道，应采用 30 ∶ 2 的按压－通气比率
- 二氧化碳波形图定量分析

—如果 $PETCO_2$ <10mmHg，尝试提高心肺复苏质量
- 有创动脉压力

—如果舒张期压力 <20mmHg，尝试提高心肺复苏质量

恢复自主循环（ROSC）
- 脉搏和血压
- $PETCO_2$ 突然持续增加（通常≥40mmHg）
- 自主动脉压随监测的有创动脉搏动

电击能量
- 双向波：制造商建议值（120～200J）；若该值未知，使用可选的最大值。第二次及后续的剂量应相当，而且可考虑提高剂量。
- 单项波：360J

药物治疗
- 肾上腺素静脉/骨内注射剂量：1mg/3～5min
- 血管升压素静脉/骨内剂量：40μg 即可替代首剂量或第二次剂量的肾上腺素
- 胺碘酮静脉/骨内剂量：首剂：300mg iv，第二次 150mg

高级气道
- 声门高级气道或气管插管
- 用于确认和监测气管插管位置的二氧化碳波形图
- 8～10 次/分人工呼吸，伴以持续的胸外按压

可逆病因
- 低血容量
- 缺氧
- 氢离子（酸中毒）
- 低钾血症/高钾血症
- 低温治疗
- 张力性气胸
- 心包填塞
- 毒素
- 肺动脉血栓形成
- 冠状动脉血栓形成

图 2－6　环形成人高级生命支持流程

1. 再次强调高级生命支持的重点　再次强调高级生命支持的重点在于实施高质量的心肺复苏——包括以足够的速率和幅度进行按压，保证每次按压后胸廓回弹，尽可能减少按压中断并避免过度通气。

2min 更换 1 次按压人员，通过二氧化碳波形图、有创动脉压来评估心肺复苏的质量见图 2－6。

2. 高级气道的建立、使用和管理　如下所述。

（1）二氧化碳浓度动态测定：建议在整个围心脏骤停阶段，使用持续的二氧化碳浓度波形图定量监测。当成人患者使用定量波形二氧化碳浓度监测时，可根据潮气末二氧化碳（$PETCO_2$）值来确认导管的位置、监测 CPR 质量和检测是否已恢复自主循环（图 2－7）。另外，在心脏骤停的气道管理中，不再主张常规使用环状软骨按压。

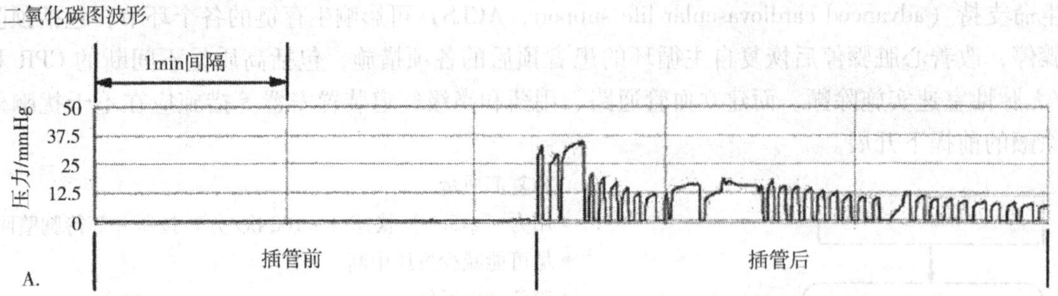

A.

二氧化碳图用于确认气管插管位置，该二氧化碳描记功能在插管期间，在竖轴上显示不同时间的呼出二氧化碳（P_{ETCO_2}）分压，单位是mmHg。患者插管后，就会检测呼出二氧化碳，用于确认气管插管的位置。呼吸期间的P_{ETCO_2}会不断变化，并在呼气末达到最高值

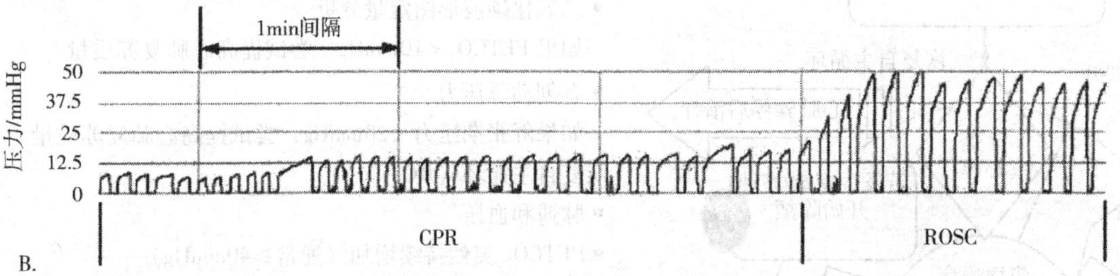

B.

二氧化碳图用于监测复苏操作的有效性。第二条二氧化碳图迹线在竖轴上显示不同时间的P_{ETCO_2}，单位是mmHg。该患者已插管，正在对其进行心肺复苏操作。请注意，通气速率约为每分钟8～10次人工呼吸。以略高于每分钟100次的速率持续进行胸外按压，但不会连同迹线一起显示。第一分钟内的初始P_{ETCO_2}低于12.5mmHg，指示血流非常小。在第二分钟和第三分钟，P_{ETCO_2}上升到12.5～25mmHg，这与后续复苏过程中的血流增加情况一致。第四分钟会恢复自主循环（ROSC）。ROSC可通过P_{ETCO_2}（仅在第四条竖线后可见）突然上升到40mmHg以上确定，这与血流的显著增加一致

图 2－7　二氧化碳图波形

（2）人工气道的建立：包括咽部置管（口咽通气管、鼻咽通气管）、阻塞食管通气管、喉罩、球囊面罩装置辅助通气、气管插管、光导纤维支气管镜插管、环甲膜切开术、环甲膜穿刺、气管切开、经皮穿刺扩张放置气管导管术。

1）咽部置管：主要包括口咽通气管和鼻咽通气管，主要适用于由于舌后坠、分泌物、呕吐物、血凝块或其他异物如假牙脱落等机械因素引起的上呼吸道部分或完全梗阻，而又不能长时间坚持抬下颌和张口两个徒手开放气道步骤，从病情上讲又不适宜于做气管内插管，更无必要做气管切开的患者。常用的主要为口咽通气管，主要步骤为：患者取仰卧位，首先清除口腔异物及分泌物，徒手开放气道，保持头后仰并偏向一侧，然后放入口咽管。然后置管于舌体上，管的凸面先向下，插入后再旋转至适当位置，使凹面向下直达咽部，有气流冲出或吹气时胸廓抬起则证明位置正确。另外，也可采用压舌板压住舌根，直视下置入口咽管。操作过程中要避免粗暴，否则极易损伤牙齿、口唇、舌体及咽后壁，也不要将舌根过度向后推，以免引起气道阻塞。此法适用于牙关有一定松弛度的昏迷患者。

2）球囊－面罩装置（简易呼吸器）辅助通气：系急诊最常用的紧急、方便、有效辅助通气装置，大多使用在气管插管之前的紧急抢救中。它是由一个橡皮囊、三通阀门、连接管和面罩组成。在橡皮囊舒张时空气能单向进入；其侧方有一氧气入口，可自此输氧 10～15L/min，徒手挤压橡皮囊，保持适当的频率、深度和时间，可使吸入气的氧浓度增至 60%～80%。

3）气管插管：紧急气管插管技术已成为心肺复苏及伴有呼吸功能障碍的急危重症患者抢救过程中

的重要措施。气管插管术是急救工作中常用的重要抢救技术，是呼吸道管理中应用最广泛、最有效、最快捷的手段之一。能够及时吸出气管内分泌物或异物，防止异物进入呼吸道，保持呼吸道通畅，进行有效的人工或机械通气，防止患者缺氧和二氧化碳潴留。

4）经皮穿刺扩张放置气管导管术（Percutaneous Dilational Tracheostomy，PDT）：经皮扩张气管切开术是一种微创的、快捷的急救技术，是21世纪国际ICU的新进展之一，是近年国内外才开展的一项新技术，并发症少，适合于ICU的危重患者，尤其是需要紧急进行气管切开的患者，在ICU人工气道建立中有很大的应用价值。

3. 药物治疗　如下所述。

（1）复苏给药途径

1）静脉给药：首选建立周围静脉（肘前或颈外静脉）通道，优点：穿刺时不需要中断CPR，安全可靠易操作，且无心肌损伤、气胸等并发症。缺点：到达中央循环时间长。因此建议可在CPR时，采取"弹丸式"给药，给药后快速推入等张晶体液5～10mL，并抬高肢体末端10～20s，促进药物进入中心静脉。研究表明中心静脉（股静脉、颈内静脉、锁骨下静脉）给药达到药物峰浓度时间、幅度以及药效明显好于外周静脉，因此复苏易成功，但操作时往往会中断心脏按压，气胸、出血危险性较大，故要权衡利弊。

2）骨髓腔内注射给药：在无法建立静脉通道等情况下，可采用骨髓腔内置管至骨髓静脉丛，可以快速、安全、有效地给予药物、晶体、胶体和全血，给药浓度及剂量与中心静脉给药相似。通常穿刺部位是胫骨前，也可以选择股骨远端、踝部正中或髂前上棘。所有年龄患者均适用（新生儿不常使用），在心搏骤停患者如果预计建立其他液体通道耗时大于90s时，则应该选择骨内给药通道。

3）气管内给药：在静脉通道、骨内通道均未建立而已有气管插管时应用。大多数药物气管内给药的理想剂量为静脉途径的2～2.5倍，以5～10mL注射用水或生理盐水稀释，并直接注入气管导管内。通过该途径可以给予的药物为：肾上腺素、利多卡因、阿托品、纳洛酮、地西泮、血管加压素和异丙肾上腺素，不能从气管内给药的药物为：钙剂、去甲肾上腺素及碳酸氢钠。

4）心内注射给药：近几年实践证明：心内注射时并发症多，可误伤心肌、左肺和冠状动脉，造成心包填塞、血胸、气胸、顽固性室颤，且注药时要中断心脏按压和人工呼吸，故不宜常规使用，仅在开胸或其他方法失败或困难时才考虑应用。

5）脐静脉给药：是早产儿、新生儿较好的给药途径，可以通过脐静脉使用的药物：肾上腺素、扩溶液体和碳酸氢钠。

（2）复苏药物

1）肾上腺素的使用：肾上腺素是CPR的首选药物，适用于任何类型的心搏骤停患者，但应该注意不能与碱性药物配伍。

2）血管加压素：被认为是心脏停搏时与肾上腺对比可能同样有效的一线药物选择。血管加压素的作用时间可达10～20min，故只推荐使用一次，剂量为40U，静注或骨内注射，可以替代第一剂（或之后）肾上腺素。

3）胺碘酮：对心搏骤停患者，如持续性室颤或室速，在除颤和应用肾上腺素、血管加压素无效后，建议使用胺碘酮。用法：室颤或无脉性室速，首剂300mg，溶于20～30mL生理盐水或葡萄糖液内静脉注射10mm以上，无效再追加150mg，维持剂量为1mg/min持续6h，再减量至0.5mg/min，以维持心电稳定性，每日最大剂量不超过2g。其不良反应是低血压和心动过缓。

4）阿托品：现有证据表明，在无脉性心电活动或心搏停止期间常规性地使用阿托品对治疗并无好处。因此，《2010心肺复苏指南》不再建议在治疗无脉性心电活动/心搏停止时常规性地使用，并已将其从高级生命支持的心脏骤停流程中去掉。当治疗有症状的不稳定型心动过缓时，在阿托品无效的情况下，建议输注增强心律药物以作为起搏的一种替代治疗。

5）腺苷：因有助于治疗和诊断，推荐早期用于未分化的稳定型、规则的、单型性、宽QRS波群心动过速。但不得用于非规则宽QRS波群心动过速，因为它会导致心律变成室颤。

呼吸兴奋剂的使用问题：不应常规使用呼吸兴奋剂，应以保证气道通畅、人工辅助呼吸和维持有效血液循环为重点。只有在自主呼吸出现恢复迹象或已存在自主呼吸，但呼吸过慢过浅、不规则或不稳定，又无建立人工气道条件进行有效人工呼吸时，为维持或提高呼吸效率的特殊情况下，呼吸中枢的兴奋剂才考虑使用。

三、心脏骤停后治疗

链环五心脏骤停后管理：

2010 指南新增加心脏骤停后管理（链环五）。这是因为自主循环恢复后实施系统化管理对于存活者的神经功能完整性的提高尤为重要。为了改善那些恢复自主循环后被送到医院的心脏骤停者的生存率，应进行全面的、有组织的、完整的和多科合作的连续性心脏骤停后管理。治疗应包括心肺和神经功能支持，按指征提供治疗性低温和经皮冠状动脉介入治疗（Percutaneous Cornary Intervention，PCI）等，预见、预防和治疗多脏器功能障碍等。应尽早实施脑电图检查并及时解读脑电图结果以诊断癫痫，对于恢复自主循环的昏迷患者也应给予频繁或持续监测。

（王晓霞）

第三节　特殊情况下的心肺复苏

对于哮喘、过敏、电解质紊乱，药物/毒物中毒《2010 心肺复苏指南》无特殊更新意见。

一、妊娠妇女心搏骤停

对于妊娠妇女的心脏骤停，现有证据不足以支持或反对特殊的产科技术的应用或复苏后低温治疗的应用。理解妊娠的生理变化，明白减轻下腔静脉压力的重要性，低血压的风险，合适的胸外按压的位置，这些对妊娠妇女的心脏骤停抢救有指导意义。

二、新生儿、早产儿心搏骤停

新生儿心脏骤停大多系窒息性骤停，所以保留 A－B－C 复苏程序（按压与通气比率为 3∶1），但心脏病因导致的骤停除外。

1. 动态评估　开始正压通气或吸氧后，应同时评估 3 项临床特征：心率、呼吸频率和氧合状态（指氧饱和度）评估。

2. 预备复苏　选择性剖宫产术被认为需预计实施复苏的可能。与正常阴道分娩的婴儿相比，对于 37～39 孕周、不存在产前风险、通过局部麻醉而后进行选择性剖宫产术出生的婴儿，进行插管的需要有所减少，而面罩通气的需要略有增加。上述分娩必须由有能力进行面罩通气的人员在场照顾，不必一定指定具备新生儿插管技能的人员。

3. 控制性吸氧　应通过混合氧气和空气控制吸氧，并通过从右上肢（通常为腕部或手掌）监测的血氧饱和度指导氧流量和吸入气氧浓度，进行有控制地吸入氧需要量。对于足月出生的婴儿，最好使用空气而不是纯氧开始复苏。从而避免组织内氧过多造成氧中毒等。

4. 吸痰　对于有明显自主呼吸障碍或需要正压通气的婴儿，仍然需要在出生后立即进行抽吸（包括使用球囊吸引器抽吸）。对于出生时吸入胎粪污染羊水而导致呼吸窘迫的婴儿；现有证据不足以支持或反对常规性地执行气管插管内抽吸。

5. 复苏后低温治疗　对于孕周 36 周以上出生、患有不断恶化的中度到严重缺氧缺血性脑病的婴儿，建议采取低温治疗。最近，英国 St Michael's 医院的 Marianne Thoresen 教授等对 107 只 7d 龄鼠全部制造成为中度缺氧缺血模型。研究提示，中度缺氧缺血鼠接受常温处理后，左侧大脑半球的平均丢失面积量为 40.5%；马上进行低温处理组丢失面积显著减少，降至 24.8%（$P<0.05$）；面积减少量随着接受低温治疗的时间差逐渐增加，增加幅度为每小时 1.788%，并持续至少 6h（线性回归，$P=0.026$）；

12h 后进行低温疗法，丢失面积量和中度常温组差不多（41.1%）。严重缺氧缺血鼠常温处理组左半球丢失脑面积为 59.3%；马上进行、3h 后进行和 6h 进行低温处理组与常温处理组丢失面积差不多；而 12h 后进行低温处理组脑面积丢失显著增加（69.5%；$P=0.032$）。研究人员由此得出结论：对中度缺氧缺血新生鼠立即在缺氧后 6h 内低温疗法治疗有明显的神经保护作用。这种神经保护作用随着低温疗法使用时间的延迟呈直线下降。对于重度缺氧者，即使在 6h 内进行低温治疗亦无神经保护作用，甚至在 12h 后开始低温疗法有可能加重脑损害，对此有必要做进一步深入研究并引起临床重视。

三、带起搏器或 ICD 患者心肺复苏

主要涉及电击治疗电极位置。前 - 后以及前 - 侧位置通常是使用植入式起搏器和除颤器的患者可接受的位置。对于使用植入式心律转复除颤器或起搏器的患者，避免将电极片或电极板直接放在植入装置上，导致除颤延迟。一项电复律研究证明，如果将电极片放在距离上述装置至少 8cm 以外的位置，则不会损坏装置的起搏、检测或捕获功能。

四、溺水者心肺复苏

考虑溺水者通常系窒息所致，所以在心肺复苏时采取优先疏通呼吸道、维持呼吸道的通畅，即先急救再求救原则，即先做 2min 5 个循环的 CPR（30 ∶ 2），再拨打电话求救。

五、心包填塞心肺复苏

目前，对于此类患者治疗主要是在床旁 B 超引导下行心包穿刺术。对外伤引起心包填塞致心脏骤停，急诊室中可行胸廓切开术、心包切开术、开胸心肺复苏抢救。而对于非外伤引起的心包填塞所致心脏骤停，在心包穿刺无效的情况下，可以胸廓切开术、心包切开术、开胸心肺复苏替代。

六、肺栓塞者心肺复苏

对于怀疑肺栓塞所致的心脏骤停，溶栓治疗可以考虑与 CPCR 同时进行。

小结：AHA 制定的心肺复苏指南一直是全球心肺复苏及心血管急救的“金标准”，认真学习和掌握《2010 心肺复苏指南》将带给我们全新的理念，并提升我们的心肺复苏技术水平，使临床心肺复苏和心血管急救工作更上一个新台阶。我国 CPR 普及率低，院外目击者 CPR 执行率少之又少。如何提高 CPR 的全民普及率，提高心脏骤停复苏的成功率和患者的生存率，是目前我国公共卫生面临的主要问题。

（王晓霞）

第四节 脑复苏的近期研究进展

心肺脑复苏（CPCR）中脑复苏一直是研究的热点，同时也与患者的预后和功能恢复密切相关。不幸的是至今仍没有特殊的改善脑功能结果的治疗方法。2000 年美国 AHA 及其下属几个专业委员会联合修订了 CPR 指南，随后我国 CPCR 创始人王一镗教授执笔写了《心肺脑复苏》这一本书，给我国脑复苏的临床与基础研究提供了理论指导和发展方向。转眼四年过去，世界脑复苏学界一直做着积极的研究工作，同时也提出了一些新的观点与方法，因此有学者查阅了近四年来有关脑复苏的文献，总结学界新的研究成果，作一个综述，为广大学者进一步研究提供参考。

一、心肺复苏后脑损伤的病理生理机制方面的进展

1. 脑复苏后的基因调控机制的研究　脑复苏后脑缺血再灌注损伤的机制国内外学者已进行大量研究，目前已证实细胞凋亡参与了再灌注损伤过程。而细胞凋亡是由基因调控的主动死亡过程。因此，曹建忠设计了脑复苏后细胞凋亡基因调控机制的实验，探讨脑复苏后神经细胞凋亡的相关基因的调控机制。结果得出脑复苏后，多基因参与了神经细胞凋亡的调控，Bcl - 2 具有抗凋亡作用，Bax、C - fos、

Fas、p53、Capases3 蛋白表达增加可促进细胞凋亡。

2. 脑皮质 Aquaporin－4　脑皮质 Aquaporin－4（AQP4）是膜水通道蛋白家族中的一员。Xiao 等对心脏骤停后脑水肿的大鼠分组进行常温和亚低温的复苏，同时用免疫组化染色的方法检测脑皮质 AQP4 的免疫活性。结果得出常温组 AQP4 表达上调，而亚低温能减弱这一作用。同时，也说明脑皮质 Aquaporin－4（AQP4）在心肺复苏后脑水肿形成过程中参与了作用。

3. HIF－1 和 IGF－1　Juan 等的大鼠动物实验中发现短暂的全脑缺氧后，低氧诱导因子－1（HIF－1）被激活，HIF－1 靶基因被诱导可能是内部神经保护机制的一部分。同时，心脏骤停和复苏后胰岛素样的生长因子－1（IGF－1）的表达上调。因此，有学者推测脑缺血后机体可能通过 HIF－1 的激活来诱导 IGF－1，从而来促进脑细胞存活。

二、心肺复苏后脑功能结果的预测指标和方法的进展

近年来，脑复苏方面出现的新的诊断治疗方法主要集中在电生理学技术和能准确评估和预测心肺复苏存活者远期神经功能结果的脑损伤分子标记物方面。比如 S－100 蛋白，NSE，尤其体觉诱发电位（SEPs）被证明为最具可靠性的预测方法。另外，磁共振成像和磁共振分光镜等检查也被用于脑血流灌注的评估中。

1. vWF 抗体和 SICAM－1　Geppert A 等研究发现血浆 von Willebrand factor（vWF）抗体浓度和可溶性细胞内黏附分子 SICAM－1 浓度可以预测复苏后脑功能的结果。心肺复苏后 2d 血浆中 vWF 抗体和 SICAM－1 浓度高于非复苏后的患者。复苏后脑功能评分（Cerebral Performance Category）差的（≥3）患者上述两种指标高于脑功能评分好的（1～2）患者，研究还发现 vWF 抗体浓度＞166%，同时 SICAM－1 浓度＞500ng/mL 的患者有 100% 的特异性预测复苏后患者的不良后果，后果除脑功能外，还包括严重心血管功能衰竭、肾衰竭、SIRS 等。

2. 磁共振成像和磁共振分光镜　近年来，越来越多的研究开始用磁共振的方法来评估复苏后脑缺血情况和脑复苏药物治疗后的效果。Kenichliro Nogami 等研究表明用核磁共振形态记量法能良好地评估复苏后缺血性脑病患者大脑的形态学改变和脑血流的状况，为治疗复苏后脑后遗症提供了一个辅助诊断方法。去年 Henning Drep 首次提出用动脉旋转标签的灌注加权成像（PWI），播散加权成像（DWI）和磁共振波谱学（H－MRS）方法检测复苏后动物猫的脑再灌注和脑代谢恢复情况，结果证明该无创性检测方法能有效评估复苏后脑缺血实验动物的脑循环代谢恢复情况，为复苏后的监测与预测提供了一个有力的手段。

3. PET　Erik 等用正电子发射显像（PET）方法来检测复苏后昏迷患者的区域性脑血流（rCBF），区域性脑氧代谢（$rCMRO_2$），区域性脑氧摄取率（rOER）和区域性脑血流量（rCBV）。结果发现所有患者开始脑氧代谢（$CMRO_2$）低，早期发展为亚临床局限性缺血损伤常见，一周后那些仍然昏迷的患者脑氧代谢（$CMRO_2$）继续下降。该实验证明 PET 是一个良好的评估复苏后脑功能结果的方法，有关病理生理学的特征尚需进一步的研究阐明。

4. 大脑内微分析法　Langemann 等在临床研究中监测患者细胞外的葡萄糖和乳酸盐的水平，结果表明微分析方法能有效地监测心脏骤停期间、心肺复苏期间、复苏后脑代谢的变化，有助于脑复苏。Richard Bauer 和 Ludger 等的研究同样在心肺复苏期间用大脑内微分析法监测影响神经系统的化学物质来评估大脑能量代谢情况和早期发现脑缺氧。研究中检测的脑内化学标记物有葡萄糖、乳酸盐、丙酮酸盐以及细胞膜损害的标志物丙三醇，结果发现心肺复苏期间所有指标迅速明显地升高并持续一段时间，数小时后所有值恢复正常，表明心肺复苏后脑能量代谢的障碍是可逆的。

5. S－100 蛋白和 NSE　近年来对 S－100 和 NSE 的研究是热点，学者们做了大量的研究，S－100 和 NSE 这两脑组织损伤的生化标记物已逐渐成为预测复苏后脑功能结果的主要方法。

Said 等在对心脏骤停患者的观察中发现，那些复苏后死亡或长期呈植物状态或深度昏迷的患者，其血清 S－100 蛋白浓度超过 0.7μg/L。Bend 在对 66 例非外伤性心搏骤停患者在 CPR 过程中的 S－100 蛋白进行连续检测时发现，心搏骤停后 2h 其血清中 S－100 蛋白水平，有明确脑损害的患者明显高于那些

没有脑损害的患者，同时说明 S－100 蛋白是早期脑损害异常敏感的指标。

目前，大部分研究显示血清 S－100 蛋白的测定比其他方法更早更有效地评估心搏骤停后全脑的预后和生存的概率，是心搏骤停后脑损害和判断预后的早期敏感指标。而且目前也开始把 S－100 作为标准用于 CPCR 的药物研究，衡量和评价药物对心肺复苏后脑组织的保护作用。Heiner 等在对猪的复苏研究中发现，血中 S－100 蛋白水平在恢复循环后立即升高，之后 5min 达到峰值，4h 后逐渐恢复正常，经过高张高渗液治疗后 S－100 比对照组明显下降。此实验说明 S－100 可用来评估药物在脑复苏中的作用。

H. Rosen 等在一个临床实验中联合监测两者结果得出 S－100 蛋白和 NSE 脑组织标记物在心脏骤停后的患者中由于脑缺氧性的损伤而增高，值与反映病情的临床指标如 Glasgow 昏迷评分（GCS），Glsagow 结果评分（GOS），患者的昏迷深度，昏迷时间等有良好的相关性，对脑损伤的评估价值与传统临床指标相当，可以作为一项辅助的手段来预测复苏后脑功能的长期结果。

Vera Carina Zingler 等结合神经生物化学和电生理学的方法检测神经元特异性烯醇酶（NSE），S－100B 蛋白和记录体觉诱发电位（SEPs）来早期预测复苏后患者的神经功能结果。结果发现复苏后神志未恢复患者血里 NSE 和 S－100B 的浓度比神志恢复正常患者的高，联合检测 NSE 和 S－100B 能显著增加预测的准确率。显示脑皮质反应双向损失的 SEPs 则提示患者没有恢复意识，特异性为 100%。

有关用体觉诱发电位来预测心肺复苏后患者的后果的临床研究已越来越多。Ted L. Rothstein 最近报道了一篇个案报告，一个临床 GCS 评分 3 分的复苏后患者脑电图显示脑电静止，但体觉诱发电位（SEPs）正常，最后该患者在入院 72h 后开始神经功能恢复，最后达到神经功能的完全恢复。该文章得出 SEPs 比脑电图和临床评估复苏后神经功能预后更具可靠性和优越性。

6. 有创性的脑灌注压（CPP）和脑组织氧压（$PbrO_2$）的监测　Roberto Imberti 等在一个病例报告中指出，他们对一个多发伤并发心脏骤停后成功复苏的患者进行平均动脉压（MABP）、颅内压（ICP）、脑组织氧压（$PbrO_2$）等的检测，脑灌注压（CPP）用计算公式（CPP = MABP－ICP）算出。其中检测 $PbrO_2$ 使用微型化 Clark 电极插入大脑白质非损伤区，ICP 用脑实质内光学纤维导管插入右额叶，结果发现当患者心脏骤停发作时 $PbrO_2$ 瞬时降到零，在 CPR 的前 6.5min $PbrO_2$ 值降到 8mmHg 以下（以前的研究认为 8mmHg 为可能引起脑缺血缺氧的阈值），CPP 值降到 25mmHg 以下。在接下去的 5.5min 的复苏期间，有效的 CPR 使 77.3% 时间的 CPP 值升到 25mmHg 以上，同时全部 5.5min 时间 $PbrO_2$ 值都 >8mmHg。该病例给我们提示 CPP 与 $PbrO_2$ 在评估心肺复苏时的脑血流状况时有良好的相关性，CPP >25mmHg 和 $PbrO_2$ >8mmHg 能作为我们临床监测脑复苏效果的血流动力学目标。该方法具有实用价值，尤适用于 ICU，值得推广。

7. 纤溶酶原激活剂抑制物（PAI－1）　Geppert 等为阐明纤溶酶原激活剂抑制物 PAI－1 是否与心肺复苏有关联，能否预测复苏后脑功能的结果，设计了一个前瞻性对比研究，检测复苏后患者血清中活化和总的 PAI－1 抗体值，结果发现 PAI－1 抗体在预测心肺复苏后发生脑功能障碍的作用并不优于复苏后急性肾功能衰竭，SIRS，心肺复苏的时间等临床指标。但检测总的 PAI－1 抗体值可以改善脑功能结果预测效果。但 PAI－1 浓度与脑血流有关系的机制尚不清楚。

8. 双向光谱指数（BIS）　近年来还出现了使用双向光谱指数（BIS）来监测复苏的情况，研究发现 BIS 和平均动脉压力（MAP）有良好的相关性，能给我们提示复苏是否成功和脑灌注的情况。

三、脑复苏治疗措施方面的进展

1. 人工亚低温技术　脑复苏的突破性进展是从学者们不能找到一种作用确切的复苏药物，而对低温复苏技术重新认识时开始的。之后，亚低温技术一直是脑复苏研究最活跃和大家寄予厚望的领域。近几年的研究仍然十分活跃。目前，广大学者基本一致认为亚低温是安全的，除用于心肺复苏外，也用于脑外伤、中风和其他急症。

在亚低温治疗脑损伤的机制方面大家基本认为亚低温能降低脑代谢率，保护血脑屏障，减轻脑水肿，抑制内源性毒性产物对脑细胞的损害作用，抑制兴奋性氨基酸毒性释放，减轻自由基造成的损伤，减轻细胞内钙超载，减少脑细胞结构蛋白质破坏，促进脑细胞结构和功能恢复，减轻弥散性轴索损伤，抑制脑内脂质过氧化反应等。Dcruz 等用免疫印迹法监测了亚低温复苏后大鼠海马组织里的脑源性神经营养因子（BDNF）和神经生长因子（NGF）的水平，结果发现复苏后24h BDNF 增加，NGF 没有增加。因此，推测 BDNF 的活化作用是亚低温能减轻复苏后神经损害的可能机制之一。S. Hachimi – Idrissi 等在新近报道的窒息心脏骤停大鼠动物实验中使用亚低温技术得出结论缺血后亚低温技术能减少再灌注期间神经转移因子的释放和 astroglial 细胞的增殖。大脑组织学分析提示亚低温能减轻脑损害和减少缺血的神经元的兴奋毒性过程。

近年来，在论证亚低温对脑复苏的可行性和安全性方面报道了多份大规模的随机对照研究，包括美国、欧洲、澳大利亚等国家地区。来自美国心脏骤停后亚低温研究组的一个3年随机，前瞻性，多中心的临床研究中得出结论亚低温技术是可行和安全的，他们采用头部降温和全身降温相结合方法降温心脏骤停患者达到亚低温（32～34℃）至少维持24h，6个月后评估神经功能 CPC（cerebral performance category），结果发现亚低温术能明显改善神经功能的恢复。同时，发现亚低温治疗与发生的并发症并没有直接关系，没有发现明显的出血并发症和对凝血参数的影响，没有发现对心血管系统产生明显影响，没有发现感染病例等。2002 年发表在新英格兰医学杂志上的两篇论著又为亚低温治疗的神经保护作用提供了强有力的证据。一个为在欧洲心脏骤停后亚低温研究组的报告；另一个为 Bemard 等在澳大利亚进行的实验研究。

另外，Safar 复苏研究中心报道在亚低温复苏时加用硫喷妥钠及其他复合物（苯妥英，2，4，6－三硝基甲苯）治疗能加强亚低温对脑复苏的治疗效果。然而 Wilhelm Behringer 等在放血法导致心脏骤停20min 的狗的动物实验中使用主动脉弓奔流法低温治疗的同时应用硫喷妥钠（Thiopental）和苯妥英（phenytoin）两种药，结果并没有发现该两种药单独或联合能持续提供长20min 的脑保护作用。

在降温方法方面，目前研究趋向为有创性的血管内致冷导管方法。新近 Fahmi M. Al – Senani 等报道在心肺复苏后昏迷存活者中，使用 CoolGardTM 系统和 IcyTM 导管的血管内亚低温方法是安全和可行的，目标温度能被迅速和精确地获得。有关该心脏骤停后快速血管内低温技术的功效尚需更多的研究证实。在新近一个研究中报道，使用4℃，30mL/kg 晶体液静脉内输注 30min 能成功达到目标温度并且没有导致肺水肿。在今年 Brain Research 上发表的一篇文章中研究了调节性的低温能减轻缺血缺氧后的脑氧化应激。实验用神经紧张素类似物 NT77 来诱导室息后心脏骤停大鼠的调节性的低温。测量脑内丙二醛 MDA（Malondialdehyde）水平来量化氧化应激大小。结果发现在 NT77 组的大鼠海马里的 MDA 水平没有增高，证明调节性的低温能减轻缺血缺氧后脑的氧化应激，与外部降温法有相似的脑保护效果。

尽管目前大量的动物临床研究表示亚低温有神经保护作用能改善神经功能结果，然而在一个七个临床实验的 meta 分析中结果表明亚低温对严重的脑损伤没有有益作用。Teresa L Smith 在 Critical Care 发表评论 2002 年在新英格兰医学杂志上发表的来自欧洲和澳大利亚的临床研究结果不可靠，指出选择心脏骤停患者样本的范围太窄，没有包括除室颤外的其他类型的 CA，产生亚低温的速度不快，需要使用能快速诱导低温比如血管内制冷导管的亚低温技术，需要建立一个有效的治疗间期。评论指出只有经更大样本随机双盲的临床研究证实亚低温治疗的可行性和安全性后，才适合在心脏骤停的患者身上使用亚低温治疗。

2003 年国际复苏联络委员会在 Resuscitation 上联合发表了一篇对目前亚低温治疗的建议性的声明。该声明指出不管已有动物临床实验和之前讨论的分别在欧洲和澳洲进行的临床研究表明亚低温治疗的可行性，然而仍然有许多问题没阐明。

患者选择方面：其中一个争论性的问题就是之前所述的动物临床研究的结果是否有足够证据让我们推广亚低温治疗到任何心脏骤停后持续昏迷的患者，是否可以推广到院内心脏骤停的患者和儿童患者？亚低温技术的任何一个神经保护作用的有利因素必须与我们所知的亚低温不利因素相平衡。只有更多的数据证明，亚低温治疗才能被用于严重的心源性休克，威胁到生命的心律失常，孕妇，原发性的凝血患者等。

在降温时间方面：委员会提出降温应该在恢复自主循环（ROSC）后尽早进行，因大部分动物临床研究证明降温越早，结果越好。需要有进一步的研究来阐明最佳治疗间期，最佳目标温度，降温和复温频率。另外，恢复常温应该缓慢，因为反跳性高温较常见。

降温技术和监测方面：目前有许多降温的方法，外部降温技术虽然简单但降到目标温度慢，这些技术包括有冰毯、放在腹股沟腋窝和颈部的冰袋、冰头盔等。另外，能迅速降温到目标温度并能精确控制温度的血管内热能交换装置已越来越多运用到实验中。降温期间患者寒战会导致体温升高和增加氧消耗，因此应该用神经肌肉阻滞剂和镇静剂来预防。已有证据表明低于32℃的温度可能会增加心律失常、感染、凝血病的并发症，因此建议持续监测体温，可以用肺动脉导管或囊状温度探针。

儿童运用方面：虽然有较多研究证明亚低温对心肺复苏后的儿童也同样有神经保护作用。但委员会认为尚没有长期神经功能改善的证据，因此在儿童是否使用亚低温治疗方面意见不统一。

最后，ILCOR 建议：①由于室颤引起心脏骤停，在恢复自主循环后仍神志不清的院外成年患者应该被降温到32～34℃，长达12～24h。②上述的降温技术同样对院内其他心脏骤停和伴有其他节律的心脏骤停患者有益。

2. 左旋四氢巴马汀对脑复苏的作用　刘德红等在左旋四氢巴马汀对大鼠脑复苏炎症反应的影响的实验中发现（L－Tetrahydropalmatine，L－THP），能使海马 CA1 区核因子 κB（NK－κB）和白介素1BmRNA 的表达下降，抑制炎症反应，细胞凋亡数减少，从而发挥脑保护作用。

3. 高张生理盐水的渗透疗法　虽然甘露醇、甘油果糖等对脑复苏后的抗脑水肿和降颅内压力治疗效果肯定，最近 Cruz J. 等用高剂量的甘露醇 1.4g/kg 治疗 GCS 评分3分和双向瞳孔散大的脑外伤患者，随机对照分析发现高剂量的甘露醇比半量甘露醇能明显改善病情，缩小瞳孔，改善远期效果。但近年来更多的动物临床实验关注于高张生理盐水更优的治疗作用。Mkski M A 等比较了23.4%的生理盐水与等分子量的甘露醇对脑损伤的大鼠的治疗效果，结果发现高张生理盐水能达到更低的颅内压（ICP），增加脑血流（CBF），改善氧的运输。在另外一个研究中发现在动物区域性脑缺血发生后24h使用高张生理盐水治疗能明显降低脑水含量，同时使血清 Na^+ 浓度维持在145～155mmol/L，同时抗脑水肿的效果与大剂量的甘露醇（2g/kg，q6h）相当。在临床实验中同样发现静脉内注射10%的生理盐水显示能有效降低患者的颅内压，而传统剂量的甘露醇则没有显示相似的反应。

另外，有研究显示除抗脑水肿作用外，HS 还有调节促炎抗炎分子，调节嗜中性粒细胞与内皮细胞反应，减轻多核粒细胞、嗜中性粒细胞的毒性等其他作用。

新近的一个研究报告在心肺复苏的动物模型中分别对照使用了等渗生理盐水（NS：0.9% NaCl）、高张生理盐水（HS：7.2% NaCl）、羟乙基淀粉（6% HES 200 000/0.5）和高张羟乙基淀粉盐水液（HHS：7.2% NaCl 在 6% HES 200 000/0.5），随后分时段测量各组的血流动力学参数和脑血流（CBF），结果在使用 HES 和 NaCl 组的动物在复苏时 CBF 较心脏骤停前明显下降，而在 HS 和 HHS 组动物的 CBF 水平明显高于其他两组。因此得出结论心肺复苏期间使用7.2%的 NaCl 加或不加用羟乙基淀粉（HES）可以维持脑血流灌注和预防脑缺血后低灌注。但 HS/HHS 治疗是否也能改善后期神经功能的结果有待临床前瞻性实验的证实，据悉一个有关这方面的临床研究正在德国波恩进行。

有关高张盐水溶液可能引起的不良反应如：高钾，高氯，低血压，肾功能不全，肺水肿，脊髓损伤，溶血，静脉炎等一直是主张用与不用该治疗方法争论的焦点。但该研究发现 HS 的并发症明显少于甘露醇，高张盐水溶液注射后引起的血浆 Na^+ 浓度的改变远未达到引起脊髓损坏的阈值，为防止高氯性酸中毒，建议使用1∶1的氯化钠与醋酸钠溶液，慢速滴注溶液，最好采用中央静脉，为防止心肺功能的障碍，慎重使用于心肺功能储备不佳的患者。另外，快速减量 HS 可能会导致脑水肿的反弹，颅内压的重新升高。总之，高张盐水溶液渗透疗法在抗脑水肿方面是个有前途的治疗方法，今后的研究应致力于 HS 的安全性，开始治疗的时间，最适治疗时间段等。

4. 溶栓治疗　溶栓对肺栓塞和急性心肌梗死的患者是一种有效的治疗手段。而在70%以上的心脏骤停的患者中存在上述两种情况之一而加重病情。而在 CPR 时溶栓治疗并不单单处理肺栓塞和心肌梗死，因为越来越多的临床经验和数据显示溶栓治疗还能改善微循环灌注，而这点对于脑复苏极为重要。另有研究显示心脏骤停后会产生血液高凝和继发血浆纤维蛋白的形成，加重了微循环的障碍，此为溶栓治疗提供了理论依据。

W. Schreiber 等对由于急性心肌梗死原因引起心脏骤停的患者在复苏期间使用溶栓治疗，结果发现能改善存活患者的神经功能结果。Bernd W Bottiger 等在一个前瞻性的临床试验中对初期院外复苏不成功的心脏骤停患者给予肝素和组织型纤溶酶源激活剂（rt – PA）联合溶栓治疗，结果证明该方法是安全和可行的，CPR 期间溶栓治疗并没有导致出血并发症，治疗组患者出院率 2 倍于对照组。有学者认为由于心脏骤停后往往伴有血管内微血栓和纤维蛋白的形成而导致微循环障碍，因此溶栓治疗能改善大脑的微循环，改善心肌的收缩性，增加生存率。Wolfgang Lederer 等最近报道了一篇论著，他们对院外心脏骤停的患者使用重组组织纤溶酶原激活剂（rT – PA），并对存活者进行远期随访，结果得出心肺复苏期间进行溶栓治疗可以改善良好的神经功能结果，大多数长期生存者都报告有较好的生活质量。

但 Johansson 等最近对心肺复苏期间的猪进行抗凝血酶治疗的研究表明，结果发现并没有增加大脑血液循环和减少自主循环恢复后再灌注损伤的作用。

由于出血潜在并发症的存在使得这一治疗仅局限在个别学者应用，虽然溶栓引起出血的发生率远远少于预期。因此，在 CPR 期间溶栓治疗是否能改善存活率和神经学的结果还需待进一步多中心，大样本随机化对照化研究的证实。

5. 过度通气　过度通气治疗方面存在争议，一方认为过度通气能保护脑免受缺血的损害，另一方认为过度通气会减少脑供血，加重脑水肿，是不安全的。Imberti R 在对严重颅脑损伤的患者进行中等程度的过度通气治疗，同时用脑组织 PaO_2 和颈静脉血氧饱和度（$SjvO_2$）来评估脑供氧情况。结果发现过度通气引起区域性的脑灌注的减少。但 Diringer 等的研究中得出结论：严重的颅脑损伤后进行简短的过度通气能明显减少脑血流，部分区域脑组织的血流量降到了缺血阈值以下，但是并没有导致能量衰竭，仍然维持氧代谢，原因可能是脑组织的低的基础代谢率和摄氧率的代偿性升高，因此过度通气导致的脑血流减少不大可能导致进一步脑损伤。

6. 抗氧化剂的作用　Safar 复苏研究中心在亚低温的主动脉奔流中加入抗氧化剂 Tempol，结果发现其能加强亚低温的维持，神经欠缺评分明显改善。但其中具体机制尚不清楚。

Solas AB 等使用重组人超氧歧化酶（rhSOD）治疗窒息后的新生小猪，而后用激光多普勒血流检测仪检测脑皮质微循环和体外分析脑皮质的谷氨酸盐含量，结果并未发现与对照组有明显区别。

7. 碱性缓冲液　Xiaoli 等在心肺复苏的动物实验中使用碱性缓冲液发现能提高 CPR 期间脑灌注和减轻继发复苏后低血压和低血流灌注期间脑酸中毒的程度。然而需要注意，由于复苏后系统性的低血流状态，不适当的使用碱性缓冲液会引起碱中毒。

8. 脂质过氧化抑制剂 Deferoxamine　Liachenko 等对照研究使用铁依赖的脂质过氧化抑制剂得氟罗克西明（Deferoxamine）于复苏后 SD 大鼠，对照组使用生理盐水，随后用 MRI 方法检测脑灌注情况，结果发现 Deferoxamine 能明显增加海马、丘脑、视丘下部的血流灌注，神经缺陷评分明显好于对照组。该实验同时也证明 LPO 反应可能参与了复苏后缺血再灌注损伤的作用机制。

9. 血管加压素（Vasopressin）　近年来，已有越来越多的学者关注于血管加压素对心肺复苏的作用，大量的动物实验和临床研究表明血管加压素在改善主要器官的灌注作用优于肾上腺素。Jakob Johansson 最近报道了一篇动物研究的结果。在心肺复苏开始 2min 后治疗组给予 vasopressin（0.4U/kg）治疗；对照组给予 10g/（kg·min）的 adrenaline 持续滴注，心肺复苏 9min 后予除颤治疗。结果 vasopressin 组动物的皮质脑血流量明显高于 adrenaline 组；脑的氧摄取率低于对照组；冠状动脉灌注压高于对照组。同时，vasopressin 组 12 只动物中全部复苏成功，对照组 12 只动物中 5 只复苏成功。因此，认为 vasopressin 能改善复苏时脑血流灌注，有助于脑复苏，而且增加了恢复自主循环的可能性。

Keith G 等在室颤的猪动物模型中使用“三联药物”疗法，即同时使用血管加压素（0.4U/kg）、肾上腺素（45mg/kg）和硝酸甘油（7.5mg/kg），结果能明显改善全身主要器官的血流灌注，包括脑血流，作用优于单用一种肾上腺素或血管加压素。由于早先研究提出使用肾上腺素和血管加压素会减少脑血流，加用硝酸甘油抵消了这一不良反应。

但血管加压素在脑复苏中的作用目前只是停留在对改善脑缺血灌注方面的研究，远期的神经功能的恢复作用还需要前瞻性对照研究。

10. 高压氧治疗 RoberE 等为证实心脏骤停和心肺复苏后高压氧治疗能提供临床与组织病理学的神经保护作用和高压氧神经保护机制缘于改善脑氧代谢的假说，设计对照研究了高压氧治疗的动物实验，治疗后监测临床的神经缺失评分（NDS），脑血流（CBF），脑氧摄取率（ERc），氧运输（DO_2c），氧代谢率（$CMRO_2$）。结果发现高压氧治疗的动物 NDS 改善，死亡神经元较对照组少。高压氧降低了 ERc，然而实验并没有显示增加了 DO_2c 和 $CMRO_2$。最后得出结论高压氧能抑制心脏骤停和心肺复苏后神经元死亡，改善神经功能的结果，而神经保护作用的机制并不是由于刺激氧化的脑能量代谢引起。

有关高压氧的神经保护作用的机制方面一些研究已做阐述。Wada 等的研究给高压氧改变了脑基因的表达而保护脑细胞的假设提供了证据。实验中高压氧明显提高了脑 - 抗凋亡蛋白 Bcl - 2 和一有解毒作用的酶——锰超氧化物歧化酶 Mn - SOD 的水平。而且，高压氧能上调抗氧化基因的表达和下调可能参与缺血后氧化作用反应的环氧化酶 - 2（COX - 2）表达。因此，高压氧在抗氧化剂和前氧化酶活性两方面的联合作用可能给它抑制神经细胞死亡和脑缺血后的神经修复作用的机制提供了一个较为满意的解释。

11. NMDA 受体拮抗剂——艾芬地尔（ifenprodil） 先前已有一些研究证实 ifenprodil 在抗脑水肿方面的作用。今年，Feng Xiao 等在窒息诱导心脏骤停的大鼠动物实验中使用聚胺点 N - 甲基 - D - 天冬氨酸受体拮抗剂艾芬地尔，结果发现 ifenprodil 能减轻 CA 导致的脑水肿，也观察到 10mg/kg 的 ifenprodil 显示出明显的降压效果，有效防止了复苏后高血压的发生。该研究同时也表明 NMDA 受体参与了 CA 诱发脑水肿形成的作用机制。但该实验单单研究了 ifenprodil 对脑水肿的作用，因此需要进一步的研究来揭露它是否有改善组织学和神经学上结果的作用。

12. 内皮素 - 1 和内皮素 A 受体拮抗剂 内皮素 - 1 在缺血性脑病中的作用机制研究已有较长时间。Holzer 等 2002 年在 Resuscitation 上报道复苏期间在猪模型上使用内皮素 - 1（ET - 1）能增加区域性脑血流灌注，效果优于肾上腺素。同时复苏成功率增加。但他们并没有评估自主循环恢复后脑灌注情况。

此结果与之前发表的 ET - 1 能改善复苏期间脑血流（CBF）增加冠脉灌注压和主要器官的血流，但并非自主循环恢复后的报道部分一致。但此结果引起学界的一阵争议。Hilwig 等报道心肺复苏期间内皮素 - 1 的收缩血管作用虽然能改善冠脉灌注压，但却恶化了复苏后神经功能的结果。

KerH 等使用内皮素 A 受体拮抗剂 BQ123 于心脏骤停 12min 后复苏成功的大鼠，而后每天评分神经欠缺，意识情况，感觉运动功能，协调测验，连续 7d，第七天用激光多普勒血流仪监测大脑血流情况，而后作海马区、运动区、小脑的组织学检查。结果发现 BQ123 对组织病理学损伤没有影响，但能明显促进神经功能的恢复。所以在 BQ123 治疗的大鼠中神经功能在两天内基本能恢复到正常水平，而对照组的大鼠则发展为痉挛性麻痹，严重的协调功能障碍。之后，Matsuo 等在大鼠实验中在短暂阻塞大脑中动脉后输注选择性内皮素受体拮抗剂（S - 0139）发现能减少血浆外渗和脑损伤。

因此，目前多数学者的观点是虽然 ET1 能提高脑血流，但弊大于利，由于它的血管收缩作用而加重缺血脑损伤而使脑功能的恢复比原来更差。虽然有报告内皮素 - 1 能增加生存率但却不能改善脑功能的恢复。因此，内皮素受体拮抗剂是个有前途的治疗方法。

13. ATP 等 Megan Paskitti 等介绍了一种治疗方法——在动物兔心肺复苏再灌注的早期使用以三磷腺苷为基础的“鸡尾酒疗法”，能使脑缺血后脑蛋白的合成增加三倍，因此提出该鸡尾酒疗法可能是心脏骤停和心肺复苏后有价值的神经保护剂。该“鸡尾酒”试剂包括以前已被证实有维持脑皮质蛋白合成作用的 ATP - $MgCl_2$；为抵消 ATP 血管舒张作用而加入的去甲肾上腺素（norepinephrine）；有用来预防其他器官缺血和出血的钒酸盐（vanadate）。各成分浓度是 4mg/mL ATP - $MgCl_2$，18μg/mL NE，2. 4μg/mL vanadate，共 3mL 在 18min 内静脉注射完。该方法无疑给目前没有确切效果的药物局面注入一点生机。

14. 中医治疗的进展 中医药对复苏抢救有悠久的历史，中医药可以辨证论治从整体对病症进行综合论治，在脑复苏中发挥出了特色作用。

葛根素：段玉水等在研究葛根素对家兔脑缺血再灌注损伤保护作用的实验中发现葛根素是通过对膜

性结构保护和促进神经元修复的作用而对脑缺血再灌注损伤具有保护与复苏效应。曹建忠等对实验大鼠于缺血-再灌注前应用葛根素注射液腹腔内注射，然后应用原位末端标记法、免疫组织化学法检测脑缺血-再灌注不同时间内海马 CA1 区神经细胞凋亡数及 c-fos 蛋白表达的变化，结果发现葛根素能减少细胞凋亡，下调 c-fos 蛋白的表达，证明葛根素具有神经保护作用。汪建在常规心肺复苏基础上加用葛根素后进行临床神经功能综合评分（NFCS）、神经功能缺损评分（NFI）和 Barthel 指数（MBI）的变化，发现葛根素能改善患者的神经功能状况。

四、结语

总体来说，近几年有关脑复苏方面的研究在原先的基础上取得了一定的进展，一些新发现增加了脑复苏界学者们的兴趣和信心。未来脑复苏的研究重点应放在以下几点：

（1）目前，一些有希望的方法和干预手段不应仅仅处在实验室研究阶段，应该尽快完成方法安全性可行性的评估后应用在临床患者身上，以求进一步评价和推广，加快脑复苏研究步伐。

（2）需要更多细胞分子水平的基础研究来阐明复苏后脑功能缺陷的病理机制，才能帮助我们找到有效的方法和药物来减少脑细胞死亡，改善神经功能和存活者的生活质量。

（3）在原先公认的脑复苏治疗方法基础上，能发扬创新精神，走出现有的框框，寻求新的方法和手段。

（王晓霞）

第三章

急危重症常用技术

第一节 氧气疗法

氧气是维持人体所必需的物质，但是人体自身储备的氧极少，维系机体新陈代谢的氧需要呼吸系统从外界摄取，借助循环系统输送给全身各个器官。呼吸重症疾病均有低氧血症。氧气疗法（氧疗）是指通过给氧，提高动脉血氧分压和动脉血氧饱和度，增加动脉血氧含量，纠正各种原因造成的缺氧状态，促进组织的新陈代谢，维持机体生命活动的一种治疗方法。氧疗是各种原因引起的急性低氧血症患者常规和必不可少的治疗，有纠正缺氧、缓解呼吸困难、保护重要生命器官的功能，有利于疾病痊愈。

一、缺氧的诊断与监测

缺氧临床表现主要为发绀、呼吸加深加快、心动过速、血压升高等，但缺氧的临床表现缺乏特异性，因此缺氧的诊断主要依据实验室检查。

1. 血氧测定

（1）动脉血气分析：是监测低氧血症最可靠的方法，一般以 PaO_2 降低程度作为划分低氧血症的标准。PaO_2 正常范围为 13.3 -（0.04 × 年龄）± 0.67kPa［100 -（0.3 × 年龄）± 5mmHg］。PaO_2 低于同龄人正常下限称为低氧血症。

（2）经皮血氧饱和度监测（SpO_2）：具有连续、准确、无创等优点，当 PaO_2 在 60 ~ 100mmHg 范围内时，SpO_2 与 PaO_2 具有较好的相关性。

（3）混合静脉血氧分压监测（PvO_2）：是监测氧供需平衡可靠的指标。有人强调以 PvO_2 作为组织缺氧的指标，对休克、严重心肺疾病和体外循环患者，测量 PvO_2 和乳酸水平与患者生存率的相关性优于心排血量参数。PvO_2 正常范围为 35 ~ 40mmHg，28mmHg 为低氧阈值。$PvO_2 < 20$mmHg 出现细胞功能进行性障碍，$PvO_2 < 12$mmHg 时，病人数分钟即会死亡。

2. 其他

（1）血乳酸测定：血乳酸增高提示无氧代谢增加，在各类型休克和急性低氧血症的研究中发现，血乳酸水平与病情严重程度和死亡率之间有显著相关性。但血乳酸增高并非诊断低氧血症的特异性证据。

（2）阴离子间隙：正常为 12 ~ 14mmol/L。阴离子间隙明显增大提示有机酸中毒或严重肾衰竭，乳酸中毒时阴离子间隙超过 25mmol/L。监测血乳酸含量和阴离子间隙可反映组织低氧程度。

（3）内脏组织氧合监测：不少学者主张应用胃肠道张力计（Gastrointestinal tonometry）监测胃肠黏膜 PCO_2 及计算 pH，认为它可准确、敏感地反映组织氧合状态，对危重病患者病情估计、指导治疗及预后判断有较大帮助。近年来，采用胃肠黏膜血氧饱和度测定对判断组织缺氧具有重要价值。

此外，尚有经皮及经球结合膜监测（$PtCO_2$、$PtjO_2$）、经皮二氧化碳监测（$PtcCO_2$）等。

3. 分类　临床上划分低氧血症严重程度的标准如下：

（1）轻度低氧血症：无发绀，$PaO_2 > 50mmHg$，$SaO_2 > 80\%$。

（2）中度低氧血症：有发绀，PaO_2 为 30～50mmHg，SaO_2 为 60%～80%。

（3）重度低氧血症：显著发绀，$PaO_2 < 30mmHg$，$SaO_2 < 60\%$。

临床上 $PaO_2 \leqslant 50mmHg$ 时，常推断已有组织缺氧的存在，但组织缺氧也可以在没有低氧血症的情况下发生，如各种原因所致循环功能不全、贫血、一氧化碳中毒等。对于无低氧血症的组织缺氧，除一氧化碳中毒以外，氧疗的效果一般较差或无效。

二、呼吸重症疾病氧疗的适应证以及方式

（一）呼吸重症疾病氧疗的适应证

1. 目的　氧疗的目的在于改善低氧血症，凡属于通气功能不足/灌流不平衡所引起的低氧血症，氧疗有一定帮助。至于较大的右向左分流、静脉血掺杂所致的动脉血氧分压不足，氧疗效果颇为有限。氧疗只能预防低氧血症所致的并发症，如缺氧的精神症状、肺性脑病、心律失常、乳酸中毒和组织坏死等，故氧疗只是防止组织低氧一种的暂时性措施，绝不能取代对病因的治疗。

2. 适应证

（1）有低氧血症的组织缺氧：理论上，存在动脉低氧血症，便是氧疗指征。但最好根据血气分析结果决定是否实施氧疗及如何实施，其中 PaO_2 测定尤为重要，同时参考 $PaCO_2$ 来确定缺氧的类型与严重程度。低氧血症可分为两类：①单纯低氧血症，其 PaO_2 低于正常而 $PaCO_2$ 尚正常，包括所有通气功能正常或有轻度抑制的患者。这类患者可给予无控制性氧疗，因即使给予较高浓度的氧亦无 CO_2 潴留的危险，而任何较高浓度的氧都能维持满意的血氧分压，但应注意长时间吸入较高浓度氧的危险。氧疗后 PaO_2 的理想水平是 60～80mmHg。②低氧血症伴高碳酸血症，其 PaO_2 低于正常，$PaCO_2$ 高于正常，包括所有通气功能异常，主要依赖低氧作为兴奋呼吸中枢的患者（如 COPD、阻塞性肺气肿、慢性肺源性心脏病）。这类患者的氧疗指标相对严格，在 $PaO_2 < 50mmHg$ 时才开始氧疗，必须结合患者的通气功能实施控制性氧疗，以避免因解除低氧性呼吸驱动而抑制呼吸中枢的危险。如患者并发心肌梗死、循环衰竭或大脑缺氧等，必须保持患者动脉的良好氧合。在给予高浓度氧吸入时，使用机械通气治疗以降低 $PaCO_2$。

（2）血氧正常的组织缺氧：血氧正常的组织缺氧是指有组织缺氧而无明显低氧血症，包括休克、心排血量减少、急性心肌梗死、严重贫血、氰化物或一氧化碳中毒以及全身麻醉、大手术术后患者等。PaO_2 对判断此类患者是否需要氧疗及氧疗的效果并不合适，临床一般均给予氧疗，但其疗效较难评价，只有一氧化碳中毒给予氧疗的疗效是肯定的。必要时可给予较高浓度氧疗或高压氧疗治疗。

3. 指征

（1）轻度低氧血症：这类患者已适应轻度低氧血症，一般不需氧疗。对病情可能恶化的患者，早期氧疗可能具有一定的治疗作用。

（2）中度低氧血症：对长期处于慢性缺氧状态的阻塞性肺病患者，给予氧疗是有益的。氧疗期间出现渐进性通气量降低，但 $PaCO_2$ 可能升高（$> 55mmHg$）。但若有 CO_2 潴留，吸入氧浓度应控制在 28% 左右。

（3）严重低氧血症：重症患者常有 CO_2 潴留，氧疗过程中会发生渐进性通气量不足，宜选用控制性氧疗。吸入氧深度尽可能从 24% 开始，然后逐步提高吸入氧浓度，若治疗过程中 CO_2 下降至正常水平，即可改吸较高浓度的氧。

（二）呼吸重症疾病的氧疗方式

1. 无控制性氧疗　吸入氧浓度不需严格控制，适用于无通气障碍的患者。据吸入氧浓度可分为 3 类：

（1）低浓度氧疗：吸入氧浓度 24%～35%。适用于轻度低氧血症患者。可缓解缺氧症状。全身麻

醉或大手术术后患者常给予低浓度氧吸入，可维持 PaO_2 处于较高水平。

（2）中等浓度氧疗：吸入氧浓度在 35% ~50%，适用于有明显 VA/Q 失调或显著弥散障碍但无 CO_2 潴留的患者，如左心衰竭引起的肺水肿、心肌梗死、休克、脑缺血，特别是血红蛋白浓度很低或心排血量不足的患者。

（3）高浓度氧疗：吸入氧浓度在 50% 以上，适用于无 CO_2 潴留的极度 VA/Q 失调，即有明显动-静脉分流的患者，如 ARDS。一氧化碳中毒、Ⅰ型呼吸衰竭经中等浓度氧疗未能纠正低氧血症者，也可采用高浓度氧吸入。心肺复苏患者在复苏后短时间内一般都采用高浓度氧疗。

2. 控制性氧疗　需严格控制吸入氧浓度，适用于慢性阻塞性肺疾病通气功能障碍患者，因其低氧血症伴 CO_2 潴留，其呼吸中枢对 CO_2 已不敏感，呼吸节奏主要来自低氧对外周化学感受器的刺激。这种患者吸氧后易加重 CO_2 潴留，故接受氧疗时，必须控制吸入氧浓度，采取持续低浓度吸氧。

采用控制性氧疗，开始宜吸 24% 氧，以后复查 PaO_2 和 $PaCO_2$。若吸氧后 PaO_2 仍低于中度低氧血症水平，$PaCO_2$ 升高不超过 10mmHg，患者神志未趋向抑制，可适当提高吸氧浓度，如 26% ~28%，一般不超过 35%，保持 $PaCO_2$ 上升不超过 20mmHg。若控制性氧疗不能明显纠正低氧状况，提高吸入氧浓度后，又可导致 CO_2 潴留，意识障碍加重，可考虑气管内插管或切开用呼吸器机械通气治疗。

（三）给氧装置和方法

临床上氧疗的方法多种多样，有各种不同给氧装置可供选择和应用，这些装置在价格、疗效、给氧浓度的准确性及操作的复杂性方面均存在差异。

1. 低浓度及中等浓度给氧装置

（1）鼻导管、鼻塞：鼻导管为普遍使用的方法，有单侧、双侧鼻导管两种，单侧鼻导管置于鼻前庭，若鼻腔炎症或鼻导管不易插入，可改用双侧鼻导管或鼻塞，后者较单侧鼻导管方便和舒适，但吸氧效果相似，吸入氧浓度与氧流量的关系可用公式计算［吸氧浓度（FiO_2）% =20 +4 × 每分钟氧流量（L）］。这种计算是粗略的，受患者潮气量和呼吸频率等因素影响。该法简便实用，无重复呼吸，不影响咳嗽、咳痰、进食等，患者易接受。

其点有：

1）吸入气和氧浓度不恒定，受患者呼吸的影响。

2）易于堵塞，需经常检查。

3）对局部有刺激性，氧流量 5L/min 以上时，干燥的氧气可致鼻黏膜干燥、痰液黏稠；氧流量在 7L/min 以上，患者大多不能耐受，可改用面罩给氧。

（2）简单气面罩：固定在鼻或口部的面罩有多种规格，一般借管道连接贮气囊和氧源（中心供氧或氧气筒）。有无重复呼吸面罩、部分重复呼吸面罩、有 T 型管的面罩几种。给氧浓度随每分通气量而异，但很难使吸入氧浓度达 100%。

（3）空气稀释面罩（Venturi 面罩）：如图 3-1 所示，据 Venturi 原理制成，氧气以喷射状进入面罩，而空气从面罩侧面开口进入面罩。因输送氧的喷嘴有一定的口径，所以从面罩侧孔进入的空气与氧混合后可保持固定比率，比率大小决定吸入氧浓度的高低。因 Venturi 面罩所提供的气体总流量远超过患者吸气时的最高流量和潮气量，故它提供的 FiO_2 不受患者通气量的影响，吸氧浓度恒定，也不受张呼吸的影响，不需湿化，需氧量较少。因高流量气体不断冲洗面罩内部，呼出气中的 CO_2 难以在面罩中滞留，故基本为无重复呼吸，使用舒适。虽然 Venturi 面罩可提供 40% ~50% 的 FiO_2，但不如低 FiO_2 时准确可靠。

其缺点为影响患者饮食、吐痰，体位变换时面罩容易移位或脱落，若不慎将面罩进口封闭，会严重影响氧疗效果。Venturi 面罩已广泛用于临床，对容易产生 CO_2 潴留、低氧血症伴高碳酸血症，需持续低浓度给氧的患者尤为适用。

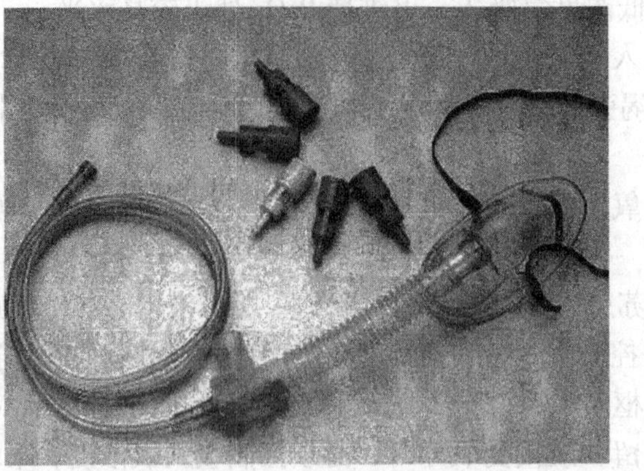

图 3-1 Venturi 面罩

2. 高浓度的给氧装置

（1）机械通气合并氧疗：机械通气可扩张细支气管和肺泡，提高氧疗疗效。为防止氧中毒，使用呼吸机时一般采用中等浓度给氧，达到有效的 PaO_2 水平最为理想，但 ARDS、心肺复苏后短时间内可用高浓度给氧。

（2）氧帐或改进式头部氧气帐：氧帐是一种大容量给氧系统，但对于需要高浓度氧疗患者，此法常不理想。因为容积大，漏气也相应增多，必须给高流量（20L/min）和长时间（30 分钟左右）才达到 50%。改进式头部氧气帐，每分钟给氧 10～20L，在患者肩部及颈部用胶布固定，氧浓度可达 60%～70%。

（3）高压氧治疗：超过一个大气压的压力称为高气压，在高气压环境中呼吸氧气称为高压氧治疗（HBO）。高压氧治疗的特殊设备称为高压舱。高压氧下肺泡氧分压增高，肺泡内血液间氧分压差增大，故氧气从肺泡向血液弥散的量增加，动脉血氧分压增高，结果血液的氧气向组织弥散增加。

正常情况下血液输送氧气有两种方式：①血红蛋白与氧结合的氧合血红蛋白；②氧气呈物理状态溶解在血液中，称为物理溶解氧。在常压下吸空气时，血红蛋白饱和度已达 97%，故无论通过何种手段均不能再大幅度提高氧合血红蛋白含量，但物理溶解氧却可随血氧分压成比例地增加。根据气体溶解定律（Henry 定律，湿度一定时气体在液体中的溶解量与其分压成正比）及气体分压定律（即 Dalton 定律，混合气体的总压力等于组成气体的压力总和），物理溶解氧量与分压成正比，而压力又与吸入气体的总压力有关。生理情况下，呼吸空气时 PaO_2 在 13.33kPa 左右，溶解氧为 0.3mL；若改吸纯氧，则 PaO_2 高达 88.64kPa，溶解氧量达 2.0mL，提高 6 倍以上；当呼吸 3ATA 纯氧时，PaO_2 达 292kPa，物理溶解氧量达 6.6mL，增加 22 倍，相当于正常时每 100mL 动静脉血的氧差（即组织代谢消耗的氧量），因此在高压氧下即使无红细胞携氧，依靠物理溶解氧基本可维持机体需要。

高压氧可不同程度地增加各组织的氧含量而显著增加组织储氧量。常温常压下，正常人体组织储氧量 13mL/kg，需氧量为 3～4mL/min，阻断循环的安全时限为 3～4 分钟。在 3ATA 吸纯氧时，组织储氧量增至 53mL/kg，此时循环的安全时限延长至 8～12 分钟，若配合低温等措施，更可延至 20 分钟以上。因此，高压氧能极有效地改善机体的缺氧状态，对心、脑、肝、肾等重要脏器有保护作用。高压氧条件下，既可提高血、脑组织、脑脊液的氧分压，又可减轻脑水肿、降低颅内压，从而打断脑缺血缺氧的恶性循环，促进脑功能恢复，故高压氧对防治各种脑缺氧、脑水肿（尤其是心脏骤停后的急性脑缺氧）有独特的疗效。

（4）内给氧疗法：又称过氧化氢疗法。将过氧化氢直接注射入体内，产生氧气并与血红蛋白结合，提供组织代谢的需要，从而改善机体缺氧状态，不受呼吸功能或肺组织疾病的影响。但注射过快可致血管痉挛性收缩，此外还可能出现溶血、气体栓塞、自由基产生增多等并发症。晶体过氧化氢较其水溶液作用持久、纯度高、毒性低，临床应用较为安全。

三、呼吸重症疾病氧疗的不良反应以及注意事项

（一）氧疗的不良反应

1. 一般并发症

（1）CO_2 蓄积：吸入高浓度氧有两种情况可引起 CO_2 蓄积：①慢性阻塞性肺疾病，其通气动力主要依靠低氧对外周化学感受器的刺激，一旦吸入高浓度的氧，就会失去低氧对外周感受器的刺激，通气量急剧降低，造成 CO_2 蓄积；②慢性低氧血症患者 VA/Q 比值低下的区域，因低氧收缩血管，吸氧后有不同程度的舒张，增加 CO_2 蓄积。

控制性氧疗可减少这一并发症的发生，但低浓度吸氧也必须密切观察，避免由于 $PaCO_2$ 明显升高而致 CO_2 麻醉。

（2）吸收性肺不张：呼吸道不完全阻塞的患者，呼吸空气时，肺泡内氧被吸收后留下氮气而维持肺泡不致塌陷。氧疗后 VA/Q 低下的肺泡内，大部分的氮气被吸入的氧气所替代，肺泡内氧气又迅速弥散至肺循环，肺循环吸收氧气的速度超过肺泡吸入氧气的速度，而致呼吸道部分阻塞的肺泡萎陷。

急性呼吸衰竭的患者，小支气管周围水肿及小气道内有分泌物，易造成低 VA/Q 区。若 FiO_2 超过 0.6，肺泡萎陷而形成分流。肺下垂部肺泡比较小，又易聚积水肿液及分泌物，故吸收性肺不张多见于肺的下垂部。

预防一般并发症的方法有：①吸氧浓度尽可能不超过 60%；②若采用通气治疗，可选择呼气末正压通气；③鼓励排痰。

2. 氧中毒　机体吸入高浓度、高分压的氧或吸氧时间过长，造成机体功能性或器质性损害，称为氧中毒。关于氧中毒的发病机制目前尚未完全阐明，有以下 3 种假说：

（1）自由基学说：高浓度、高分压的氧可诱发机体内自由基、活性氧产生增多，攻击蛋白质或酶、核酸及脂质，引起细胞结构损害、功能丧失，导致细胞死亡。自由基可引发细胞膜脂质过氧化反应而致膜通透性增加、非过氧化线粒体损伤、攻击 DNA 致其单链断裂或发生碱基修饰、蛋白构型改变及酶活性降低或丧失等。

（2）酶抑制学说：高压氧氧化机体内含巯基的酶，使之活性丧失。机体内三羧酸循环、氧化磷酸化等过程中许多酶为巯基酶，一旦受损即导致能量代谢受抑制，继而发生细胞内外离子浓度紊乱、细胞水肿等。

（3）神经－体液学说：高分压的氧作用于机体内的感受器，反射性兴奋垂体、肾上腺等内分泌腺体，或直接刺激大脑皮质、下丘脑、脑干的网状结构，使垂体－肾上腺皮质系统和交感－肾上腺髓质系统兴奋，分泌大量 ACTH、TSH 等激素和儿茶酚胺类血管活性物质，造成严重的应激反应而致组织细胞损伤。

氧中毒的自由基学说已为大多数学者公认。近来的研究表明，自由基损害与其他递质密切相关，如肿瘤坏死因子、白介素－1、黏附分子及花生四烯酸的某些代谢产物等，这些递质在触发炎症反应、导致氧中毒后组织损害中起重要作用。

氧疗中严格控制压力和吸氧时限，并采用间歇吸氧法，氧中毒是可预防的。此外，根据其发病机制，辅用抗氧化剂、巯基保护剂、肾上腺素阻滞剂可能亦有一定效果，麻醉药物、巴比妥类药、低温等可降低机体代谢，提高对氧中毒的耐受性。

氧中毒的治疗关键是及时发现，立刻停止吸氧，改吸空气，减压出舱并对症处理。

（二）氧疗注意事项

1. 氧疗效果评价

（1）临床监测：观察患者的神志、精神、呼吸、心率、血压、发绀等临床表现。若收缩压降低、脉压减少和出现心律失常，都表明病情恶化，说明氧疗效果不佳；皮肤温暖、干燥表示灌注不良；患者意识清楚表明脑供氧尚好。若氧疗后心律失常消失，呼吸困难及发绀有所改善，血压稳定，神志兴奋或

抑制状态有所改善，提示氧疗有一定疗效。

（2）血气分析：氧疗后应定期或不定期抽动脉血行血气分析，观察各项氧合指标、酸碱状态的变化趋势，有助于直接而较全面地评价氧疗效果。此外，经皮血氧饱和度监测及各种组织缺氧的监测方法均有助于评价氧疗的疗效。

2. 积极防治氧疗不良反应　氧疗的不良反应重在预防，尤应避免长时间高浓度吸氧而致氧中毒。

3. 注意事项　通过鼻咽导管、鼻塞或人工气道给氧（气管造口、气管内插管等），干燥气未经呼吸道生理湿化区，直接进入下呼吸道，使分泌物黏稠，呼吸道纤毛运动减弱。氧疗时吸入气应有70%湿度，故氧疗时吸入气应通过湿化良好的湿化器。所有的给氧装置，包括鼻导管、鼻塞、面罩、湿化器等一切氧疗用品均应定期消毒，一般专人使用。更换给别的患者应用时更要严格消毒。此外。应注意氧疗期间防火及安全。

（朱作峰）

第二节　气道保护与气道净化技术

一、气道内给药

呼吸系统疾病，如哮喘、COPD等治疗时给药途径有多种，除了以往熟悉的口服、静脉输液或注射、皮下注射、肌内注射外，通常还使用吸入给药的治疗方法，使药物直接到达肺部发挥作用。而且某些药物只能通过吸入给药，如异丙托溴铵。虽然吸入药物只有一小部分到达呼吸道，大部分进入胃肠道（用药后漱口可减少此情况），但与其他给药途径相比，产生同样药效时所用的药物总量已明显减少，这样就使得药物的全身不良反应明显减少，如β_2受体激动剂引发的手颤等。激动剂静脉输注不比雾化或口服有效，且有潜在的危险性。因此作为疾病的总的治疗原则，如果能使用吸入治疗，最好将其作为首选。

（一）气溶胶吸入治疗的因素

有效地进行吸入气溶胶治疗与气溶胶的输出量、颗粒大小和沉积有关。

1. 输出量　气溶胶输出量是指每分钟由雾化器所产生的气溶胶颗粒的重量，即离开雾化器的量。密度是指单位体积气体内气溶胶的重量（mg/L或g/L）

2. 颗粒大小　颗粒大小与药物本身、雾化器的选择、产生气溶胶的方法和周围环境均有关。肉眼不能确定雾化器所产生的颗粒大小是否合适，肉眼看不到直径$<50\sim100\mu m$的颗粒，唯一可靠的办法是由实验室来测定。两个最常用的方法是连续碰撞法和激光衍射法。连续碰撞法用气体力学质量中位数直径（MMAD）表示，激光衍射法则是用容量中位数直径（VMD）表示。两者均以微米（μm）为单位。多数自然状态下或呼吸治疗用的气溶胶颗粒是由大小不同的颗粒组成，称为不均一分散相。

3. 沉积　当气溶胶颗粒不再悬浮于空气中时即为沉积。来自雾化器的气溶胶（发射剂量）仅有一部分可被吸入，并不是所有到达下呼吸道的都能停留、沉积。沉积的主要机制是惯性碰撞、沉降、弥散运动。颗粒的大小并不是影响沉积的唯一因素，吸气流速、呼吸频率、吸入气体容积、吸呼比、是否屏气均会影响颗粒的沉积。气道阻塞的程度也是影响沉积的因素之一。

（二）雾化吸入

雾化吸入是一种以呼吸道和肺为靶器官的直接给药方法，使用特制的气溶胶发生装置（雾化器）将药物制成气溶胶微粒，吸入后沉积于下呼吸道或肺泡，达到治疗疾病、改善症状的目的。

雾化适用于β_2受体激动剂、异丙托溴铵、布地奈德等药物。例如哮喘急性发作时，气道狭窄明显，定量吸入器吸入效果差，此时需选用雾化吸入。因为雾化吸入不需要患者过多的配合，正常呼吸即可吸入药液，吸入的药液量也大，治疗效果与静脉治疗相同。

1. 小容量雾化器（SVN）　家庭和医院均常用，雾化器的储药库较小。雾化器的气流通过一个浸在溶液中的毛细管时将液体吸入毛细管，产生气溶胶。原始气溶胶撞击一个或多个挡板，大颗粒撞击挡板后落下来，减小了气溶胶的 MMAD 和 GSD，同时 大颗粒重新汇入雾化液以节省雾化液。

气溶胶颗粒的大小和雾化的时间与气体流速成反比。气体流速越高，则雾化的颗粒越小，雾化的时间越短。多数沉积于肺的颗粒直径为 2 ~5μm，10μm 以上的颗粒沉积在口咽部。如 4mL 药液，气流速为 6L/min 时，需要 10 分钟；气流速为 4L/min 时，则需要双倍的时间；8L/min 的气流速可产生大小合适的吸入颗粒。

SVN 的使用不像使用 MDI 和 DPI 那样技术要求较高。缓慢地吸气可以提高 SVN 雾化的沉积率，但深呼吸和吸气后屏气不比正常潮式呼吸沉积率更高。

通常住院后哮喘急性发作的患者通过雾化装置吸入了他们在家中用通过 MDI 吸入的同样药物而获得缓解，原因为雾化吸入的药量比 MDI 吸入的药量多；雾化吸入时很少需要患者很好配合；吸入的气流缓慢，故进入肺的药量充足。

雾化完毕后内残留量在 0.5 ~2mL。残留量越多，药物浪费就越多，效果就越差。残留量的多少与 SVN 的位置也有关。某些 SVN 倾斜 30°就不再产生气溶胶。用于雾化的雾化液容量越大、稀释越深，最后剩下的药液也越少，药液的浪费也就越少，但雾化的时间也越长。一些 SVN 可间断雾化，由患者于吸气时操纵手柄来完成。虽然这样减少了雾化液的浪费，却会使治疗时间延长 4 倍，且需要手与呼吸的良好协调，并不是所有的患者都能做到这一点。单向阀可减少雾化液的浪费。吸气孔使患者可以吸入雾化液，呼气时吸气孔关闭，气体通过口嘴边的单向阀孔呼出，这样可以减少气溶胶药的浪费。

2. 超声雾化器（USN） USN 的晶体转换器将电信号转换为高频声波，转换器上方的液体即产生震荡。如果信号的频率足够高，幅度足够大，震荡将液体震荡形成间歇“喷泉”，裂成细的气溶胶颗粒。超声雾化能够输出较高的气溶胶产量。

（1）大容量 USN：主要用来雾化治疗和痰液诱导。与射流雾化器不同，在使用过程中溶液的温度会增加，温度增加，则药物浓度就会增加，可产生意料不到的不良反应。

（2）小容量 USN：不同于大容量 USN，小容量 USN 只有一个室，即药物直接放入转换器上的集合管内，转换器连接电源。如果有电池，还可随身携带。仪器也没有吹风器，依赖患者吸气气流吸入雾化液。小容量 USN 可用于多种药物的治疗。其残留量小于 SVN，故可以增加吸入量，减少药物的稀释。小容量 USN 可以用来雾化支气管扩张剂原液，因为残留量小，缩短了治疗时间。有人推荐在机械通气时使用小容量 USN 进行雾化。与 SVN 不同，小容量 USN 不需要在呼吸机回路中增加额外气流，因此，雾化时不需要调整和重设呼吸机参数及报警参数。缺点是价格昂贵，但其优势超过了其高昂的价格。

（3）安全性：目前所吸入的药物选择性更强，且吸入治疗为气管内局部用药治疗，而非全身用药，药物的用量相对较少，其不良反应明显减轻，安全性好，但与 MDI 相比，药量仍偏大，使用量大时需监测生命体征。另外尚应注意以下不良作用：

1）COPD 患者使用氧气作为驱动气体时会因吸入过多的氧气致 CO_2 潴留而有昏迷的可能。

2）急性哮喘发作的患者，已有低氧血症时，支气管扩张剂做雾化时可加重缺氧，这是因为支气管扩张剂可使通气/血流比失调加重，氧分压降低，当然这种情况不常发生。故最好以氧气作为驱动力，或雾化期间予以持续鼻导管吸氧，另外，一次做雾化的时间不宜过长，最好不超过 10 分钟，如超过 10 分钟，中间应间歇休息。

3）雾化吸入气的湿度太高，会降低吸入氧浓度，尤其是在超声雾化吸入时，部分患者动脉血氧分压下降，胸闷、气急加重，最好也以氧气作为驱动力，或雾化期间予以持续鼻导管吸氧。

4）高浓度及冷气溶胶可引起气道痉挛和气道阻力增加，特别是以往有呼吸道疾病的患者。检测支气管痉挛应包括治疗前、后检测 PEF、FEF；听呼吸音、观察患者的综合表现。

5）通过空气播散造成院内感染：最常见的细菌来源是受污染的溶液（如多剂量的药瓶）、护理者的手、患者的分泌物。所以两个患者使用间歇期雾化器应消毒，并定期消毒雾化器，以避免雾化治疗中引起呼吸道交叉感染。

（4）临床常用的药物：沙丁胺醇雾化液、异丙托溴铵、布地奈德。糜蛋白酶等蛋白水解酶雾化吸入能引起咳嗽、过敏反应，限制了它们的使用。氨溴索也不适用于雾化。

（三）定量吸入器（MDI）

定量吸入器（MDI）是一个加压的容器，MDI药物（微粒粉状或水溶液）溶入挥发性的液态助推剂中。将容器倒置（喷嘴朝下），放入启动器中，易挥发的悬液就会充满计量室。计量活瓣控制输出量，每次活瓣开放即可精确地送出（25～100μl）溶液。助推剂的蒸汽高压将定量的药通过喷嘴喷出，遇到大气压后突然蒸发而迅速喷射，喷射时间约20毫秒。气溶胶喷射的速度很快，在喷嘴的速度超过30m/s，但在0.1秒内，速度减至一半。喷出的悬液呈羽毛状，初始液滴的直径>30μm，由于空气的阻力，速度迅速减慢，液滴蒸发而迅速减小。

常见的用于定量吸入器（MDI）的药物有β_2受体激动剂、抗胆碱能药物和激素等。MDI射出的颗粒要通过咽部的弯道才能到达气道，故大的、重的和速度快的颗粒会沉积下来，不能到达呼吸道。吸入技术再佳也只有10%～15%的药物进入呼吸道，而大约90%的药液则沉积在口腔，随后吞咽入胃肠道。一般来讲，这些进入胃肠道的药物总的剂量很少，不会产生治疗效果和中毒效果。

MDI的吸入技术要求相对较高，如果技术不佳，药液就不能到达气道，无法发挥药物作用，因此掌握吸入技术就显得非常重要。故患者每一次来院都应教会或纠正其使用技术，直到能正确使用为止。

【MDI使用技术的要点】

1. 摇动MDI　将MDI在手中捂热，然后用力摇一摇，这样既可确保药液均匀，也可使患者确定是否用完。

2. 位置　喷药时MDI必须垂直，如不垂直，计量室就不能被充满药液，下次喷药时吸入量将会减少。

3. 吸气速度　吸气速度不要太快（<0.5L/s），以减少咽部的沉积率，使药液向深一层气道扩散，因为气流的层流形式而不是涡流形式有利于药液向气道深部扩散，有时这与药商的指导恰恰相反。

4. 屏气　在深而缓的吸气末屏气，屏气时间最好达10秒，使药物颗粒在肺内有充分的时间扩散。屏气不足或没有屏气会减少气溶胶在肺内的沉降。屏气后缓慢呼气，过渡至正常呼吸，呼气过程切勿用力，以免引起咳嗽和喘息。

5. 下一剂量　如果第一剂量吸的是支气管扩张剂，理论上应等支气管扩张剂发挥作用后再吸下一剂量，但这样会使吸入过程更加复杂，除非气道阻塞严重，不予推荐。而且在实际应用中等待10分钟再吸下一剂量，也没有发现更好的治疗效果。所以，一般应嘱患者休息1分钟，或呼吸恢复到吸药前状态后再吸下一剂量。切勿一次吸气给两次剂量。

6. 另一种吸入方法　张大嘴，将吸入器在离开口腔4cm（约两指宽）处启动，这样可以使气溶胶颗粒到达口腔之前就减慢速度，以便吸入更多的药液。新患者和技术差的患者不推荐使用这种方法。

（四）储雾罐

储雾罐于1980年引入，为许多患者展示了吸入治疗的前景。因为不管定量吸入器的使用方法如何，技术再好，最多也只有10%～15%的药物进入肺部。如果患者不会使用吸入器，则可将吸入器接储雾罐装置，提高药物在肺部的沉积率。使用储雾罐，减低了药液到达口腔时的速度，增加了MDI喷嘴与口腔的距离，减少了气溶胶微粒在口腔的沉积，且不必要求吸气和喷药动作的协调，“冷氟利昂”效应也会消失。

尽管设计不同，所有类型的储雾罐均可降低MDI颗粒的喷射初始速度，同时颗粒在穿过储雾罐时助推剂蒸发，气溶胶颗粒减小。由储雾罐输出的MDI气溶胶，其MMAD减少大约25%，而直径<5μm的颗粒增加。放射标记气溶胶研究显示，使用同样的MDI，肺沉积量相同时，自储雾罐吸入比使用张口技术吸入的口咽部沉积减少了10～17倍，所以不良反应明显减少。这种情况在健康人和COPD患者中相同。

最简单的储雾罐是一个不带活瓣的延长装置，在患者口腔和MDI之间设置距离，使药物到达口咽之前，喷雾消失、助推剂蒸发。离开 MDI 的大颗粒撞击在储雾罐的壁上，减少了咽部沉积，增加了肺部沉积。但这种储雾罐需要手与呼吸的协调，对着储雾罐呼气可将大部分的药液吹到空气中浪费掉。

带活瓣的储雾罐可以防止呼气时将气溶胶清除，所以允许患者用小潮气量连续呼吸 2 ~ 3 次，比简单的储雾罐口咽部沉积更少，肺吸入量更高，更有利于克服手与呼吸不协调的情况。使用储雾罐可使肺沉积率增加到 20% ~ 30%，同时减少口咽部沉积，胃肠吸收也减少，因而全身不良反应降低。这对于吸入激素的患者特别重要，可使口腔鹅口疮和声嘶发病率减少，尤其是鹅口疮。

哮喘急性发作时协调性更差，吸气气流太慢，不能产生有效的肺沉积，储雾罐可作为支气管扩张剂的一个辅助装置，儿童则需要在储雾罐末端接面罩使用。

储雾罐的使用要点：

（1）加温至体温。

（2）安装好 MDI 及储雾罐，并确保无异物阻塞气流。

（3）垂直握住，用力摇一摇。

（4）用口含住储雾罐口，用口呼吸。

（5）正常呼吸，在吸气开始时启动 MDI，继续呼吸 3 个周期。

（6）两次启动之间间隔 30 ~ 60 秒。

储雾罐的缺点是体积大，携带不方便，但是适合家庭使用，特别是吸入激素。使用后应该每周清洗一次，避免污染。

二、胸部物理治疗

胸部物理治疗（CPT）是指导呼吸重症疾病患者进行有效的控制性呼吸，以减轻呼吸困难，改善通气和氧合；采取特殊的物理手段指导和帮助患者进行有效咳嗽、排痰，借以清除呼吸道分泌物，扩张肺脏，预防肺不张和肺部感染等肺部并发症的一类治疗方法。主要包括控制性呼吸技术、体位引流、胸部叩拍与振动、指导性咳嗽、胸部扩展治疗等。与其他一些治疗方法联合应用，如气道湿化、雾化治疗，能更好地达到引流痰液、扩张肺脏等目的。

（一）控制性呼吸技术

控制性呼吸技术又称呼吸锻炼，是胸部物理治疗的重要内容之一，它通过训练患者有意识地控制自主呼吸频率、深度和部位，达到增加呼吸运动强度、协调性和有效性，减轻患者呼吸窘迫状况、消除疲劳、改善通气、增强咳嗽能力、帮助清除呼吸道过量产生或异常潴留的分泌物、预防肺不张等目的。常用的方法有控制性深呼吸、缩唇呼吸、膈式呼吸、用力呼气技术、主动呼吸周期等。

1. 控制性深呼吸

（1）操作方法：控制性深呼吸是指训练患者有意识地进行慢而深的呼吸，减慢呼吸频率，控制吸气与呼气时间的长短及吸呼比，增加吸气容积的一种手段。具体操作如下：

1）根据临床需要和患者主观感受摆放体位。

2）放松四肢肌肉。

3）深慢吸气，并尽量吸至肺总量位，吸气末屏气 3 秒。

4）深慢呼气，并尽可能将残余气体呼出，呼气末屏气 2 秒。

5）每次训练重复上述呼吸周期 5 分钟，训练频率根据患者具体情况而定。

（2）作用：深慢呼吸与浅快呼吸相比，能减少阻力功和无效腔通气。深呼吸可使闭合的基底部气道开放，有利于气体在肺内的均匀分布，改善气体交换和比值，也有利于肺部分泌物的排出。

2. 缩唇呼吸

（1）操作方法：缩唇呼吸是一种简单的控制性呼吸技术，具体操作步骤如下：

1）放松颈部和肩部肌肉。

2）经鼻缓慢吸气至潮气量位。

3）缩唇缓慢呼气至功能残气位，呼气时将唇缩成吹口哨样形状，缩唇大小以患者感觉舒适为宜，呼出气流以能使距离口唇15～20cm处的蜡烛火焰倾斜45°为宜。

4）重复以上动作5～10分钟，根据患者情况每天可进行4～5次。

（2）作用：缩唇呼吸能增大潮气量，降低呼吸频率，延长呼气时间，有利于肺内气体充分排出，防止气体陷闭。可缓解患者呼吸困难症状，尤其是因体力活动导致的呼吸困难。缩唇呼吸与控制性深呼气联合应用效果更佳，先经鼻深吸气，然后缩唇缓慢呼气，更能改善通气、换气功能，防止肺不张。

3. 膈式呼吸

（1）操作方法：膈式呼吸又称腹式呼吸。其利用下胸部、膈肌和腹肌的协调运动进行轻柔、缓慢地吸气和呼气，保持上胸部、肩部和辅助呼吸肌松弛。即吸气时膈肌收缩下降，腹肌松弛，下胸部轻微抬举，获得较大潮气量；呼气时腹肌收缩，膈肌松弛并随腹内压增加而上抬，下胸部归位，以增加呼出气量。具体操作步骤如下：

1）向患者做好解释工作。

2）根据患者的临床情况摆放体位，可取坐位、平卧位、半卧位，双下肢屈曲，四肢肌肉放松。

3）将左、右手分别放置于上腹部和前胸部，同时让患者感受胸腹运动情况。

4）吸气时，嘱患者经鼻深慢吸气，尽可能发挥膈肌力量，使得上腹部最大隆起。手掌用力阻挡上腹部隆起，将加大患者膈肌锻炼力度，用力程度应以患者能接受为宜。

5）嘱患者做缩唇呼气，收缩腹肌推动膈肌上移，帮助膈肌休息。

6）尽量减小胸廓起伏。

7）每次锻炼重复上述步骤5～10分钟，根据病情每天可进行3～4次。

（2）作用：有效的膈式呼吸可以增加潮气量，增加肺泡通气量，减少功能残气量，增强膈肌力量，降低呼吸功耗，缓解呼吸困难症状，改善换气功能，提高氧合。

4. 用力呼气技术　是指在深吸气后张口用力呼气或哈气，呼气时需收缩腹肌和肋间外肌，以增加呼气力量，呼气时应发出声音，以使声门持续开放，以清除气道内分泌物。

该技术通常与膈式呼吸配合应用，即先进行数次膈式呼吸，通过膈肌和下胸部肋间肌肉的伸缩活动进行轻柔、缓慢的呼吸，保持肺容量为低至中容量状态，上胸部和肩部肌肉松弛休息，然后深吸气至高肺容量，张口用力呼气、哈气或咳嗽。该方式更能松动气道内分泌物并促进其排出。

5. 主动呼吸周期

（1）操作方法：主动呼吸周期是膈式呼吸、肺扩张运动、用力呼气技术，以一定的步骤组合起来的呼吸训练形式。具体操作步骤如下：

1）膈式呼吸。

2）3～4次胸廓扩张运动。

3）膈式呼吸。

4）3～4次胸廓扩张运动。

5）膈式呼吸。

6）1～2次用力呼气技术。

7）膈式呼吸。

胸廓扩张运动包括深吸气及深呼气。只要做3～4次深呼吸即可，避免劳累及过度换气。该技术可以松动气道内分泌物，改善气体在肺内的分布。

（2）作用：主动呼吸周期可有效清除气道内分泌物，改善通气、氧合状况，缓解呼吸肌疲劳。

（二）体位引流

体位引流是根据气管、支气管树的解剖特点，将患者摆放于一定的体位，借助重力的作用促使各肺叶、肺段支气管内分泌物排出，从而改善肺功能残气量，改善V/Q比值，促进肺实变区扩张。

体位引流每天宜行2～3次，每种体位维持30～60分钟，如果分泌物多且患者耐受，可适当增加时间或增加引流次数。夜间气道黏膜纤毛的廓清作用弱，分泌物易潴留，故清晨行体位引流效果较好。引流前行胸部叩拍和振动，引流后结合指导性咳嗽更能有效地清除气道内分泌物。

1. 引流原则 病变部位在上，使引流支气管开口向下。肺上叶引流可取坐位或半卧位，中、下叶各肺段的引流取头低脚高位，并根据各引流部位的不同转动身体角度。体位引流的身体倾斜度为10°～40°，可从较小角度开始，在患者能耐受的情况下逐步增大。注意避免患侧肺的引流污染物危及正常肺和支气管。

2. 适应证

（1）自主翻身无力或不便的患者应常规翻身，如体位止动、神经肌肉疾病、药物诱导性神经肌无力患者。

（2）痰液黏稠、咳痰困难的患者；因痰液引起肺部呼吸音降低，肺部出现大量干湿啰音的患者；因痰液阻塞能引起动脉血气分析和经皮血氧饱和度恶化的患者。

（3）体位改变可改善血氧饱和度的患者。

（4）肺不张患者。

（5）建立人工气道，行机械通气的患者。

（6）囊性肺纤维化、支气管扩张的患者。

（7）气道内异物。

（8）胸部X线片显示肺不张、痰液阻塞、肺浸润等。

（9）与胸部叩拍、振动等物理治疗方法联合。

3. 禁忌证 多为相对禁忌证。

（1）颅内压>20mmHg，头部、颈部损伤。

（2）活动性出血伴血流动力学不稳，活动性咯血，肺癌切除术后新近出血患者。

（3）新近脊柱外伤或脊柱手术、肋骨骨折、食管手术患者。

（4）烦躁、焦虑、不能忍受体位改变患者。

（5）支气管胸膜瘘、气胸、皮下气肿、胸腔积液等。

（6）心力衰竭、肺水肿、肺栓塞。

（7）年老体弱。

（8）误吸。

4. 危害和并发症

（1）低氧血症。

（2）颅内压增加。

（3）血压降低。

（4）肺出血。

（5）胸部肌肉、肋骨和脊柱损伤。

（6）呕吐和误吸。

（7）支气管痉挛。

（8）心律失常。

操作过程中，如出现以上并发症应立即终止操作，将患者返回操作前休息体位，处理相应并发症。

（三）胸部叩拍与振动

1. 适应证

（1）气道分泌物过多、过于黏稠，咳痰无力患者。

（2）外科手术后患者，疼痛引起深呼吸、咳嗽困难患者。

（3）建立人工气道，行机械通气患者。

（4）慢性阻塞性肺疾病急性加重、肺不张、肺部感染患者。

（5）支气管扩张、囊性肺纤维化伴大量咳痰患者。

（6）年老体弱、长期卧床患者。

2. 禁忌证

（1）胸壁疼痛、脊柱疾病、骨质疏松、肋骨骨折、胸部开放性损伤患者。

（2）新近行肺切除术、肺挫裂伤患者。

（3）胸部皮肤破溃、感染和皮下气肿患者。

（4）凝血机制异常患者。

（5）肺部血栓、肺出血及咯血患者。

（6）肿瘤部位。

（7）心律失常、不稳定型心绞痛、心力衰竭患者以及安置心脏起搏器患者。

（8）肺结核、支气管痉挛患者。

3. 操作过程

（1）洗手，戴口罩，向患者做解释工作，取得患者的同意和配合。

（2）患者摆好体位：原则是病变部位在上，引流支气管开口在下，肺上叶引流可取坐位或半卧位，中、下叶各肺段引流取头低脚高位，并根据肺段位置的不同转动身体角度。

（3）叩拍：将手掌微屈成弓形，五指并拢，以手腕为支点，借助上臂力量，有节奏地叩拍患者胸部，叩拍幅度以10cm左右为宜，叩拍频率为2～5次/秒，重复时间为3～5分钟，单手或双手交替叩拍，可直接或隔着不宜过厚的衣物叩拍。重点叩拍需引流部位，沿着支气管走向由外周向中央叩拍。

（4）振动：用双手掌交叉重叠在引流肺区带的胸壁上，双肘关节保持伸直，嘱患者深吸气，在呼气的同时借助上肢重力振动胸壁，频率为10～15次/秒，每个治疗部位振动时间为3～5分钟。

（5）指导患者咳嗽：咳嗽无力或无效患者可行气管内吸引以清除气道内分泌物。

（6）操作结束后注意观察患者病情并进行效果评估。

4. 注意事项

（1）有无肋骨骨折。

（2）有无胸部外伤或手术。

（3）避免叩拍胸骨、心脏、乳腺、肾脏和肝脏等脏器。

（4）若患者主诉有任何不适，或出现心律失常、心力衰竭、咯血、$SpO_2<90mmHg$ 等情况时，应立即终止操作。

5. 效果评估

（1）患者主观感受。

（2）基本生命体征：心率、血压、血氧饱和度。

（3）呼吸困难症状、辅助呼吸肌活动和胸腹矛盾运动是否改善。

（4）听诊干湿啰音是否减少，呼吸音是否变清晰。

（5）呼吸力学状况。

（6）痰液引流情况。

（朱作峰）

第三节　人工气道的建立与管理

在呼吸危重病患者的抢救过程中，维持呼吸道通畅，保持足够的通气和充分的气体交换，以防止发生呼吸道并发症及呼吸功能不全，是保护和维持重要脏器功能的首要措施，要保持呼吸道的通畅，有赖于及时合理地建立人工气道。

人工气道主要包括气管内插管和气管造口术（气管切开）两种类型。气管内插管常作为全身麻醉、心肺脑复苏和抢救各类危重病患者，施行人工辅助通气的首选人工气道，它具有保持呼吸道通畅、方便清除分泌物、避免误吸，并确保有效地进行人工通气等优点。对于需较长时间保留人工气道的患者，应考虑气管切开。但如何选择切开的时机，看法并不一致。近年来，由于插管材料的组织相容性的改善及低压气囊的广泛应用，必须进行气管切开以便人工通气的病例明显减少，本所已有数例经鼻气管内插管60多天拔管后无明显喉头水肿及其他并发症的患者。从临床应用的角度来讲，目前在抢救患者或需用人工气道时间较短者，应尽量选用气管内插管，若时间较长者可选用气管切开。但应引起注意，两者均破坏了呼吸道的自然防御机制，因而增加了呼吸系统并发症的发生率。

一、临床应用

人工气道的应用指征应综合考虑循环、呼吸及中枢神经系统三个方面的因素。

（一）气管内插管的适应证

1. 内科危重症患者

（1）各种原因所致的上呼吸道梗阻导致的呼吸困难，心肺脑复苏患者。

（2）各类中毒引起的痉挛、麻醉及昏迷。

2. 选择性或呼吸治疗性气管内插管

（1）COPD 伴急性加重致呼吸衰竭。

（2）急性呼吸窘迫综合征（ARDS）。

（3）中枢神经系统及神经肌肉疾病。

（4）保证气道分泌物的清除。

（5）各种原因引起的呼吸衰竭，导致威胁生命的病理生理改变。

3. 外科术后

（1）术后早期麻醉苏醒，全身麻醉后保留插管以防咽喉缺乏保护性反射。

（2）术后呼吸功能不全，术后通气量不足，心脏术后出现弥散功能受损，肺叶切除术后肺交换面积减少。

（3）循环不稳定：心胸及上腹部术后循环不稳定，保留气管内插管做辅助人工通气，以利呼吸及循环功能的稳定及改善。

4. 外伤后

（1）严重胸部外伤导致胸廓反常呼吸，需行正压人工通气者。

（2）颅脑外伤或脑外科术后呼吸中枢受损或昏迷者。

简而言之，气管内插管的适应证包括以下 4 个方面：①解除上呼吸道梗阻；②保护气道；③保证气道通畅；④人工通气。

（二）气管切开的适应证

1. 各种原因造成的上呼吸道梗阻所致呼吸困难　鼻咽喉肿物、急性炎症、喉水肿、喉神经性疾病、巨大甲状腺肿等均可引起呼吸困难。

2. 各种原因造成的下呼吸道阻塞所致呼吸困难　如中枢性疾病、中毒昏迷、神经系统疾病（如重症肌无力）导致呼吸肌麻痹、严重衰竭或严重创伤、胸腹术后不能有效清除下呼吸道分泌物。

3. 可能发生窒息危险者　昏迷或心肺脑复苏的后期，长期昏迷不醒的植物人，严重肺部并发症，分泌物多不易咳出或吸出有发生窒息危险者。

4. 预防性气管切开　在施行咽喉、口腔、下颌等某些手术前，为防止血液及分泌物下咽，可先行气管切开术。

5. 其他治疗用途　麻醉给药、辅助呼吸、清除下呼吸道分泌物、提高雾化吸入的疗效。在此情况下适应证应从严掌握。

二、人工气道建立的方法

（一）简易人工气道——口咽导管及鼻咽导管

适用于机械性因素，如舌后坠、呕吐物、血凝块或异物等引起的上呼吸道部分或完全梗阻。其方法如下：

（1）首先清除口腔内的分泌物及异物，托起下颌，使患者头后仰并转向一侧。这是暂时开放上气道最有效的方法。

（2）放置口咽或鼻咽导管，这是保证患者上呼吸道通畅的最简单有效的方法，放置口咽或鼻咽导管各有优点，应视具体情况而定，口咽导管可防止舌和咽部软组织松弛而致上呼吸道阻塞，但清醒患者多难于接受。相比较而言，鼻咽导管有较多的好处，可解除上呼吸道梗阻，保证导管内供氧，利于咽后壁积存分泌物的清除及口腔护理，较易固定，患者耐受性较好。

（二）气管内插管

1. 插管途径

（1）经口气管内插管适用于紧急抢救或留置时间不长者。一般认为经口插管保留时间 <72 小时，超过此时间，若因病情而不能拔管，则应改为经鼻插管或气管切开。如患者能耐受，无明显躁动者偶有延长至 1 周。但必须注意加强气道管理及口腔护理。口腔插管有较大的机动性是其优点，且近年来多采用塑料导管和低压气囊，因此压迫和黏膜刺激引起的并发症已大为降低。但该法缺点颇多：①插管不易固定，咽部刺激性大，吞咽时易致胃肠胀气；②不利于气道分泌物的清除；③受压时间长易引起麻痹、溃烂、出血。故目前除紧急抢救和麻醉科全身麻醉手术外，多建议采用经鼻气管内插管法（图 3－2、图 3－3）。

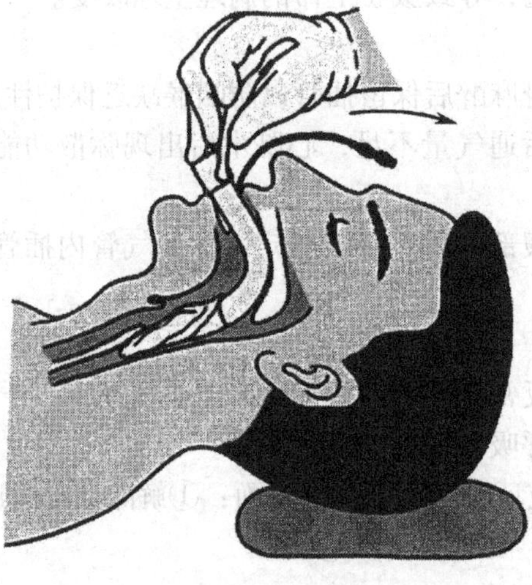

图 3－2 口腔插管途径

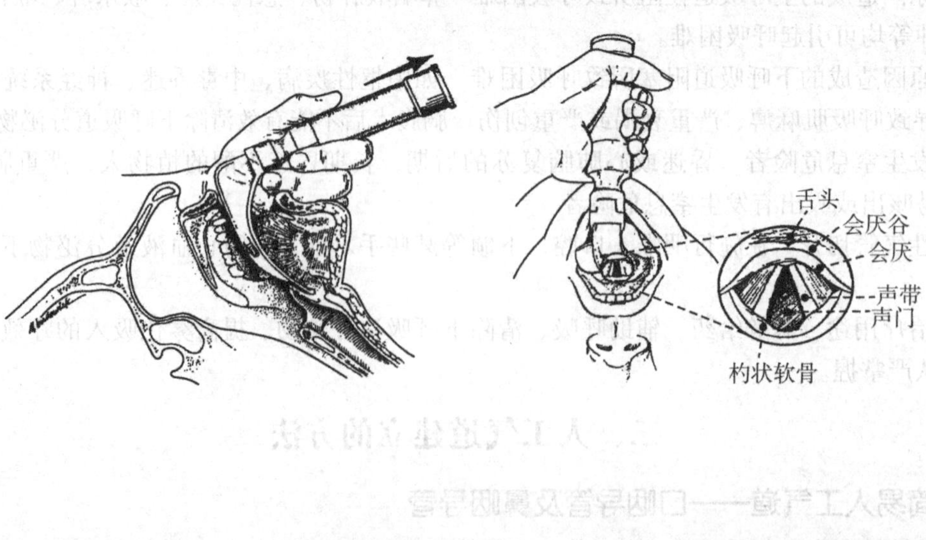

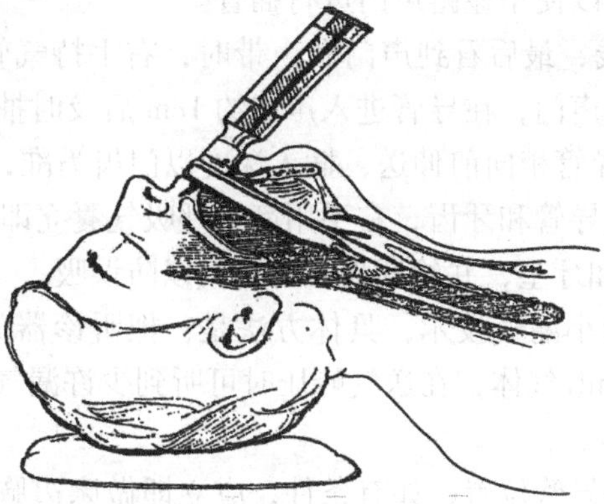

图3-3 经口腔气管插管法

1）插管前准备工作

A. 器械：喉镜（带弯片及直片）、不同型号的气管导管、管芯、牙垫、连接接头、吸痰管、吸引器、面罩、有贮气囊的简易人工呼吸器、供氧源、插管钳，吸1mg阿托品注射液于注射器内。各种导管的选择参见表3-1。

表3-1 不同年龄气管导管直径

年龄	导管内径（mm）	法制单位	气管导管从唇至气管中段距离（cm）
早产儿	2.5	10~12	10
足月儿	3	12~14	11
出生到6个月前	3.5	16	11
1岁前	4	18	12
2岁	4.5	20	13
4岁	5	22	14
6岁	5.5	24	15~16
8岁	6	26	15~17
10岁	6.5	28	17~18
12岁	7	30	18~20
>14岁	7.5~9.0	32~42	20~24

注：鼻腔插管加2~3cm。

B. 气囊：应选用低压或常压气囊，压力<2.5kPa（$25cmH_2O$）。

C. 患者：平卧位，除昏迷、有胃扩张或新近进食者外，若条件许可先停留胃管。若呼吸停止或严重缺氧患者，应先行人工呼吸及供氧。

2）插管步骤要点

A. 开启床旁的各种监护仪，有条件应安排一人专门进行监测。

B. 患者仰卧，头部不可过分后伸，检查口腔有否异物及牙齿情况，松动或义齿都应取出。

C. 开放气道、固定面罩，用简易人工呼吸器先行辅助通气，尽可能改善患者的缺氧情况，使 SaO_2 维持95%以上。

D. 左手握喉镜柄，右手拇指、示指将患者口唇牵开，从患者右口角放入喉镜片（多用弯片），把舌头推向左侧，视野内不可露出舌体。

E. 把镜片移向中线，垂直提起镜片进入直至见到会厌，应注意喉镜进得太浅会使舌后部膨出阻碍视线；如进得太深，则会使喉部过分抬高露出食管，切勿以上门齿为喉镜柄的支点，而是以向上向前抬起的力量以便暴露喉部，用力方向与镜柄一致。这时操作者右手移到患者的前额或枕部，将头进一步后仰，使喉镜和气管成一直线，以便于显露声门进行插管。

F. 当看到杓状软骨和中线，最后看到声门和声带时，右手持气管导管从患者右口角进入口腔并进行必要的转动，在直视下通过声门，在导管进入声门约1cm后及时抽出导管芯。

G. 拔出管芯后，继续将导管稍向前伸送，插入深度以门齿为准，在成人一般为22～24cm。然后放入牙垫，退出镜片，左手固定导管和牙齿，右手用简易呼吸气囊立即通气供气或由助手帮助实施。

H. 用胶布暂时固定导管和牙垫，并给套囊暂时充气以防误吸。

I. 气囊充气，推荐采用最小漏气技术，具体方法是：把听诊器放在颈部，缓慢向气囊充气，直至气流声消失；然后缓慢抽出2mL气体，在送气峰压时可听到少许漏气；如做CPAP或自主呼吸则在呼气末时可闻及少许漏气。

气管内插管后应立即检查导管位置，如有条件，应立即做床边胸片或纤维气管镜以证实管尖位置。为避免导管插入过深而进入一侧支气管可误入食管，必须进行下列试验以资鉴别：

A. 用一手指压在胸骨上凹可感觉到导管干或充气时的气囊膨胀感。

B. 听两肺呼吸音以除外单侧支气管插管（通常易插入右支气管）。

C. 在压呼吸囊时上腹部是否有气体通过音，而两肺无呼吸音，同时上腹部膨隆并叩诊呈鼓音，提示导管误插入食管。

D. 监听气管导管气流强度，插入气管内气流强而大。

E. 吸痰患者有呛咳反射。

F. 使用透明气管导管插入气管后，可立即见到呼出蒸汽，误入食管则无。

G. CO_2 监测仪监测呼气末 CO_2 浓度即可知晓，误入食管者为零。

H. 血氧饱和度监测仪：血氧饱和度作为插入气管和误入食管的鉴别诊断，与呼出末 CO_2 监测相比其敏感性较差，反应也较迟，误入食管导致的血氧饱和度下降，可能需要3～5分钟的时间。用纯氧机械通气时，患者血氧饱和度应迅速上升到100%，如果不升反而从98%下降，脉率变慢，这就要迅速找原因，在排除麻醉机、呼吸机脱落和呼吸道梗阻后，应考虑气管导管误入食管的可能性，立即拔出导管，重新插管或用口罩进行人工呼吸，若情况许可，应用纤维支气管镜插入导管检查，更容易作出鉴别诊断，气管导管误入食管的后果严重。若不及时辨认，可因缺氧而导致患者死亡。

I. 确定插管在气管内，常规用吸痰管通过气管导管借以了解是否通畅，并吸出气管内分泌物，如通过有障碍，应重新调整导管位置，直至吸痰管通过顺利为止，此时重新用胶布将导管牢牢固定于患者面部或当颊部有胡须或潮湿时，用松节油去干后再固定。

J. 当持续正压通气时，应采用最小漏技术给套囊充气，然后检查呼吸机管道与给氧装置的接头连接是否牢固，有无扭折等。

（2）经鼻气管内插管：经鼻气管内插管可以克服经口气管内插管的缺点，并可减少并发症的发生，患者也较易忍受，口腔卫生也易于保持，尤以新生儿鼻腔内径比喉头者大，插管易成功。但在周岁以后，喉的直径大于鼻腔者；如鼻腔有畸形则使导管不易插入，一般经鼻插管在技术上比经口更为困难并费时，不适用于需要紧急气道控制的窒息患者。此外，还有损伤大（如鼻出血等）和把鼻道细菌带入气管的危险。但在有自主呼吸、牙关紧闭或头不能后仰（怀疑颈椎骨折或脱位）的伤病者，可能需要经鼻气管内插管；需要较长期保留气管内插管者，宜用经鼻气管内插管。

经鼻气管内插管原则与经口相同。选一通气良好鼻孔，表面麻醉喷雾，滴入血管收缩药（异丙肾上腺素或麻黄碱）及液状石蜡，在插管外壁涂滑润剂，将导管先行垂直插入鼻孔，再沿鼻腔自然通过鼻后孔达咽腔。

采用明视法，用喉镜监视导管方向，对准声门送入，不易对准时，再经口用插管钳调整方向，对准后送入声门。

采用鼻腔盲插法时，依导管内呼气气流的强弱或观察气流使透明管壁受热气影响转为模糊的程度，以判断导管端口与声门间的位置。操作时，前倾后仰调整头位，旋转导管改变指向左、右的方向，触诊颈前皮肤可了解导管前端位置至最佳时，推进导管进入声门。如果导管推进中受阻，或气流声中断，提示位置偏斜或误入食管及梨状窝，应稍退出导管调整位置再试，必要时改变为明视下插入。鼻腔插管后，将导管直接固定于鼻面部。

2. 插管方法的选择与应用

（1）快速气管内插管法：凡在饭后因受伤或急症需要插气管导管施行手术或抢救饱胃伤病者，均应采用既迅速，又能防止胃反流和误吸的方法：①备好吸引器；②选好体位，仰卧头低位能防止误吸，而半坐位能阻止反流，何者为好尚无定论，用氧而不用正压给氧。通过压迫环状软骨以封闭患者的食管上端，然后静推丙泊酚（1mg/kg），快速插管，能防止误吸。脑外伤抽搐和窒息的患者均是需要快速插管的，脑挫伤患者用肌松药插管可防止咳嗽和挣扎加重脑出血和脑水肿。但必须指出，缺乏经验者快速气管内插管可能有危险。

（2）清醒气管内插管法：清醒患者气管内插管的适应证有：全身麻醉前有误吸危险、严重肺功能不全、咳嗽无力、咽喉反射减弱或消失的患者，气管肿物或肿瘤压迫导致呼吸困难的患者，以及严重胸部外伤的患者。

清醒患者气管内插管较困难，需要技巧和经验。其方法是用喷雾器向上呼吸道黏膜喷1%普鲁卡因或2%～4%利多卡因，顺序喷舌根、口咽黏膜，并在插入部分喉镜片直视下喷下咽部和会厌上及喉黏膜，最后喷声门口，避免恶心反射和喉痉挛。气管黏膜表面麻醉常用多孔管，经声门插入气管内或用7号针头通过环甲膜注入1%普鲁卡因2mL或2%～4%利多卡因2～3mL。

经静脉注射镇静剂或镇痛剂，如地西泮0.1～0.2mg/kg，芬太尼1～2μg/kg，可使患者安静，减轻刺激反射，插管易于成功。但用量要合适，因病情而异，有的患者只需静脉给地西泮2.5mg和表麻下进行插管就很满意。保持清醒合作，注意不使患者对语言指令反应消失，否则不能配合。准备吸引器以便随时吸除口腔积存的痰液或反流物。若插管前已有反流或呕吐及误吸，可通过气管内插管反复吸引，刺激咳嗽反射以帮助患者清除气管内吸入物及分泌物。

（3）纤维光束喉镜引导插管法：在颈短粗、下颌骨发育不良、牙突出，头不能后仰、张口困难、巨舌或解剖异常的患者，插管较难，可用纤维光束喉镜引导插管，可先把充分滑润的而直径小于气管导管内径的纤维喉镜或纤维支气管镜插入气管导管内，在直视下经鼻将纤维镜插入导管内，而后把气管导管沿着纤维镜滑入气管内，再把纤维镜退出。此法只适于有困难的选择性插管者，而不适于紧急抢救的患者。急救时仍以口腔气管内插管为首选。

（4）婴幼儿气管内插管：幼儿（<3岁）和婴儿（<1岁）则以无气囊导管为好。其解剖特点是婴幼儿喉头的位置比成人高，会厌松软呈U形，喉呈漏斗形，在环状软骨水平处腔径最窄。导管选择太粗，在拔管后会在环状狭窄处引起窒息性喉炎及水肿，这在选择导管口径时必须慎重考虑。

婴儿，特别是新生儿，用直喉镜片比弯喉镜片更为适合，因婴儿气管活动范围小且易滑入支气管。有人主张新生儿复苏用锥形管，此管在喉的入口处有管户，能避免导管滑入支气管。但在长期插管者，用无肩的普通型塑料管损伤较小，选择最理想口径和长度的导管，以熟练无损伤操作并仔细观察，这些都是很重要的。

（三）气管切开术

气管切开术（traceotomy）或气管造口术（tracheostomy）是通过颈前正中入路，切开气管上段的前壁，插入套管以开放呼吸道的急救手术。气管切开的目的是利于较长时间的呼吸道管理及人工通气，它应该严格按无菌操作技术施行（图3-4）。

1. 优点 ①便于清除气道分泌物；②减少呼吸道无效腔及阻力；③解除上呼吸道梗阻；④便于供氧、气管内给药和雾化吸入等局部治疗；⑤便于长时间人工通气治疗；⑥患者顺从性较好。

2. 缺点 ①手术创伤和外观上的损害；②与气管内插管一样，失去了上呼吸道对空气的过滤、湿化和温化作用，易导致和加重下呼吸道和肺部的感染；③由于患者不能用语言表达思想，易引起焦虑等心理障碍。

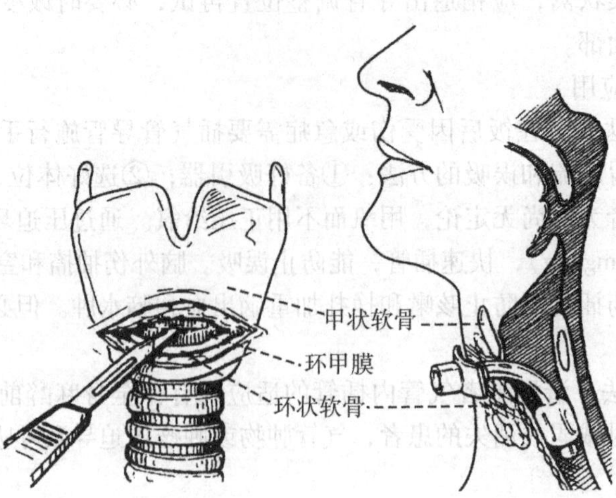

图3-4　气管切开

3. 注意事项　气管切开术应由专业人员施行，其具体步骤可参考有关专业书籍，但必须注意以下几点：

（1）气管切开前必须作好充分准备，全过程中必须有专人进行监测。

（2）自环状软骨以下至胸骨上切迹和两侧胸锁乳突肌之间的三角区内无重要神经和血管，是气管切开术胸前安全区。

（3）术中注意勿损伤甲状腺（尤其是峡部易损伤）及环状软骨，以免引起大出血及破坏支持喉腔和气管完整性的结构。

（4）在特殊情况下，如颈部粗短或极危重的患者，施行紧急气管切开，随时有可能发生呼吸心搏骤停，因此最好在气管内插管后行气管切开术，或在有熟练专业人员在场的情况下进行，以便发主意外时能及时抢救。

4. 时机　必须遵循以下两条原则：

（1）低氧血症及高碳酸血症对人体的损害程度是决定气管切开时机的主要因素。

（2）吸入性呼吸困难的程度是决定是否行气管切开的决定因素。

三、人工气道的维持及其用途

（一）应用于人工通气

各种原因造成的呼吸功能不全或呼吸衰竭，均可用机械通气支持呼吸。

（二）自主呼吸的气道

全身麻醉术后苏醒阶段或准备撤机前；严重上呼吸梗阻或头颈部手术患者，行气管切开置入导管后，患者气道通畅后，患者的自主呼吸可恢复正常。

（三）进行治疗的途径

1. 氧疗　行人工通气及拔管前经由人工气道内供氧（多用细塑料导管，流量一般4～6L/min）。

2. 药物治疗　经人工气道予以气道内滴药、雾化吸入。

3. 作为纤维支气管镜的检查及治疗　尤其在人工通气过程中，需行支气管肺灌洗的患者，可用专用的接头连接通气机，在不间歇通气的过程中完成纤维支气管镜的操作。

四、人工气道建立后的其他辅助治疗

（一）急诊胸腔引流

严重胸部伤或应用机械通气的患者，均有发生张力性气胸的可能，一旦发现应及时行胸腔闭式引流，以利肺复张。在未行引流的张力性气胸患者，行气管内插管人工通气可致患者死亡，应予警惕。

（二）胃肠减压

有胃肠胀气者应及时停胃管进行减压，可防呕吐导致误吸。对于昏迷患者，建议应在气管内插管后再插胃管，因为停胃管的操作过程可致呕吐、反流和误吸。操作应由有经验的人员完成，如徒手操作有困难者，本所常用纤维支气管镜协助完成。

（三）预防和控制呼吸道感染

人工气道的建立破坏了上呼吸道的防御功能，且危重患者机体抵抗力较弱，又处在极易发生呼吸道交叉感染的 ICU 中，因此防止呼吸道感染以及对已有感染者加强监护治疗极为重要。首先要排除来自人工气道、机械通气以及反复气管吸引和其他呼吸器械造成的医源性污染，其次可定期做气道分泌物的细菌培养（经纤维支气管镜用防污毛刷结果较为可信），根据药敏及临床情况调整抗生素。

五、人工气道并发症及对策

（一）气管内插管的并发症及处理

1. 即发并发症　出血、喉及气管裂伤及擦伤、声带损伤、喉及声门下水肿、杓状软骨脱位、插管脱落致窒息等。经鼻或口气管内插管导管误入食管而未被立刻发现是最危险的并发症。前述的鉴别方法有助发现，应立即对其进行处理。少数病例插管后出现呛咳、憋气，可用 1% ~2% 利多卡因分次气道内滴入，也可使用镇静剂甚至肌松剂（如苯磺阿曲库铵），以便保证气道通畅。熟练掌握插管技术并严格按照操作规程是预防和避免上述并发症最有效的措施。

2. 迟发并发症　声带肉芽肿、喉部软骨炎、气管内肉芽肿、气管狭窄、气管塌陷，长期插管导致气管黏膜溃疡、出血，肺部反复感染。处理措施主要包括选择合适的刺激性小的导管、采用最小漏气技术、减少气囊的容积及监测气囊的压力、条件允许时及早拔管。

气管导管撤除时，即发并发症可能有气管塌陷导致呼吸道梗阻或胃内容物及异物误吸，故必备气管内插管及气管切开器械，经鼻插管拔除后的并发症有鼻孔溃烂、鼻中隔穿孔，部分患者可引起鼻旁窦炎，处理及预防措施效果欠佳，均宜早日拔管。

（二）气管切开的并发症

气管切开的缺点就是具有损伤性。

1. 早期并发症　①伤口渗血、出血；②皮下气肿或纵隔气肿；③气胸。

2. 晚期并发症　①伤口感染；②气道阻塞；③吞咽障碍；④食管气管瘘；⑤气管 - 无名动脉瘘致大出血死亡。

3. 后期并发症　①切开部位气管不愈合；②气管肉芽肿引起气道狭窄、梗阻。

一般来说，只要手术仔细操作，及时止血，气管套管正确置入气管腔，上述并发症并不常见。

六、人工气道的撤离

全身麻醉术后，不论选择性或治疗性气管内插管的拔管，一般以拔除后 24 小时内无须重新置管为拔管成功的标准。

拔管时注意事项及步骤：

（1）拔管前须先向患者详细解释，以期获得患者的合作。

（2）先清除患者的口咽和鼻咽部积存的分泌物，然后用另一消毒吸痰管清除气道内分泌物。

（3）提高吸入氧浓度 2 ~3 分钟，让患者用力深吸气或予正压通气，吸气末时放出气囊内的气体，快速拔出插管。

（4）立即予合适的途径供氧，多用双腔鼻氧管供氧。

（5）观察患者气道情况，以判断是否存在阻塞、呼吸困难，鼓励患者做深吸气及主动咳嗽。

（6）确保患者撤离人工气道后能维持有效的自主呼吸，床边应备有全套的气管内插管及气管切开的器械，拔管后常用地塞米松 2mg 雾化吸入，以预防气道痉挛及减轻声门水肿，在小儿中更是如此。

气管切开套管的撤离（拔管），拔管前准备与气管导管的拔除相同，拔管方法可根据基础疾病及病情的不同采用逐步堵管或一次拔除套管两种方法。拔管后伤口用细纱覆盖，让伤口自然愈合。

七、永久性人工气道的维持

永久性人工气道主要是指气管切开置管长期维持呼吸。

（一）适应证

（1）全喉切除患者。

（2）心脏骤停复苏后脑永久性损害，皮质下功能保存的植物人。

（3）长期昏迷（如脑炎、颅内病变所致）咽喉反射消失的患者。

（4）双侧声带麻痹（如喉返神经损伤）患者。

（二）护理

长期人工气道维持呼吸的关键在于合理的护理。

（1）保持呼吸道通畅，一般每 4～6 小时更换清洗内套管一次，每周更换一次外套管。

（2）保持呼吸道湿化，向气管内注入生理盐水 0.5～1mL，可定期雾化。

（3）注意口腔卫生清洁，按护理要求进行，预防呼吸道感染。

（4）加强营养支持，可经胃管或胃十二指肠内营养，建议采用半坐卧位，以防误吸。

（朱作峰）

第四节　机械通气

机械通气是在呼吸机的帮助下，维持气道通畅、改善通气和氧合、防止机体缺氧和二氧化碳蓄积，为使机体有可能度过基础疾病所致的呼吸功能衰竭，为治疗基础疾病创造条件。机械通气是利用机械装置来代替、控制或改变自主呼吸运动的一种通气方式。

一、机械通气的适应证

（一）机械通气治疗的呼吸生理标准

（1）呼吸频率（R）>35/分。

（2）肺活量（VC）<10～15mL/kg 体重。

（3）肺泡动脉血氧分压差［$P_{(A-a)}O_2$］>50mmHg（6.65kPa，$FiO_2=0.21$）。

（4）最大吸气压力（PNP）<25cmH_2O（2.45kPa）。

（5）动脉血二氧化碳分压（$PaCO_2$）>50mmHg（6.65kPa），COPD 患者除外。

（6）生理无效腔/潮气量>60%。

（二）不同基础疾病情况下机械通气的适应证

（1）慢性呼吸衰竭急性恶化合理氧疗后，pH7.2，PaO_2<45mmHg，$PaCO_2$>75mmHg；潮气量<200mL，呼吸频率 35 次/分；有早期肺性脑病表现。

（2）支气管哮喘持续状态常规治疗后，出现下述情况之一：呼吸抑制，神志不清；呼吸肌疲劳；PaO_2 逐渐下降，<50mmHg，$PaCO_2$ 逐渐升高，>50mmHg；一般状态逐渐恶化。

（3）ARDS 经数小时高浓度（60%）氧疗后，PaO_2 仍低于 60mmHg 或 PaO_2 在 60mmHg 以上，但并发呼吸性酸中毒。

（4）头部创伤、神经肌肉疾患引起的呼吸衰竭。

（5）因镇静剂过量等导致呼吸中枢抑制而引起的呼吸衰竭，吸氧后改善不理想，或呼吸频率 30～

40次/分，咳嗽反射减弱，咳痰无力。

（6）心肌梗死或充血性心力衰竭并发呼吸衰竭，吸氧浓度已达60%以上，PaO_2 仍低于60mmHg，可谨慎进行机械通气（宜采用压力支持等模式）。

（7）用于预防目的的机械通气治疗：开胸手术、败血症、休克或严重外伤等。

二、机械通气的模式和参数选择

应用机械通气时，临床上可使用许多不同的方法，处理患者与通气机（呼吸机）之间的关系，这些各种各样的技术称为机械通气的模式。近20年来，机械通气的主要进展之一是通气模式的不断增加以及其在临床上的应用。每当一种新的通气模式出现时，常会引起各种争议。实际上，对于患者来说，临床上没有一种通气模式是十全十美的，任何通气模式都有其优缺点。成功应用某种通气模式，临床医师需有一定的经验和技术。

通气模式可根据其开始吸气的机制来分类，基本模式有两种：控制通气和辅助通气。控制通气时一，通气机触发呼吸并且承担全部的呼吸功；辅助通气时，患者触发和完成全部或部分呼吸周期，而通气机只是给予一定的呼吸支持。选择某一特定的通气模式，取决于患者能够完成呼吸功的量，也就是患者的病理生理状态。

临床上，根据患者或通气机触发呼吸以及通气机和患者如何协调去完成呼吸功，将呼吸方式划分为4种类型。机器切换的呼吸可分为强制型或辅助型；患者切换的呼吸可分为支持型或自主型。①机器切换强制型呼吸（machine - cycledmandatory breath）：由通气机触发每次呼吸，随后同期及承担并完成全部呼吸周期中所需呼吸功；②机器切换辅助型呼吸（machine - cycled assisted breath）：由患者触发呼吸，但是由通气机去完成其余的呼吸工作；③患者切换支持型呼吸（patient - cycled supported breath）：由患者触发呼吸，但是在其余的呼吸周期中，患者和通气机协同完成通气工作；④患者切换自主呼吸（patient - cycled spontaneous breath）：由患者触发呼吸，随后由患者完成所有的通气工作。

（一）完全通气支持与部分通气支持

1. 完全通气支持　完全通气支持（full ventilatory support，FVS）是指CMV、A/C和PCV时，通气机提供维持有效肺泡通气所需的全部工作量，即不需要患者进行自主呼吸以吸入气体及排出 CO_2。

FVS适用于下列情况：①呼吸停止；②急性呼吸衰竭；③因呼吸功增加或呼吸窘迫而使心血管系统不能维持有效循环；④自主呼吸驱动力低下，不能产生有效的呼吸功；⑤机械通气治疗开始后12小时内，为稳定临床情况及放置必要的治疗和监测导管时也需要FVS；⑥中枢神经系统疾病或功能衰竭所致的呼吸衰竭；⑦呼吸肌麻痹。

FVS治疗时，通气机的频率在8次/分以上，潮气量为12～15mL/kg，$PaCO_2$ 维持在6.0kPa（45mmHg）以下。所以CMV、A/C和PCV均能提供FVS。当IMV（SIMV）频率较高（>8次/分）时，足以维持有效的肺泡通气，也能提供FVS。由于CMV常需要镇静剂或麻醉剂以避免患者与通气机发生拮抗，所以目前CMV应用较少，而常用IMV（SIMV）、PCV、A/C来提供FSV。

2. 部分通气支持　部分通气支持（partial ventilatory support，PVS）是指患者和通气机共同维持有效的肺泡通气，换言之，PVS要求患者有自主呼吸，因通气机只提供所需要通气量的一部分。

PVS的适应证为：①患者有能力进行自主呼吸，并能维持一定通气量；②自主呼吸与PEEP相结合时，可避免胸腔内压过度升高；③减少正压通气对循环系统的不良反应；④进行呼吸肌群的锻炼。

目前80%以上的通气治疗都应用PVS。但是，临床上部分患者不能耐受PVS，原因有：①患者的临床情况不能适应呼吸功的增加；②技术因素，如传感器不够灵敏等。

临床上除CMV、A/C和单一的PCV以外，其余所有下述通气模式均能提供PVS。

（二）控制机械通气

1. 定义　应用控制机械通气（controlled mechanical ventilation，CMV）时，患者接受预先已设定的通气频率以及潮气量（VT）。患者的吸气力不能触发机械呼吸。通气机承担或提供全部的呼吸功。许多通气机上 CMV 模式不同于辅助/控制模式（assist/control，A/C）。故临床上应用 CMV 意味着是控制强制通气，每次呼吸都释放出一定的潮气量，而患者的呼吸用力被有效抑制。

2. 应用指征

（1）由于中枢神经系统功能障碍，患者呼吸微弱或没有能力进行自主呼吸（如高位脊髓损害、药物过量、吉兰－巴雷综合征等）。有时药物的应用可造成呼吸抑制，例如大剂量镇静剂或使用某些神经肌肉阻滞剂。

（2）在某些情况下，例如麻醉时或重新进行辅助通气时，为患者的肺部提供一种安全的通气方式。

（3）重度呼吸肌衰竭，如呼吸肌麻痹、胸部外伤、急慢性呼吸衰竭所致的严重呼吸肌疲劳时，为最大限度降低呼吸功，减少呼吸肌的氧耗量，以缓解呼吸肌的疲劳。

（4）心肺功能储备耗竭，如循环休克、急性肺水肿、某些急性呼吸窘迫综合征（ARDS）时，应用 CMV 可减轻心肺负荷。

（5）需对患者的呼吸力学，如呼吸阻力、顺应性、内源性 PEEP（PEEPi）、呼吸功等进行准确测定时。

3. 优缺点　在 A/C 通气模式出现以前，CMV 模式曾广泛应用于临床。在 CMV 时，患者不能进行自主呼吸，如果患者已清醒，有自主呼吸倾向，CMV 则抑制患者的呼吸努力。这可使患者产生空气饥饿的感觉，往往会显著增加呼吸功。患者的自主呼吸也会引起患者与通气机的不同步，患者企图触发呼吸，使呼吸辅助肌和肋间肌收缩。故此时必须应用镇静剂和（或）麻醉剂来抑制患者自主呼吸的努力，以改进通气机的效应。如果临床上对患者应用镇静剂和（或）麻醉剂有潜在的并发症，而且患者触发呼吸也不是反指征，则应选择另一种通气模式。

CMV 时，由于肺泡通气和呼吸对酸碱平衡的调节作用完全由临床医师控制，故需仔细监测酸碱平衡，通气机的设置也应按照生理状况的改变（如发热、营养摄取等）认真调节。如果临床上长期 CMV，患者的呼吸肌可衰弱和萎缩，将造成通气机撤离困难。

4. 监护

（1）吸气峰压（peak inspirator pressure，PIP）：在容量切换的通气方式中，PIP 是经常变化的，PIP 将随着肺顺应性和气道阻力的变化而变化。

（2）呼出气潮气量（EVT）：虽然在通气机的控制板上已经设定了潮气量，但所释放出的潮气量并不能得到完全的保证。如果 EVT 偏离潮气量 100mL 以上，则需寻找潮气量丧失的原因。

（3）酸碱平衡：其呼吸成分完全由临床医师控制。

（4）与通气机的同步情况：患者—通气机不同步及吸气流速率或呼吸频率的设置不恰当不能满足患者的需要。

（5）自主呼吸：使用镇静剂不适当，患者不能触发自主呼吸。

（三）辅助/控制模式

1. 定义　应用辅助/控制模式（assist/control mode，A/C）的机械通气，通气机以预先设定的频率释放出预先设定的潮气量。在通气机触发呼吸的期间，患者也能触发自主呼吸，当通气机感知患者的自主呼吸时，通气机可释放出一次预先设定的潮气量。患者不能自己改变自主呼吸触发呼吸的潮气量。患者所做的呼吸功仅仅是吸气时产生一定的负压，去触发通气机产生一次呼吸，而通气机则完成其余的呼吸功。CMV 和 A/C 之间的差别在于：A/C 模式时，患者自主呼吸能为通气机感知并产生呼吸。

2. 应用指征

（1）呼吸中枢的驱动力正常，但是呼吸肌衰竭以致不能完成呼吸功。

（2）呼吸中枢的驱动力正常，但是由于所需要的呼吸功增加（如肺部疾病时肺顺应性增加），使呼吸肌不能完成全部呼吸功。

（3）允许患者设定自己的呼吸频率，因而有助于维持正常的 $PaCO_2$。

3. 优缺点

（1）优点：①A/C 模式的机械通气允许患者控制呼吸频率，并且能保证释放出最低的通气量，维持最低的呼吸频率。②A/C 模式也允许患者使用呼吸肌群做些呼吸功，但是如果适当设置流速率和灵敏度，患者所做的呼吸功可相当少。如果临床上认为通气机应做大量呼吸功的机械通气对患者来说较为适合，则 A/C 为理想的通气模式。③正常情况下，A/C 模式与 SMV 相比，患者所做的呼吸功较少。

（2）缺点：①患者在接受机械通气时常有焦虑、疼痛或神经精神因素，它可导致呼吸性碱中毒。严重的碱中毒可抑制呼吸驱动力，并损害多种代谢功能。②过度通气也可能导致内源性 PEEP 的形成，这与呼气时间减少有关。③由于每次呼吸都是在正压通气下产生，A/C 模式可多方面影响患者的血流动力学状态。

4. 监护

（1）吸气峰压（PIP）：在使用容量切换型呼吸机时，变化较大，PIP 的增加与肺部顺应性的改变和气道阻力的增加有关。

（2）呼出气潮气量（EVT）。

（3）舒适程度：患者在发生自主呼吸努力时，监测气道压力并调节灵敏度，允许患者使用较小的触发呼吸努力，调节流速率以满足患者的吸气需要。使用 A/C 模式时，触发灵敏度和流速率为影响患者呼吸功的主要因素。

（4）密切监测酸碱平衡状态：如果患者过度通气，可考虑应用镇静剂或改变通气模式，如试用 IMV、SMV 或压力支持通气（PSV）等。

（四）间歇强制通气

1. 定义　间歇强制通气（intermittent mandatory ventilation，IMV）是一种患者可以获得预定潮气量与呼吸频率的通气模式，在这些呼吸机控制的通气之间，患者也能触发和进行自主呼吸。自主呼吸时的通气量取决于患者自主呼吸的呼吸肌群力量。

IMV 和 A/C 模式的差别在于患者能触发产生自主呼吸的通气量，A/C 模式中，潮气量是由通气机产生的恒定通气量；而在 IMV 模式中，潮气量是由患者自己控制的，因而是可变的。最初设计 IMV 时，是为了创造一种通气模式，患者能与通气机配合应用呼吸肌群，因而能撤离通气机。IMV 频率越低，患者需要触发越多自主呼吸，因而也需做更多的呼吸功。随着患者产生呼吸功的增加，强制通气的频率也可逐步降低。

2. 应用指征

（1）呼吸驱动力正常，但是患者的呼吸肌群不能完成全部的呼吸功，适用于呼吸衰竭早期。

（2）需要患者有自己的呼吸频率以维持正常的 $PaCO_2$。

（3）准备撤离通气机，可逐渐减少 IMV 的频率和潮气量，有利于锻炼患者呼吸肌群的功能。

3. 优缺点

（1）优点：①IMV 与 A/C 模式相比较，通气过度的发生率较低，因为 IMV 通气时，患者能用自己的呼吸频率和通气量来调节呼吸，从而维持正常的 CO_2 水平；②由于患者较多地参与通气，呼吸肌群的萎缩也较少见；③患者自主呼吸时平均气道压力较低，故 IMV 正压通气的血流动力学影响比 CMV 或 A/C 模式时要小。

（2）缺点：IMV 模式通气治疗期间，如果患者有自己的通气周期，但 IMV 不能监测患者的自主呼吸努力，因而通气机仍可能给予一次强制通气。这就造成了呼吸的“重叠”。如发生在患者自主呼吸期间或终末，这次机械通气无效，这就造成了患者 - 通气机之间的非同步，患者感觉不舒服，通气的不协调也有潜在的肺部气压伤危险。此外，IMV 如使用不当，可增加 CO_2 潴留的危险性，有时可使患者产生呼吸肌疲劳，反而增加氧耗量。

4. 监护

（1）患者的呼吸频率：如果呼吸频率增加，则需要注意患者自主呼吸时的潮气量，通常自主呼吸的潮气量应为 5 ~ 8mL/kg。如果患者出现呼吸肌疲劳，会产生浅而速的呼吸，这将导致肺不张，降低肺顺应性，进而增加呼吸功，这时需对患者做进一步的通气支持治疗。

（2）吸气峰压（PIP）：在容量切换的通气模式中，PIP 是经常变化的，PIP 随着肺顺应性的增加以及气道阻力的上升而增加。

（3）呼出气潮气量（EVT）。

（4）自主呼吸时的潮气量：<5mL/kg 可能产生肺不张，表明患者的呼吸肌群还比较衰弱，不能产生适当的潮气量。

（5）患者的舒适程度和与通气机的同步情况：如果患者主诉不能吸入足量的气体，则应检查灵敏度和流速率是否设置妥当。患者与呼吸发生不同步时，如果正在撤离通气机，可让患者镇静，注意与通气机配合，必要时用镇静剂，但注意不要抑制呼吸中枢。如果患者仍觉不舒服，则可改变通气模式，如SIMV 和 PSV。

（五）同步间歇强制通气

1. 定义　同步间歇强制通气（synchronized intermittent mandatory ventilation，SIMV）时，患者能获得预先设定的潮气量和接受设置的呼吸频率，在这些通气机设定的强制通气期间，患者能触发自主呼吸，自主呼吸潮气量的大小与患者产生的呼吸力量有关。

SIMV 与 IMV 不同，IMV 模式通气时，通气机在一定的时间内给予患者强制通气，而与患者的呼吸状态无关；然而，SIMV 模式通气时，通气机释放的强制通气量与患者的吸气负压同步。如果患者不能产生吸气负压，则通气机可以在预定的时间内给予强制通气。

2. 应用指征

（1）呼吸中枢正常，但是患者的呼吸肌群不能胜任全部的呼吸功。

（2）患者的临床情况已能允许设定自己的呼吸频率，以维持正常的 $PaCO_2$。

（3）撤离呼吸机。

3. 优缺点

（1）优点：①SIMV 能与患者的自主呼吸相配合，因而可减少患者与通气机相拮抗的可能，防止呼吸“重叠”，患者在机械通气时自觉舒服，并能防止潜在的并发症，如气压伤等；②与 A/C 模式相比较，SIMV 产生过度通气的可能性较小，这与患者在 SIMV 时能主动控制呼吸频率与潮气量有关；③由于患者能应用较多的呼吸肌群，故呼吸肌萎缩的可能性较小；④与 CMV 或 A/C 模式相比，SIMV 通气的血流动力学效应较少，这与平均气道压力较低有关。

（2）缺点：SIMV 属于时间调整方式，因而有其缺点：①如患者自主呼吸良好，会使 SIMV 频率增加，可超过原先设置的频率。②同步触发的强制通气量，再加上患者自主呼吸的潮气量可导致通气量的增加。例如，患者的自主呼吸的潮气量为 200mL，设定的呼吸机 SIMV 潮气量为 600mL，则此时的一次潮气量可达 800mL。③如病情恶化，患者的自主呼吸突然停止，则可发生通气不足。④由于自主呼吸在一定程度上可增加呼吸功，如使用不当将导致呼吸肌群的疲劳。

4. 监护

（1）患者的呼吸频率：如果呼吸频率增加，应重新测定自主呼吸的潮气量。一般来说，自主呼吸的潮气量应为 5～8mL/kg。如果患者出现呼吸肌群的疲劳，会发生浅而速的通气，这可造成肺不张、肺顺应性下降并增加呼吸功，此时需加强呼吸支持。

（2）吸气峰压（PIP）：PIP 在容量切换的通气机中变化较大，可随肺顺应性和气道阻力而改变。

（3）强制通气的潮气量和自主呼吸的潮气量。

（4）患者的舒适程度：如果患者自觉不能从通气机获得足够的气体，应仔细检查灵敏度和流速率是否适当。如在撤机时患者有焦虑或不安，可适当给予镇静剂，但注意不要抑制呼吸中枢。如果撤机时使用 SIMV 失败，可改用 T 管法和 PSV。

（六）持续气道正压

1. 定义　持续气道正压（continous positive airway pressure，CPAP）应用于有自主呼吸的患者，是在呼吸周期的全过程中使用正压的一种通气模式。应有稳定的呼吸驱动力和适当潮气量，在通气时通气机不给予强制通气或其他通气支持，因而患者需完成全部的呼吸功。

CPAP 在呼气末给予患者正压支持，所以可防止肺泡塌陷，改善功能残气量（FRC）并提高氧合作用。就这些来说，CPAP 的生理作用等于 PEEP。CPAP 与 PEEP 的区别在于，CPAP 是患者自主呼吸的情况下，基础压力升高的一种通气模式，与是否应用通气机无关；而 PEEP 也是基础压力升高的一种通气，但是患者同时也应有其他方式的呼吸支持（如 A/C、SIMV、PSV 等）。

2. 应用指征

（1）功能残气量的下降、肺不张等而使氧合作用下降。

（2）气道水肿或阻塞（如阻塞性睡眠呼吸暂停综合征），需要维持人工

（3）准备撤离通气机，在撤机的过程中应用 CPAP 改善肺泡稳定性和功能残气量。

3. 优缺点

（1）优点：①因为 CPAP 时无其他辅助支持，患者要承担全部呼吸功，所以能减轻肺不张，同时能维持和增加呼吸肌群的强度；②CPAP 常用于撤机的过程中，与 SIMV 交换使用，随着患者呼吸肌群功能的改善 CPAP 的时间可适当延长；③应用 CPAP 时，由于患者仍与通气机相连接，在撤机时，如 EVT 偏低，小于预定的警戒数值或出现呼吸暂停，通气机会报警，此时可改变通气模式。

（2）缺点：应用 CPAP 时可引起心排血量下降，增加胸腔内压力，导致肺部气压伤。

4. 监护

（1）患者的呼吸频率（RR）：RR 应少于 2 5 次/分。如 RR 增加，EVT 应重新测定。如患者出现疲劳，会产生浅而速的呼吸。

（2）呼出气潮气量（EVT）：EVT 应为 5～8mL/kg，如小于 5mL/kg，说明患者的呼吸肌群没有足够的力量来产生适当的潮气量。这时应改用其他通气模式，如 PSV、SIMV 或 A/C。

（3）患者的舒适程度：如患者主诉不能得到足够的气量，应适当调整流速率。

（七）压力支持

1. 定义　压力支持（pressure support，PSV）是指当患者的自主呼吸连同通气机能释放出预定吸气正压的一种通气。PSV 为一种流量切换的通气模式，气流以减速波的形式释出。当患者触发吸气时，通气机以预先设定的压力释放出气流，并在整个吸气过程中保持一定的压力。应用 PSV 时，不需要设定 VT，故 VT 是变化的，由患者的吸气力量和压力支持水平，以及患者和通气机整个系统的顺应性和阻力等多种因素决定。只有当患者有可靠的呼吸驱动时，方能使用 PSV，因为通气时必须由患者触发全部的呼吸。

PSV 模式可单独应用或与 SIMV 联合应用。SIMV 和 PSV 联合应用时，只有自主呼吸得到压力支持，故万一发生呼吸暂停，患者会得到预定的强制通气支持。

PSV 有两种不同水平的压力：高水平压力和低水平压力。①在高水平压力 PSV（PSVmax）时，PSV 的量是增加的，直到患者得到常用的 VT，在完全通气支持时为 10～15mL/kg。如 PSV 在此种压力水平下使用，只要患者有稳定的呼吸驱动力，不需要其他容量切换的呼吸支持。②低水平压力的 PSV，支持的数量需仔细调整，直到患者能得到适当的 VT，VT 的量与自主呼吸相似，5～8mL/kg。低水平 PSV 可单独使用，但常与 SIMV 合用，以保证患者能得到最小的肺泡通气量。无论应用高或低水平 PSV，随着患者呼吸肌群力量的增加和呼吸系统功能的改善，压力支持的水平也应降低。PSV 与 PEEP 同时应用的过程中，吸气峰压（PIP）等于 PSV 水平加上 PEEP 水平。

2. 应用指征

（1）撤离通气机：患者呼吸肌群所做功的质和量能完全由 PSV 水平的改变来控制。PSV 可作为撤机的重要模式。

（2）长时期机械通气：通过增加吸气气流，PSV 能降低与人工气道和通气机管道相关的呼吸功。由于患者在吸气全过程需应用呼吸肌群，故能减弱呼吸肌的失用性萎缩。

3. 优缺点

（1）优点：①PSV 可用于克服机械通气有关的阻力，与通气有关的氧耗量也能下降。呼吸功的下降，患者也能更好地忍受通气机的撤离。②PSV 使患者的自主呼吸与通气机相配合，同步性能较好，通

气过程感觉舒适，能控制呼吸的全过程，也就是患者能决定何时触发一次呼吸、吸气和呼气的时间，以及通气的方式。③患者对 $PaCO_2$ 和酸碱平衡的控制较好。④临床医师能应用 PSV 对患者较弱的自主呼吸及潮气量进行适当“放大”，达到任何理想的水平并设定 PIP。⑤PSV 模式通气时平均气道压力较低。

（2）缺点：①PSV 时，VT 为多变的，因而不能确保适当的肺泡通气。如肺顺应性降低或气道阻力增加，VT 则下降。所以，对呼吸系统功能不全或有支气管痉挛或分泌物丰富的患者，使用 PSV 模式应格外小心。②如有大量气体泄漏，通气机就有可能不能切换到呼气相，这与 PSV 模式时支持吸气压力的流速率不能达到切换水平有关。这可导致在整个呼吸周期中应用正压通气，类似 CPAP。

4. 监护

（1）呼出气潮气量（EVT）：当 PSV 用来做完全通气支持时，VT 应为 10～15mL/kg，部分通气支持时应为 5～8mL/kg。EVT 降低时应仔细检查原因，否则可能发生肺不张。

压力通气模式时呼出气潮气量下降的原因：

1）患者方面：①肺顺应性的下降：如胸膜腔疾患、肺内浸润性病变；②气道阻力的增加：气道狭窄，如支气管痉挛，气道内分泌物增多；③呼吸肌群肌力不足以维持通气需要；④通过支气管胸膜瘘丢失一部分潮气量。

2）通气机管路方面：①气流阻力增加：气管内插管或气管切开管的扭曲，通气机管道受压或积水等；②通气机管道接口松动造成漏气；③潮气量从气管内插管或气管切开管的套囊旁漏出。

（2）患者的呼吸频率（RR）：RR 应小于 25 次/分。如 RR 增加，需重新测定 VT。

（3）当应用 PSVmax 通气时，应估计正压通气时的血流动力学效应。

（八）无创与正压支通气

1. 定义　无创伤正压支持通气（NIPSV）也称为双水平气道正压通气（BiPAP），是无创伤性的通气模式。同时设定呼吸道内吸气正压水平（IPAP）和呼气正压水平（EPAP）。如与常规通气机比较，IPAP 等于 PSV，EPAP 则等于 PEEP。

这一模式本质上等于 PSV，差别在于 NIPSV 为一种流量触发的系统，应用时需通过鼻面罩进行，因此不需建立人工气道（如气管切开或插管）。潮气量、流速率和吸气时间均随患者的呼吸力量、所设置的压力和肺顺应性及气道阻力而改变。这一通气模式的名称很多，包括鼻间歇正压通气（NIPPV）和 BiPAP。

2. 应用指征

（1）慢性通气功能不全因伴有急性疾病发作而造成的呼吸衰竭。

（2）对慢性通气功能不全的患者给予夜间呼吸支持，对有呼吸肌群功能不全的患者给予通气支持，如胸壁疾病、神经肌肉疾病或 COPD。

（3）对有睡眠呼吸暂停的患者，给予患者夜间通气支持。

（4）在原先使用的传统呼吸机辅助通气结束，患者拔管之后，在患者完全自主呼吸开始前，给予 NIPSV。

（5）为避免气管内插管或切开而提供通气支持。

3. 优缺点　NIPSV 原先用于睡眠呼吸暂停的治疗，IPAP 能产生适当的潮气量而 EPAP 能保持气道的扩张。

（1）优点：①提供适当的通气支持，无须气管内插管或气管切开，可避免人工气道的某些并发症，患者能正常饮食和说话。②与 CPAP 相比，NIPSV 能提供吸气辅助，把潮气量“放大”，因而可对微弱的呼吸肌群提供帮助；而 CPAP 不能提供吸气辅助，且实际上是增加了呼吸功。

（2）缺点：①NIPSV 时，形成一个密闭的通气系统是相当困难的，因而需要有一个系统来测定面罩周围的漏气情况，并通过增加流量来代偿漏气。Bi－PAP 的设计则遵循了这一准则，并且影响流量触发灵敏度。②通气机给予患者的通气支持相当局限，而且不能帮助患者清除呼吸道的分泌物。

4. 监护

（1）呼出气潮气量（EVT）：NIPSV 时，EVT 变化较大，一般至少应保持在 5～8mL/kg。临床应用时，应注意气道阻力的增加而使 VT 降低，例如通气机管路中积水。如 EVT 太少，可发生肺不张。

（2）吸气峰压（PIP）：应用 NIPSV 时，无论在系统中改变 EPAP 水平或改变 IPAP，均应测定 PIP。

（3）受压的区域，尤其是鼻梁部位。

（4）监护胃部胀气，必要时可放置胃管。

（九）压力控制通气

1. 定义　压力控制通气（pressure controlled ventilation，PCV）为一种预先设定呼吸频率，每次呼吸都得到预设的吸气压力的支持通气模式。在单一的 PCV 中，每次呼吸均由通气机触发，患者自身不能触发呼吸，也不能使呼吸频率高于预先设定的频率，因而实际上每次呼吸都由通气机循环给予强制通气。

但是 PCV 也能使用设定的灵敏度而由患者来触发通气，这些自身触发的呼吸也可得到预先设定的压力支持，这也称为压力辅助/控制通气模式。PCV 无须设定 VT，每次接受的 VT 是不断变化的，取决于所设定的吸气压力、呼吸频率、吸气时间、肺部顺应性以及气道和管道的阻力。吸气开始由时间机制决定，吸气气流由所设定的压力水平控制，也就是 PC 的水平。在吸气过程中始终保持这一水平的压力。气体流量则以减速波的形式释出，随着肺内气体的充盈，流速率自然衰减。

2. 应用指征　PCV 可提供完全通气支持，尤其适用于肺顺应性较差和气道压力较高的患者，或此类患者在使用容量切换型通气时氧合不理想。临床上能通过控制气道压力来使用 PCV，调节吸气压力而获得理想的 VT。与容量切换的通气方式相比，PIP 较低，因而减少了肺部气压伤的危险性。

3. 优缺点　在急性呼吸窘迫综合征（ARDS）的治疗中，PCV 相当有用。ARDS 时，有肺顺应性的降低，肺内分流的增加，虽然增加 FiO_2，但患者仍有严重的低氧血症，因有广泛的毛细血管漏出，生理无效腔也增加，血管有广泛的凝血，终末期 $PaCO_2$ 可升高。由于这些病理改变，如使用容量切换通气以及方形流速波释出通气量，也可能在 ARDS 患者中造成较高的吸气峰压（PIP），使肺内气体分布不均，可造成肺部气压伤，尤其当 PIP 增加，肺泡内压力梯度不均时。

PCV 通气则可在较高的通气压力和肺内气体分布不均时，减少肺气压伤的可能性。PCW 通过限制吸气压力，下降气道压力，这一压力往往低于容量切换型通气和方形流速波释出气流等类型的机械通气。PCV 通气模式常用减速波，可使肺内气体分布较为均匀，同时也使气道阻力明显下降、肺部顺应性改善、无效腔通气减少以及增加氧合。

PCV 在维持气道开放和改善气体分布方面，较其他通气模式更为有效。在吸气早期就可释放出较高的平均气流、压力和容量。吸气初迅速增加的压力有助于扩张塌陷的肺泡，而且在整个吸气相内能维持一定的压力，因而能保持气道开放和改善气体分布。

应用 PCV 时气道内的平均压力是增加的，这与在通气期间气道压力迅速增加，并且在吸气相维持这一 PIP 有关。平均气道压力与肺容量和氧合密切相关，为治疗 ARDS 的关键。适当应用平均气道压力，可以复原塌陷的肺泡，使肺血重新分布，进而增加肺容量和提高氧合作用。但是平均气道压的增加，对某些心功能较差的患者是不合适的，因为可使心搏出量进一步下降，减少回心血量和增加右心室后负荷，如果有氧气释放和输送受损，PCV 通气则有害而无利。

4. 监护

（1）熟悉通气机的全部指标，包括吸气压力水平，例如吸气压力为 4kPa（$40cmH_2O$），呼吸频率为 20 次/分，PEEP 为 1.5kPa（$15cmH_2O$），FiO_2 为 0.6。

（2）密切观察 EVT 和分钟通气量：任何影响肺顺应性和气道阻力的因素都会导致 EVT 的变化。PCV 的水平随肺部病变的改善而降低，否则 VT 的增加会使肺部过度扩张及通气过度。

（3）监测 PIP：PIP 应等于所用的 PC 水平与 PEEP 之和。

（4）监测血流动力学变化：注意平均气道压力的变化造成的血流动力学改变。

（5）监测气管切开管或插管套囊有无漏气：如漏气，通气机就达不到预先设定的 PC 水平，可能造成吸气相的持续。

（十）压力控制合并吸呼反比例通气

1. 定义　压力控制合并吸呼反比例通气（pressure control with inverse inspiratory - to - expiratory ratio ventilation，PC - IRV）为压力控制通气的同时应用吸呼反比例通气，即预先设定呼吸频率和吸气压力水平，并使用吸呼反比例，如1：1、2：1、3：1、4：1等。

2. 应用指征　PC - IRV可为肺顺应性较差的患者提供完全通气支持。这些患者往往有较高的气道压力，在使用容量切换型通气机时氧合作用较差。PCW通气能通过控制吸气压力来获得理想的潮气量，使PIP降低，减少肺气压伤的可能性。PC - IRV的应用可使平均气道压力增加，因而使肺内气体分布改善，同时能改善氧合作用。

3. 优缺点　ARDS时，肺表面活性物质缺乏，肺部弥漫性病变分布不均，各肺单元阻力和顺应性变化多端。病变严重的肺泡需要较长时间充盈，如使用常规比例的通气，肺泡不能得到适当充盈，仍处于塌陷的状态，导致肺内分流的持续存在以及严重的低氧血症。I：E反比例通气增加了吸气时间，使肺泡得到适当充盈，故能改善肺内气体分布。同时在呼气相，肺泡没有时间排空到静止容量，气体在肺部陷闭，陷闭的气体在肺内产生了一种压力，这就是内源性PEEP。

PC - IRV的应用可使功能残气量增加、肺内分流降低、无效腔通气减少，因而改善氧合。但由于平均气道压力和总PEEP增加，这一模式的通气影响血流动力学较多。

4. 具体实施　严重呼吸衰竭患者表现为双肺弥漫性浸润影伴进行性加重，PIP增加，虽然已使用了较高的FiO和高水平的PEEP，并应用了较高的分钟通气量，但症状继续恶化，此时可考虑应用PC - IRV。通气机设置如下：①FiO_2为1.0。②I：E比例为1：1。③调节吸气压力（压力控制水平），使潮气量达10～12mL/kg，通常PC为1/3～1/2PIP，一般应用较低的压力，试图获得较大的VT、分钟通气量和合适的$PaCO_2$；肺顺应性较差，可试用较小的VT。④呼吸频率（RR）为20～25次/分，RR增快，在呼气完成前，下一次呼吸已经开始。⑤PEEP的设置一般为0.5kPa（5cmH_2O），由于应用I：E反比例通气，可能有内源性PEEP。

PC - IRV应用时的注意事项：①患者需要适当的监护，包括心搏出量以及血流动力学监测等；②患者应适当地镇静和应用肌松剂，保证患者舒适，防止患者的自主呼吸干扰通气模式。患者自身的I：E比例可使PEEP丢失，因而使FRC减少和造成低氧血症；③清理患者气道内的分泌物，在清理和负压吸引分泌物时，应提供高浓度的氧吸入。

5. 通气机的调节　可根据氧饱和度和潮气末CO_2分压的连续监测，以及血气分析的结果来适当调节通气机的各项指标。

（1）增加氧合作用（PaO_2）：①增加FiO_2，但需保持在不引起氧中毒的吸氧水平（<0.6）；②调节通气机的呼吸频率或I：E比例，使内源性PEEP增加。呼吸频率增加，呼吸时间则缩短，使气体在肺泡内陷闭并形成内源性PEEP。逐渐改变I：E比例，从1：1到2：1再到3：1，由于呼气时间缩短，内源性PEEP增加，但需注意血流动力学的改变。

（2）增加通气（$PaCO_2$）：①如果有呼吸性酸中毒，则需增加通气量，可适当升高吸气压力或增加呼吸频率。吸气压力增加为0.3～0.5kPa（3～5cmH_2O），需根据EVT的结果来调节。如果EVT增加，$PaCO_2$反而上升，则压力已超过了肺组织的扩张程度。此时应恢复原有的压力水平，按允许性高碳酸血症来处理。②如果有呼吸性碱中毒，应降低分钟通气量，可适当降低吸气压力或呼吸频率。但是呼吸频率的降低可使内源性PEEP减少，导致氧合作用降低。

6. 监护

（1）监测呼出气的潮气量（EVT）：任何降低肺顺应性或增加气道阻力的因素均可降低EWT。

（2）监测内源性PEEP的水平。

（3）监测PIP：PIP = 吸气压力 + 设定的PEEP。

（4）监测血流动力学变化，保证组织有适当的氧供。

（5）适当对患者应用镇静剂或肌松剂，以抑制患者的呼吸驱动力。

（十一）强制每分钟通气

1. 定义 强制每分钟通气（mandatory minute ventilation，MMV）是通气机按照预先设定的某一恒定的分钟通气量进行机械通气治疗。如果患者的每分钟自主呼吸的通气量小于预定的分钟通气量，不足部分由通气机来提供；如果患者的每分钟自主呼吸的通气量大于或等于预定的分钟通气量，则通气机不再提供通气辅助。

MMV 可由容量切换或压力切换的通气模式来执行。近年来已研制用 PSV 的模式来提供 MMV。能提供 MMV 模式的通气有各种名称，包括：最低分钟通气量（minimum minute ventilation）、扩张型每分钟通气（augmented minute ventilation，AMV）和延伸型强制分钟通气（extended mandatory minute ventilation，EMMV）等。

2. 应用指征

（1）可作为一种撤机方式，通过增加呼吸肌群的强度和防止呼吸肌疲劳，MMV 能促进患者撤离通气机，并在撤机过程中保证安全通气，从而减少监护程度。

（2）当患者的通气驱动中枢变化较大时，MMV 可作为通气支持的过渡阶段。

（3）MMV 能保证给有呼吸暂停、呼吸肌无力以及其他呼吸功能不全的患者提供足够的通气量。

3. 优缺点 MMV 模式能使患者平稳地从完全通气支持过渡到部分通气支持，直到撤离通气机，并且能使患者获得稳定的分钟通气量和 $PaCO_2$。

但是，MMV 没有监测自主呼吸的质量，浅而速的呼吸也能产生最低的分钟通气量，如果不及时纠正会导致肺不张。此外，应用 MMV 可能忽视对患者的监护。

（十二）气道压力释放通气

1. 定义 气道压力释放通气（airway pressure release ventilation，APRV）期间，患者在自主呼吸的基础上接受 CPAP。

在呼气时，阀门间断打开，释放出一定的压力，低于预先设置的压力或低于周围的压力，因而同时应用了两种水平的压力：CPAP 水平、气道压力释放水平。气道压力释放后，仍保留 CPAP 水平。通气机需设置 CPAP 水平、气道压力释放频率、气道压力释放的压力水平和气道压力释放的时期。

应用 APRV 模式，在 CPAP 水平期间，FRC 保留在一定水平上。压力释放期间，在气体被动释放后，FRC 降至一个新水平。在气道压力释放时肺部被动排空，使肺泡通气增加并促进 CO_2 呼出。压力释放与呼气末暂停相似，应考虑到最佳释放时间，压力释放时间通常为 1.5 秒。严重的限制性肺部疾病患者，这一时间对于完全呼出气体是不适宜的，因而这类患者为应用 AP－RV 的相对禁忌证。

2. 应用指征

（1）急性肺损伤引起 FRC 的降低以及肺顺应性减少，但是呼吸肌群的强度或呼吸驱动力尚正常。

（2）手术后轻度的呼吸功能不全。

3. 优缺点

（1）优点

1）APRV 模式可增加肺容量和肺顺应性，防止呼吸肌群的萎缩，通过降低肺容量（而不是增加肺容量）来促进 CO_2 排出。平均气道压力也不超过 CPAP 水平，PIP 也较低，因而降低了肺部气压伤的可能性，对循环系统的影响也较少。

2）APRV 和 PCV 均能在肺顺应性差的患者中降低 PIP，减少肺部气压伤和稳定塌陷的肺泡。这两种模式在设定吸气压力和呼气压力水平方面较为相似，区别在于 APRV 为自主呼吸模式，而 PCV 则不然。APRV 不需对患者使用镇静剂及肌松剂。另外，APRV 的通气辅助与自主呼吸频率相关，呼吸频率增快，压力释放通气的频率也相应增加，通气辅助增大。

3）APRV 模式的优点还在于用气道压力的周期性降低来增加肺泡通气，可使部分呼吸衰竭患者避免气管内插管。

（2）缺点：对气道阻力较高的 COPD 患者，可产生内源性 PEEP，导致肺部过度扩张。此外，AP-

RV 为一种新模式，尚有待临床验证。

（十三）压力调节容量控制通气

1. 定义　压力调节容量控制通气（pressure - regulated volume control，PRVC）时，患者接受预定的呼吸频率和潮气量，并且在一定压力下完成。通气机的设置包括呼吸频率、吸气时间以及预计的潮气量/每分钟呼出气量（VT/VE）。通气机力图应用最低的压力达到预计的 VT，因而如果所测得的 VT 较大，那么压力会下降，直到所设定的和测得的 VT 相等为止。PRVC 为一种 VT 保证型控制通气，这种通气由压力控制水平的调节来完成。最大的压力控制水平允许低于设定压力上限的 0. 5kPa（5cmH_2O）。为安全起见，上限压力应尽量设置在低水平。目前只有 serv0300 通气机有 PRVC 模式，由微处理机连续测定肺胸顺应性并自动计算下一次通气要达到预定潮气量所需的吸气压力，通过连续测算和调整，使实际潮气量与预设潮气量相符。

2. 应用指征　PRVC 尤其适用于缺乏稳定和可靠的呼吸驱动的患者，这类患者由基础疾病或呼吸驱动受镇静剂和（或）麻醉剂的作用而发生呼吸衰竭。PRVC 对肺顺应性较差的患者而言是一种有用的通气模式，这些患者的肺由于疾病造成了肺泡充盈时间的差异。

3. 优缺点　PRVC 结合了压力控制和容量控制通气的优点，患者接受通气治疗时所需压力较低，而且 VT 得到保证。以减速波的形式释放通气量，能促进气体在病变不均匀的肺部得到均匀分布。通气机能随着顺应性和阻力等因素的改变、通气/压力关系的变化而自动调整吸气压力。在肺顺应性迅速和突然改变的病理情况下，例如张力性气胸，通气机也能立即作出反应和企图维持稳定的肺泡通气，直到临床医师采取有效的治疗措施。故 PRVC 能为各种急性呼吸衰竭提供有效的通气支持。

（1）优点：①自主呼吸与机械通气的协调性能好，可避免应用镇静剂或肌肉松弛剂；②潮气量稳定可保证呼吸驱动力不稳定的患者安全通气，避免 PCV 时频繁调整吸气压力来获得理想的潮气量；③降低 PIP，减轻肺气压伤的可能。

（2）缺点：通气机系统中万一发生大量的气体泄漏，通气机将不断增加压力控制水平，以“弥补”所丢失的通气量，很可能加剧通气量的泄漏。

4. 监护

（1）监测患者呼出气的 VT 和每分钟呼出气量，保证达到预先设置的参数。

（2）监测吸气压力，确定压力水平已获得理想的 VT。压力上限设定在平均所需压力的 1 ~ 1. 5kPa（10 ~ 15cmH_2O）。当 PIP 达到压力上限的 0. 5kPa（5cmH_2O）水平，而吸气继续进行，如连续发生 3 次这种呼吸，压力上限会发出报警信号，表现为“压力受限（limited pressure）”。如果达到实际压力上限，吸气将中止。

（十四）容量支持通气

1. 定义　容量支持通气（volume support ventilation，VSV）时，患者每次呼吸都获得压力支持，而且每一预置的潮气量都得到保证，是一种以容量为目标的通气，等于 PRVC，但又是一种自主通气模式，患者触发每一次呼吸。故 VSV 实际上为 PRVC 与 PSV 的联合应用。其基本通气模式为 PSV，为保证 PSV 时的潮气量稳定，通气机根据每次呼吸所测定的顺应性和压力 - 容积关系自动调节 PS 水平。

VSV 模式应用时，同 PSV 一样，患者触发每次通气，触发后的吸气量、呼吸比例由患者控制。又类似于 PRVC 模式，不断调节 PS 水平，以保证潮气量达到预置的 VT。随着患者呼吸能力的增加，可自动降低 PS 水平，直到自动转换为自主呼吸。如呼吸暂停超过 20 秒，通气机自动从 VSV 转换为 PRVC。

2. 应用指征　VSV 适用于呼吸肌群力量不足以产生恒定潮气量的患者，而患者又准备撤离通气机。目前只有 Serv0300 通气机具 VSV 模式。

3. 优缺点　VSV 可看作为 PSV 的“精确”类型，故具备 PSV 的全部优点。PSV 时，可确保最大吸气峰压，而 VT 则随着每次呼吸而有改变。VSV、VT 是有保证的，而压力则随着肺顺应性和气道阻力的改变而不断变化。但与 MAV 模式不同，患者不能通过浅而速的呼吸来达到预先设定的每分钟呼出气量。由于患者能控制呼吸频率和吸气时间，自觉更为舒适。

4. 监护

（1）监测呼出气潮气量：保证患者获得预定的最小 VT/每分钟呼出气量。如果患者的呼吸频率降低，则可获得潮气量将比预定 VT 大 150%。

（2）监测 PIP：同 PRVC。

（3）在 PRVC 模式上所有参数都确保已设定，为万一发生呼吸暂停时的通气准备好各种参数。

（4）监测患者的呼吸参数：如果患者的呼吸频率增至 25 次/分，每分钟呼出气量增加，应估计患者继续进行自主呼吸所需呼吸功的能力。由于所设定的每分钟呼出气量为最低的可接受水平，患者的每分钟呼出气量可能超过这一预定数值。故需设定每分钟呼出气量的报警上、下限。

（十五）成比例通气

1. 定义　吸气时给患者提供与吸气气道压成比例的辅助压力，而不控制呼吸方式。成比例通气（proportional assist ventilation，PAV）可改善呼吸力学和自主呼吸的能力的储备。患者通过增加自主呼吸用力，可成比例地增加通气机的通气辅助功，使通气机成为自主呼吸的扩展。

呼吸衰竭需要机械通气治疗的患者，其自主呼吸的比例大多降低，即呼吸用力大小与吸入气量（或吸气产生的流速）的关系不正常。为维护适当的通气和氧合，达到一定的吸气量和吸气流速，患者必须增加吸气用力，从而增加呼吸负荷，增大呼吸功，导致呼吸窘迫和呼吸肌疲劳。　如今常用的正压通气（容量、压力或时间切换）方法虽能提供吸气气道正压和通气辅助功，但并不能纠正吸气用力和即时效果（产生的吸气量和吸气流速）间的不正常关系，因为提供的吸气压或吸气流速是预设的、非生理性的呼吸方式（如潮气量、呼吸比及流速方式）。如 PAV 为 1 ：1，就是说吸气气道压的产生有一半是由于呼吸肌的收缩，另一半为通气机施加的压力，即无论什么时候和什么通气水平，自主呼吸肌和通气机各分担一半呼吸功；又如 PAV 为 3 ：1，即通气机做 3/4 功，自主呼吸肌做 1/4 功。患者通过改变自己的呼吸用力，也可相应改变通气机提高呼吸的大小，而呼吸功比率维持不变。

PAV 的实施关键是如何感知自主呼吸肌的即时用力，然后通气机才能按比率给予 PAV。

2. 应用指征　PAV 也和 PSV 一样，只适用于呼吸中枢驱动正常或偏高的患者。PAV 和 PSV 均为可调性部分通气支持，可根据需要，以提供吸气正压的方式来提供不同水平的通气辅助功。它们也都没有控制患者的自主呼吸方式，如潮气量、呼吸比、吸气流速等均自主控制。两者不同之处是 PSV 提供的吸气正压是恒定的，在吸气触发后气道压力迅速增加达峰值并维持一定时间，并且 PSV 的水平是预设的，与自主呼吸用力无关；而 PAV 时提供的气道压是变化的，取决于自主呼吸用力的大小。

3. 优缺点

（1）优点：①应用 PAV 后，患者感觉舒适；②降低维持通气所需要的气道峰压；③减少过度通气的可能性；④改善呼吸力学和自主呼吸能力的储备，使通气机提供的辅助功成为自主呼吸肌力的扩展，因而可能避免气管内插管，可能应用无创伤性通气的方式即能改善通气；⑤增加负压通气的有效性，降低麻醉剂和镇静剂的使用；⑥通气机调节方便。

（2）潜在的缺点：①需要有自主呼吸驱动，PAV 压力的产生和大小由自主呼吸控制，如果自主呼吸驱动停止，则压力传送会停止。因此，PAV 模式应用于危重患者或呼吸驱动障碍的患者需设置背景通气。②压力脱逸现象。③PAV 只能在患者现有的呼吸形式控制下辅助呼吸，不能使呼吸正常化。④增加通气潜在的不稳定性，PAV 能增加通气对化学刺激的反应，而增加通气和呼吸周期的不稳定性。

总之，PAV 为新式通气模式，临床应用时间不长，应用病例尚不多，有待进一步评价。

（十六）自动转换模式

1. 定义　自动转换模式（auto mode）其特点是当患者的吸气用力可触发通气机时，通气机即从控制通气模式自动转换为支持通气模式，只要患者能保持触发能力，通气机就维持以支持通气模式来通气。但如果患者停止呼吸，或无力触发通气机，通气机即马上转换回控制通气模式。

设计自动转换模式的目的是为了让通气机去适应患者的自主呼吸，只要患者有中枢呼吸驱动和触发通气机的能力，通气机就自动提供（容积或压力）支持通气，这就意味着，只要患者开始第一次自主呼吸，就开始应用部分通气支持模式，也就开始了撤离机械通气的过程。在通气过程中，自主呼吸和机械通气能很好协调，减少两者的对抗而使患者感觉舒适。可减少或避免应用镇静剂，也可缩短患者应用机械通气的时间。此外，在应用支持通气模式的全过程，有控制模式作为后盾，从而可有效地保证患者的通气安全。

由于通气机是根据患者的病理生理状况自动提供通气支持的，这种高度智能化的现代通气模式可大大减少临床医师在床旁对患者的监控时间和避免频繁的通气机参数调整或重新设置。

2. 实施步骤和方法　在 SV300A 通气机中，“自动转换模式”可以用“容积控制/支持”通气模式，此时的支持模式是“容积支持”；也可以用“压力控制/支持”模式，此时的支持模式是“压力支持”；或用“压力调节容积控制/支持”模式，此时的支持模式是“容积支持”。

如果在控制模式时患者能触发通气机和维持自主呼吸，通气机就自动从控制模式转换为支持模式，同时“支持”钮旁的黄灯闪亮。如果患者不能维持自主呼吸，则在患者停止呼吸 12 秒后通气机即自动从支持模式转换回控制模式。

同 PRVC 和 VS 一样，应用自动转换模式时的吸气压力水平在 PEEP 水平与气道压力上限以下 0.49kPa（5cmH$_2$O）水平范围内自动调节，如果气道压力上限设置过低，则可能导致实际潮气量小于预设潮气量而发生通气不足。

“自动转换模式”是机械通气模式自动化、智能化的新尝试，理论上确有许多优点，但应用于临床的时间尚短，真正的临床应用价值尚待今后更多的实践才能确切评价。

（十七）适应性支持通气

1. 定义　适应性支持通气（adaptive support ventilation，ASV）是瑞士 Galileo 最新一代通气机所特有的机械通气模式，是一种目标选择性正压通气模式。如果患者有吸气触发，则通气机可与患者的每一次呼吸相同步。

临床上应用 ASV 模式时需设置：①体重（body weight）：用于在 ASV 模式时计算分钟通气量和潮气量的限值；②分钟通气量（minute ventilation，MV）：用于调节通气机释出的分钟通气量，成人总的目标分钟通气量，可按每千克体重 100mL 计算；③流量触发/压力触发（flow trigger/pressure trigger）；④压力斜坡（pramp）：在压力控制或支持通气中可决定所释出压力的上升时间；⑤呼气触发灵敏度（ETS）：在压力支持的自主呼吸中决定呼出气的标准。

在 ASV 模式通气时，呼吸频率和潮气量是由理想体重以及达到预置目标通气所测得患者的肺部功能来决定。目标通气从患者的理想体重和所设置的分钟通气量百分比计算而得。患者如无自主呼吸，此时 ASV 实际上等于控制通气，吸气压力（pcontrol）由释放出的潮气量和最佳呼吸频率调节。通常释出的最大吸气压力（pmax）低于实际设置的高压警报限制数值（10cmH$_2$O）。如果患者能部分触发呼吸，其自主呼吸将得到最小压力（Pmin = PEEP + 5cmH$_2$O）支持。压力支持（psupport）根据生理潮气量来调节。实际自主呼吸频率和计算所得的呼吸频率之间的差值由通气机的强制通气进行补偿。完全自主呼吸的患者，其压力支持水平由通气机自动调节，使患者保证获得最佳的呼吸频率和潮气量。临床上应用 ASV 模式时，可以通过增加或降低分钟通气量来增加或减少呼吸频率和潮气量。

2. 适应证　ASV 可应用于机械通气的各个阶段，以辅助患者的通气治疗。ASV 能自动适应患者的通气需要，从完全支持通气（控制通气）到 CPAP。ASV 模式通气时，通气机依下述 4 个步骤进行工作：①评价患者的肺部功能，ASV 通过连续 5 次试验性通气来测定患者的肺部动态顺应性、呼出气时间常数。②计算最佳通气方式，潮气量和呼吸频率根据最低做功的原则计算：如测得呼吸频率高于目标频率，则强制性通气频率降低，反之亦然；如测得潮气量大于目标潮气量，则降低气道压，反之亦然。③实现最佳通气方式。④维持最佳通气方式。

3. 优点

（1）ASV 可自动调节适应患者的通气需要。

（2）避免患者发生压力伤、容量伤，防止窒息和呼吸频速，预防内源性 PEEP（PEEPi）的发生。

（3）可提供安全的最低分钟通气量。

（4）ASV可用作自动撤机支持系统。

总之，ASV是第一个真正适应患者呼吸状态及能力的通气模式，ASV从开始工作的瞬间状态就自动地引导患者走向脱机，该通气模式可用于自主呼吸到强制通气，如果患者发生呼吸停止，ASV可自动进入强制通气。患者的自主呼吸恢复后，ASV自动进入支持通气阶段。临床应用证明，ASV可以最低的气道压力、最佳的呼吸频率来满足患者的通气需要，从而避免气道压力伤、容量伤、呼吸频速及PEEPi。

（十八）双水平正压通气模式

当前在普通的机械通气机上，压力控制通气是一种常用的模式，这也是现在通气策略所决定的。临床通气治疗时，常常希望患者能在机械通气时保留自主呼吸，使患者的自主呼吸成为总的通气量的一部分，因而减少对机械通气的依赖程度。但是机械通气的常规通气模式对提供患者自主呼吸的能力有限。传统的机械通气模式中，为了使患者与通气机相配合，常需应用镇静剂和肌松剂以抑制患者的呼吸驱动力，使通气机与患者的自主呼吸相配合。目前新一代的通气机上推出了一种新模式——双水平正压通气模式（bilevel ventilation，BiLevel），正是为适应当前通气策略进展的需要。

1. 定义　双水平正压通气模式是正压通气的一种增强模式，允许患者在通气周期的任何时刻都能进行不受限制的自主呼气，因而能使患者与通气机之间得到较为满意的同步化。BiLevel这一通气模式使患者有可能在两个不同水平的PEEP上进行自主呼吸。其压力波形如同压力控制通气模式（PCV），但差别在于这种模式能让患者在高水平压力和低水平压力上都能进行自主呼吸。

在两个PEEP水平之间转换的通气支持所产生的潮气量，以及患者的自主呼吸共同组成了分钟通气量。容量监护仪能显示患者在两个PEEP水平上的自主呼吸量以及在PEEPH（高压力水平上的PEEP）到PEEPL（低压力水平上的PEEP）的呼出气容量。

2. BiLevel的两种通气策略　BiLevel模式中的两种不同通气策略，其差别在于低水平PEEP（PEE-PL）时所需时间不同。

（1）常规I：E比例：BiLevel不受特殊的TH：TL（高水平PEEP时间到低水平PEEP时间）比例的限制。如果高水平和较低水平PEEP上所消耗的时间都足够长，且允许在这两个水平上都能进行自主呼吸，则常常称为Bi－phasic或BiPAP（见前述）。如设置完好，则患者的自主呼吸能在两个PEEP水平上都能得到压力支持。

（2）气道压力释放通气（APRV）：气道压力释放通气是另一种通气策略。APRV时，因为所有的自主呼吸均发生在高水平PEEP上，故APRV表示一种TL时间方式（低水平PEEP时间）。在较低的PEEP水平所“释放”的压力，其时间只允许肺容量能降低，随后立即回到高水平的PEEP。降低而不是增加肺容量，这一原则可将APRV与其他类型的压力支持模式区别开来。

APRV应用于肺部顺应性降低的患者，有其明显的优点：APRV除有CPAP所具备的能改善肺部力学和氧合作用之外，还能增加患者的肺泡通气。

3. 优点　BiLevel为Puritan－Bennett840通气机上所特有的模式，能使患者在各个设置压力水平上所设定的吸气时期内进行不受限制的自主呼吸，明显优于压力支持和压力控制模式，尤其对有自主呼吸的患者更具有明显的优越性。

（1）在PEEP不同水平与患者自主呼吸之间同步转换，增加患者的舒适程度，进一步减少呼吸功。

（2）只要有1.5cmH_2O的压力支持，就可在两个PEEP水平上增强所有的自主呼吸。

（3）在两个PEEP水平上监护所有的自主呼吸。

（4）此外，BiLevel能扩大压力支持通气的能力。在较低的PEEP水平上，如时间设置足够长也能允许进行自主呼吸，进行压力支持（PS）。在较高的PEEP水平上，如果PS水平设置足够高，也能实现压力支持通气。

（5）降低机械通气时的镇静水平，在通气治疗时间所有时相内，患者都能进行自主呼吸，在各个压力水平间进行同步转换，患者的镇静水平可降低。因而可以减少镇静剂对其他脏器的影响，加强患者自身对并发症的识别能力，或者能自主活动、保留咳嗽反射，有利于分泌物排出。

（6）BiLevel 将 BiPAP 和 PSV 的概念结合在一起，可通过面罩进行无创伤通气。BiLevel 将两种通气模式结合为一种模式，通过将 APRW 的应用原理转换至其他控制通气模式，以增加各个水平上的通气，适用于患者的整个通气治疗过程。

4. BiLevel 通气在常规 TH ：TL 比例时的应用指南　BiLevel 通气时，最初设置高和低的 PEEP 压力水平，可以根据在容量通气时所设置的 PEEP 和平台压力来调节。设置高和低的 PEEP 所需时间，可将 TH ：TL 比例调节为 1 ：1，与容量通气相类似。较低的 PEEP 水平可调节至能获得适当的氧合作用，而较高的 PEEP 水平通常调至 12 ~ 16cmH$_2$O，高于较低 PEEP 水平，这取决于患者肺部的顺应性，目的是达到适当的潮气量。PS 水平的设置为辅助患者在高和低 PEEP 时的自主呼吸。

5. BiLevel 通气在 APRV 时的应用指南　最初设置的频率（释放）与在常规机械通气时所设定的频率相似（能达到理想的肺泡通气的频率）。高 PEEP 水平（通常为 10 ~ 30cmH$_2$O）由肺部顺应性来决定，调节到理想的平均呼吸道压力（MAP）和分钟通气量，在此水平的 PEEP 能增强自主呼吸。较低水平的 PEEP 最初设置在 3cmH$_2$O，调节至能释放出适当的容量。"释放"时间较短，为 1 ~ 1.5 秒。如"释放"时间超过 2 秒，气体交换可能恶化。呼气时间的设定原则为使内源性 PEEP（PEEPi）保留在低水平，能防止低顺应性肺单元的肺泡塌陷。随后再调节呼吸频率和高压水平，以维持理想的 PaCO$_2$ 和 pH。各种可使 MAP 增加的通气治疗设置调节措施，都能增加氧合作用，如增加较高或较低的压力水平，延长 TH，或增加 FiO$_2$。

如 APRV 脱机，与 IMV 相似，随着自主呼吸增强，逐渐降低 PEEPH 和频率，直到通气单用 CPAP 维持。

临床应用 APRV 时应注意其相对禁忌证，凡是气道阻力增加的患者（COPD 和哮喘等），临床上如听诊发现患者有呼气相喘鸣音或呼气时间延长，由于不能在 2 秒钟内将肺泡排空，不适合应用 ARPV。

总之，ARPV 能应用于 ARDS 患者，可支持 ARDS 的治疗，并以最佳状态与自主呼吸同步。BiLevel 在常规 TH ：TL 比例通气时，能从控制通气模式简单地转换到自主呼吸，而不需改变通气模式。

虽然通气模式多种多样，但基本上分为两大基本类型：容积预置通气（volume preset ventilation，VPV）和压力预置通气（pressure preset ventilation，PPV）。①VPV：代表模式为 IMV 和 SIMV，通气时预先设定通气量，而气道压和肺泡内压是变化的，故应监测并设定报警上、下限；②PPV：代表模式有 PSV、PSV + SIMV、PCV、APRV、PRVC 等。如果将 VPV 和 PPV 这两大类通气分别就通气/灌注比值、患者和通气机的协调性、气压伤的危险性和通气保障 4 个方面进行比较，PPV 在前 3 个方面占明显优势，而 VPV 仅在通气保障方面处于有利地位。故现在通气治疗的临床应用趋势为 PPV 类通气（如 PSV）。当前更为理想的通气方式是将两者结合起来，如 VSV 等。

总之，随着电脑在现代通气机的应用，已经能让通气机更好的配合患者，而不是像以往那样让患者去配合通气机。临床上可根据患者的病情和治疗目的而选用各种通气模式，透彻地了解每一模式的作用机制和优缺点，有助于作正确的判断。但有一点必须遵循：即维持适当的氧合和肺泡通气，而对心肺功能和体循环的灌注无明显影响，以及防止通气治疗的并发症。虽然目前机械通气治疗中可应用的模式繁多，但实际上临床上最普遍应用的模式为 IMV（SIMV）和 PSV。

（十九）呼吸机工作参数的调节

1. 呼吸机主要 4 大参数的调节　潮气量、压力、流量、时间（包括呼吸频率、吸呼比）为呼吸机主要的 4 大参数。

（1）潮气量：潮气量一定要大于人的生理潮气量，生理潮气量为 6 ~ 10mL/kg；而呼吸机的潮气量可达 10 ~ 15mL/kg，往往是生理潮气量的 1 ~ 2 倍。还要根据胸部起伏、听诊两肺进气情况、血气分析进一步调节。

（2）压力：一般指气道峰压（PIP），当肺部顺应性正常时，吸气压力峰值一般为 10 ~ 20cmH$_2$O；肺部轻度病变时为 20 ~ 25cmH$_2$O；中度病变时为 25 ~ 30cmH$_2$O；重度病变时为 30cmH$_2$O 以上；RDS、肺出血时可达 60cmH$_2$O 以上。但一般在 30cmH$_2$O 以下，新生儿较上述压力低 5cmH$_2$O。

（3）流量：至少需分钟通气量的 2 倍，一般 4 ~ 10L/min。

（4）时间

1）呼吸频率：接近生理呼吸频率。新生儿40～50次/分，婴儿30～40次/分，年长儿20～30次/分，成人16～20次/分。潮气量×呼吸频率=每分通气量。

2）吸呼比：一般1∶（1.5～2），阻塞性通气障碍可调至1∶3或更长的呼气时间，限制性通气障碍可调至1∶1。

（5）正压呼吸（PEEP）：使用IPPV的患者一般给PEEP 2～3cmH_2O是符合生理状况的。当严重换气障碍时（RDS、肺水肿、肺出血）需增加PEEP，一般在4～10cmH_2O，病情严重者可达15cmH_2O甚至20cmH_2O以上。当吸氧浓度超过60%（$FiO_2>0.6$）时，如动脉血氧分压仍低于80mmHg，应以增加PEEP为主，直到动脉血氧分压超过80mmHg。PEEP每增加或减少1～2cmH_2O，都会对血氧产生很大影响，这种影响数分钟内即可出现，因此减少PEEP应逐渐进行，并注意监测血氧变化。PEEP数值可从压力二表指针呼气末的位置读出（有专门显示的更好）。

（6）吸氧浓度（FiO_2）：一般机器氧浓度从21%～100%可调。既要纠正低氧血症，又要防止氧中毒，一般不宜超过50%～60%，如超过60%，时间应小于24小时。吸氧的目标是以最低的吸氧浓度使动脉血$PaO_2>60$mmHg（8.0kPa）。如给氧后发绀不能缓解，可加用PEEP。复苏时可用100%氧气，不必顾及氧中毒。

2. 根据血气分析进一步调节　首先要检查呼吸道是否通畅、气管导管的位置、两肺进气是否良好、呼吸机是否正常送气、有无漏气。调节方法如下：

（1）PaO_2过低时：①提高吸氧浓度；②增加PEEP；③如通气不足可增加分钟通气量，延长吸气时间、吸气末停留等。

（2）PaO_2过高时：①降低吸氧浓度；②逐渐降低PEEP。

（3）$PaCO_2$过高时：①增加呼吸频率；②增加潮气量：定容型可直接调节，定压型加大预调压力，定时型增加流量及提高压力限制。

（4）$PaCO_2$过低时：①减慢呼吸频率：可同时延长呼气和吸气时间，但应以延长呼气时间为主，否则将起相反作用，必要时可改成IMV方式；②减小潮气量：定容型可直接调节，定压型可降低预调压力，定时型可减少流量、降低压力限制。

三、无创正压通气

目前，无创呼吸机分为持续正压呼吸机（CPAP）及双水平持续正压呼吸机（bilevel positive airway pressure，BiPAP）。CPAP呼吸机结构简单、功能单一，在整个呼吸周期内仅提供单一恒定压力，不能提供有效辅助通气做功。因此，目前只用于睡眠呼吸暂停综合征的患者。BiPAP呼吸机采用两个压力之间压力差的大小来调节潮气量的大小，且它还具有CPAP的功能，因此，在临床上可用于各种原因造成的呼吸功能不全或呼吸衰竭。

BiPAP呼吸机结构简单、体积小、携带方便、使用方便，可间歇使用，同步性好，患者容易接受。

BiPAP呼吸机采用性能良好的涡轮电机提供动力，通过电机转速的快速变化实现压力的切换，保持压力恒定及漏气补偿；经鼻面罩或口鼻面罩和患者相连，此种方式保留了鼻腔过滤、加温、加湿等自然防御功能，可以显著减少呼吸机相关性肺炎的发生率，同时也避免了气管内插管所带来的呼吸机管路气流阻力明显增加（气管内插管径细，气流阻力数十倍增加），使人机同步性明显改变；采用持续气流送气技术，可满足患者吸气时对流速的要求，减少呼吸功耗；开放呼吸回路始终保持和外界大气相通，使呼出气充分排出；由于面罩佩戴不当容易引起漏气，所以还有漏气补偿技术；BiPAP呼吸机多采用流量传感器，流量传感器比压力传感器灵敏度高，呼吸切换同步性好，人机协调性好；好的BiPAP呼吸机还有微电脑控制系统，控制呼吸机各个部件协调。致的工作。

（一）优缺点

1. 优点　与有创通气相比，无创通气的优点主要是减少了气管内插管产生的不良反应和可能的并发症（如声带损伤、创口出血、呼吸机相关性肺炎等），降低了医疗费等。

（1）无创性：①应用上（和气管内插管比较）：易于实施，易于卸除，允许间歇应用，增加患者的舒适感，减少镇静剂的使用；②保留口腔通畅：保留讲话和吞咽，保留有效咳嗽，减少鼻肠饲管的需要，易于口腔护理。

（2）避免气管内插管引起的阻力功。

（3）避免气管内插管的并发症：①早期：避免局部创伤、误吸；②后期：避免损伤下咽部、喉和气管，避免医院内感染。

2. 缺点

（1）无创通气系统的固有特点：气体交换异常纠正较慢；开始起作用的时间较长。

（2）面罩：漏气；意外脱开可发生短暂低氧血症；眼刺激；面部皮肤坏死。

（3）缺乏气道的径路和保护不易进行深部分泌物的吸引；易误吸。

（4）胃肠胀气。

（二）适应证、禁忌证、患者的依从性

1. 适应证

（1）清醒和合作的患者。

（2）血流动力学稳定。

（3）不需要气管内插管来保护气道或清除过多的分泌物（神志迟钝、吞咽功能受损或上消化道活动性出血者常需气道保护）。

（4）无急性面部创伤。

（5）有适合患者的恰当的面罩。

（6）满足下列至少1条生理学上机指征（表3－2）。

表3－2　严重呼吸衰竭患者简易生理学上机指征

通气力学
潮气量（mL/kg）<3（5～7）
呼吸频率（次/分）>35（12～20）
每分通气量（L/min）<3或>20（6～10）
气体交换指标
PaO_2（FiO_2>0.5）（kPa）<6.7（>10.7）
$P(A-a)O_2$（FiO_2=1.0）（kPa）46～60（3.3～8.6）

注：括号内为正常值。

2. 禁忌证　无绝对禁忌证，只有相对禁忌证，如气胸、肺大疱等，但只要严密监护，仍能安全使用。

（1）大咯血。

（2）气胸、纵隔气肿。

（3）肺大疱。

（4）严重低血压。

（5）脑出血。

（6）多发性肋骨骨折。

3. 患者的依从性　因为无创通气的使用需要有患者的配合，所以一定要关注患者的依从性。对于患者的依从性，除了参数调节外，还涉及与患者的沟通、无创通气的连接以及患者的配合。

需要机械通气的患者往往病情较重，患者对预后不乐观，对无创通气往往有一定的恐惧心理。这就需要医师、护士与患者进行良好的沟通。医务人员要耐心细致地解释，让患者了解无创通气的作用、运

作方式和可能产生的异常感觉，让患者树立战胜疾病的信心，使患者对无创通气能有一个充足的心理准备。无创通气与患者的连接直接关系到患者的舒适度，也是较重要的一环，这要求医务人员能选择适当的鼻罩或面罩，选择长度适当的头带。不管是用鼻罩还是面罩，患者都要积极配合，尽量减少张口呼吸，保持一种较为平稳的呼吸，同时保持平和的心态。无创通气后，医师和护士要密切观察患者对治疗的反应，随时调节通气参数和面罩、头带的松紧度，直到患者能舒适地适应。

对于一般患者，无创通气要从较低压力开始，如 6cmH_2O 左右，隔 15 分钟，手调升高一次压力，每次升高 2 ~ 3cmH_2O，也可利用呼吸机的延时升压功能，先设定一个延时时间，如 15 分钟，然后启动呼吸机，呼吸机会在设定时间内自动逐步升高到治疗压力。

对于病情较急的患者需要立即提供足够通气支持，开始治疗压力较大。由于患者初次使用，往往精神较紧张，此时，往往会急促吸气，这样呼吸机就不停地送气，患者会觉得气流太大受不了。在此种情况下，应先给患者佩戴好面罩，尽可能不漏气，然后开机，嘱咐患者跟着口令有规律地吸气和呼气。一般压力调节合适，几分钟后患者就会感觉轻松舒适，之后就可由患者自由呼吸。

（三）无创通气的实施

1. 无创通气模式的选择　无创通气模式包括 CPAP（持续气道正压通气）、S 模式（即常见的 PSV 模式）、T 模式（相当于完全的压力控制模式 PCV >、S/T 模式（在自主呼吸时使用的是 PS、方式，而在控制通气时使用的是 PC 方式）。

（1）持续气道正压通气（CPAP）：当吸气相与呼气相的压力始终维持在一个恒定压力时，称为持续气道正压通气。它主要的作用是能够提供一个恒定的压力，在阻塞性呼吸睡眠暂停患者能对抗上气道阻力、改善通气；在 COPD 患者能对抗内源性 PEEP，减少患者的触发功和改善气体分布；在 ARDS 患者则能增大功能残气量、保持肺泡开放、减少分流而改善氧合避免肺损伤。

（2）S 模式：S 模式为英文 spontaneous triggered 的简称，意为同步触发，即呼吸机和患者呼吸同步，患者吸气，呼吸机以高压力送气；患者呼气，则立即切换到较低压力，帮助患者呼气。由于 BiPAP 呼吸机低压（EPAP）都高于零，所以不论调节与否，都存在呼气末正压（PEEP）。S 模式实质为 PSV + PEEP。

（3）T 模式：T 模式为 timed safety frequency 的简称，意为时间或节律安全频率，即呼吸机按照预设的压力、呼吸频率及吸呼比，完全控制患者的呼吸，其实质为 PCV + PEEP。

（4）S/T 模式：S/T 模式为 S 和 T 模式的组合，即患者自主呼吸稳定时以 S 模式和患者呼吸同步，如果患者呼吸停止或不稳定，低于预设安全频率时自动切换到 T 模式；若患者呼吸恢复稳定，自主频率超过预设频率时，则又从 T 模式切换到 S 模式。ST 模式实质为 PCV + PSV + PEEP。

由于无创通气要与患者较好地进行配合，T 模式在实际运用中往往是较少选用的。S 模式是 BiPAP 呼吸机最主要的一种通气模式，它是一种自主性通气模式，更加符合呼吸生理，同步性好，参数调节简单，一般只要调节支持压力即可。S 模式的缺点是在气道阻力增加或胸肺顺应性减少时，潮气量会减少，必须及时调高压力水平。呼吸停止或呼吸微弱时，因为无法触发呼吸机呼吸切换，不能采用 S 模式。S/T 模式因为有一个后备的频率进行保障，所以在有中枢性呼吸睡眠暂停综合征和一些缓慢性呼吸节律疾病的患者中有应用价值，这一点要优于 S 模式。

2. 无创通气时参数的调整　由于 BiPAP 呼吸机属于定压型呼吸机，因此压力设定是其最主要的参数。

（1）IPAP：IPAP - EPAP 值的大小直接决定辅助通气的大小，也就是潮气量的大小，压差越大，潮气量越大；反之，潮气量越小。气道阻力增加（如气道水肿、痉挛或狭窄）或胸肺顺应性下降（如肺水肿、ARDS 等）时，要保证一定的潮气量，就必须提高压差。

在压力控制通气（PCV）时，患者呼吸停止或减弱，呼吸机提供全部辅助通气，压力应较大。压力支持通气（PSV）时，患者自主呼吸也参与通气，实际压力等于呼吸机提供的压力与自主呼吸产生的压力之和，总潮气量也相应等于自主呼吸潮气量加呼吸机潮气量，故压力可适当减少。压力过大会造成通气过度，并可能产生气压伤，而压力过小则通气不足，不能改善呼吸衰竭。压力调节首先应针对不同疾病的呼吸病理生理，选择合适的 EPAP（PEEP），然后选择 IPAP，一般来说 PEEP 3 ~ 5cmH_2O，IPAP10 ~ 12cmH_2O，然后根据实际情况选择隔几分钟每次升高 IPAP 2 ~ 3cmH_2O，直到所需 IPAP。EPAP 也可适当调整，但应注意和 IPAP 同步调整。

什么样的压力才是合适的呢？当然，最可靠的方法是血气分析。但血气分析必定有一定的创伤，检查也较麻烦，故早期可每半个小时检查一次，以后逐步延长间隔时间。但病情变化时应及早复查血气。血氧饱和度也可用于动态监测患者通气是否合适，应注意血氧饱和度只能反映换气功能，而不能准确地反映通气功能。只有动脉血 CO_2 水平才是反映通气功能的精确标准。如果不能反复进行血气分析，通过观察临床症状，也可初步判断通气是否合适。如患者呼吸困难缓解，三凹征消失，呼吸平稳有力，口唇肢端肤色红润，情绪稳定，呼吸频率变慢，则通气基本合适。随着病情好转，通气支持压力应逐步减小，使辅助通气做功减小，患者自主呼吸做功增加，使呼吸肌得到锻炼，避免失用性萎缩，为完全过渡到患者自主呼吸做准备。

什么样的压力水平才是安全的呢？从压力 - 容积曲线（p - V 曲线）看，最高压力不应超过高位拐点（UIP）。一般而言，峰压 < 40cmH_2O，平台压 < 30 ~ 35cmH_2O，很少发生气压伤。可以说，< 30cmH_2O 的压力是安全的。在此之下，只要患者能耐受，需要多大压力就给多大压力。

（2）CPAP、EPAP（PEEP）：对于需要机械通气的呼吸衰竭患者，由于存在不同程度的肺泡损伤，甚至是 ARDS。PEEP 主要用于维持周期性陷闭的肺泡扩张，减少肺泡内液体的渗出。PEEP 经验值一般为 8 ~ 2cmH_2O。PEEP 虽然有许多益处，但过高的 PEEP（超过 15cmH_2O）可加重过度充气，明显抑制循环等。但在 SARS 患者，无创通气时 PEEP 选值一般不高的原因更主要的是由于患者不能耐受。理想的 PEEP 值为压力 - 容积曲线（P - V 曲线）的下拐点，但在无创通气时，P - V 曲线难以测量获得。所以，一般而言可以选用 PEEP 的经验值，并且在初始阶段可以根据患者的耐受情况选用较大的值。一般地，随着病情的缓解，应逐步降低 PEEP 值。

（3）呼吸频率和呼吸比：仅在 T 模式或 S/T 模式时，或确定 T 模式安全频率时需要调节。阻塞性疾病，如 CODP、哮喘，呼吸频率宜慢，呼吸比应调为 1 ： 2.5 或稍长，以使呼气充分。SARS 主要存在限制性通气障碍，呼吸频率宜稍快，吸呼比以 1 ： 1.5 为宜，但呼吸频率不宜超 30 次/分。

为了最大限度改善换气，也可考虑使用吸呼比 > 1 ： 1 的反通气。但反通气严重违反呼吸生理，产生明显的循环抑制和呼气不足，应严格应用，最好短期使用。

3. 中断无创通气的标准

（1）因为不舒适或疼痛，不能耐受面罩。

（2）不能改善气体交换或呼吸困难。

（3）要气管内插管来处理分泌物或保护道。

（4）血流动力学不稳定。

（5）心电图不稳定，有心肌缺血迹象或显著的室性心律失常。

（6）因 CO_2 潴留而嗜睡或因低氧血症而烦躁不安，应用无创通气 30 分钟后神志状态没有改善。

四、机械通气对肺外器官功能的影响

（一）对循环的影响

正压通气时，吸气及呼气（PEEP）相胸腔内产生正压，妨碍腔静脉的回流，降低心脏的前负荷，进而降低心脏每搏输出量（SV）及心排血量（CO）；对容量不足的患者可造成血压下降而影响全身各器官组织的灌流。此时应尽快扩容，必要时短期给予提升血压的药物（如多巴胺、去甲肾上腺素等）。对于出现急性心源性肺水肿的患者，机械通气降低前负荷的效应可能对患者有利。

（二）对肾功能的影响

由于正压通气时回心血量和心排血量减少，使肾脏灌注不良，并激活肾素 - 血管紧张素 - 醛固酮系统（RAAS），同时抗利尿激素（ADH）分泌增加，从而导致钠水潴留，甚至肾功能不全；但缺氧和

CO_2 潴留的改善又有利于肾功能的恢复。

（三）对消化系统的影响

正压通气时，胃肠道血液灌注和回流受阻，pH 降低，上皮细胞受损，加之正压通气本身也可作为一种应激性刺激使胃肠道功能受损，故上机患者易并发上消化道出血（6% ~30%）。正压通气时肝脏血液灌注和回流受阻，肝功能受损，胆汁分泌亦受一定影响。

（四）对中枢神经系统的影响

$PaCO_2$ 降低使脑血流减少，颅内压随之降低。正压通气使颅内静脉血回流障碍，颅内压升高。

五、机械通气的撤离

肺功能正常，机械通气时间短的患者，如麻醉恢复期，撤机过程可迅速完成；而肺急性损伤、败血症并发多器官功能衰竭、神经－肌肉疾患等，需长期机械通气的患者，撤机过程需逐步进行，有时需数天才能完成整个撤机过程。

（一）撤机标准

（1）循环稳定。

（2）意识清楚，合作良好。

（3）造成呼吸衰竭的原发病已基本控制。

（4）营养情况良好，呼吸肌有力。

（5）血气分析（ABG）结果：$FiO_2 \leqslant 0.5$，$PaO_2 \geqslant 60mmHg$，$PaO_2/FiO_2 > 150mmHg$，$PaCO_2 \leqslant 45mmHg$（不存在 COPD），pH >7.35（不存在代谢性酸碱平衡紊乱）。

（6）RR <35 次/分，$V_T > 5mL/kg$ 体重，肺活量（VC）>10 ~15mL/kg 体重，最大吸气压力（MIF）$\leqslant -25cmH_2O$（保证拔管后患者排痰有力）。

（二）撤机步骤

（1）将 FiO_2 逐渐降到≤0.5。

（2）将 PEEP 降至 $5cmH_2O$ 以下。

（3）将压力支持（IPS）值降至 $\leqslant 10cmH_2O$。

（4）将 I ∶ E 恢复至 1 ∶ 2。

（5）选择患者可自主呼吸的通气模式，如 SIMV、ASV、BiPAP，这些模式可同时加 IPS 或 VS。逐步减少机械通气频率（每次减少 2 ~4 次/分），让患者过渡到完全自主呼吸的模式，如 CPAP + IPS、CPAP + VS；也可让患者完全脱机，经 T 型管自主呼吸试验。患者达到停机各项指标后，停机、拔出气管内插管；气管切开的患者可保留气管切开内导管，仅脱机。拔管后给患者吸湿化的氧气，30 分钟后测定 ABG，同时监测患者的血流动力学及呼吸频率。整个撤机过程应在血流动力学及 ABG 的监测下进行。

患者不能耐受撤机的表现有：RR 升高、VT 降低、胸－腹反常呼吸、分泌物滞留、烦躁，心率、血压升高。出现上述表现应停止撤机过程，不要等 ABG 结果，因 ABG 恶化往往为患者不能耐受撤机较晚期的表现。将机械通气各项指标恢复到撤机前水平，同时寻找患者不能耐受撤机的原因。

（朱作峰）

第四章

呼吸系统急危重症

第一节　急性上气道梗阻

上气道梗阻（upper airway obstruction，UAO）是一类由多种原因所致的上气道气流严重受阻的临床急症，其临床表现不具特异性，易与支气管哮喘及慢性阻塞性肺疾病等疾病相混淆。临床上，该症以儿童多见，在成人则较为少见。引起上气道梗阻的原因较多，其中，以外源性异物所致者最为常见，其余较常见者有喉运动障碍、感染、肿瘤、创伤以及医源性等。对上气道梗阻的及时认识和治疗具有极为重要的临床意义，因为大多数患者既往身体健康，经有效治疗后可以完全康复。

一、上气道解剖

呼吸系统的传导气道包括鼻、咽喉、气管、主支气管、叶支气管、段支气管、细支气管直至终末细支气管等部分。根据周围小气道和中心大气道在机械力学等呼吸生理功能上的不同，一般将呼吸道分为三个部分，即：①小气道，指管径小于2mm的气道。②大气道，指隆凸以下至直径2mm的气道。③上气道，为自鼻至气管隆凸的一段呼吸道，包括鼻、咽、喉及气管等，见图4－1。

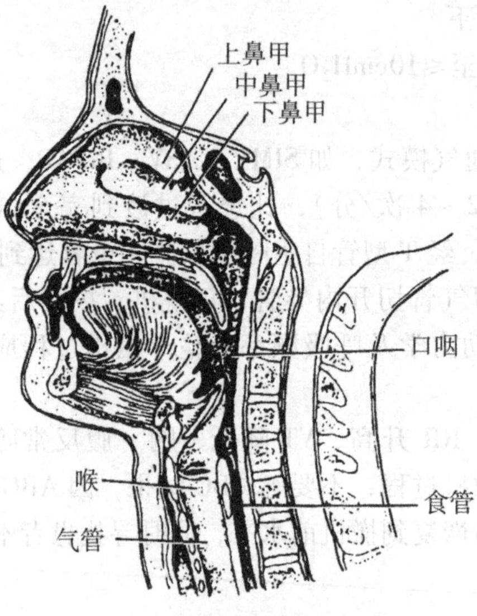

图4－1　上气道的解剖结构

通常以胸腔入口或胸骨上切迹为界将上气道分为胸腔外上气道和胸腔内上气道两个部分。胸腔外上气道包括下颌下腔（包括可产生Ludwig咽峡炎的区域）、咽后腔（包括可生产咽后脓肿的区域）和喉部。广义的喉部范围上至舌根部，下至气管，可分为声门上喉区（会厌、杓会厌皱襞及假声带）、声门（包括杓状软骨的声带平面内的结构）和声门下区（为一长1.5～2.0cm，由环状软骨所包绕的气道）。

成人气管的总长度为10~13cm，其中胸腔内的长度6~9cm。胸腔外气管的长度为2~4cm，从环状软骨的下缘至胸腔入口，其在前胸部约高于胸骨上切迹1~3cm。正常气管内冠状直径，男性为13~25mm，女性为10~21mm。引起气管管径缩小的因素有以下几种：①Saber鞘气管。②淀粉样变性。③复发性多软骨炎。④坏死性肉芽肿性血管炎。⑤气管支气管扁骨软骨成形术。⑥鼻硬结病。⑦完全性环状软骨。⑧唐氏综合征。

二、上气道梗阻的病理生理学

正常情况下，吸气时，呼吸肌收缩使胸内压力降低，气道内压力低于大气压，气体由外界进入肺内；相反，呼气时，呼吸肌松弛使胸内压力升高，气体由肺内排出体外。急性上气道阻塞则可直接影响机体的通气功能，外界的氧气不能被吸入肺内，机体代谢所产生的二氧化碳亦不能排出体外，引起急性呼吸衰竭，如未能获得及时救治，每因严重缺氧和二氧化碳潴留导致患者死亡。

上气道的胸外部分处于大气压之下，胸内部分则在胸内压作用之下。气管内外两侧的压力差为跨壁压。当气管外压大于胸内压，跨壁压为正值，气道则趋于闭合；当跨壁压为负值时，即气管内压大于气管外压，气管通畅。上气道阻塞主要影响患者的通气功能，由于肺泡通气减少，在患者运动时可产生低氧血症，但其弥散功能则多属正常。上气道阻塞的位置、程度、性质（固定型或可变型）以及呼气或吸气相压力的变化，引起患者出现不同的病理生理改变，产生吸气气流受限、呼气气流受限，抑或两者均受限。临床上，根据呼吸气流受阻的不同可将上气道阻塞分为以下三种：可变型胸外上气道阻塞、可变型胸内上气道阻塞和固定型上气道阻塞。

（一）可变型胸外上气道阻塞

可变型阻塞指梗阻部位气管内腔大小可因气管内外压力改变而变化的上气道阻塞。可变型胸外上气道阻塞，见于患气管软化及声带麻痹等疾病的患者。正常情况下，胸外上气道外周的压力在整个呼吸周期均为大气压，吸气时由于气道内压降低，引起跨壁压增大，其作用方向为由管外向管内，导致胸外上气道倾向于缩小。存在可变型胸外上气道阻塞的患者，当其用力吸气时，由于Venturi效应和湍流导致阻塞远端的气道压力显著降低，跨壁压明显增大，引起阻塞部位气道口径进一步缩小，出现吸气气流严重受阻；相反，当其用力呼气时，气管内压力增加，由于跨壁压降低，其阻塞程度可有所减轻。

（二）可变型胸内上气道阻塞

可变型胸内上气道阻塞，见于胸内气道的气管软化及肿瘤患者。由于胸内上气道周围的压力与胸内压接近，管腔外压（胸内压）与管腔内压相比为负压，跨壁压的作用方向由管腔内向管腔外，导致胸内气道倾向于扩张。当患者用力呼气时，Venturi效应和湍流可使阻塞近端的气道压力降低，亦引起阻塞部位气道口径进一步缩小，出现呼气气流严重受阻。

（三）固定型上气道阻塞

固定型上气道阻塞指上气道阻塞性病变部位僵硬固定，呼吸时跨壁压的改变不能引起梗阻部位的气道口径变化者，见于气管狭窄和甲状腺肿瘤患者。这类患者，其吸气和呼气时气流均明显受限且程度相近，出现明显的呼吸困难。

三、病因

临床上，上气道阻塞虽较为少见，但可由多种疾病引起，这类原因主要包括：①气道瘢痕狭窄：多为气管结核、外伤、气管插管或切开术等治疗所致。②气道壁病变：如咽喉部软组织炎、咽后壁脓肿、扁桃体肿大、声带麻痹、喉或气管肿瘤、气管软化以及复发性多软骨炎等。③气道腔内病变：以气道内异物为多见，以及带蒂气管内息肉或肿瘤和炎性肉芽肿。④气道外部压迫：气道周围占位性病变如甲状腺癌、食管癌、淋巴瘤、脓肿、血肿或气体的压迫。⑤气道内分泌物潴留：呼吸道出血或大量痰液未能咳出，胃内容物大量吸入等。兹将引起成人和儿童不同解剖部位上气道阻塞的常见原因，总结于表4-1，供临床诊断时参考。极少数情况下，功能性声带异常或心理性因素，亦可引起上气道阻塞。

表 4－1　成人和儿童上气道阻塞的常见原因

(1)	化脓性腮腺炎
(2)	扁桃体肥大/扁桃体周围脓肿
(3)	化脓性颌下腺炎（Ludwig 咽峡炎）
(4)	舌：①巨舌症。②舌下血肿。③舌蜂窝织炎
(5)	咽后壁脓肿
(6)	喉：①喉癌。②错构瘤。③喉部狭窄。④喉部水肿：a. 血管性水肿：过敏反应；C. 酯酶抑制剂缺乏；血管紧张素转换酶抑制剂；b. 气管插管拔管后；c. 烧伤。⑤喉结核。⑥会厌：会厌炎；杓会厌皱襞肥大。⑦声带：a. 息肉及乳头状瘤；b. 声带麻痹：单侧麻痹（鳞癌；喉返神经损伤；迷走神经损伤）；双侧麻痹（喉张力障碍）：帕金森病，Cerhardt 综合征，镇静药物过量，Shy－Drager 综合征，橄榄体脑桥小脑萎缩；代谢原因：低血钾，低血钙；复发性多软骨炎；颅内肿瘤；喉运动障碍；类风湿关节炎；c. 异物
(7)	气管：①气管软化。②肿瘤：a. 鳞癌，腺样囊腺癌；b. 霍奇金淋巴瘤；c. 卡波西肉瘤。③气管受压迫：a. 甲状腺肿/甲状腺癌；b. 食管源性：食管异物，食管癌，食管失迟缓症；c. 血管原因：动脉穿刺出血，胸主动脉破裂，上腔静脉阻塞，主动脉创伤，肺血管悬吊，无名动脉瘤；d. 液体从中心导管外渗；e. 支气管囊肿；f. 霍奇金淋巴瘤纵隔转移。④气管狭窄：a. 声门下狭窄：喉气管支气管炎，坏死性肉芽肿性血管炎；b. 气管：气管切开后，气管插管后，外伤，气管结核。⑤气管缩窄。⑥气管导管源性黏液瘤。⑦气管炎。⑧异物

四、临床表现

上气道阻塞的症状和体征与气道阻塞的程度和性质有关。上气道阻塞早期一般无任何表现，往往在阻塞较严重时始出现症状。急性上气道阻塞起病急骤，病情严重，甚至导致窒息而死亡，常有明显的症状和体征。上气道阻塞的临床表现并无特异性，可表现为刺激性干咳、气喘和呼吸困难，患者往往因呼吸困难而就诊；其呼吸困难以吸气困难为主，活动可引起呼吸困难明显加重，且常因体位变化而出现阵发性发作。少数患者夜间出现打鼾，并可因呼吸困难加重而数次惊醒，表现为睡眠呼吸暂停综合征。吸入异物所致者，可有呛咳史，常有明显的呼吸窘迫，表情异常痛苦，并不时抓搔喉部。偶见慢性上气道阻塞引起肺水肿反复发生而出现肺水肿的表现。

临床上所见的大多数上气道阻塞为不完全性阻塞。主要体征为吸气性喘鸣，多在颈部明显，肺部亦可闻及但较弱，用力吸气可引起喘鸣明显加重。出现喘鸣提示气道阻塞较为严重，此时气道内径往往小于5mm。吸气性喘鸣多提示胸外上气道阻塞，多见于声带或声带以上部位；双相性喘鸣提示阻塞在声门下或气管内；屈颈时喘鸣音的强度发生变化多提示阻塞发生于胸廓入口处。儿童出现犬吠样咳嗽，特别是夜间出现，多提示为喉支气管炎，而流涎、吞咽困难、发热而无咳嗽则多见于严重的会厌炎。一些患者可出现声音的改变，其改变特点与病变的部位和性质有关，如单侧声带麻痹表现为声音嘶哑；双侧声带麻痹声音正常，但有喘鸣；声门以上部位病变常出现声音低沉，但无声音嘶哑；口腔脓肿出现含物状声音。

五、特殊检查

（一）肺功能检查

气道阻塞时，流量－容积曲线出现明显的变化，具有一定的诊断价值。但肺功能检查对有急性窘迫的患者不能进行，且对上气道梗阻的敏感性并不高。因此，目前已逐渐为内镜检查所替代。

（二）影像学检查

1. 颈部平片　气道平片对上气道阻塞的诊断虽可提供重要信息，但其准确性较差，应与病史和体征相结合进行判断，目前已较少使用。

2. CT 扫描　气道 CT 扫描可以了解阻塞处病变的大小和形态，气道狭窄的程度及其与气道壁的关系，以及病变周围组织的情况，是目前诊断上气道梗阻的主要检查手段之一。对疑为上气道梗阻的患者应进行颈部和胸部的 CT 扫描，必要时进行气道三维重建。增强 CT 扫描尚有助于明确病变的血供情况。

对气道内占位性病变。

3. MRI 检查　具有很好的分辨能力，可预计气道闭塞的程度和长度，对评价纵隔情况具有较好的价值。

（三）内镜检查

内镜如纤维喉镜或纤维支气管镜检查能直接观察上气道情况，观察声带、气管环的变化以及呼吸过程中病变的动态特征，且可采集活体组织进行病理学检查，故对诊断具有决定性作用，其价值优于影像学检查。因此，对疑为上气道阻塞者，均应考虑进行内镜检查。但严重呼吸困难者不宜进行检查，且对血管性疾病严禁进行活组织检查。

六、诊断

要对上气道梗阻做出及时而准确的诊断，关键在于要考虑到上气道梗阻的可能性。虽然呼吸困难为上气道梗阻的主要表现，但呼吸困难常见于其他疾病。因此，对临床上存在以下情况者，应及时进行 CT 扫描和内镜检查：①以气促、呼吸困难为主要表现，活动后明显加重，有时症状的加重与体位有关，经支气管扩张剂治疗无效者。②存在上气道炎症、损伤病史，特别是有气管插管和气管切开史者。③肺功能检查示最大呼气流速、最大通气量进行性下降，肺活量不变，FEV_1 降低不明显，与最大通气量下降不成比例者。根据影像学检查和内镜检查，即可做出上气道梗阻的诊断。

七、治疗

由于引起上气道梗阻的原因较多，治疗方法的选择须根据其病因和严重程度而定。对严重的上气道梗阻应采取紧急处理措施，解除呼吸道阻塞，挽救患者生命。对一些类型的上气道梗阻，改变体位可以使其症状得以减轻；对感染性疾病所致者，如会厌炎、咽后壁脓肿等应及时给予敏感而有效的抗生素治疗。

急性上气道梗阻常发生在医院外，如不能及时获得诊断和处理，易导致患者死亡。由于上气道梗阻不可能允许进行临床治疗的对比研究，其治疗措施均基于有限的临床观察资料，且存在较大的争议。但有关内镜下治疗上气道梗阻，近年来获得长足的发展，取得了较为满意的疗效。

（一）上气道异物阻塞的救治

1. 吸入异物的急救手法　首先使用牙垫或开口器开启口腔，并清除口腔内异物；以压舌板或示指刺激咽部，同时以 HeimLich 手法使患者上腹部腹压急速增加，可排出一些气道内异物；对清醒可直立的患者，施救者可从患者后面抱住其上腹部，右手握拳，拇指指向剑突下方，左手紧压右拳，急速地向上向内重压数次；对于仰卧的患者，施救者可面向患者跪于其双腿两侧，上身前倾，右手握拳置于剑突下方，左手置于右手之上，急速地向下向前内重压上腹部。

2. 支气管镜摘除异物　经上述手法不能取出的异物，或不适宜手法取出的异物如鱼刺，应尽快在喉镜或支气管镜的窥视下摘除异物。

（二）药物治疗

对于喉或气管痉挛所致的上气道梗阻，以及一些炎症性疾病引起的黏膜水肿所致上气道梗阻，药物治疗具有重要的价值。对这类上气道梗阻有效的药物主要为肾上腺素和糖皮质激素，常可挽救患者的生命；但应注意，这两类药物对会厌炎的治疗效果不佳，甚至导致不良反应而不宜使用。

1. 肾上腺素　可兴奋 α 肾上腺素受体，引起血管收缩，减轻黏膜水肿，对喉支气管炎具有良好的治疗作用，也可用于治疗喉水肿。使用时，多采用雾化吸入或气管内滴入，每次 1～2mg，亦可选用皮下或肌内注射，每次 0.5～1mg，起效迅速，但维持时间短暂，应多次用药。

2. 糖皮质激素　具有消除水肿，减轻局部炎症的作用，可用于多种原因所致的上气道阻塞，如气管插管后水肿等。对于病毒性喉支气管炎，吸入激素具有良好的效果。Durward 等发现给予布地奈德（budesonide）吸入治疗，可明显降低插管率。但激素治疗对上气道瘢痕或肿瘤性狭窄所致者无效。

（三）气管插管或气管切开术

气管插管或切开可建立有效的人工气道，为保持气道通畅和维持有效呼吸提供条件。尤其对需要转院治疗者，气管插管可明显降低患者的死亡率。对于喉水肿、喉痉挛、功能性声带功能失调、吸入性损伤、咽峡炎、会厌炎、喉和气管肿瘤等，可考虑进行气管插管或切开。但应注意，气管插管或切开本身亦可引起上气道阻塞，故对接受这类治疗的患者更应密切观察。

（四）手术治疗

对于喉或气管肿瘤或狭窄所致的上气道阻塞，可采用喉气管切除和重建进行治疗，87%的患者可获得良好的治疗效果。对于扁桃体肥大的上气道阻塞，进行扁桃体摘除可使其症状明显改善。对于口咽部狭窄所致者，进行咽部手术具有一定的治疗作用。对于内镜下无法摘除的异物，亦应行手术治疗。

（五）激光治疗

激光治疗可使肿瘤、肉芽肿等病变组织碳化、缩小，并可部分切除气管肿瘤，从而达到解除气管狭窄，缓解症状，具有一定的治疗作用。激光治疗可经纤维支气管镜使用。目前临床上使用的激光主要是以钇铝石榴石晶体为其激活物质的激光（Nd：YAG激光），其穿透力较强。

（六）气管支架

气道支架置入即通过气管镜将支架安置于气道的狭窄部位，以达到缓解患者呼吸困难的目的。可用于气管肉芽肿、瘢痕所致的良性狭窄或肿瘤所致的恶性狭窄。近年来，纤维支气管镜下支架置入在临床使用较多且疗效显著。诸多文献对其疗效及并发症等进行评价，大部分作者认为，支架置入的近期疗效显著，并发症较少，远期疗效尚待评估。目前广泛使用的镍钛记忆合金制备的气管支架，具有较好的临床效果，且长期置入后无变形及生锈变色等，对气道不产生严重的炎症反应和刺激。一般先将支架置于冰水中冷却并塑形为细管状，并装入置入器内，经纤维支气管镜检查将导引钢丝送入狭窄气道，让患者头部尽量后仰，将置入器沿导引钢丝置入气道狭窄部位，然后拔出导引钢丝。再次纤维支气管镜检查确定支架良好地置于狭窄部位。置入后，支架受机体温度的影响，恢复其原有形状与气道紧密贴合，并逐渐将狭窄部位撑开扩张，达到解除狭窄的效果。

（张留定）

第二节　重症支气管哮喘

支气管哮喘（bronchial asthma，简称哮喘）是由多种细胞（嗜酸粒细胞、肥大细胞、T淋巴细胞、中性粒细胞、气道上皮细胞等）和细胞组分参与的气道慢性炎症性疾病。通常出现广泛多变的可逆性气流受限，在易感者中此种炎症可引起反复发作的喘息、气促、胸闷和（或）咳嗽等症状，多在夜间或凌晨发生，可自然缓解或经治疗缓解。国外支气管哮喘患病率、死亡率逐渐上升，全世界支气管哮喘患者约3亿人，成为严重威胁人们健康的主要慢性疾病。我国的哮喘发病率为1%，儿童达3%。尽管对支气管哮喘的病理生理日臻了解及治疗药物不断增多，但严重哮喘病例依然较多，病死率高，其中重症哮喘是引起哮喘患者死亡的原因之一。重症哮喘（severe asthma）是指排除相关诱发因素和未经控制的并发症的前提下，需要给予第四级或第五级治疗方案的支气管哮喘；重症哮喘包括慢性持续期的重度哮喘和哮喘急性发作程度在重度及危重度状况两种情况，其可以单独存在或者并存，本章节主要介绍后者。

一、病因及发病机制

重症哮喘的病因及发病机制复杂，国内外对重症哮喘患者的早期诊断和抢救给予了高度关注，并积极地探讨重症哮喘病因，以期从预防角度来避免重症哮喘的发生。临床医生在抢救重症哮喘患者时应清醒地认识到，若要有效地控制病情，除对重症哮喘进行及时的诊治外，寻找每个患者发展成为重症哮喘的病因并排除是非常重要的环节。

（一）变应原或其他致喘因素持续存在

哮喘是由于支气管黏膜感受器在特定的刺激后发生速发相及迟发相反应而引起支气管痉挛、气道炎症和气道高反应性，造成呼吸道狭窄所致。如果患者持续吸入或接触变应原或其他致喘因子（包括呼吸道感染），可导致支气管平滑肌的持续痉挛和进行性加重的气道炎症，上皮细胞剥脱并损伤黏膜，使黏膜充血水肿，黏液大量分泌甚至形成黏液栓，加上气道平滑肌极度痉挛，可严重阻塞呼吸道，引起哮喘持续状态而难以缓解。

（二）呼吸道感染

各种病原体包括细菌、病毒、支原体和衣原体等引起的呼吸道感染。细菌及其代谢产物刺激支气管内胆碱能神经纤维引起迷走神经介导的支气管痉挛，损伤支气管黏膜引起黏膜急性炎症、充血、水肿和分泌物增多变稠，致小气道阻塞，使一般支气管解痉剂难以奏效。病毒感染，尤其是呼吸道合胞病毒感染可使气道上皮细胞损伤，感觉神经末梢暴露，易致气道的神经源性炎症，加上上皮屏障功能的丧失，黏液－纤毛廓清能力的降低，使变应原较易积聚并进入黏膜下层，导致呼吸道黏膜呈高反应状态。当气道高反应性加剧，气道阻塞程度严重时，可导致哮喘呈重度发作或持续状态。

（三）β_2 受体激动剂应用不当和（或）抗感染治疗不充分

哮喘是一种气道炎症性疾病，抗炎药物已被推荐为治疗哮喘的第一线药物。临床上许多哮喘患者长期以支气管扩张剂为主要治疗方案，抗感染治疗不充分或抗感染治疗药物使用不当，导致气道变态反应性炎症未能有效控制，使气道炎症日趋严重，气道高反应性加剧，哮喘病情日益恶化而长期盲目地大量应用 β_2 受体激动剂，可使 β_2 受体发生下调，从而导致其“失敏”。在这种情况下突然停止用药可造成气道反应性显著增高，从而诱发重症哮喘。

（四）脱水、电解质紊乱和酸中毒

哮喘发作时，患者出汗多和张口呼吸使呼吸道丢失水分增多；吸氧治疗时，加温湿化不足；氨茶碱、强心剂、利尿药使尿量相对增加；加之患者呼吸困难，饮水较少等因素。因此，哮喘发作的患者常存在不同程度的脱水，造成组织脱水，痰液黏稠，形成无法咳出的黏液痰栓，广泛阻塞中小气道，加重呼吸困难，导致通气功能障碍，形成低氧血症和高碳酸血症。同时，由于缺氧、进食少，体内酸性代谢产物增多，可并发代谢性酸中毒。在酸中毒情况下，气道对许多平喘药的反应性降低，进一步加重哮喘病情。

（五）激素与“反跳”

某些患者因对一般平喘药无效或因医生治疗不当，长期反复使用糖皮质激素，使机体产生糖皮质激素依赖或耐受，一旦某种原因如缺药、手术、妊娠、消化道出血、糖尿病或治疗失误等导致糖皮质激素减量过快或突然停用糖皮质激素，改用其他平喘药，使哮喘症状复发或恶化导致哮喘不能控制并加剧，称为激素“反跳”现象。

（六）情绪紧张

患者对病情的担忧和恐惧可通过皮质和自主神经反射加重支气管痉挛和呼吸困难，另一方面患者昼夜不眠，体力减退，均可促其哮喘病情进一步恶化。此外，临床医师和家属的精神情绪也会影响患者病情变化。

（七）理化因素

理化因素如气温、湿度、气压、空气离子等，对某些哮喘患者可产生不同程度的影响。气候因素能影响人体的神经系统、内分泌体液中的 pH、钾与钙的平衡及免疫机制等。空气中阳离子过量也可使血液中钾与钙起变化，导致支气管平滑肌收缩。

（八）严重并发症或伴发症

如并发气胸、纵隔气肿或伴发心源性哮喘发作、肾功能衰竭、肺栓塞或血管内血栓形成等均可使哮喘症状加重。

二、临床表现

（一）症状

患者呈极度呼气性呼吸困难、吸气浅、呼气延长而费力、强迫端坐呼吸、不能平卧、不能讲话、大汗淋漓、焦虑、烦躁、表情痛苦而恐惧，严重者可有意识障碍、甚至昏迷、面色苍白、脱水、口唇发绀。如症状持续24小时以上，经常规给药途径给予常规平喘药（一般剂量的氨茶碱和β_2受体激动剂）治疗无效，称为哮喘持续状态。

（二）体格检查

典型发作表现为面色苍白、口唇发绀、出汗多、端坐呼吸、呼吸频率常在30次/分以上，有三凹征，胸锁乳突肌痉挛性收缩，胸廓胀满、触觉语颤减弱，呼气延长，呼吸之比倒转，常呈3：1或2：1。呼气期双肺满布哮鸣音，有时不用听诊器即可闻及，严重时双肺可闻及弥漫性减弱的哮鸣音或呼吸音几乎听不清。肺叩诊为过清音，肺界下移，心浊音界缩小，哮鸣音盖过肺泡呼吸音。心率>120次/分，严重时血压下降，出现“肺性奇脉”、四肢湿冷、脉搏细弱而频数。一旦出现嗜睡、意识模糊、肺部哮鸣音减弱或消失，表示气道已严重阻塞，病情危重。

三、实验室检查

（一）血常规

白细胞总数及中性粒细胞计数一般正常，并发细菌感染时则相应增高；可有嗜酸粒细胞增高。

（二）痰液

一般为白色泡沫痰，并发感染时可为黄稠痰。如重症哮喘痰中出现以中性粒细胞为主，而嗜酸粒细胞较少，可能是并发感染所致。痰涂片显微镜下可见较多嗜酸粒细胞及嗜酸粒细胞退化形成的尖棱结晶（Charcort－Leyden结晶体）、黏液栓（Curschmann螺旋）和透明的哮喘珠（Laennec珠）。痰涂片革兰染色、细胞培养及药物敏感试验有助于病原菌诊断及指导治疗。

（三）X线

X线检查一般无特征性表现。可有肺纹理增多、增粗、模糊，肺内高度充气，双膈平坦，活动度低，肺下界下移。感染时有相应X线表现。并发症时可有肺炎、气胸、纵隔气肿、肺不张等的X线表现。

（四）动脉血气分析

动脉血气分析是判断病情严重程度和恶化速度的重要依据。尤其是当FEV_1低于1.0L或PEFR小于120L/min时，动脉血气分析能反映低氧血症的程度及酸碱平衡状态。重症哮喘存在低氧血症，早期由于代偿性过度通气可引起$PaCO_2$轻度降低，出现呼吸性碱中毒，pH>7.45。随着气道阻塞的加重、体力消耗以及肺泡通气不足和（或）生理无效腔增加等因素的影响，$PaCO_2$逐渐上升。一般而言，若非FEV_1<预计值的25%，高碳酸血症是不会发生的。出现代谢性酸中毒则预示着气道阻塞和低氧血症的加重。当$PaCO_2$迅速上升（>5mmHg/小时），$PaCO_2$>50mmHg时，提示病情严重，需行机械通气。

（五）肺功能

判断哮喘严重性的最常用的指标是FEV_1和PEFR，一般FEV_1或PEFR低于预计值或个人最好水平的30%~50%（相当于FEV_1<1.0L和PEFR<120L/分）预示着哮喘严重恶化。

（六）特异性过敏原

可用放射性过敏原吸附试验（RAST）测定特异性IgE，过敏性哮喘患者血清IgE可较正常人高2~6倍。在缓解期可做皮肤过敏试验判断相关的过敏原，但应防止发生过敏反应。

（七）心电图

可表现为窦性心动过速、肺型P波或电轴右偏、顺钟向转位和低电压改变，急重症哮喘可出现快速型心律失常、ST－T改变、右束支传导阻滞等。

四、诊断

重症哮喘的早期诊断对于及时地制订治疗方案，防治病情的进一步加重，改善重症哮喘的预后，降低重症哮喘的死亡率具有重要意义。应该根据病史、发作的先兆、肺功能的改变果断地判断和处理，特别是有重症哮喘发作史的患者应予以高度警惕，以免延误抢救时机。

（一）病史

曾有哮喘严重发作的患者往往能提供下列重要病史：如插管史、高碳酸血症、纵隔气肿、气胸以及长期口服激素治疗仍需住院者。另外，存在心理疾病和不配合治疗的患者亦是重症哮喘的重要诊断线索。需要机械通气辅助呼吸的重度哮喘患者有发生死亡的可能。有激素依赖和长期应用β_2受体激动剂史，正在使用或刚刚停用糖皮质激素。曾因哮喘住院或近期的哮喘持续状态发作，发作频繁的不稳定性哮喘，并发慢性支气管炎，病情进行性加重在数天或数周以上。

（二）症状

患者气急逐渐加重，极度呼吸困难，端坐呼吸，讲话不连续，痰黏稠不易咳出；疲劳状态、易怒、心情焦躁、大汗淋漓；意识障碍、昏迷。

（三）体征

脱水貌、面色苍白、口唇发绀，胸锁乳突肌收缩、典型三凹征、胸廓过度膨胀、低血压、心率＞120次/min、奇脉，哮鸣音减弱或消失则提示广泛的气道阻塞，病情危重。

（四）辅助检查

X线表现为肺过度充气，气胸或纵隔气肿。心电图呈肺性P波，电轴右偏，窦性心动过速。血气分析：$pH < 7.30$，$PaO_2 < 60mmHg$，$PaCO_2 > 50mmHg$。

重症哮喘是指哮喘急性发作严重程度在重度和危重度状况，其判定标准（表4－2）。

表4－2　哮喘急性发作严重程度分级

临床特点	重度	危重度
气短	休息时	
体位	端坐呼吸	
讲话方式	单字	不能讲话
精神状态	常有焦虑、烦躁	嗜睡或意识模糊
出汗	大汗淋漓	
呼吸频率（次，分）	常＞30	
辅助呼吸机活动及三凹征	常有	胸腹矛盾运动
哮鸣音	响亮、弥漫	减低或无
脉率（次/分）	＞120	变慢或不规则
肺性奇脉	常有，＞25mmHg（成人）	若无，提示呼吸肌疲劳
最初应用支气管扩张剂治疗后PEF占预计值或个人最佳值%	＜60%或＜100L/min或作用持续时间＜2h	
PaO_2（吸空气时）	＜60mmHg	＜60mmHg
$PaCO_2$	＞45mmHg	＞45mmHg
SaO_2（吸空气时）	≤90%	≤90%
pH		降低

注：只要有符合某一严重程度的指标，即可提示为该级别的急性发作。

五、鉴别诊断

本病须与上气道阻塞、慢性阻塞性肺疾病、左心衰引起的喘息样呼吸困难、气胸、肺栓塞鉴别；原有哮喘并发上述疾病者易发生漏诊或误诊。

（一）上气道阻塞

见于隆突癌、纵隔肿瘤压迫双侧主支气管，或者异物吸入、气管支气管结核导致支气管狭窄。急性上气道阻塞起病急骤，病情严重，甚至导致窒息而死亡，常有明显的症状和体征。上气道阻塞的临床表现并无特异性，可表现为刺激性干咳、气喘和呼吸困难；其呼吸困难以吸气困难为主，活动可引起呼吸困难明显加重，且常因体位变化而出现阵发性发作。少数患者夜间出现打鼾，并可因呼吸困难加重而数次惊醒，表现为睡眠呼吸暂停综合征。吸入异物所致者，可有呛咳史，常有明显的呼吸窘迫，表情异常痛苦，并不时抓搔喉部。根据病史特别是出现吸气性呼吸困难，以及痰细胞学或细菌学检查，胸部X线摄片、CT检查或支气管镜检查，常可明确诊断。

（二）慢性阻塞性肺疾病

多见于中老年，有慢性咳嗽，喘息长期存在，有加重期。患者多有长期吸烟或接触有害气体的病史，有肺气肿体征，双肺或可闻及湿啰音。但临床很难与哮喘相鉴别，使用支气管舒张剂和口服或吸入糖皮质激素做治疗性试验可能有所帮助。

（三）左心衰竭引起的喘息样呼吸困难

患者多有冠心病、急性心肌梗死、高血压病、老年瓣膜病、风湿性心脏病和二尖瓣狭窄等病史和体征。突然发生严重呼吸困难、端坐呼吸、咳嗽及咳大量白色或粉红色泡沫痰，心率增快，有奔马律，两肺满布水泡音及喘鸣音。X线检查显示心脏增大、支气管和血管影增粗，可见kerley B线，肺泡水肿时有两侧肺门附近云雾状蝶翼状阴影。若一时难以鉴别，可雾化吸入β_2受体激动剂或静脉注射氨茶碱症状缓解后，进一步检查。

（四）气胸

患者发病前可有或无用力增加胸腔、腹腔压力等诱因，多突然发病，主要症状为呼吸困难、患侧胸痛、刺激性干咳，张力性气胸者症状严重，烦躁不安，可出现发绀、多汗甚至休克。根据突发一侧胸痛，伴有呼吸困难并有气胸体征，即可作出初步诊断。X线显示胸腔积气，肺受压，气管、纵隔向健侧移位。在原有肺气肿基础上并发气胸时，气急、胸闷等症状有时不易觉察，要与原先症状、体征仔细比较。

（五）肺栓塞

肺血栓栓塞（简称肺栓塞）是指栓子进入肺动脉及其分支，阻断组织血液供应所引起的病理改变和临床状态的综合征。根据病史：有血栓性静脉炎、久病卧床后突然离床活动或胸腹腔用力过度等诱因。临床表现：发病急骤，重者突然出现心悸、呼吸困难、恐惧不安、剧烈胸痛、干咳、咯血，也可出现喘息、头晕、晕厥，甚至休克与猝死。肺部栓塞区可出现干、湿性啰音、胸膜摩擦音或胸腔积液征。重者可有发绀、休克和急性右心衰竭征象。辅助检查：胸部X线检查常见X线征象为栓塞区域的肺纹理减少及局限性透过度增加。肺梗死时可见楔形、带状、球状、半球状肺梗死阴影，也可呈肺不张影。另外，可以出现肺动脉高压征，即右下肺动脉干增粗及残根现象。心电图：动态出现$S_{Ⅰ}Q_{Ⅲ}T_{Ⅲ}$征及V_{1-2}T波倒置、肺性P波及完全或不完全性右束支传导阻滞。心脏超声检查：可直接检出栓子或表现有肺动脉高压、右心增大的征象。螺旋CT及MRI检查：直接征象见肺动脉半月形或环形充盈缺损或完全梗阻，间接征象包括主肺动脉扩张，或左右肺动脉扩张，血管断面细小缺支，肺梗死灶或胸膜改变等可作出诊断。选择性肺动脉造影是确定肺栓塞的部位和程度的可靠方法，为创伤性检查，应用受条件限制。

六、治疗

（一）氧疗

重症哮喘患者由于存在气道炎症、痰栓及支气管收缩等导致气道阻塞的因素，可引起肺内通气/血流（V/Q）比例失调和不同程度的低氧血症，原则上都应吸氧。临床常采用鼻导管或鼻塞导管给氧，氧流量为1～3L/min，吸氧浓度一般不超过40%，使 PaO_2 维持在60～80mmHg以上，吸入氧气应温暖湿润，以免引起气道干燥。给氧时应注意有无 CO_2 潴留，若缺氧伴 CO_2 潴留，宜用低浓度持续给氧，使 PaO_2 在50～60mmHg的范围内，其原因是：①当 $PaCO_2 > 80$mmHg时，呼吸中枢由兴奋转为抑制，主要依靠缺氧刺激主动脉体和颈动脉体的化学感受器，通过反射维持呼吸；如不限制给氧浓度，氧疗使 $PaO_2 > 60$mmHg时，则失去缺氧刺激以维持呼吸兴奋的作用，可出现呼吸抑制使肺泡通气量减少，加重缺氧、CO_2 潴留和呼吸性酸中毒的程度。②由于血红蛋白氧离曲线的特性，严重缺氧，氧分压与 SaO_2 的关系处于氧离曲线的陡直段，氧分压稍有增高，SaO_2 就有较多的增加。提高吸氧浓度2%，可提高 PaO_2 15mmHg，由于仍保持着轻度缺氧，能刺激化学感受器。③低浓度氧吸入能纠正低通气肺区的低肺泡氧分压。④间断氧疗并不能防止 CO_2 进一步潴留，反而加重缺氧。因此，对于伴有 CO_2 潴留的低氧血症患者应行控制性氧疗，根据病情严格控制吸氧浓度，低流量持续给氧。

（二）解除支气管痉挛，降低气道阻力，改善通气功能

1. β_2 受体激动剂（β_2 - receptor agonist）　β_2 受体激动剂可选择性地作用于 β_2 肾上腺素能受体，激活腺苷酸环化酶，使细胞内cAMP增加，引起蛋白激酶A的脱磷酸作用并抑制肌球蛋白的磷酸化，使其轻链的活性下降，从而降低细胞内 Ca^{2+} 浓度，使支气管平滑肌松弛。另外，位于胆碱能神经突触前膜上的 β_2 受体兴奋，可减少胆碱能神经乙酰胆碱的释放。同时，β_2 受体激动剂亦可稳定肥大细胞膜，减少其递质的释放。重症哮喘患者，患者无法配合作深吸气和屏气，不能协调喷药与呼吸间的同步，不宜经口服或定量雾化吸入器给药。可供选择的给药方法包括：①持续雾化吸入：以高压力氧气（或压缩空气）为动力，将沙丁胺醇溶液作持续雾化吸入。一般情况下，成人每次雾化吸入沙丁胺醇雾化溶液1～2mL（含沙丁胺醇5～10mg），12岁以下儿童减半，在第一个小时内每20分钟重复一次，以后视患者病情决定给药间隔时间。②静脉或皮下注射：沙丁胺醇0.5mg皮下注射，再以沙丁胺醇1mg加入100mL液体内缓慢静脉滴注（每分钟约2～8μg）。无心血管疾病的年轻患者可皮下注射1∶1 000肾上腺素0.3mL，1小时后可重复注射一次。③经与呼吸机相连的管道给药：吸入 β_2 受体激动剂至出现轻度肌颤为其最佳剂量。使用 β_2 激动剂时，值得注意的是：①严重高血压、心律失常、近期有心绞痛的患者禁用。②就诊前过量应用 β_2 受体激动剂，心率>120次/分者不宜使用。③心电监护下使用。④静注 β_2 激动剂可能引起严重低血钾，故应适当补充钾盐。

2. 茶碱（黄嘌呤）类药物　茶碱的主要作用机制：①抑制细胞的 Ca^{2+} 内流，促进 Ca^{2+} 外流，使胞内 Ca^{2+} 浓度降低，从而松弛气道平滑肌；②抑制肥大细胞内炎性递质的释放；③直接刺激儿茶酚胺的释放；④兴奋呼吸中枢、增强呼吸肌肌力，增加通气量等。临床用法：①24小时内未用过氨茶碱的患者，应先给5～6mg/kg的负荷剂量，稀释成100mL静滴，以后按0.6～0.9mg/（kg·h）的速度静脉滴注维持。成人每日氨茶碱总量一般不超过1～1.5g。②24小时内用过氨茶碱的患者，不给负荷剂量。③对老年人及心动过速者宜选用对心血管不良反应小的丙羟茶碱，首次0.25～0.5g用葡萄糖溶液稀释后缓慢静注，以后每4～6小时1次，1日总量不超过29为宜。应用茶碱类药物时应注意茶碱血药浓度的监测，使之维持在6～20μg/mL范围内。对老年人、幼儿及心、肝、肾功能障碍、甲状腺功能亢进患者慎用，应警惕西咪替丁、氟喹诺酮及大环内酯族抗生素等药物对茶碱清除率的影响。茶碱与糖皮质激素具有协同作用，但该药与 β_2 受体激动剂合用可能增加心律失常和心肌损害。

3. 糖皮质激素　糖皮质激素是重症哮喘抢救中不可缺少的药物，一旦确诊为重症哮喘，在应用支气管解痉剂的同时，及时足量静脉快速给予糖皮质激素治疗。

（1）作用机制：①促使哮喘患者已发生"向下调节"的 β_2 受体数目和功能的恢复，促进其对腺苷

酸环化酶的活化，提高 β_2 受体激动剂扩张支气管效应。②拮抗炎性递质收缩支气管的作用：激素通过抑制多种炎性细胞在气道中的浸润、激活和递质释放，并直接对抗白三烯（LTC_4、LTD_4）和前列腺素。③减少气道内毛细血管渗出、抑制气道黏液腺分泌。④降低气道对各种刺激的敏感性和反应性。

（2）使用方法：①早期：糖皮质激素使用后需 4～6 小时才能充分起效，而重症哮喘患者病情可在短时间内恶化、致死，故应尽早应用激素。②静脉：重症哮喘均应静脉给药，口服或经定量雾化器给药疗效不佳。③足量：激素治疗哮喘的疗效与剂量有关，临床主张使用大剂量激素。第一天静脉应用琥珀酸氢化可的松 400～1 500mg 或地塞米松 20～60mg 为宜。可先静脉推注琥珀酸氢化可的松 200mg 再以 3～5mg/（kg·h）的速度静滴维持，地塞米松可分次静脉推注。近年来，多主张应用甲基强的松龙立即静注 125～250mg，以后每 4～8 小时静注 20～50mg，起效后改为肌内注射。④短程：过去未用过激素的患者，可在哮喘症状控制后 3～5 天内停用激素；原先经常应用激素者应逐渐减少激素用量，以后改用继以口服或吸入激素，直至停药。

4. 抗胆碱能药　通过对气道平滑肌 M_3 受体的作用，抑制细胞内 cGMP 的合成、降低迷走神经张力的机制，使支气管扩张，气道分泌物减少。肥大细胞表面也有 M 受体分布，故抗胆碱能药可通过降低细胞内 cGMP 途径，提高 cAMP/cGMP 比值，减少肥大细胞递质释放，获得平喘效应。与 β_2 受体激动剂相比，抗胆碱能药的支气管扩张效应较小，患者对该药的反应性个体差异较大。对于急性哮喘发作患者，不主张抗胆碱能药作为第一线药物使用。抗胆碱能药特别适用于存在严重气流阻塞的哮喘患者（FEV_1 < 预计值的 25%），最常用的是溴化异丙托品等。溴化异丙托品被推荐用于对 β_2 受体激动剂及糖皮质激素治疗效果不好的哮喘患者，吸入 40μg 气雾剂后 5～10 分钟起效，15 分钟使通气功能改善，4 小时达峰值，作用持续 4～6 小时，可每 2 小时重复使用。溴化异丙托品与 β_2 受体激动剂联合应用，可增加疗效并延长其舒张支气管的时间。

5. 解除支气管痉挛的非常规治疗药物

（1）硫酸镁：作用机制可能与下列因素有关：①与 Ca^{2+} 竞争，抑制平滑肌对 Ca^{2+} 的摄入和肌质网内 Ca^{2+} 的释放，使细胞内 Ca^{2+} 浓度下降，致气道平滑肌舒张。②减少乙酰胆碱对终板去极化作用，降低肌纤维膜的兴奋性而使气道平滑肌松弛。③抑制肥大细胞内组胺释放的生物学效应。④镇静作用等。常用方法：①25% 硫酸镁 5mL 加入 40mL 葡萄糖液中静脉注射。②25% 硫酸镁 10mL + 5% 葡萄糖液 250mL 静脉滴注。使用该药时应注意静注速度不能过快，以免引起低血压、心跳减慢。若出现上述不良反应，停止注射硫酸镁，让患者平躺休息即可。

（2）酚妥拉明：酚妥拉明为 α 受体阻滞剂，可增加平滑肌细胞内 cAMP 含量而导致气道平滑肌松弛，但仅在 β 受体被阻滞或有内毒素存在的情况下其作用才较明显。一般用法为酚妥拉明 0.1mg/kg，加入 5% 葡萄糖液 500mL 中缓慢静滴。

（3）前列腺素 E（PGE_1）：PGE_1 能增加肺组织中腺苷酸环化酶的活性，增加 cAMP 的含量，促使支气管平滑肌松弛，常用 PGE_1 50mg 雾化吸入。

（4）吸入氦 - 氧混合气体（Heliox）　吸入氦 - 氧混合气体的作用机制：①氦气（He）具有低密度特性，能使哮喘时小气道狭窄及黏膜表面分泌物增多所引起的涡流减轻，使气道阻力下降，呼吸做功减少，氧耗和 CO_2 产生减少。②氦能加强 CO_2 的弥散。CO_2 通过 $He-O_2$ 混合气体的弥散速度比通过 N_2-O_2 混合气体约快 4～5 倍，使单位时间内 CO_2 排出量增加。③吸入 $He-O_2$ 混合气体比吸入 N_2-O_2 混合气体时，肺内气体均匀。因此，吸入 He 能改善肺泡通气，使气体交换明显好转。一般常用的氦氧之比为 80 ∶ 20、70 ∶ 30 及 60 ∶ 40。通过呼吸面罩吸入氦（He）氧（O_2）混合气体，流速保持在 12L/min 左右，根据低氧血症的严重程度，使混合气体内的氧浓度调节在 25%～40%，heliox 能减少哮喘患者呼吸肌疲劳和肺过度充气。

（三）纠正脱水、酸碱失衡和电解质紊乱

由于重症哮喘患者存在摄水量不足、过度呼吸、出汗、感染、发热等因素，常伴有不同程度的脱水，使气道分泌物黏稠难以排出而影响通气功能。补液有助于纠正脱水、稀释痰液、防止黏液栓形成。应遵循一般补液原则，输液速度不宜过快，一般每日输液 2 000～3 000mL，可根据心脏、脱水情况和

24 小时出入液体量情况决定，同时，应该注意电解质情况。

重症哮喘时，由于缺氧、过度消耗和入量不足等原因易于出现代谢性酸中毒。患者早期通气过度可出现呼吸性碱中毒，晚期通气量减少又可因二氧化碳潴留而出现呼吸性酸中毒。在酸血症的情况下，细支气管和肺小血管痉挛，使气道阻力增加和通气/血流比例失调加剧。在酸性环境下，许多支气管舒张剂均不能充分发挥效用，及时纠正酸中毒在治疗重症哮喘的措施中甚为重要。通常先予 5% 碳酸氢钠 150mL 静脉滴注，再根据动脉血气分析的情况酌情补充。

（四）去除病因

仔细分析和及时发现哮喘病情加重或持续不缓解的原因，去除变应原和避免致喘因子、控制呼吸道感染、积极的抗感染治疗、防治并发症或伴发症包括心律失常、颅内高压、脑水肿、消化道出血等，是治疗重症哮喘的重要环节之一。

（五）控制感染

触发哮喘呼吸道感染的主要病原体是病毒，不主张常规使用抗生素。如患者痰量增多并发肺部细菌感染，必须应用抗生素。多选择静脉用药，兼顾革兰阳性球菌与革兰阴性杆菌，临床依据血常规、痰细菌培养及药敏试验结果来合理选择抗生素。并发深部真菌感染者，给予氟康唑 0.2g/d 静滴，首剂加倍。并发肺炎支原体感染者可选用红霉素静滴或口服治疗，但应注意该药有明显增高茶碱血浓度之作用，茶碱剂量应酌减，以免出现毒性反应。

（六）促进排痰

痰液阻塞是重症哮喘病情难以缓解的重要原因之一。加强排痰，保持气道通畅甚为必要。

1. 补液、纠正脱水　有利于稀释痰液。

2. 药物祛痰　①盐酸氨溴素：30mg/次，一日 3 次口服。②溴己新：8～16mg/次，一日 3 次口服。③氯化铵：0.3～0.6mg/次，一日 3 次口服。④α-糜蛋白酶：5mg/次，一日 2 次。

3. 雾化吸入　生理盐水加入 a-糜蛋白酶 5mg 或乙酰半胱氨酸 0.2g 雾化吸入，一日 2～3 次，有湿化气道，稀释痰液的作用。

4. 机械性排痰　①翻身叩背。②经气管插管或气管切开处吸痰。

（七）机械通气

重症哮喘患者经支气管扩张剂、激素、氧疗、补液和补充碱剂等积极治疗，大多数患者可得到缓解。治疗无效的患者，应及时建立人工气道和机械通气。重症哮喘患者出现以下情况之一，可考虑行气管插管和应用机械辅助呼吸：①心跳呼吸停止。②严重意识障碍、谵妄或昏迷。③发绀明显，$PaO_2<60mmHg$。④$PaCO_2>50mmHg$。⑤pH＜7.25，且持续性降低。⑥心动过速（成人≥140 次/分，儿童≥180 次/分）或有血压下降。

1. 建立人工气道　临床上常用气管插管和气道造口术后置入气管导管两种方法建立人工气道。①气管插管：可防止口咽分泌物或呕吐物进入气道，减少气道感染机会。组织相容性较好的高容低压（$<40cmH_2O$）气囊的聚氯乙烯或硅胶导管的问世，使气管导管留置时间可达 7～14 天。②气管切开：适用于痰液黏稠，难以咳出及估计辅助呼吸时间较长的哮喘患者。但气管切开术可有出血、气胸、空气栓塞、皮下及纵隔气肿等即时并发症，以及感染、气道狭窄等后期并发症，且切开后失去上呼吸道对空气的过滤、加温及湿润的作用，易加重肺部感染，必须严格掌握气管切开的指征。

2. 机械通气

（1）简易手控呼吸囊：操作简便易使用，具有吸氧浓度较高、潮气量可控，可与患者的呼吸基本同步，能较快地改善缺氧，减少 CO_2 潴留等优点，常用于紧急气管插管前通气和应用呼吸机前过渡阶段通气。

（2）持续气道正压通气（CPAP）和呼气末正压通气（PEEP）：CPAP 可以通过机械作用扩张支气管以增加呼吸肺容量，降低功能残气量，减少吸气肌负荷。PEEP 可以减少吸气肌的负荷做功，避免内源性呼气末正压（iPEEP）的增加，扩张萎缩的气道和肺泡，改善通气/血流比值，防止痰栓在终末气道阻塞引起的肺泡压力过高和肺泡膨胀破裂。但是，随着PEEP的增加，可增加肺容积、气道压、胸内压，导致血压下降。因此，PEEP对于严重哮喘患者具有潜在的危险性。哮喘患者作CPAP治疗，呼气末压力为5.2±2.8cmH_2O时，患者感觉最舒适，PEEP一般以3~5cmH_2O较为安全。

（3）控制性低通气量辅助呼吸（MCHV）：呼吸机通气频率6~12次/分，潮气量8~12mL/kg。通过减低频率和潮气量（仅为常规预计量的2/3），使每分钟通气量控制在能使$PaCO_2$略有下降的最小值。同时，应给予的治疗措施包括：①给予地西泮、吗啡或盐酸哌替啶来消除自主呼吸，保持患者镇静。②气管内滴入生理盐水200~240mL/d，使痰液稀释，加以吸引，使气道通畅。

（4）吸入氦-氧混合气体：给予机械通气的哮喘患者吸入由80%氦和20%氧组成的混合气体，可使最大气道压力降低，肺泡通气量增加，减少气压伤，迅速改善缺氧和CO_2潴留。

3. 应用呼吸机的注意事项

（1）以定容型呼吸机为宜。

（2）增加通气量，缓慢降低$PaCO_2$，应在气道平滑肌痉挛缓解后才使$PaCO_2$逐渐恢复正常。

（3）烦躁不安或呼吸机对抗者，宜用地西泮或咪达唑仑10~20mg静脉注射，必要时应用神经肌肉阻滞剂。

（4）选择尽可能大的气管插管导管。

（八）营养疗法

重症哮喘患者不能进食，呼吸肌消耗热卡大，机械通气热能消耗更大。因此，在抢救重症哮喘患者时，应注意补充营养。可给予鼻饲高蛋白，高脂肪和低糖的饮食，也可静脉给予葡萄糖液、氨基酸、脂肪乳剂和冻干血浆等，必要时可应用深静脉高营养。

（九）防治并发症

重症哮喘患者尤其是哮喘持续状态时间超过48小时伴昏迷患者极易发生脑水肿、心力衰竭、颅内高压、消化道出血、休克、心律失常、肺水肿、酸中毒、甚至弥散性血管内凝血等严重并发症，应密切观察及时防治。

七、预后

重症哮喘经过积极治疗，仍出现下列情况者提示预后不良：①症状持续存在，经足量糖皮质激素治疗仍不缓解。②出现呼吸衰竭者。③并发有其他重要脏器疾病者。④患者有极度的恐惧感或出现精神症状。⑤不能平卧并严重影响睡眠，患者表现极度疲劳。⑥虽经积极的治疗，肺功能仍持续恶化。

（张留定）

第三节　急性肺栓塞

肺栓塞（pulmonary embolism，PE）是以各种栓子阻塞肺动脉系统为其发病原因的一组疾病或临床综合征的总称，包括肺血栓栓塞症、脂肪栓塞综合征、羊水栓塞、空气栓塞等等。

肺血栓栓塞症（pulmonary thromboembolism，PTE）是PE的最常见类型，通常所称PE即指PTE。PTE系来自静脉系统或右心的栓子阻塞肺动脉或其分支所致的疾病，以肺循环和呼吸功能障碍为其主要临床和病理生理特征。引起PTE的血栓主要来源于深静脉血栓（deep venous thrombosis，DVT）；当肺动脉发生栓塞致血流供应阻断而发生肺组织坏死者，称为肺梗死（pulmonary infarction，PI），临床各科均可发生这种并发症，可致猝死。PTE与DVT共属于静脉血栓栓塞症（venous thromboembolism，VTE）。

在我国PTE不是少见病，而且近年来其发病例数呈增加趋势。PTE的年发生率在法国约10万例，美国每年新发生DVT和PTE约有60万例。国外尸检资料表明，PTE的总发生率为5%~14%，国内为3%。PTE的诊断正确率仅为9%，漏诊率为67%；极易误诊或漏诊。本文阐述的肺栓塞指PTE。

一、高危因素

DVT 占肺栓塞的栓子来源的 50% ~90%，因而，引发 PE 的危险因素与 VTE 基本相同，包括原发性因素和继发性因素。原发性因素多由遗传变异引起，常以反复静脉血栓栓塞为主要临床表现；对 40 岁以下无明显诱因或反复发生 VTE，或呈家族遗传倾向，应注意做相关遗传学检查。继发性因素是指后天获得的易发生 VTE 的多种病理生理异常；可以单独存在，也可同时存在，通过静脉血流淤滞、血液高凝状态和静脉系统内皮损伤三个方面共同作用，导致静脉系统内血栓形成。

其他栓子有感染性病灶引起的菌栓、恶性肿瘤的瘤栓、外伤及骨折并发的脂肪栓塞、分娩过程中的羊水栓塞，以及少见的空气栓塞。

（一）原发性危险因素

抗凝血酶缺乏。

先天性异常纤维蛋白原血症。

血栓调节因子（thrombomodulin）异常。

高同型半胱氨酸血症。

抗心磷脂抗体综合征（anticardiolipin antibody syndrome）。

纤溶酶原激活物抑制因子过量。

凝血因子 202210A 因变异。

Ⅻ因子缺乏。

Ⅴ因子 Leiden 突变（活性蛋白 C 抵抗）。

纤溶酶原不良血症。

蛋白 S、蛋白 C 缺乏。

（二）继发性危险因素

创伤/骨折：如髋部骨折（50% ~75%），脊椎骨折（50% ~100%）。

外科手术后：如疝修补术（5%），腹部大手术（15% ~30%），冠状动脉搭桥术（3% ~9%）；盆腔大手术及髋膝关节置换等发生率更高。

产科：妊娠晚期、分娩、产褥期。

恶性肿瘤：尤其腹部和盆腔肿瘤；肿瘤静脉内化疗。

各种原因的制动：长期卧床，长途航空或乘车旅行，脑卒中（30% ~60%）。

心血管疾病和中心静脉插管：常见于心力衰竭（ >12%）、先天性心脏病、风湿性心脏病、急性心梗（5% ~35%）、高血压。

雌激素：避孕药物，雌激素替代治疗。

高龄，肥胖，血液黏滞度增高和吸烟。

其他：克罗恩病（Crohn's disease）；骨髓增生异常疾病，血小板异常，真性红细胞增多症，巨球蛋白血征；肾病综合征，慢性透析，COPD 等；植入人工假体。

二、病理

引起 PE 的栓子大部分来源于下肢深静脉，栓子可累及多支肺动脉，一般认为右肺动脉多于左肺，下肺动脉多于上肺，右下肺动脉约占 85% 以上。少见栓塞在右或左肺动脉主干或骑跨在肺动脉分叉处。根据栓子大小和阻塞部位分为：

急性巨大 PE：肺动脉干被阻塞达 50%，相当于两个或两个以上的肺叶动脉被栓塞。

急性次巨大 PE：不到两个肺叶动脉受阻。

中等 PE：主肺段和亚肺段动脉栓塞。

肺小动脉栓塞：肺亚段动脉及其分支栓塞。

病理见肺动脉内血栓或栓子形成，栓塞远端血流减少或中断，近端肺动脉扩张。24 小时后栓子表面逐渐被内皮样细胞覆盖，随后栓子机化贴于动脉壁，血管重建。栓子阻塞肺动脉及其分支后，导肺循环阻力增加，肺动脉压升高，致右心室扩大和急性右心功能不全。栓塞肺血管远端肺区域间质和肺泡内液体增多或出血；肺泡萎陷及肺不张。PE 的另一后果是 PI，其组织学特征为肺泡内出血和肺泡壁坏死，梗死区及周围肺不张；胸膜表面常见渗出，1/3 为血性。但由于肺组织的氧供来源于肺动脉、支气管动脉和肺泡内气体等三方面，发生 PI 比较少见。

三、发病机制和病理生理

静脉系统或右心房血栓形成，栓子脱落随血流经腔静脉到右房、右室，再排出到肺动脉或其分支，阻塞血流，成为 PE。栓子脱落的诱因与血流突然改变有关，如久病后卧床，突然活动或用力排便等，可使栓子脱落，发生栓塞。发生 PE 对肺循环和气体交换的影响取决于血管阻塞的严重程度、心肺循环原有的储备能力以及血管痉挛的程度。

肺动脉完全或大部分阻塞可引起：①肺栓塞的区域死腔/无效通气增加，即有通气，但无血流，不能进行气体交换。②代偿性肺血管收缩，血流重新分布，未堵塞的肺段的血流增加，但通气不能相应增加，使通气血流比例失调。③血管栓塞 24 小时后肺表面活性物质生成减少，甚至耗竭，引发肺不张或肺水肿。结果导致低氧血症和低氧性代偿性过度通气。

栓子阻塞肺动脉及其分支，以及普遍的肺血管收缩，导致肺循环阻力增加，肺动脉压升高，右心负荷增大，出现右心室扩大和急性右心衰竭；由于血流受阻淤积在右心系统，心搏出量下降，血压下降。在肺血管床阻塞不足 20% 时，由于代偿作用肺动脉压可以维持正常。如肺血管阻塞超过 30%，平均肺动脉压和右房压就开始升高；到肺动脉阻塞超过 50% 时，肺动脉压显著升高，右心负荷增大，心排量开始下降。一旦肺动脉阻塞超过 60% 时，右心室排血严重受阻、右心室扩大，导致急性肺心病；同时影响左室的充盈，使心脏排血指数降低，血压下降。反复 PE 可产生持久性肺动脉高压和慢性肺心病。

四、临床表现

（一）症状

PE 的临床症状多种多样，缺乏特异性。临床表现主要与栓子的大小有关，可以从无症状到血流动力学不稳定，甚至发生猝死。患有心脏病、外科术后、恶性肿瘤、长期卧床等静脉血栓形成高危因素，或已患有静脉血栓及血栓栓塞性静脉炎的患者，在体位改变、活动或用力排便使栓子脱落，突然发病。

1. 呼吸困难　是 PE 最常见的临床症状，可伴发绀。栓塞大血管时，呼吸困难严重且持续时间长；栓塞小血管时，只有短暂的呼吸困难或仅持续几分钟；反复发生的小栓塞，可出现阵发性呼吸困难。

2. 胸痛　心绞痛样疼痛和胸膜性疼痛。前者为胸骨后压迫性疼痛，与冠状动脉供血不足或肺动脉高压有关；胸膜性疼痛因栓塞部位附近的胸膜有纤维素性炎症。

3. 咯血　均为小量咯血，大咯血少见。

同时出现呼吸困难、胸痛和咯血被称为“肺梗死三联征”，但发生率不足 30%。

4. 晕厥　有时是唯一和首发症状。

5. 休克　均为巨大肺栓塞，严重者可猝死。

6. 其他　原发病症状加重，发热、心悸，烦躁不安等。

（二）体征

1. PE 体征　呼吸急促、心动过速、发绀、发热、颈静脉充盈或搏动、肺部可闻及哮鸣和/或细湿啰音、胸腔积液的相应体征、肺动脉瓣区第二音亢进或分裂，$P_2 > A_2$，三尖瓣缩期杂音、严重者可出现血压下降甚至休克。

2. 深静脉血栓的症状与体征　在考虑 PE 诊断的同时，要注意发现是否存在下肢（单侧性）肿胀、周径增粗、疼痛或压痛、浅静脉扩张、皮肤色素沉着、行走后患肢易疲劳胀加重等 DVT 症状。肺栓塞常见症状和体征的发生率见表4-3。

表4-3 肺栓塞常见症状和体征的发生率

症状	发生率	体征	发生率（%）
呼吸困难及气促	80%~90%	呼吸急促	70%
胸膜炎性胸痛	40%~70%	心动过速	30%~40%
心绞痛样疼痛	4%~12%	发绀	11%~16%
烦躁不安、惊恐或濒死感	55%	发热（多为低热）	43%
晕厥	11%~20%	颈静脉充盈或搏动	12%
咯血	11%~30%	肺部细湿啰音	18%~51%
咳嗽	20%~37%	哮鸣音	5%
心悸	10%~18%	胸腔积液的体征	24%~30%
		P_2 亢进或分裂	23%

五、实验室检查

（一）血气分析

PE发生后常有低氧血症，$PaO_2<80mmHg$ 的大约占了96%；无低氧血症也不能排除PE，但如果 PaO_2 正常，则不大可能是巨大PE。肺泡氧分压与动脉氧分压差（$P_{(A-a)}O_2$）梯度测定更有意义。

（二）心电图

大多数病例有异常改变，表现为非特异性的ST-T改变。右心负荷过重见于巨大PE，表现肺型P波，电轴右偏，顺钟向转位等；部分病例可出现典型 $S1Q_{m}T_{m}$ 征（即Ⅰ导联S波加深，Ⅲ导联出现Q/q波及T波倒置）。此外可有完全或不完全右束支传导阻滞。心电图的动态改变较之静态异常对于提示PE更具有意义。

（三）胸片

PE的X胸片缺乏特异性，常见的X线异常有区域性肺血管纹理变细、稀疏或消失，肺野透光度增强。发生PE有圆形或片状浸润阴影，典型呈基底部靠近胸膜，尖端指向肺门的楔形阴影；可有单侧横膈升高、盘状肺不张。肺动脉高压征象表现为右下肺动脉干增宽或伴截断征，肺动脉段膨隆以及右心室扩大。可有少至中量胸腔积液征。

（四）超声心动图

超声心动图或经食管超声检查对PE有诊断价值以及判断预后价值，可表现为肺动脉高压、肺动脉扩张，右室壁局部运动幅度降低，右心室和/或右心房扩大，室间隔左移和运动异常；下腔静脉扩张且吸气时不萎陷。若发现右房或右室血栓或肺动脉近端的血栓可确定诊断。

超声心动图右心室功能不全是急性PE早期死亡的独立，强有力的预测因子。

（五）血浆D-二聚体（dimer）

是交联纤维蛋白在纤溶系统作用下产生的可溶性降解产物，为一个特异性的纤溶过程标记物。在血栓栓塞时因血栓纤维蛋白溶解使其血中浓度升高。D-二聚体对急性PE诊断的敏感性达92%~100%，但其特异性较低，仅为40%~43%。手术、肿瘤、炎症、感染、组织坏死等情况均可使D-二聚体显著升高。在临床应用中D-二聚体对急性PTE有较大的排除诊断价值，若其含量低于500μg/L，可基本除外急性PTE。

（六）核素肺通气/灌注扫描（V/Q scanning）

肺的放射性同位素灌注显像（以 ^{99m}Tc 标记的巨聚白蛋白颗粒静脉注射后扫描显像）简便安全，对PE有确定诊断价值，其特异性为96%。典型征象是呈肺段或肺叶分布的肺灌注缺损，并与通气显像不匹配。若栓子未引起血管完全阻塞，或栓子位于周围小血管，肺显像可能显示不出缺损。由于许多疾病可以同时影响患者的肺通气和血流状况，致使通气/灌注扫描在结果判定上较为复杂，需密切结合临床进行判读。

（七）螺旋CT肺血管造影（computer tomography pulmonary angiography，CTPA）

CTPA能够发现段以上肺动脉内的栓子，是PE的确诊手段之一，CTPA已成为确诊PE的常规检查；近来报道64排CT下的CTPA，其诊断率几乎达到100%。PE的直接征象为肺动脉内的低密度充盈缺损，部分或完全包围在不透光的血流之间（轨道征），或者呈完全充盈缺损，远端血管不显影（敏感性为53%~89%，特异性为78%~100%）。间接征象包括肺野楔形密度增高影，条带状的高密度区或盘状肺不张，中心肺动脉扩张及远端血管分支减少或消失等。

（八）磁共振成像（MRI）

对段以上肺动脉内栓子诊断的敏感性和特异性均较高，避免了注射碘造影剂的缺点；与肺血管造影相比，患者更易于接受。适用于碘造影剂过敏的患者。

（九）DSA肺动脉造影（pulmonary angiography）

肺动脉造影是一项有创检查，敏感性和特异性均达到98%，是PE诊断的“金标准”。其直接征象为肺血管内造影剂充盈缺损，间接征象为肺动脉造影剂流动缓慢，局部低灌注。由于肺动脉造影系有创检查，术后并发症多，加之CTPA的广泛应用，大多数患者不必进行此项检查。

床边肺动脉导管检查是另一选择，血流动力学改变有助于诊断和监测。急性PE的典型改变有右房压和肺动脉压升高，而肺楔压正常。

（十）深静脉血栓的辅助检查

1. 静脉造影　是诊断深静脉血栓的金标准，其诊断敏感性和特异性均接近100%。
2. 多普勒超声　对下肢深静脉血栓的检出敏感性和特异性高，是一项无创安全的检查。
3. MRI　对有症状的急性DVT诊断的敏感性和特异性可达90%~100%。
4. 放射性核素静脉造影　属无创性DVT检测方法，常与肺灌注扫描联合进行。

六、诊断

对PE应强调早期诊断，对存在有形成栓子的原发病或高危因素的病例，突然发作不明原因的呼吸困难、胸痛、晕厥、咯血和休克等症状高度疑诊PE，应及时做相关检查。

（一）PE诊断评分方法

对有发生PE高危因素的患者，可采用国外学者提出的诊断评分方法进行评分。低于2分是低度可能性、2~6分是中度可能性、6分以上则是高度可能性，其中“最可能诊断肺栓塞”可以依据发病时有相应临床表现及胸片、ECG、D-二聚体等综合判断；然后选择有确定诊断意义的检查（见表4-4）。

表4-4　肺栓塞诊断积分方法

参数	分值（分）
深静脉血栓的症状和体征	3.0
心率>100次/分	1.5
4周内有制动或手术史	1.5
既往有DVT或PE病史	1.5
咯血	1.0
恶性肿瘤	1.0
最可能的诊断是PE	3.0

（二）确诊检查

1. 核素肺通气/灌注扫描检查　在不能进行通气显像时可进行单纯灌注扫描，呈肺段分布的肺灌注缺损，并与通气显像不匹配。

2. CTPA 或 MRI 检查　可发现肺动脉内血栓的直接证据。

3. DSA 肺动脉造影　可显示肺动脉的充盈缺损或肺动脉的截断，是诊断 PE 的“金标准”。

4. 心脏超声　发现右房或右室血栓或肺动脉近端的血栓可确定诊断。

5. 检出下肢血栓　有助于 PE 的诊断。

（三）临床分型和危险分层

1. 大面积 PE（massive PE）　临床上以休克和低血压为主要表现，体循环动脉收缩压低于 90mmHg，或较基础值下降幅度≥40mmHg，持续 15 分钟以上，住院病死率近 30%。

2. 次大面积 PE（submassive PE）　超声心动图表现有右心室运动功能减弱或临床上出现有心功能不全表现，住院病死率为 5% ~10%。

3. 非大面积 PE（nonmassive PE）　不符合大面积和次大面积 PE 标准，住院病死率低于 5%。

七、鉴别诊断

急性 PE 的症状无特异性，临床容易与胸痛、呼吸困难的其他原因混淆。

1. 冠心病　心肌梗死和心绞痛有胸痛、呼吸困难、休克等表现，且约 19% 的肺栓塞可发生心绞痛，易与之混淆。注意心绞痛病史，动态观察心电图与心肌酶的变化等有助于二者的鉴别，要注意两者合并存在。

2. 主动脉夹层　也有胸痛、血压下降等表现；但患者多有高血压病史，胸痛剧烈，无咯血，两侧脉搏不等；胸片有上纵隔增宽。胸部 CTA、MRI 检查等可做出鉴别。

3. 细菌性肺炎　可有与 PE 相似的症状和体征，如呼吸困难、胸痛、咳嗽、咯血、心动过速、发热、发绀、低血压，X 线表现也可相似。但肺炎有寒战、高热、脓痰等感染表现，白细胞计数明显增高，抗生素治疗有效；而无栓子形成的原发病史和高危因素。

4. 胸膜炎　约 1/3 的急性 PE 患者可发生胸腔积液，易被诊断为感染性胸膜炎。全身中毒症状，胸腔积液性质、细菌学、细胞学检查可资鉴别。

5. 晕厥　部分 PE 仅表现为晕厥，需要与心脑血管、迷走反射、代谢因素引起的晕厥相鉴别。

八、治疗

（一）一般治疗

1. 监测　对高度疑诊或确诊 PE 的患者，应进行严密监护，监测呼吸、心率、血压、心电图及血气的变化，要求绝对卧床，并保持大便通畅，以防止栓子再次脱落。对于有焦虑、胸痛、发热、咳嗽等症状可给予镇静、止痛、镇咳等相应的对症处理。

2. 呼吸循环支持治疗　采用经鼻导管或面罩吸氧。当并发严重的呼吸衰竭时，可使用经鼻面罩无创性机械通气或进行气管插管机械通气。对于右心功能不全，血压尚正常的病例，可用多巴酚丁胺和多巴胺；如出现血压下降，加大多巴酚丁胺和多巴胺剂量，或使用其他加压药物，如间羟胺、肾上腺素等。补液时应注意控制液体量，保护心功能。

（二）溶栓治疗

溶栓治疗（thrombolysis therapy）能迅速溶解部分或全部血栓，恢复阻塞的血液循环，纠正血流动力学障碍，降低肺动脉压，改善右室功能，减少严重 PTE 患者的病死率和复发率。溶栓的时间窗一般定在 14 天内，在 PTE 确诊的前提下应尽早开始溶栓。溶栓治疗的主要并发症是出血，应充分评估治疗的风险，注意个体化的原则，掌握适应证和禁忌证、用法和用量。

1. 溶栓治疗的适应证

（1）急性大面积 PE。

（2）次大面积 PE 并发重症心、肺疾患，而抗凝疗法无效。

大面积 PE 溶栓的具体指征：收缩压低于 90mmHg，近期心脏骤停，严重的呼吸衰竭，$PaO_2/FiO_2<150$，超声心动图示严重右心功能不全或并发静脉氧饱和度低于 55%。

2. 溶栓治疗的禁忌证

（1）绝对禁忌证：活动性出血；近期自发性颅内出血。

（2）相对禁忌证：10 天内的胃肠道出血，15 天内的严重创伤，2 周内的大手术，1 个月内的神经外科或眼科手术，器官活检或不能以压迫止血部位的血管穿刺，2 个月内的出血性中风；妊娠、分娩；难于控制的严重高血压（收缩压大于 180mmHg，舒张压大于 110mmHg）；细菌性心内膜炎，糖尿病出血性视网膜病变，严重肝肾功能不全；近期曾行心肺复苏；血小板计数低于 75×10^9/L 或出血性疾病等。

对于大面积肺栓塞，因其对生命威胁极大，上述绝对禁忌证应视为相对禁忌证。

3. 溶栓方法　常用的溶栓药物有尿激酶（UK）、链激酶（SK）和重组组织型纤溶酶原激活剂（rt-PA）。三者溶栓效果相仿。以下方案与剂量主要参照欧美的推荐方案，供参考使用。溶栓治疗应监测凝血因子时间（PT）或活化部分凝血活酶时间（APTT）。

（1）尿激酶：负荷量 4 400U/kg，静脉注射 10 分钟，随后以 4 400U/（kg·h），持续静脉滴注 12 小时。

（2）链激酶：负荷量 25 万 U，静脉注射 30 分钟，随后以 10 万 U/h，持续静脉滴注 24 小时。本药有抗原性，故用药前半小时需肌内注射苯海拉明或地塞米松，以防止过敏反应。

（3）rtPA：50 ~ 100mg 持续静脉滴注 2 小时，然后 40 ~ 50mg 持续静脉滴注 4 ~ 6 小时。

（三）抗凝治疗

急性 PE 和 DVT 常反复发作，故应进行抗凝治疗（anticoagulant therapy），以防止血栓再形成和复发。临床高度怀疑急性 PE 时，不必等待影像学诊断，即可开始抗凝治疗。常用的抗凝药物有，普通肝素（简称肝素）、低分子肝素和华法林。肝素或低分子肝素的疗程一般需 7 ~ 10 天。肝素使用 3 ~ 5 天和低分子肝素使用 7 天时需检查血小板。抗凝治疗的主要并发症是出血，活动性出血、凝血功能障碍、未能控制的严重高血压等禁用。

1. 肝素（heparin）　首剂 5 000U 或按 80U/kg 静脉注射，随后以 18U/（kg·h），使部分凝血活酶时间和凝血时间保持在正常对照的 1.5 ~ 2.5 倍。在开始治疗后的最初的 24 小时内，每 4 ~ 6 小时测定 APTT，根据 APTT 调整剂量。肝素亦可用皮下注射方式给药。一般先给予负荷量 2 000 ~ 5 000U 静脉注射，然后按 250U/kg 剂量，每 12 小时皮下注射 1 次。调节注射剂量使注射后 6 ~ 8 小时的 APTT 达到治疗水平。

2. 低分子肝素（LMWH）　一般根据体重给药，不同 LMWH 的剂量不同，每日 1 ~ 2 次，皮下注射。出血并发症比普通肝素要低，故不需监测 APTT 和调整剂量。

3. 华法林（Warfarin）　初始剂量为 2.5 ~ 5mg。由于需要数天才能发挥全部作用，因此需与肝素/低分子肝素重叠应用 4 ~ 5 天，通常在肝素或低分子肝素应用后的第 1 ~ 3 天加用华法林。使凝血因子时间（PT）延长至正常的 1.5 ~ 2.5 倍，并定期测定以调节华法林的剂量。一般口服华法林的疗程至少为 3 ~ 6 个月。对反复发生 VTE 或存在高危因素的患者，抗凝时间延长至一年或更长。妊娠的前 3 个月和最后 6 周禁用华发令，可用肝素治疗。华法林的主要并发症是出血，对华法林所致出血可以用维生素 K 拮抗，或输注凝血因子或新鲜冰冻血浆。

（四）手术和介入治疗

1. 经静脉导管碎解和抽吸血栓　用导管碎解和抽吸肺动脉内血栓或行球囊血管成形，研究显示成活率达 70% ~ 90%。适用于：肺动脉主干或主要分支大面积肺栓塞，不能行溶栓和禁忌抗凝治疗，经溶栓或积极的内科治疗无效者。

2. 肺动脉血栓摘除术　手术风险大，技术条件要求高（成功率为 40% ~ 60%），应严格掌握适应证。手术治疗的指征：①大面积 PTE，肺动脉主干或主要分支次全堵塞不并发固定性肺动脉高压者。

②顽固性低血压或急性低氧性呼吸衰竭。③有溶栓禁忌证者。④经溶栓和其他积极的内科治疗无效者。

3. 腔静脉阻断术 方法有：下腔静脉结扎术、下腔静脉折叠术和下腔静脉滤器。可过滤由下腔静脉来的巨大栓子，预防下肢或盆腔栓子脱落进入肺循环，减少严重肺梗死的发生。置入滤器后要长期抗凝治疗。

九、预后和预防

肺栓塞是一临床危重症，在美国每年至少有20万人死于肺栓塞，居临床死亡原因的第三位，我国尚无确切的统计数字。未经治疗的肺栓塞死亡率为25%～30%，而得到及时诊断和治疗，死亡率可降至2%～8%。早期诊断及时治疗是影响预后的最主要因素。

对存在发生危险因素的病例，宜根据临床情况采用相应预防措施。机械预防措施：术后早期下地，抬高患肢，穿高筒弹性袜，下腔静脉滤器。药物预防措施包括：小剂量肝素、低分子肝素皮下注射、口服华法林、阿司匹林等。

（张留定）

第四节 重症肺炎

重症肺炎又称中毒性肺炎或暴发性肺炎，是由各种病原体所致的肺实质性炎症，可造成严重菌血症或毒血症，进而引起血压下降、休克、神志模糊、烦躁不安、谵妄和昏迷。

一、病因

重症肺炎最常见的致病菌为肺炎双球菌，其次为化脓性链球菌、金黄色葡萄球菌、铜绿假单胞菌、流感嗜血杆菌、厌氧菌等，还有少见的病毒，如流感病毒、鼻病毒等，这些病原体所分泌的内毒素造成血管舒缩功能障碍，并引起神经反射调节异常，引起中毒性血液循环障碍，导致周围循环衰竭，引起血压下降，并发休克，造成细胞损伤和重要脏器功能损害。

二、临床表现

（一）呼吸系统表现

重症肺炎起病急骤，进展快，早期主要为寒战、高热，体温在39～40℃，呈稽留热，伴咳嗽、咳痰、咯血、胸痛、呼吸困难，常有发绀，肺部语颤增强，叩诊浊音，可闻及支气管呼吸音及湿啰音。

（二）休克表现

患者可在发病24～72小时内，也有在24小时内突然血压下降，血压低于10.7/6.67kPa（80/50mmHg）或测不出，伴四肢厥冷、面色苍白、出汗、口唇发绀、神志模糊、烦躁不安、嗜睡、昏迷、尿少或无尿。

（三）其他临床表现

患者可出现心率增快、心律失常、奔马律等心肌损害表现；有恶心、呕吐、腹痛、腹泻、乏力等胃肠道表现，严重者出现水、电解质紊乱，如低钠、低钾，以及代谢性酸中毒和呼吸性酸中毒。老年患者体温可轻度升高或低于正常。

三、相关检查

（一）血常规

血白细胞高达（10～20）$\times 10^9$/L，中性粒细胞占80%以上，有核左移，并且出现中毒颗粒及核变性，甚至可有类白血病反应。

(二) X线表现

重症肺炎患者X线早期表现为肺纹理增多，或局限性一个肺段的淡薄、较均匀阴影，以后迅速发展为肺段、肺叶炎症。不同类型的肺炎有不同的X线表现，应注意区别。

支气管肺炎X线表现为病变多发生在两肺中下野的内中带。支气管及周围间质的炎症表现为肺纹理增多、增粗和模糊。小叶性渗出与实变则表现为沿肺纹理分布的斑片状模糊致密影，密度不均。密集的病变可融合成较大的片状。病变广泛，可累及多个肺叶。小儿患者常见肺门影增大、模糊并常伴有局限性肺气肿。

大叶性肺炎的早期，即充血期，X线检查可无阳性发现，或只表现为病变区肺纹理增多，透明度略低或呈密度稍高的模糊影。病变进展至实变期（包括红肝样变期及灰肝样变期），X线表现为密度均匀的致密影，如病变仅累及肺叶的一部分则边缘模糊。由于实变的肺组织与含气的支气管相衬托，有时在实变区中可见透明的支气管影，即支气管气象。炎症累及肺段表现为片状或三角形致密影，如累及肺叶，轮廓一致。不同肺叶的大叶性实变形状各不相同。消散期表现为实变区的密度逐渐减低，先从边缘开始。由于病变的消散是不均匀的，病变多表现为散在、大小不等和分布不规则的斑片状致密影。此时易被误认为肺结核，应予注意。炎症进一步吸收可只遗留少量条索状影或完全消散。临床上，症状减轻常较肺内病变吸收为早，病变多在2周内吸收。少数患者可延迟吸收达1~2个月，偶可机化而演变为机化性肺炎。

间质性肺炎的X线表现与以肺泡渗出为主的肺炎不同。病变较广泛，常同时累及两肺，以肺门区及中下肺野显著，但也可局限于一侧。表现为肺纹理增粗、模糊，可交织成网状，并伴有小点状影。由于肺门周围间质内炎性浸润，而使肺门轮廓模糊、密度增高、结构不清并有轻度增大。发生于婴幼儿的急性间质性肺炎，由于细支气管炎引起部分阻塞，则以弥漫性肺气肿为主要表现。可见肺野透亮度增加，膈下降且动度减小，呼气与吸气相肺野透亮度差别不大。

(三) 痰液检查

使用抗生素前应当争取做痰培养，一般连续送3次。留痰时应注意晨起漱口、刷牙、用力咳嗽，使深部支气管的分泌物能够咳出，以保证痰的质量。咳出的痰应立即送检，不应超过2小时。

(四) 动脉血气分析

由于肺部广泛炎症引起通气与血流比例失调，血气分析主要表现为动脉低氧血症和代谢性酸中毒，过度通气的患者可出现呼吸性碱中毒，肺部病变进展迅速，造成通气量下降也可出现呼吸性酸中毒。

临床上凡出现以下表现，提示病情危重。

(1) 全身中毒症状重，表现为持续高热，呈稽留热，体温39~40℃，起病急，寒战、高热、胸痛、呼吸困难、发绀。

(2) 在发病24小时内出现休克表现。

(3) 并发心肌损害的表现，心率增快、心律失常、奔马律。

(4) 查血白细胞增高，有类白血病反应。

(5) 血气分析提示有呼吸性酸中毒和代谢性酸中毒。

四、诊断标准

诊断重症肺炎的主要标准为：①需要创伤性机械通气；②需要应用升压药物的脓毒血症性休克。

次要标准包括：①呼吸频率>30次/分；②氧合指数（PaO_2/FiO_2）<250；③多肺叶受累；④意识障碍；⑤尿毒症（BUN>20mg/dl）；⑥白细胞减少症（WBC计数<4×10^9/L）；⑦血小板减少症（血小板计数<100×10^9/L）；⑧体温降低（中心体温<36℃）；⑨低血压需要液体复苏。

符合1条主要标准或至少3项次要标准可诊断为重症肺炎。

五、治疗

1. 一般支持疗法　卧床休息，注意保暖，发热者用冰袋敷前额，或物理降温，有气急、发绀等缺氧者给予吸氧，咳嗽剧烈者可用镇咳祛痰药。

2. 抗感染治疗　尽早控制感染可预防休克发生，在未查清病原体前，要根据临床表现判断最可能的病原，选择2~3种抗生素联合应用，然后根据痰培养和药敏结果选用敏感抗生素，有针对性治疗。控制感染的原则是早期、足量和联合应用抗生素。尽可能用静脉用药途径，使血液迅速达到药物的有效浓度。若为肺炎链球菌感染，要选用大剂量青霉素，每日1 200万~2 400万U静脉点滴。应用1周左右病变可有明显吸收，病情严重者可适当延长用药时间或换用氨基苷类、喹诺酮类抗生素。金黄色葡萄球菌对普通青霉素高度耐药，可选用苯唑西林2~3g，每6小时1次静脉滴注，或用头孢唑林4~6g/d静脉滴注。也可加用红霉素、利福平等。如果为革兰阴性杆菌或混合感染可选用下列抗生素：①第三代头孢菌素，如头孢噻肟、头孢曲松、头孢哌酮等；②新型青霉素类，如氨苄西林-舒巴坦、特美汀等；③氟喹诺酮类，如环丙沙星、氧氟沙星等；④也可以选用广谱抗生素亚胺培南-西司他汀钠，目前该药抗菌谱最广；⑤耐甲氧西林金黄色葡萄球菌（MRSA）感染，首选万古霉素，2.0g/d，分2次静脉滴注，使用时注意其肾毒性。

3. 补充血容量　休克的最主要病理生理变化是有效循环容量不足，因此补充有效血容量是治疗的关键。一般选用低分子右旋糖酐、林格液、葡萄糖生理盐水以及胶体液，最初的1~2小时可输液800~1 000mL，以晶体液为主，一般12小时内输液2 000mL，24小时总输液量2 500~3 500mL，中心静脉压的测定可指导输液量，一般以0.58~0.98kPa（6~10cmH_2O）为界限。年老体弱及肾功能减退者避免输液过快。

4. 纠正酸碱平衡紊乱　酸中毒的患者首选5%碳酸氢钠静脉滴注，一般轻度酸中毒者静脉滴注250mL，中度至重度酸中毒者500~900mL。使用中应根据血气情况灵活应用。

5. 应用血管活性药物　经过补充血容量、吸氧、纠正酸中毒等综合治疗后，如果血压仍未回升，而且症状未见好转者可以应用血管活性药物。一般认为，若患者有皮肤湿冷、四肢温暖、冷汗少、尿量少等症状时以血管舒张为主，可选用收缩血管药物。可以使用间羟胺10~40mg加入5% GS 250mL静脉滴注，也可加入多巴胺40~80mg以改善血液量的重新分布，如果患者全身发冷，面色苍白、少尿或无尿等以血管痉挛占优势时，可首选α受体阻滞剂酚妥拉明5~10mg加入5% GS 250mL中静脉滴注。

近年来，国内外用钠络酮治疗休克取得一定效果，该药为吗啡拮抗剂，可以阻滞β-内啡肽等物质产生降压作用，还有稳定溶酶体，保护心肌等作用，在休克状态下一般使用0.4~0.8mg静脉注射，也可置于500mL液体中静脉滴注。

6. 抗胆碱能药物　常用的有山莨菪碱，其作用主要有抑制交感神经活动，解除血管痉挛，改善微循环灌流，稳定溶酶体膜，减少溶酶体酶的释放，解除支气管痉挛，减少支气管分泌物，保持呼吸道通畅，一般用量为10~20mg静脉注射，每半小时至1小时静推1次，病情好转后逐渐延长给药时间。

7. 糖皮质激素的应用　糖皮质激素应用越早越好，在有效抗感染的基础上可以大量、短期应用，可用氢化可的松3mg/kg，每6小时静推1次，或地塞米松5~10mg/d，一般用量1~3天，情况好转后迅速撤停。

8. 并发症的治疗　及时发现并发症，如脓胸、中毒性心肌炎、肺水肿、呼吸衰竭、肾衰竭，应积极进行相应的治疗。

（张留定）

第五节　大咯血

咯血是指喉以下的呼吸道，包括口腔、气管、支气管以及肺组织的出血，经由咳嗽动作从口腔排出。咯血常由毛细血管破裂，或炎症、瘀血导致毛细血管通透性增加，引起红细胞进入肺泡内与痰液混合所致，常表现为痰中带血丝、血块或全血。咯血为呼吸系统常见症状，亦为全身疾病表现的一部分。按咯血量可分为：①少量咯血：即每日咯血量少于100mL；②中量咯血：即每日咯血量在100~400mL；③大咯血：即一次咯血量超过100mL或一日咯血总量超过400mL。在所有咯血患者中，大咯血所占比例不足5%，但死亡率却高达12%~30%，应引起足够重视。

一、病因

1. 支气管疾病 支气管扩张、慢性支气管炎、支气管肺癌等。

2. 肺部疾病 肺结核。常见其他原因包括肺炎-肺脓肿、肺梗死、肺寄生虫病等。

3. 心血管疾病 心脏疾病，如二尖瓣狭窄、房间隔缺损、动脉导管未闭等；血液系统疾病，如血小板减少性紫癜、白血病、血友病、再生障碍性贫血等。

4. 其他疾病 流行性出血热、白塞病、结节性多动脉炎、肾综合征出血热、钩端螺旋体病、肺出血肾炎综合征、子宫内膜异位症等。

对咯血患者虽然应用了各种方法进行检查，仍有5%~15%的患者咯血原因不明，称隐匿性咯血。部分隐匿性咯血可能由于气管、支气管非特异性溃疡、静脉曲张、早期腺瘤、支气管小结石等病变引起。

二、临床表现

（一）咯血伴发热

可见于肺炎、肺结核、流行性钩端螺旋体病、流行性出血热、肺脓肿、支气管肺癌等。

（二）咯血伴胸痛

可见于大叶性肺炎、肺结核、肺梗死、支气管肺癌等。

（三）咯血伴大量脓痰

可见于肺脓肿、空洞型肺结核、支气管扩张等。

（四）咯血伴皮肤黏膜出血

可见于血液系统疾病、流行性出血热、钩端螺旋体病等。

（五）咯血伴心悸、发绀

多见于心血管疾病等。

三、实验室检查

（一）血、尿、便常规检查

血红蛋白、红细胞计数、血细胞比容、白细胞计数及分类、血小板计数；尿检中有无红、白细胞；大便有无潜血等。

（二）凝血功能检查

包括出血时间、凝血时间、凝血因子时间、纤维蛋白原等。

（三）痰液检查

痰液抗酸杆菌、肿瘤细胞、寄生虫卵、真菌等检查，痰细菌培养。

（四）X线检查

进行胸部后前位及侧位摄影，必要时进行高分辨率计算机体层X线摄影（HRCT）检查。

（五）纤维支气管镜检查

纤维支气管镜检查可找到出血部位，明确病变性质，也可进行局部止血治疗。

（六）支气管动脉造影

如怀疑支气管动脉出血（如支气管扩张等），为明确出血部位和进行治疗，可考虑此项检查。

（七）肺动脉造影

怀疑肺动脉出血，如肺栓塞、肺动静脉瘘时，可考虑此项检查。

（八）其他

包括超声心动图、骨髓检查、免疫系统检查等。

四、诊断

（1）注意与呕血鉴别。

（2）确定咯血量。

（3）初步确定出血部位：可以根据病史、体检、X线胸部检查结果初步判断咯血来源。

（4）进一步做出病因诊断：综合病史、体检、实验室检查和特殊检查结果，明确咯血的病因。

五、治疗

（一）一般处理

对大咯血患者要求绝对卧床休息。医护人员应指导患者取患侧卧位，并做好解释工作，消除患者的紧张和恐惧心理。咯血期间，应尽可能减少一些不必要的搬动，以免途中因颠簸加重出血，窒息致死。同时，还应鼓励患者咳出滞留在呼吸道的陈血，以免造成呼吸道阻塞和肺不张。如患者精神过度紧张，可用小剂量镇静剂，如地西泮2.5mg，口服，每日2次，或地西泮针剂10mg肌内注射。对频发或剧烈咳嗽者，可给予镇咳药，如喷托维林25mg，口服，每日3次；或依普拉酮40mg，口服，每日3次。必要时可给予可待因15～30mg，口服，每日3次。但对年老体弱患者，不宜服用镇咳药。对肺功能不全者，禁用吗啡、哌替啶，以免抑制咳嗽反射，造成窒息。

（二）止血治疗

1. 药物止血

（1）垂体后叶素：可直接作用于血管平滑肌，具有强烈的血管收缩作用。用药后由于肺小动脉的收缩，肺内血流量锐减，肺循环压力降低，从而有利于肺血管破裂处血凝块的形成，达到止血的目的。具体用法：垂体后叶素5～10U及25%葡萄糖液20～40mL，缓慢静注（10～15分钟注毕）；或垂体后叶素10～20U及5%葡萄糖液250～500mL，静滴。必要时6～8小时重复1次。用药过程中，若患者出现头痛、面色苍白、出汗、心悸、胸闷、腹痛、便意及血压升高等副反应，应注意减慢静注或静滴速度。对患有高血压、冠心病、动脉硬化、肺源性心脏病、心力衰竭以及妊娠患者，均应慎用或不用垂体后叶素。

（2）血管扩张剂：通过扩张肺血管，降低肺动脉压、肺楔压及肺楔嵌压，同时体循环血管阻力下降，回心血量减少，肺内血液分流到四肢及内脏循环当中，起到“内放血”的作用。继而肺动脉和支气管动脉压力降低，达到止血目的。对于使用垂体后叶素禁忌的高血压、冠心病、肺源性心脏病及妊娠等患者尤为适用。常用的有以下几种：

1）酚妥拉明：为α受体阻滞剂，一般用量为酚妥拉明10～20mg及5%葡萄糖液250～500mL，静滴，每日1次，连用5～7天。国内外均有报道，采用此方法治疗大咯血，有效率在80%左右。治疗中不良反应少，但为了防止直立性低血压及血压下降的发生，用药期间应卧床休息。对血容量不足的患者，应在补足血容量的基础上再用此药。

2）普鲁卡因：常用剂量为普鲁卡因50mg加25%葡萄糖液，20～40mL，静脉注射4～6小时；或300～500mg普鲁卡因加入5%葡萄糖液500mL中，静滴，每日1次。首次用此药者应进行皮试。

（3）阿托品、山莨菪碱：阿托品1mg或山莨菪碱10mg，肌内注射或皮下注射，对大咯血患者亦有较好的止血效果。此外亦有采用异山梨酯及氯丙嗪等治疗大咯血，并取得一定疗效。

（4）一般止血药：主要通过改善凝血机制、加强毛细血管及血小板功能而起作用。如以下药物：

1）氨基已酸及氨甲苯酸：均通过抑制纤维蛋白的溶解起到止血作用。具体用法：氨基已酸6.0g加入5%葡萄糖液250mL，静滴，每日2次；或氨甲苯酸0.1～0.2g加入25%葡萄糖液20～40mL中，缓慢静注，每日2次，或氨甲苯酸0.2g加入5%葡萄糖液250mL中，静滴，每日1～2次。

2）酚磺乙胺：具有增强血小板功能和黏合力、减少血管渗透的作用，从而达到止血效果。具体用法：酚磺乙胺0.25g加入25%葡萄糖液40mL中，静注，每日1~2次；或酚磺乙胺0.75g加入5%葡萄糖液500mL中，静滴，每日1次。

3）巴曲酶：由巴西蛇的毒液经过分离和提纯而制备的一种凝血酶。每安瓿含1个克氏单位（KU）的巴曲酶。注射1KU的巴曲酶20分钟后，健康成人的出血时间会缩短至原来的1/3或1/2，其效果可保持2~3天。巴曲酶仅具有止血功效，血液的凝血因子数量并不因此而增高，因此一般无血栓形成的危险。可供静脉或肌内注射，也可供局部使用。成人每日用量1.0~2.0KU，儿童0.3~1.0KU，注意用药过量会使其功效下降。

此外，止血药还包括减少毛细血管渗漏的卡巴克络、参与凝血因子合成的维生素K、对抗肝素的鱼精蛋白以及中药云南白药、各种止血粉等。鉴于临床大咯血多是由于支气管或肺血管破裂所致，故上述药物一般只作为大咯血的辅助治疗药物。

2. 支气管镜在大咯血治疗中的应用　对采用药物治疗效果不佳的顽固性大咯血患者，应及时进行纤维支气管镜检查。其目的：①明确出血部位；②清除气道内的陈血；③配合血管收缩剂、凝血酶、气囊填塞等方法进行有效止血。出血较多时，一般先采用硬质支气管镜清除积血，然后通过硬质支气管镜，应用纤维支气管镜找到出血部位进行止血。目前借助支气管镜采用的常用止血措施有：

（1）支气管灌洗：采用4℃冰生理盐水50mL，通过纤维支气管镜注入出血的肺段，留置1分钟后吸出，连续数次。一般每个患者所需的灌洗液总量以500mL为宜。国外曾报道，1组23例大咯血患者采用此方法治疗后，所有患者的咯血均得到了控制，其中2例患者在灌洗后几天再度出血，但第2次采用同样方法灌洗后出血停止。有学者亦曾多次采用此法治疗大咯血患者，收效甚佳。推测冰盐水灌洗使得局部血管收缩，血流减慢，从而促进了凝血。

（2）局部用药：通过纤维支气管镜将（1∶20 000）肾上腺素溶液1~2mL，或（40U/mL）凝血酶溶液5~10mL滴注到出血部位，可起到收缩血管和促进凝血的作用，止血效果肯定。另外还有人报道，在40U/mL的凝血酶溶液5~10mL中，加入2%的纤维蛋白原溶液5~10mL，混匀后滴注在出血部位，其止血效果更好。

（3）气囊填塞：经纤维支气管镜将Fogarty气囊导管送至出血部位的肺段或亚段支气管后，通过导管向气囊内充气或充水，致使出血部位的支气管填塞，达到止血的目的。同时还可防止因出血过多导致的血液溢入健侧肺，从而有效地保护了健侧肺的气体交换功能。一般气囊留置24~48小时以后，放松气囊，观察几小时后未见进一步出血即可拔管。在1组14例经气囊填塞技术治疗的大咯血患者中，10例患者的出血得到控制，经6周到9个月的随访，无再出血发生。另外，气囊填塞技术还常被用于动脉栓塞及外科手术患者的术前支持。操作过程中，应注意防止因气囊充气过度及留置时间过长而引起的支气管黏膜缺血性损伤和阻塞性肺炎的发生。

3. 选择性支气管动脉栓塞术　肺部受支气管动脉和肺动脉的双重血供，两套循环系统间常存在潜在交通管道，并具有时相调节或相互补偿的功能。当支气管动脉栓塞后，一般不会引起支气管与肺组织的坏死，这就为支气管动脉栓塞术治疗大咯血提供了客观依据。近20年来，动脉栓塞术已被广泛应用于大咯血患者的治疗。尤其是对于双侧病变或多部位出血；心、肺功能较差不能耐受手术或晚期肺癌侵及纵隔和大血管者，动脉栓塞治疗是一种较好的替代手术治疗的方法。栓塞治疗通常在选择性支气管动脉造影、确定出血部位的同时进行。但当患者X线胸片阴性、双侧均有病变或一侧病变不能解释出血来源时，选择性支气管动脉造影将无法进行。这时先行纤维支气管镜检查，常能帮助明确大咯血的原因及出血部位，从而为选择性支气管动脉造影和支气管动脉栓塞术创造条件。一旦出血部位明确以后，即可采用吸收性明胶海绵、氧化纤维素、聚氨基甲酸乙酯或无水酒精等栓塞材料，将可疑病变的动脉尽可能全部栓塞。如果在支气管及附属系统动脉栓塞以后，出血仍持续存在，需考虑到肺动脉出血的可能。最常见的是侵蚀性假性动脉瘤、肺脓肿、肺动脉畸形和肺动脉破裂。此时还应对肺动脉进行血管造影检查，一旦明确病变存在，主张同时做相应的肺动脉栓塞。支气管动脉栓塞术治疗大咯血的近期效果肯定，文献报道有效率可达80%左右。但这毕竟只是一种姑息疗法，不能代替手术、抗炎、抗结核等病因治疗。需要注意，当造影显示脊髓动脉是从出血的支气管动脉发出时，栓塞是禁忌的，因为这有造成脊髓损伤和截瘫的危险。

4. 放射治疗 有文献报道，对不适合手术及支气管动脉栓塞的晚期肺癌及部分肺部曲菌感染引起大咯血患者，局限性放射治疗可能有效。推测放疗引起照射局部的血管外组织水肿，血管肿胀和坏死，造成血管栓塞和闭锁，起到止血效果。

（三）手术治疗

绝大部分大咯血患者经过上述各项措施的处理后出血都可得到控制。然而，对部分虽经积极保守治疗仍难以止血，且其咯血量之大直接威胁生命的患者，应考虑外科手术治疗。

1. 手术适应证

（1）24 小时咯血量超过 1 500mL，或 24 小时内 1 次咯血量达 500mL，经内科治疗无止血趋势。

（2）反复大咯血，有引起窒息先兆时。

（3）一叶肺或一侧肺有明确的慢性不可逆性病变（如支气管扩张、空洞性肺结核、肺脓肿、肺曲菌球等）。

2. 手术禁忌证

（1）两肺广泛的弥漫性病变（如两肺广泛支气管扩张、多发性支气管肺囊肿等）。

（2）全身情况差，心、肺功能代偿不全。

（3）非原发性肺部病变引起的咯血。

3. 手术时机的选择 手术之前应对患者进行胸片、纤维支气管镜等检查，明确出血部位。同时应对患者的全身健康状况及心、肺功能有一个全面的评价。对无法接受心、肺功能测试的患者，应根据病史、体检等进行综合判断。尤其是肺切除后肺功能的估计，力求准确。手术时机以选择在咯血的间隙期为好。此期手术并发症少，成功率高。据国外的 1 组资料显示，在活动性大咯血期间施行手术，死亡率可高达 37%，其中绝大部分患者的直接死亡原因是手术期间的血液吸入所致。相反在咯血间隙期手术，死亡率仅为 8%。可见，手术选择在大咯血间隙期进行，可明显降低死亡率。

（四）并发症的处理

1. 窒息 大咯血患者的主要危险在于窒息，这是导致患者死亡的最主要原因。因此，在大咯血的救治过程中，应时刻警惕窒息的发生。一旦发现患者有明显胸闷、烦躁、喉部作响、呼吸浅快、大汗淋漓、一侧（或双侧）呼吸音消失，甚至神志不清等窒息的临床表现时，应立即采取以下措施，全力以赴地进行抢救。

（1）尽快清除堵塞气道的积血，保持气道通畅：迅速将患者抱起，使其头朝下，上身与床沿成 45°～90°角。助手轻托患者的头中使其向背部屈曲，以减少气道的弯曲。并拍击患者背部，尽可能倒出滞留在气道内的积血。同时将口撬开（注意义齿），清理口咽部的积血，然后用粗导管（或纤维支气管镜）经鼻插入气管内吸出积血。

（2）吸氧：立即给予高流量的氧气吸入。

（3）迅速建立静脉通道：最好建立两条静脉通道，并根据需要给予呼吸兴奋剂、止血药物及补充血容量。

（4）绝对卧床：窒息解除后，使患者保持头低足高位，以利体位引流。胸部可放置冰袋，并鼓励患者将气道内积血咯出。

（5）加强生命体征监测，防止再度窒息发生：注意血压、心率、心电图、呼吸及血氧饱和度等的监测，准备好气管内插管及呼吸机等设施，以防再窒息。

2. 失血性休克 若患者因大量咯血而出现脉搏细速、四肢湿冷、血压下降、脉压减少，甚至意识障碍等失血性休克的临床表现时，应按照失血性休克的救治原则进行抢救。

3. 吸入性肺炎 咯血后，患者常因血液被吸收而出现发热，体温 38℃左右或持续不退，咳嗽剧烈，白细胞总数升高、核左移、胸片显示病变较前增多，常提示并发吸入性肺炎或结核病灶播散，应给予充分的抗生素或抗结核药物治疗。

4. 肺不张　由于大量咯血，血块堵塞支气管；或因患者极度虚弱，镇静剂、镇咳剂的用量过度，妨碍了支气管内分泌物和血液排出，易造成肺不张。肺不张的处理，首先是引流排血或排痰，并鼓励和帮助患者咳嗽。若肺不张时间不长，可试用氨茶碱、α－糜蛋白酶等，雾化吸入，湿化气道，以利于堵塞物的排出。当然消除肺不张最有效的办法是在纤维支气管镜下进行局部支气管冲洗，清除气道内的堵塞物。

（张留定）

第六节　急性肺水肿

急性肺水肿是由不同原因引起肺组织血管外液体异常增多，液体由间质进入肺泡，甚至呼吸道出现泡沫状分泌物。表现为急性呼吸困难、发绀，呼吸做功增加，两肺布满湿性啰音，甚至从气道涌出大量泡沫样痰液。人类可发生下列两类性质完全不同的肺水肿：心源性肺水肿（亦称流体静力学或血流动力学肺水肿）和非心源性肺水肿（亦称通透性增高肺水肿、急性肺损伤或急性呼吸窘迫综合征）。

一、发病机制

（一）肺毛细血管静水压

肺毛细血管静水压（Pmv）是使液体从毛细血管流向间质的驱动力，正常情况下，Pmv 约 8mmHg，有时易与 PCWP 相混淆。PCWP 反映肺毛细血管床的压力，可估计左心房压（LAP），正常情况下较 Pmv 高 1～2mmHg。肺水肿时 PCWP 和 Pmv 并非呈直接相关，两者的关系取决于总肺血管阻力（肺静脉阻力）。

（二）肺间质静水压

肺毛细血管周围间质的静水压即肺间质静水压（Ppmv），与 Pmv 相对抗，两者差别越大，则毛细血管内液体流出越多。肺间质静水压为负值，正常值为－17～－8mmHg，可能与肺组织的机械活动、弹性回缩以及大量淋巴液回流对肺间质的吸引有关。理论上 Ppmv 的下降亦可使静水压梯度升高，当肺不张进行性再扩张时，出现复张性肺水肿可能与 Ppmv 骤降有关。

（三）肺毛细血管胶体渗透压

肺毛细血管胶体渗透压（πmv）由血浆蛋白形成，正常值为 25～28mmHg，但随个体的营养状态和输液量不同而有所差异。πmv 是对抗 Pmv 的主要力量，单纯的 πmv 下降能使毛细血管内液体外流增加。但在临床上并不意味着血液稀释后的患者会出现肺水肿，经血液稀释后血浆蛋白浓度下降，但过滤至肺组织间隙的蛋白也不断地被淋巴系统所转移，Pmv 的下降可与 πmv 的降低相平行，故 πmv 与 Pmv 间梯度即使发挥净渗透压的效应，也可保持相对的稳定。

πmv 和 PCWP 间的梯度与血管外肺水压呈非线性关系。当 Pmv＜15mmHg、毛细血管通透性正常时，πmv－PCWP≤9mmHg 可作为出现肺水肿的界限，也可作为治疗肺水肿疗效观察的动态指标。

（四）肺间质胶体渗透压

肺间质胶体渗透压（πpmv）取决于间质中渗透性、活动的蛋白质浓度，它受反应系数（δf）和毛细血管内液体流出率（Qf）的影响，是调节毛细血管内液体流出的重要因素。πpmv 正常值为 12～14mmHg，难以直接测定。临床上可通过测定支气管液的胶体渗透压鉴别肺水肿的类型，如支气管液与血浆蛋白的胶体渗透压比值＜60%，则为血流动力学改变所致的肺水肿，如比值＞75%，则为毛细血管渗透增加所致的肺水肿，称为肺毛细血管渗漏综合征。

（五）毛细血管通透性

资料表明，越过内皮细胞屏障时，通透性肺水肿透过的蛋白多于压力性水肿，仅越过上皮细胞屏障时，两者没有明显差别。毛细血管通透性增加，使 δ 从正常的 0.8 降至 0.3 ~ 0.5，表明血管内蛋白，尤其是白蛋白大量外渗，使 πmv 与 πpmv 梯度下降。

二、病理与病理生理

（一）心源性急性肺水肿

正常情况下，两侧心腔的排血量相对恒定，当心肌严重受损和左心负荷过重而引起心排血量降低和肺瘀血时，过多的液体从肺泡毛细血管进入肺间质甚至肺泡内，则产生急性肺水肿，实际上是左心衰竭最严重的表现，多见于急性左心衰竭和二尖瓣狭窄患者。

有以下并发症的患者术中易发生左心衰竭：①左心室心肌病变，如冠心病、心肌炎等；②左心室压力负荷过度，如高血压、主动脉狭窄等；③左心室容量负荷过重，如主动脉瓣关闭不全、左向右分流的先天性心脏病等。

当左心室舒张末压 >12mmHg，毛细血管平均压 >35mmHg，肺静脉平均压 >30mmHg 时，肺毛细血管静水压超过血管内胶体渗透压及肺间质静水压，可导致急性肺水肿，若同时有肺淋巴管回流受阻，更易发生急性肺水肿。其病理生理表现为肺顺应性减退、气道阻力和呼吸作用增强、缺氧、呼吸性酸中毒，间质静水压增高压迫肺毛细血管、升高肺动脉压，从而增加右心负荷，导致右心功能不全。

（二）神经源性肺水肿

中枢神经系统损伤后，颅内压急剧升高，脑血流量减少，造成下丘脑功能紊乱，解除了对视前核水平和下丘脑尾部“水肿中枢”的抑制，引起交感神经系统兴奋，释放大量儿茶酚胺，使周围血管强烈收缩，血流阻力加大，大量血液由阻力较高的体循环转至阻力较低的肺循环，引起肺静脉高压，肺毛细血管压随之升高，跨肺毛细血管 Starling 力不平衡，液体由血管渗入至肺间质和肺泡内，最终形成急性肺水肿。延髓是发生神经源性肺水肿的关键神经中枢，交感神经的激发是产生肺高压及肺水肿的基本因素，而肺高压是神经源性肺水肿发生的重要机制。通过给予交感神经阻断剂和肾上腺素 α 受体阻断剂均可降低或避免神经源性肺水肿的发生。

（三）液体负荷过重

围术期输血补液过快或输液过量，使右心负荷增加。当输入胶体液达血浆容量的 25% 时，心排血量可增多至 300%。若患者伴有急性心力衰竭，虽通过交感神经兴奋维持心排血量，但神经性静脉舒张作用减弱，对肺血管压力和容量的骤增已经起不到有效的调节作用，导致肺组织间隙水肿。

大量输注晶体液，使血管内胶体渗透压下降，增加液体从血管的滤出，聚集到肺组织间隙中，易致心、肾功能不全、静脉压增高或淋巴循环障碍患者发生肺水肿。

（四）复张性肺水肿

复张性肺水肿是各种原因所致肺萎陷后，在肺复张时或复张后 24 小时内发生的急性肺水肿。一般认为与多种因素有关，如负压抽吸迅速排出大量胸膜积液、大量气胸所致的突然肺复张，均可造成单侧性肺水肿。

临床上多见于气胸或胸腔积液 3 个月后出现进行性快速肺复张，1 小时后可表现为肺水肿的临床症状，50% 的肺水肿发生在。50 岁以上老年人。水肿液的形成遵循 Starling 公式。复张性肺水肿发生时，肺动脉压和 PCWP 正常，水肿液蛋白浓度与血浆蛋白浓度的比值 >0.7，说明存在肺毛细血管通透性增加。肺萎陷越久，复张速度越快，胸膜腔负压越大，越易发生肺水肿。

肺复张性肺水肿的病理生理机制可能为：①肺泡长期萎缩，使Ⅱ型肺细胞代谢障碍，肺泡表面活性物质减少，肺泡表面张力增加，使肺毛细血管内液体向肺泡内滤出。②肺组织长期缺氧，使肺毛细血管内皮和肺泡上皮的、完整性受损，通透性增加。③使用负压吸引设备，突然增加胸内负压，使复张肺的毛细血管压力与血流量增加，作用于已受损的毛细血管，使管壁内外的压力差增大；机械性力量使肺毛细血管内皮间隙孔变形，间隙增大，促使血管内液和血浆蛋白流入肺组织间隙。④在声门紧闭的情况下用力吸气，负压峰值可超 $-50cmH_2O$，如负的胸膜腔内压传至肺间质，增加肺毛细血管和肺间质静水压之差，则增加肺循环液体的渗出。⑤肺的快速复张引起胸膜腔内压急剧改变，肺血流增加而压力升高，并产生高的直线血流速度，加大了血管内和间质的压差。当其超过一定阈值时，液体进入间质和肺泡形成肺水肿。

（五）高原性肺水肿

高原性肺水肿是一种由低地急速进入海拔 3 000m 以上地区的常见病，主要表现为发绀、心率增快、心排血量增多或减少、体循环阻力增加和心肌受损。其发病因素是多方面的，如缺氧性肺血管收缩、肺动脉高压、高原性脑水肿、全身和肺组织生化改变。肺代偿功能异常和心功能减退是造成重度低氧血症的直接原因。高原性肺水肿为高蛋白渗出性肺水肿，炎性递质是毛细血管增加的主要原因。

（六）通透性肺水肿

通透性肺水肿指肺水和血浆蛋白均通过肺毛细血管内间隙进入肺间质，肺淋巴液回流量增加，且淋巴液内蛋白含量亦明显增加，表明肺毛细血管内皮细胞功能失常。

1. 感染性肺水肿　感染性肺水肿指继发于全身感染和（或）肺部感染的肺水肿，如革兰阴性杆菌感染所致的败血症和肺炎球菌性肺炎均可引起肺水肿，主要是通过增加肺毛细血管壁通透性所致。肺水肿亦可继发于病毒感染。流感病毒、水痘－带状疱疹病毒所致的病毒性肺炎均可引起肺水肿。

2. 毒素吸入性肺水肿　毒素吸入性肺水肿指吸入有害性气体或毒物所致的肺水肿。有害性气体包括二氧化氮、氯、光气、氨、氟化物、二氧化硫等，毒物以有机磷农药最为常见。其病理生理为：①有害性气体引起过敏反应或直接损害，使肺毛细血管通透性增加，减少肺泡表面活性物质，并通过神经体液因素引起肺静脉收缩和淋巴管痉挛，使肺组织水分增加；②有机磷通过皮肤、呼吸道和消化道进入人体，与胆碱酯酶结合，抑制该酶的作用，使乙酰胆碱在体内积聚，导致支气管痉挛、分泌物增加、呼吸肌麻痹和呼吸中枢抑制，导致缺氧和肺毛细血管通透性增加。

3. 淹溺性肺水肿　淹溺性肺水肿指淡水和海水淹溺所致的肺水肿。淡水为低渗性，被大量吸入后，很快通过肺泡－毛细血管膜进入血循环，导致肺组织的组织学损伤和全身血容量增加，肺泡－毛细血管膜损伤较重或左心代偿功能障碍时，诱发急性肺水肿。高渗性海水进入肺泡后，使得血管内大量水分进入肺泡引起肺水肿。肺水肿引起缺氧可加重肺泡上皮、毛细血管内皮细胞损害，增加毛细血管通透性，进一步加重肺水肿。

4. 尿毒症性肺水肿　肾衰竭患者常伴肺水肿和纤维蛋白性胸膜炎。主要发病因素有：①高血压所致左心衰竭；②少尿患者循环血容量增多；③血浆蛋白减少，血管内胶体渗透压降低，肺毛细血管静水压与胶体渗透压差距增大，促进肺水肿形成。

5. 氧中毒性肺水肿　氧中毒性肺水肿指长时间吸入高浓度（>60%）氧引起肺组织损害所致的肺水肿。一般在常压下吸入纯氧 12～24 小时，高压下 3～4 小时即可发生氧中毒。氧中毒的损害以肺组织为主，表现为上皮细胞损害、肺泡表面活性物质减少、肺泡透明膜形成，引起肺泡和间质水肿，以及肺不张。其毒性作用是由于氧分子还原成水时所产生的中间产物自由基（如超氧阴离子、过氧化氢、羟自由基和单线态氧等）所致。正常时氧自由基为组织内抗氧化系统，如超氧化物歧化酶（SOD）、过氧化氢酶、谷胱甘肽氧化酶所清除。吸入高浓度氧，氧自由基形成加速，当其量超过组织抗氧化系统清除能力时，即可造成肺组织损伤，形成肺损伤。

（七）与麻醉相关的肺水肿

1. 麻醉药过量　麻醉药过量引起肺水肿，可见于吗啡、美沙酮、急性巴比妥酸盐和海洛因中毒。发病机制可能与下列因素有关：①抑制呼吸中枢，引起严重缺氧，使肺毛细血管通透性增加，同时伴有肺动脉高压，产生急性肺水肿；②缺氧刺激下丘脑引起周围血管收缩，血液重新分布而致肺血容量增加；③海洛因所致肺水肿可能与神经源性发病机制有关；④个别患者的易感性或过敏反应。

2. 呼吸道梗阻　围术期喉痉挛常见于麻醉诱导期插管强烈刺激，亦见于术中神经牵拉反应，以及甲状腺手术因神经阻滞不全对气道的刺激。气道通畅时，胸腔内压对肺组织间隙压力的影响不大，但急性上呼吸道梗死时，用力吸气造成胸膜腔负压增加，几乎全部传导至血管周围间隙，促进血管内液进入肺组织间隙。上呼吸道梗阻时，患者处于挣扎状态，缺氧和交感神经活性极度亢进，可导致肺小动脉痉挛性收缩、肺小静脉收缩、肺毛细血管通透性增加。酸中毒又可增加对心脏做功的抑制，除非呼吸道梗阻解除，否则将形成恶性循环，加速肺水肿的发展。

3. 误吸 围术期呕吐或胃内容物反流可引起吸入性肺炎和支气管痉挛，肺表面活性物质灭活和肺毛细血管内皮细胞受损，从而使液体渗出至肺组织间隙内，发生肺水肿。患者表现为发绀、心动过速、支气管痉挛和呼吸困难。肺组织损害的程度与胃内容物的 pH 直接相关，$pH > 2.5$ 的胃液所致的损害要比 $pH < 2.5$ 者轻微得多。

4. 肺过度膨胀 一侧肺不张使单肺通气，全部潮气量进入一侧肺内，导致肺过度充气膨胀，随之出现肺水肿，其机制可能与肺容量增加有关。

三、临床表现

发病早期，均先有肺间质性水肿，肺泡毛细血管间隔内的胶原纤维肿胀，刺激附近的肺毛细血管旁“J”感受器，反射性引起呼吸频率增快，促进肺淋巴液回流，同时表现为过度通气。

水肿液在肺泡周围积聚后，沿着肺动脉、静脉和小气道鞘延伸，在支气管堆积到一定程度，引起支气管狭窄，可出现呼气性啰音。患者常主诉胸闷、咳嗽，有呼吸困难、颈静脉怒张，听诊可闻及哮鸣音和少量湿啰音。若不及时发现和治疗，则继发为肺泡性肺水肿。

肺泡性肺水肿时，水肿液进入末梢细支气管和肺泡，当水肿液溢满肺泡后，出现典型的粉红色泡沫痰，液体充满肺泡后不能参与气体交换，通气/血流比值下降，引起低氧血症。插管患者可表现呼吸道阻力增大和发绀，经气管导管喷出或涌出大量的粉红色泡沫痰。

四、辅助检查

（一）X 线

早期肺上部血管扩张和瘀血，肺纹理显著增加。间质性肺水肿时，肺血管纹理模糊，肺门阴影不清楚，肺小叶间隔加宽，形成 Kerley A 线和 B 线。Kerley A 线少见，在肺野中央区，呈弧形斜向肺门，较 B 线为长。

Kerley B 线常见于二尖瓣狭窄患者，在两侧下肺野肋膈角区最清楚，呈横行走向，而在膈上部呈纵行走向，与胸膜垂直。间质内积液，肺野密度普遍增多。肺泡性肺水肿时，出现肺泡状增密阴影，形状大小不一，可融合成片状，弥散分布或局限于一叶，肺门两侧由内向外逐渐变淡，形成“蝴蝶状”典型表现。虽肺水肿多表现为两侧，但单侧肺水肿也常可见。

（二）实验室检查

血气分析在肺水肿发展过程中表现不一。肺间质水肿时，P_ACO_2 下降，pH 增高，呈呼吸性碱中毒；肺泡性肺水肿时，P_ACO_2 升高和（或）PaO_2 下降，pH 下降，表现为低氧血症和呼吸性酸中毒。

五、诊断

肺水肿发病早期多为间质性肺水肿，若未及时发现和治疗，可继发为肺泡性肺水肿，加重心肺功能紊乱，故应重视早期诊断和治疗。

肺水肿的诊断主要根据症状、体征和 X 线表现，一般并不困难。临床上同时测定 PCWP 和 πmv，πmv - PCWP 正常值为（1.20 ± 0.2）kPa［（9.7 ± 1.7）mmHg］，当 πmv - PCWP ≤ 0.533kPa（4mmHg）时，提示肺内肺水增多，有助于早期诊断。复张性肺水肿常伴有复张性低血压。

六、鉴别诊断

心源性肺水肿在肺间质和肺泡腔的渗出以红细胞为主。左心衰竭导致肺瘀血。非心源性肺水肿在肺间质和肺泡腔的渗出以血浆内的一些蛋白、体液为主。肺泡-毛细血管膜的通透性增加，为漏出性肺水肿。

（一）心源性肺水肿

1. 主要表现　常突然发作、高度气急、呼吸浅速、端坐呼吸、咳嗽、咳白色或粉红色泡沫痰、面色灰白、口唇及肢端发绀、大汗、烦躁不安、心悸、乏力等。

2. 体征　包括双肺广泛水泡音和（或）哮鸣音、心率增快、心尖区奔马律及收缩期杂音、心界向左扩大，可有心律失常和交替脉，不同心脏病尚有相应体征和状。

急性心源性肺水肿是一种严重的重症，必须分秒必争进行抢救，以免危及患者生命。具体急救措施包括：①非特异性治疗；②查出肺水肿的诱因并加以治疗；③识别及治疗肺水肿的基础心脏病变。

（二）非心源性肺水肿

1. 主要表现　进行性加重的呼吸困难、端坐呼吸、大汗、发绀、咳粉红色泡沫痰。

2. 体征　双肺可闻及广泛湿啰音，可先出现在双肺中下部，然后波及全肺。

3. X线　早期可出现Kerley线，提示间质性肺水肿，进一步发展可出现肺泡肺水肿的表现。

肺毛细血管楔压（PCWP）用于鉴别心源性及非心源性肺水肿。前者PCWP＞12mmHg，后者PCWP≤12mmHg。

七、治疗

治疗原则为病因治疗，是缓解和根本消除肺水肿的基本措施；维持气道通畅，充分供氧和机械通气治疗，纠正低氧血症；降低肺血管静水压，提高血浆胶体渗透压，改善肺毛细血管通透性；保持患者镇静，预防和控制感染。

（一）充分供氧和机械通气治疗

1. 维持气道通畅　水肿液进入肺泡和细支气管后汇集至气管，使呼吸道阻塞，增加气道压，从气管喷出大量粉红色泡沫痰，即便用吸引器抽吸，水肿液仍大量涌出。采用去泡沫剂能提高水肿液清除效果。

2. 充分供氧　轻度缺氧患者可用鼻导管给氧，每分钟6～8L；重度低氧血症患者，行气管内插管，进行机械通气，同时保证呼吸道通畅。约85%的急性肺水肿患者须行短时间气管内插管。

3. 间歇性正压通气　间歇性正压通气（IPPV）通过增加肺泡压和肺组织间隙压力，阻止肺毛细血管内液滤出；降低右心房充盈压，减少肺内血容量，缓解呼吸肌疲劳，降低组织氧耗量。常用的参数是：潮气量8～10mL/kg，呼吸频率12～14次/分，吸气峰值压力应小于30mmHg。

4. 持续正压通气或呼气末正压通气　应用IPPV，$FiO_2>0.6$仍不能提高PaO_2，可用持续正压通气（CPAP）或呼气末正压通气（PEEP）。通过开放气道，扩张肺泡，增加功能残气量，改善肺顺应性以及通气/血流比值。合适的PEEP通常先从$5cmH_2O$开始，逐步增加到$10～15cmH_2O$，其前提是对患者心排血量无明显影响。

（二）降低肺毛细血管静水压

1. 增强心肌收缩力　急性肺水肿并发低血压时，病情更为险恶。应用适当的正性变力药物使左心室能在较低的充盈压下维持或增加心排血量，包括速效强心苷、拟肾上腺素药和能量合剂等。

强心苷药物表现为剂量相关性的心肌收缩力增强，同时可以降低房颤时的心率、延长舒张期充盈时间，使肺毛细血管平均压下降。强心药对高血压性心脏病、冠心病引起的左心衰竭所造成的急性肺水肿疗效明显。氨茶碱除增加心肌收缩力、降低后负荷外，还可舒张支气管平滑肌。

2. 降低心脏前后负荷　当CVP为$15cmH_2O$，PCWP增高达15mmHg以上时，应限制输液，同时静注利尿药，如呋塞米、依他尼酸等。若不见效，可加倍剂量重复给药，尤其对心源性或输液过多引起的急性肺水肿，可迅速有效地从肾脏将液体排出体外，使肺毛细血管静水压下降，减少气道水肿液。使用利尿药时应注意补充氯化钾，并避免血容量过低。

吗啡解除焦虑、松弛呼吸道平滑肌，有利于改善通气，同时具有降低外周静脉张力、扩张小动脉的作用，减少回心血量，降低肺毛细血管静水压。一般静注吗啡5mg，起效迅速，对高血压、二尖瓣狭窄等引起的肺水肿效果良好，应早期使用。在没有呼吸支持的患者，应严密监测呼吸功能，防止吗啡抑制呼吸。休克患者禁用吗啡。

东莨菪碱、山莨菪碱及阿托品对中毒性急性肺水肿疗效满意，该类药物具有较强的解除阻力血管及容量血管痉挛的作用，可降低心脏前后负荷，增加肺组织灌注量及冠状动脉血流，增加动脉血氧分压，同时还具有解除支气管痉挛、抑制支气管分泌过多液体、兴奋呼吸中枢及抑制大脑皮质活动的作用。

患者体位对回心血量有明显影响，取坐位或头高位有助于减少静脉回心血量、减轻肺瘀血、降低呼吸做功和增加肺活量，但低血压和休克患者应取平卧位。

α 受体阻滞剂可使全身及内脏血管扩张、回心血量减少，改善肺水肿。可用酚妥拉明 10mg 加入 5% 葡萄糖溶液 100～200mL 静脉滴注。硝普钠通过降低心脏后负荷改善肺水肿，但对二尖瓣狭窄引起者要慎用。

（三）镇静及感染的防治

1. 镇静药物　咪达唑仑、丙泊酚具有较强的镇静作用，可减少患者的惊恐和焦虑，减轻呼吸急促，将急促而无效的呼吸调整为均匀有效的呼吸，减少呼吸做功。有利于通气治疗患者的呼吸与呼吸机同步，以改善通气。

2. 预防和控制感染　感染性肺水肿继发于全身感染和（或）肺部感染所致的肺水肿，革兰阴性杆菌所致的败血症是引起肺水肿的主要原因。各种原因引起的肺水肿均应预防肺部感染，除加强护理外，应常规给予抗生素以预防肺部感染。常用的抗生素有氨基苷类抗生素、头孢菌素和氯霉素。

给予抗生素的同时，应用肾上腺皮质激素，可以预防毛细血管通透性增加，减轻炎症反应，促使水肿消退，并能刺激细胞代谢，促进肺泡表面活性物质产生，增强心肌收缩，降低外周血管阻力。

临床常用的药物有氢化可的松、地塞米松和泼尼松龙，通常在发病 24～48 小时内用大剂量皮质激素。氢化可的松首次静注 200～300mg，24 小时用量可达 1g 以上；地塞米松首次用量可静注 30～40mg，随后每 6 小时静注 10～20mg，甲泼尼龙的剂量为 30mg/kg 静注，用药不宜超过 72 小时。

（四）复张性肺水肿的防治

防止跨肺泡压的急剧增大是预防肺复张性肺水肿的关键。行胸腔穿刺或引流复张时，应逐步减少胸内液气量，复张过程应在数小时以上，负压吸引不应超过 $10cmH_2O$，每次抽液量不应超过 1 000mL。

若患者出现持续性咳嗽，应立即停止抽吸或钳闭引流管，术中膨胀肺时，应注意潮气量和压力适中，主张采用双腔插管以免健侧肺过度扩张，肺复张后持续做一段时间的 PEEP，以保证复张过程中跨肺泡压差不致过大，防止复张后肺毛细血管渗漏的增加。

肺复张性肺水肿治疗的目的是维持患者足够的氧合和血流动力学的稳定。无症状者无须特殊处理，低氧血症较轻者予以吸氧，较重者则需气管内插管，应用 PEEP 及强心利尿剂和激素。向胸内注入 50～100mL 气体、做肺动脉栓塞术均是可取的方法。在肺复张期间要避免输液过多、过快。

（张留定）

第七节　肺动脉高压

肺动脉高压（hypertension pulmonary，PH）是一种临床常见病症，病因复杂，可由多种心、肺或肺血管疾病引起。PH 时因肺循环阻力增加，右心负荷增大，最终导致右心衰竭，从而引起一系列临床表现，病程中 PH 常呈进行性发展。

一、病因

有很多原因可以导致肺动脉高压，如左心疾病、先天性心脏病、缺氧性病变、肺血栓栓塞症等，这些明确原因导致的肺动脉高压，占肺动脉高压患者的主体，甚至达99%以上。

（一）左心疾病相关性肺动脉高压

约占全部肺动脉高压的78.8%。高血压、糖尿病、冠心病等疾病的后期经常会并发心功能不全，在中重度患者中会引起肺循环血流动力学改变和肺血管重构，进一步导致肺动脉高压。

（二）先天性心脏病相关性肺动脉高压

先天性心脏病相关性肺动脉高压主要由心内分流引起。未经手术治疗的先天性心脏病患者并发肺动脉高压的发生率为30%，而经手术治疗的患者并发肺动脉高压的发生率约为15%。

（三）结缔组织疾病相关的肺动脉高压

结缔组织疾病包括各种风湿、类风湿性疾病，如干燥综合征、系统性红斑狼疮、硬皮病、血管炎、类风湿关节炎等，在我国患者很多。这一类疾病并发肺动脉高压比例很高，且能显著影响预后，因而原发病的识别与处理至关重要。

（四）缺氧性肺动脉高压

我国是烟草大国，由此导致慢性支气管炎、肺气肿、慢性阻塞性肺疾病（COPD）等慢性肺部疾病高发。支气管扩张、肺结核等这些疾病最后也会导致肺动脉高压，引起右心衰竭。睡眠呼吸障碍患者也会发生肺血管阻力增加，引起肺动脉高压，因此慢性阻塞性肺疾病导致的缺氧是一个值得关注的问题。另一方面，高原性肺动脉高压是国外少有而我国常见的一种疾病，此类患者由于肺泡缺氧，继而发生低氧性肺血管收缩，肺动脉压升高。

（五）慢性血栓栓塞性肺动脉高压

深静脉血栓形成和肺栓塞在临床工作中经常遇到，发病率、致死率、致残率都很高，由此而诱发的慢性血栓栓塞性肺动脉高压也有很高的发生率，临床上也很常见。

（六）其他疾病

其他疾病，如代谢性疾病、血液系统疾病、肿瘤性疾病、血吸虫病、人类免疫缺陷病毒感染等均可引起肺动脉高压。

按照国际上最新分类，以上各种病因导致的肺动脉高压划归为5大类，可以由几十种疾病引起，包括以上提到的各种原因，如特发性肺动脉高压、先天性心脏病、呼吸系统疾病、结缔组织疾病（如硬皮病、系统性红斑狼疮）等。

二、肺动脉高压的分类

肺动脉高压曾经被习惯性地分为“原发性”和“继发性”两类，随着对PH认识的逐步深入，2003年世界卫生组织（WHO）“肺动脉高压会议”按照病因、病理生理、治疗方法及预后特点将PH分为5个大类，每一大类根据病因及损伤部位的不同又可分为多个亚类，该分类方法对于制订PH患者的治疗方案具有重要的指导意义。美国胸科医师学院（ACCP）和欧洲心血管病学会（ESC）2004年又对此分类法进行了修订，PH的分类命名（根据WHO 2003、ACCP 2004、ESC 2004综合修订）如下：

（一）动脉性肺动脉高压

动脉性肺动脉高压（PAH）包括特发性PAH（IPAH）、家族性PAH（FPAH）、相关疾病（因素）所致PAH（APAH）、广泛肺静脉或毛细血管受累疾病相关性PAH和新生儿持续性PH。其中，相关疾病（因素）所致PAH的疾病（因素）包括胶原血管病、先天性体-肺分流、静脉高压、HIV感染、药物或毒素、甲状腺功能异常、糖原贮积症、戈谢病、遗传性出血性毛细血管扩张症、血红蛋白病、骨髓增生异常及脾切除术等。广泛肺静脉或毛细血管受累疾病包括肺静脉闭塞病及肺毛细血管瘤。

（二）静脉性肺动脉高压

静脉性肺动脉高压又称左心系统疾病伴发PH，包括左心房（室）性心脏病及左心瓣膜性心脏病伴发的肺动脉高压。

（三）低氧血症相关性肺动脉高压

低氧血症相关性肺动脉高压包括慢性阻塞性肺疾病（COPD）、间质性肺疾病、睡眠呼吸障碍、肺泡低通气病变、高原环境下慢性缺氧及肺发育异常所致的肺动脉高压。

（四）慢性血栓和（或）栓塞性肺动脉高压

可导致慢性血栓性和（或）栓塞性肺动脉高压的疾病包括肺动脉近端血栓栓塞、肺动脉远端血栓栓塞及非血栓性（肿瘤、寄生虫、异物等）肺栓塞。

（五）其他原因所致肺动脉高压

可导致肺动脉高压的其他疾病或原因包括结节病、肺朗格汉斯细胞组织细胞增生症、淋巴管肌瘤病及肺血管受压（淋巴结肿大、肿瘤、纤维素性纵隔炎）等。

三、病理解剖

肺动脉高压患者的各级肺动脉均可发生结构重建，且严重程度和患者的预后有一定的相关性。肌型和弹性肺动脉、微细肺动脉的主要病理改变是中膜肥厚、弹性肺动脉扩张及内膜粥样硬化。各级肺小叶前或小叶内肺动脉主要表现为狭窄型动脉病变和复合型动脉病变，狭窄型病变包括肺动脉中膜平滑肌肥厚、内膜及外膜增厚；复合病变则包括丛样病变、扩张性病变和动脉炎性病变。对临床表现复杂、诊断困难的肺动脉高压患者，尽量争取行肺动脉病理解剖学检查。

肺动脉高压（PH），尤其是动脉性肺动脉高压（PAH）具有潜在致命性，早期明确诊断、及时规范治疗是获得最佳疗效的关键，否则患者预后极差。国外研究结果表明，特发性动脉性肺动脉高压（IPAH）多在患者出现症状后 2 年左右才能确诊，而确诊后的自然病程仅 2.5～3.4 年。

四、诊断

（一）病史

1. 症状　肺动脉高压本身没有特异性临床表现。最常见的首发症状是活动后气短、乏力，其他症状有胸痛、咯血、眩晕或晕厥、干咳。气短往往标志肺动脉高压患者出现右心功能不全。当发生晕厥或眩晕时，则往往标志患者心排血量已经明显下降。需要强调，肺动脉高压患者首次出现症状至确诊的时间间距与预后有明确的相关性，因此病历采集时应准确记录首次出现症状的时间。

2. 危险因素

（1）既往史：先天性心脏病、结缔组织病、HIV 感染史、减肥药物治疗史、肝病及贫血等都是肺动脉高压病因分类的重要线索，故需要全面采集患者的既往史，这样既有助于明确诊断分类，也有助于发现新的危险因素。

（2）个人史：需要注意患者有无危险因素接触史，如印刷厂和加油站工人接触油类物品、HIV 感染、同性恋、吸毒及染发剂等特殊接触史。

（3）婚育史：女性要注意有无习惯性流产史，男性要注意其母亲、姐妹等直系亲属有无习惯性流产史等。

（4）家族史：家族有无肺动脉高压患者至关重要，有无其他家族遗传性病史对于发现新的危险因素、帮助诊断分类亦具有重要意义。

3. 体格检查　肺动脉高压的体征包括：①因肺动脉压力升高而出现 P_2 亢进；②肺动脉瓣开放突然受阻，出现收缩早期喷射性喀喇音；③三尖瓣关闭不全引起三尖瓣区的收缩期反流杂音；④晚期右心功能不全时出现颈静脉充盈或怒张；⑤下肢水肿；⑥发绀；⑦右心室充盈压升高，可出现颈静脉巨大“a”波；⑧右心室肥厚可导致剑突下出现抬举性搏动；⑨出现 S_3 表示右心室舒张充盈压增高及右心功能不全，约 38% 的患者可闻及右心室 S_4 奔马律。

颈静脉检查有助于帮助判断右心房压力。患者采取 45°半卧位，尽量取颈静脉搏动最高点至胸骨柄之间的距离，用厘米表示，再加上5cm（代表右心房到胸骨柄的距离）即为估测的右心房压力。右心房压力是判断患者预后的重要指标。

与肺动脉高压相关疾病的特殊体征往往可提示诊断。左向右分流的先天性心脏病出现发绀和杵状指（趾），往往提示艾森曼格综合征；差异性发绀和杵状趾（无杵状指）是动脉导管未闭并发阻力型肺高压（艾森曼格综合征）的特征性表现；反复自发性鼻出血、特异性体表皮肤毛细血管扩张往往提示遗传性出血性毛细血管扩张症；皮疹、面部红斑、黏膜溃疡、关节肿胀畸形、外周血管杂音等是提示结缔组织病的征象。

（二）辅助检查

1. 心电图　肺动脉高压患者的心电图表现缺乏特异性，但有助于评价病情严重程度、治疗是否有效及肺动脉高压分类。

有以下心电图改变时往往提示存在肺动脉高压：①电轴右偏；②Ⅰ导联出现S波；③右心室高电压；④右胸前导联出现ST段压低、T波低平或倒置。其发生机制是由于肺动脉高压造成右心室肥厚，继而心包心肌张力增加，影响心肌供血。肺动脉阻力越高，增加的速度越快（所用时间越短），心电图反映心肌缺血的敏感性越高。需要强调的是，心电图正常不能排除肺动脉高压。

2. 胸部X线　肺动脉高压患者胸部X线检查征象可能有：①肺动脉段凸出及右下肺动脉扩张，伴外周肺血管稀疏——“截断现象”；②右心房和右心室扩大。胸部X线检查还助于发现原发性肺部疾病、胸膜疾病、心包钙化或者心内分流性畸形。

3. 超声心动图　超声心动图是筛查肺动脉高压最重要的无创性检查方法，在不并发肺动脉口狭窄、肺动脉闭锁及右心室流出道梗阻时，肺动脉收缩压（PASP）等于右心室收缩压（RVSP）。可通过多普勒超声心动图测量收缩期右心室与右心房压差来估测RVSP。按照改良柏努力公式，右心房、右心室压差大约等于$4V^2$，V是三尖瓣最大反流速度（m/s）。$RVSP = 4V^2 + RAP$（右心房压），右心房压可以用标准右心房压5～10mmHg计算，也可以用吸气末下腔静脉塌陷程度估测值。目前国际推荐超声心动图拟诊肺动脉高压的标准为：肺动脉收缩压≥40mmHg。有些患者只有运动时才会出现肺动脉压升高，因此有必要对有危险因素的患者进行运动负荷或者药物负荷超声心动图检查（常用中心静脉泵入腺苷注射液），进行肺动脉高压的早期筛查。超声心动图在肺动脉高压诊断中的重要价值有：

（1）估测肺动脉收缩压。

（2）评估病情严重程度和预后：包括右心房压、左右心室大小、Tei指数以及有无心包积液等。

（3）病因诊断：发现心内畸形、大血管畸形等，并可排除左心病变所致的被动性肺动脉压力升高。

4. 肺功能评价　肺功能评价是鉴别诊断常规检查方法之一，如无禁忌，所有肺动脉高压患者均应进行肺功能检查和动脉血气分析，了解患者有无通气障碍及弥散障碍。

5. 睡眠监测　约有15%的阻塞性睡眠呼吸障碍患者并发肺动脉高压，肺动脉高压患者应常规进行睡眠监测。

6. 胸部CT　胸部CT主要目的是了解有无肺间质病变及其程度、肺及胸腔有无占位病变、肺动脉内有无占位病变、血管壁有无增厚、主肺动脉及左右肺动脉有无淋巴结挤压等。进行CT肺动脉造影可使大多数慢性血栓栓塞性肺动脉高压确诊，从而避免风险更大的肺动脉造影检查。

7. 肺通气灌注扫描　肺动脉高压患者的肺通气灌注扫描可以完全正常，也可在外周发现一些小的非节段性缺损。由于肺动脉高压通气功能一般正常，所以往往会呈现V/Q比例失调。肺通气灌注扫描对于诊断慢性血栓栓塞性肺高压（CTEPH）有比较重要的价值。

8. 右心导管检查　右心导管检查不仅是确诊肺动脉高压的金标准，也是指导确定科学治疗方案必不可少的手段。对病情稳定、WHO肺动脉高压功能分级Ⅰ～Ⅲ级、没有明确禁忌证的患者均应积极开展标准的右心导管检查。一般认为以下指标是右心导管检查过程中所必须获得的参数：①心率和体循环血压；②上下腔静脉压力、血氧饱和度和氧分压；③右心房、右心室压力和血氧饱和度；④肺动脉压力、血氧饱和度；⑤心排血量、心搏指数；⑥肺循环阻力；⑦肺动脉阻力；⑧体循环阻力；⑨PCWP。

临床诊断肺动脉高压时，PCWP 必须≤15mmHg。为测量 PCWP 和心排血量，推荐使用带有气囊的四腔或者六腔漂浮导管进行右心导管检查。心导管室工作站应该配备心排血量测量相应插件与导线，或者单独配备血流动力学监测设备。

9. 急性肺血管扩张试验　部分肺动脉高压，尤其是特发性肺动脉高压，发病机制可能与肺血管痉挛有关，肺血管扩张试验是筛选这些患者的有效手段。急性肺血管扩张试验阳性提示肺循环内有相当多的小肺动脉处于痉挛状态。研究证实，采用钙拮抗剂治疗可显著改善试验结果阳性患者的预后。另外，首次急性肺血管扩张试验总肺阻力指数下降 >50% 的患者预后优于反应相对较低的患者。因此，患者首次行右心导管检查时，行急性肺血管扩张试验尤为重要。

（1）试验药物：目前国际上公认可用于急性肺血管扩张试验的药物有 3 种：依前列醇、腺苷和一氧化氮。在国内主要有 2 种药物：吸入用伊洛前列素液和腺苷注射液。

（2）急性肺血管扩张试验阳性标准：①平均肺动脉压下降到 40mmHg 之下；②平均肺动脉压下降幅度超过 10mmHg；③心排血量增加或至少不变。必须满足此 3 项标准，才可将患者诊断为试验结果阳性。阳性患者可以口服钙拮抗剂治疗。但在治疗 12 个月后需复查急性肺血管扩张试验，以判断患者对钙拮抗剂是否持续敏感。国外研究表明，初次急性肺血管扩张试验阳性患者中仅 54% 能够从钙拮抗剂治疗中长期获益，另约 46% 的患者则变为阴性。因此建议初次检查阳性的患者接受钙拮抗剂治疗 1 年后再次行急性肺血管扩张试验，结果仍阳性则表示该患者持续敏感，可继续给予钙拮抗剂治疗。

特发性肺动脉高压患者中仅约 10% 急性肺血管扩张试验呈阳性，其他类型患者阳性率更低。

10. 肺动脉造影检查指征

（1）临床怀疑有慢性血栓栓塞性肺高压而无创检查不能提供充分证据。

（2）慢性血栓栓塞性肺高压术前评价。

（3）临床诊断为肺血管炎，需要了解肺血管受累程度。

（4）诊断肺动脉内肿瘤。

需要注意的是，肺动脉造影并非肺动脉高压常规的检查项目。血流动力学不稳定的肺动脉高压患者进行肺动脉造影可能会导致右心功能衰竭加重，甚至猝死。

11. 心肺功能评价　进行心肺功能评价可进行 6 分钟步行距离试验。6 分钟步行距离试验是评价肺动脉高压患者活动耐量最重要的检查方法。

12. WHO 肺动脉高压功能评级　首次入院肺动脉高压功能Ⅱ级的患者预后远好于Ⅲ级或Ⅳ级的患者。建议对每例肺动脉高压患者都应该进行准确的功能评级。治疗之后功能评级的变化，是疗效评价重要指标。

WHO 肺动脉高压患者功能分级评价标准：

Ⅰ级　患者体力活动不受限，日常体力活动不会导致气短、乏力、胸痛。

Ⅱ级　患者体力活动轻度受限，休息时无不适，但日常活动会出现气短、乏力、胸痛或近乎晕厥。

Ⅲ级　患者体力活动明显受限，休息时无不适，但低于日常活动量时即出现气短、乏力、胸痛或近乎晕厥。

Ⅳ级　患者不能进行任何体力活动，有右心衰竭的征象，休息时可有气短和（或）乏力，任何体力活动都可加重症状。

五、治疗

（一）肺动脉高压的传统治疗

传统内科治疗包括吸氧、利尿、强心和抗凝。主要是针对右心功能不全和肺动脉原位血栓形成。先天性心脏病患者应尽早行介入封堵或外科修补矫治术。

1. 氧疗　肺动脉高压患者吸氧治疗的指征是血氧饱和度低于 90%，先天性体 - 肺分流性心脏病引起的肺动脉高压则无此限制。

2. 利尿剂　对于并发右心功能不全的肺动脉高压患者，初始治疗应给予利尿剂。治疗期间应密切监测血钾，使血钾维持在正常水平。

3. 地高辛　心排血量低于4L/min是应用地高辛的绝对指征。另外，右心室明显扩张、基础心率大于100次/分、心室率偏快的心房颤动等均是应用地高辛的指征。

4. 华法林　为了对抗肺动脉原位血栓形成，一般使INR控制在1.5～2.0。

5. 多巴胺　多巴胺是重度右心衰竭（心功能Ⅳ级）和急性右心衰竭患者首选的正性肌力药物。

（二）肺血管扩张剂

目前临床上应用的血管扩张剂有：钙拮抗剂、前列环素及其结构类似物、内皮素受体拮抗剂和5型磷酸二酯酶抑制剂。

1. 钙拮抗剂　只有急性肺血管扩张试验结果阳性的患者才能从钙拮抗剂治疗中获益。由于钙拮抗剂有导致体循环血压下降、矛盾性肺动脉压力升高、心功能衰竭加重、诱发肺水肿等危险，故对尚未进行急性肺血管扩张试验的患者不能盲目应用钙拮抗剂。对正在服用且疗效不佳的患者应逐渐减量至停用。

对急性肺血管扩张试验结果阳性的患者应根据心率情况选择钙拮抗剂，基础心率较慢的患者选择二氢吡啶类；基础心率较快的患者则选择地尔硫䓬。为避免并发症的发生，推荐使用短效药物，并从小剂量开始应用，在体循环没有明显变化的情况下，逐渐递增剂量，争取数周内增加到最大耐受剂量，然后维持应用。应用1年，还应再次行急性肺血管扩张试验，重新评价患者是否持续敏感，只有长期敏感者才能继续应用。

2. 前列环素类药物　静脉依前列醇是一个在欧洲上市的前列环素类药物，对各类肺动脉高压患者都有明显疗效。后来依次有伊洛前列素、曲前列环素、贝前列环素等药物相继在欧洲、美国、日本等国家上市用于治疗肺动脉高压。除了贝前列环素之外，其他前列环素类药物均取得较好疗效。

该药可选择性作用于肺血管，其化学性质较依前列醇明显稳定。国内已经有不同类型肺动脉高压患者在使用吸入用伊洛前列素，疗程长短不一。对于大部分肺动脉高压患者，该药可以快速降低肺血管阻力，增加心排血量。该药静脉注射表现为双相消除的特点，平均半衰期分别为3～5分钟以及15～30分钟，起效迅速，但作用时间较短。因此，建议每日吸入治疗次数为6～9次。每次吸入的剂量应该因人而异，具体需要急性肺血管扩张试验确定。根据目前国内的经验，每次吸入剂量至少在5～20μg，每日吸入6次。长期应用该药，可降低肺动脉压力和肺血管阻力，提高运动耐量，改善生活质量。应强调，使用该药吸入治疗的肺动脉高压患者需接受雾化器使用培训，以避免不恰当应用而浪费药品，并确保达到最佳疗效。

3. 内皮素受体拮抗剂　目前，已有双重内皮素受体拮抗剂波生坦和选择性内皮素A受体拮抗剂西他生坦在国外上市。两者都是口服治疗肺动脉高压的药物。该药可改善肺动脉高压患者的临床症状和血流动力学指标，提高运动耐量，改善生活质量和生存率，推迟临床恶化的时间。

4. 5型磷酸二酯酶抑制剂　目前国外治疗肺动脉高压的5型磷酸二酯酶抑制剂只有西地那非。

5. 联合药物治疗　联合药物治疗肺动脉高压能够增强疗效，减轻单一药物剂量过大引起的不良反应。

6. 其他　因无法监测吸入浓度，不便长期应用NO吸入治疗。精氨酸是合成NO的底物，补充L-精氨酸能增加NO的合成，降低肺动脉压，是一种辅助性治疗。

（三）房间隔造口术

经充分上述内科治疗之后，患者症状仍无明显好转，即可推荐患者进行房间隔造口。入选标准：①重度肺动脉高压（重度肺动脉高压的标准为肺动脉收缩压>70mmHg）患者；②经过充分的内科治疗仍然反复发生晕厥和（或）右心衰竭、等待肺移植或心肺联合移植患者；③静息状态下动脉血氧饱和度>90%，血细胞比容>35%，确保术后能维持足够的体循环血氧运输；④患者及家属同意进行治疗并签署知情同意书。排除标准：①超声心动图或右心导管证实存在解剖上的房间交通；②右心房压>20mmHg。

目前房间隔造口术国内报道较少，对于没有条件使用前列环素的发展中国家和地区，WHO 推荐开展此项技术。主要目的是减轻右心负荷，增加左心搏出量而改善症状。

（四）肺移植

在国外，单侧肺移植、双肺移植、活体肺叶移植及心肺移植已较广泛应用于肺动脉高压患者的治疗，一主要指征为经充分内科治疗而无明显疗效的患者。肺移植术明显延长了这些患者的寿命和生活质量，术后患者可以停止使用治疗肺动脉高压的药物。

我国已有肺移植治疗肺动脉高压的报道，建议有条件的单位，在严格掌握手术指征的前提下积极开展此项技术治疗终末期肺动脉高压。

（五）基因治疗

国外已有基因治疗的成功报道，但距离临床推广使用尚需时日。

（张留定）

第八节　肺性脑病

肺性脑病是慢性支气管炎并发肺气肿、肺源性心脏病及肺功能衰竭引起的脑组织损害及脑循环障碍。主要依据有慢性肺部疾病伴肺功能衰竭；临床表现有意识障碍、神经、精神症状和定位神经体征；血气分析有肺功能不全及高碳酸血症之表现；排除其他原因引起的神经、精神障碍而诊断。

一、病因与发病机制

引起肺性脑病的机制还不完全清楚，可能是多种因素综合作用的结果。

（一）主要因素

1. 二氧化碳潴留（高碳酸血症）

（1）二氧化碳是强有力的血管扩张剂，可引起脑血流量增加、颅内压升高、间质性脑水肿。临床可相继出现头晕、头痛、定向力差、血压升高、球结膜水肿、视盘水肿等症状。

（2）$PaCO_2$ 明显增高后，可通过直接抑制大脑皮质，产生意识障碍。

（3）$PaCO_2$ 升高后可抑制呼吸中枢，产生通气障碍，加重缺氧和高碳酸血症，并因此产生恶性循环。临床上，$PaCO_2$ 升高的程度与肺性脑病的发生率不成正比，有报道 $PaCO_2$ 升高达 120mmHg 者，神志仍十分清楚。反之，也有 $PaCO_2$ 稍升高达 70～80mmHg 时，临床即出现意识障碍，如瞳孔缩小，嗜睡，甚至昏迷。原因可能是缺氧。

2. 缺氧（低氧血症）　严格地讲，肺性脑病主要为二氧化碳潴留所致，由于肺性脑病患者常并发不同程度的低氧血症，尤其在接受治疗以前。因此，在分析肺性脑病的发病机制时，就很难排除缺氧对意识状况的影响。

（1）脑血管通透性增高：缺氧能破坏血管基底膜的正常结构，使血管通透性增加，脑组织间质水肿。由于血脑屏障通透性也增加，故正常不能透入脑组织的水分物质易进入脑组织，致脑组织内液体增加，脑组织水肿。

（2）脑血管代谢功能障碍：严重缺氧使脑细胞线粒体代谢障碍，乳酸堆积，ATP 能量消耗，脑的能量供给不足，产生功能障碍。

（3）pH 下降：主要表现为脑组织内酸中毒。正常脑脊液内 P_ACO_2 比血液高 8mmHg，且由于 HCO_3^- 透入血脑屏障的速度缓慢，故脑脊液缓冲能力低于血液。当二氧化碳急剧潴留时，脑组织内酸中毒得不到缓冲，酸中毒较血液明显。

（二）次要原因

除缺氧和二氧化碳潴留以外，有些次要因素也可能参与和促进肺性脑病的发生。

1. 肝肾功能障碍　继发于低氧血症之后，肝肾功能障碍所致的去氨作用障碍，血氨升高，在肺性脑病发病中占一定地位。另外，当二氧化碳潴留所致细胞中酸中毒时，NH_3 为嗜酸性，细胞内酸中毒，NH_3 易于进入细胞内，这也有益于血氨潴留，但血氨并不一定升高，机制不详。

酸碱平衡失调：肺性脑病的酸碱平衡失调最常见有两种类型：

（1）呼吸性酸中毒：发病机制同前述，临床表现以大脑皮质抑制型多见；

（2）呼吸性酸中毒并发代谢性碱中毒：多见于经治疗后，如利尿、补碱、吸氧、激素、呼吸兴奋剂、呼吸机治疗等，对患者的主要危害在于代谢性碱中毒所致的 pH 上升。①碱中毒时，脑血管收缩，脑组织缺氧加重；②碱中毒能抑制呼吸；③碱中毒时氧离曲线左移，氧与 Hb 亲和力增强，脑组织缺氧加重；④碱中毒时游离钙降低，低钙时肌张力增强，肌肉兴奋性升高，抽搐和震颤使氧耗量增高，加重组织缺氧。

2. 水、电解质紊乱　肺性脑病治疗过程中的脱水、利尿、激素应用，加之患者长期进食障碍，很容易导致低钠、低钾、低氯、低钙。其中低钠可以引起患者表情淡漠、倦怠、反应性差、全身无力，甚至嗜睡、昏迷抽搐；低钾和低氯很容易造成碱中毒，并发精神症状。

对于上述原因引起的神经、精神症状是否归于肺性脑病尚有争论，有人主张这类患者精神神经障碍，并非与二氧化碳潴留有关，故应另当别论。我们认为，这类疾病在肺源性心脏病并发肺性脑病病例中占一定比例，故值得重视。

（三）诱发因素

1. 病原性

（1）感染：呼吸道感染加重时，支气管黏膜充血、水肿和分泌物增加、通气功能下降能加重缺氧和 CO_2 潴留，80% 甚至 90% 以上病例肺性脑病发病为感染造成。

（2）呼吸道阻塞：COPD 患者除原有的小气道阻塞构成了缺氧和 CO_2 潴留发生的病理基础，有时晚期患者长期卧床，咳嗽和排痰能力降低所致的呼吸道分泌物阻塞和消化液反流或误吸造成的窒息，也可能成为肺性脑病发病和加重的诱因。

2. 医源性

（1）不适当应用镇静剂：诱发肺性脑病的镇静剂有很多如异丙嗪、苯巴比妥、氯氮䓬、地西泮等。镇静剂能抑制大脑皮质，抑制呼吸中枢，呼吸抑制，诱发肺性脑病。

（2）高浓度吸氧：有慢性二氧化碳潴留的 COPD 患者，呼吸中枢对二氧化碳浓度增高引起的兴奋性敏感度减低。如给患者吸入较高浓度的氧气，在纠正缺氧的同时可能引起嗜睡、意识障碍等。因此，有二氧化碳潴留的患者，应避免吸入高浓度氧。

（3）不适当应用利尿剂：大剂量快速应用利尿剂，能造成大量钾和氯的丢失，易诱发低钾、低氯性碱中毒，造成脑血管收缩，脑血流量下降，脑水肿形成，最终形成脑疝。

（4）二氧化碳排出过快：常见于应用大剂量呼吸兴奋剂及人工呼吸后。又称二氧化碳排出过快综合征，原理目前不清，可能是二氧化碳排出过快造成脑血管收缩，脑血流量下降，加重脑缺氧。

二、临床表现与分级

除原发肺部疾病和肺功能衰竭的临床表现外，肺性脑病因发病程度不同，部位不同，临床表现也多种多样。

（一）临床表现

1. 神经精神系统　根据临床神经精神系统的表现特征不同，可分为 3 种类型。

（1）抑制型：此种类型意识障碍依据程度分为嗜睡、浅昏迷、昏迷。早期可能仅表现为表情淡漠、记忆力减退、头晕或头痛、动作欠灵活，晚期则发展为嗜睡、谵妄、甚至昏迷。抑制型出现在酸中毒的患者中多，死亡率相对较低，为 36%。

（2）兴奋型：表现为谵妄、多语、躁动、动作离奇重复（如抓空，搔头）、打人、失定向力、迫害妄想症等。兴奋型肺性脑病在并发碱中毒时多见，死亡率高，约为 80%。

（3）混合型：明显的意识障碍和兴奋症状，甚至精神错乱交替出现，死亡率为50%。这类患者中，医源性因素诱发的多见，可能与治疗方案不够恰当有关。

2. 运动性神经系统表现

（1）面部及肌体肌肉颤动、肢体抽搐、癫痫样发作、牙关紧闭、颈强直、肌张力增加、面瘫、二便失禁或潴留、腱反射消失或亢进、踝阵挛、各种病理反射阳性等。

（2）颅内压升高：肺性脑病患者也可以出现颅内压升高的症状和体征，如剧烈疼痛、呕吐、血压升高等，但多数患者的症状和体征并不明显。

3. 眼部征象

（1）球结合膜充血、水肿：往往与二氧化碳潴留使脑血管扩张、脑血流增加和颅内压增高、静脉回流障碍等因素有关。

（2）瞳孔改变：多以瞳孔缩小最为常见，是肺性脑病的早期表现，一旦出现瞳孔忽大忽小或两侧瞳孔不对称，多提示有脑水肿并发脑疝形成的可能。

（3）眼底改变：观察眼底，可能发现部分患者可能出现不同程度的眼底视网膜静脉曲张、视神经盘水肿、甚至眼底出血。

（二）动脉血气分析

血气分析对患者的诊断十分重要，是肺性脑病的主要实验室检查依据。常见酸碱平衡失调有以下几种：

1. 呼吸性酸中毒　在未经治疗的肺性脑病中，呼吸性酸中毒最为多见。主要表现是 $PaCO_2$ 升高，pH 下降或正常，BE≥ +2.5mmol/L。

2. 呼吸性酸中毒并发代谢性碱中毒　主要表现是 P_ACO_2 升高，pH 升高或正常，BE > +2.5mmol/L，多见于经过治疗的肺性脑病患者，如脱水、利尿、机械通气后等。

3. 呼吸性酸中毒并发代谢性碱中毒　是肺性脑病中较严重的一种酸碱平衡失调类型，经常出现在肾功能不全或严重缺氧的患者中。主要表现 P_ACO_2 升高，pH 下降，BE < -2.5mmol/L。

（三）临床分级

肺性脑病可分为轻、中、重三型。

1. 轻度　临床仅出现神志恍惚、表情淡漠、嗜睡、精神轻度异常和兴奋、多语等表现，无神经系统异常体征。

2. 中度　临床出现浅昏迷、谵妄、躁动、肌肉轻度抽动或语无伦次等神经系统症状，伴有球结膜充血、水肿、瞳孔缩小、对光反射迟钝或消失，但尚无消化道应激性溃疡和弥散性血管内凝血等并发症。

3. 重度　昏迷、抽搐或癫痫样发作同时伴有球结膜充血、水肿瞳孔扩大、对光反射消失，眼底视神经盘水肿，对各种刺激无反应或出现神经系统异常体征，可并发消化道应激性溃疡和弥散性血管内凝血等。

三、诊断

根据第三次全国肺源性心脏病专业会议修订的肺性脑病诊断标准：

（1）慢性肺、胸膜疾患，有呼吸功能衰竭，出现缺氧、二氧化碳潴留的临床表现。

（2）具有意识障碍、神经精神症状或体征，临床上根据病情的轻重将肺性脑病分成三型。

（3）动脉血气分析 PaO_2 <6.0kPa（45mmHg），$PaCO_2$ >9.33kPa（70mmHg）并除外其他原因引起的神经精神症状。

四、治疗

1. 积极控制呼吸道感染　目前多主张中西药并用，早期、足量、两种以上抗生素联合应用，静脉注射或静脉滴注为原则，以后根据痰培养及药物敏感性测定结果，结合临床疗效，调整使用抗生素。

2. 正确供氧　纠正缺氧多采用低流量持续鼻导管给氧法（每分钟1～1.5mL），按病情每日吸氧10～15小时以上，尤其晚间供氧不可忽视。

3. 保持呼吸道通畅、改善呼吸功能　对于痰液黏稠者，适当补液以降低痰液黏稠度而易于咳出，或予以雾化吸入以稀释痰液。昏迷患者应按时翻身、拍打后胸背以利于排痰。对有嗜睡、神志模糊、意识障碍、$PaCO_2>78mmHg$者，可使用肺性脑病合剂（含尼可刹米5～10支或利他灵2～3支、氨茶碱0.25～0.5g、地塞米松5～10mg，也可加入酚妥拉明5mg或东莨菪碱0.3～0.9mg，溶于5%葡萄糖注射液250～500mL中）静脉缓慢滴注，每日1～2次，有较好的改善神经精神症状的作用。对于气道壅塞经上述治疗无效，而$pH<7.3$、$PaO_2<50mmHg$、$PaCO_2>70mmHg$者，应考虑气管内插管或气管切开，必要时应用呼吸机以改善通气。

4. 纠正电解质及酸碱平衡失调　应针对临床常见的几种酸碱平衡失调的类型治疗。

5. 治疗各种并发症、伴发症　如心力衰竭、心律失常、消化道出血、DIC、休克、肝肾功能损害等。

6. 呼吸衰竭的处理

（1）合理氧疗：应立即给予持续低流量吸氧1～3L/分，氧浓度25～33%。吸氧方式可使用单鼻导管、双鼻导管、氧气面罩等。

（2）积极控制呼吸道感染：肺性脑病的发生常在多年慢性肺源性心脏病的基础上，此类患者几乎均使用过多种抗生素，对抗生素耐药情况多见，故应首选青霉素800万U+哌拉西林12.0g，每日1次静点，对青霉素过敏患者可首选红霉素1.25g+氯霉素1.0g，每日1次静点，并尽快做痰培养，寻找对病原菌敏感的抗生素。如痰培养为金黄色葡萄球菌，应首选万古霉素0.8～1.6g，每日1次静点，并监测肾功能。如痰培养以革兰阴性杆菌为主，应选用喹诺酮类药物或第三代头孢菌素。

（3）保持呼吸道通畅

1）支气管扩张剂

A. 氨茶碱0.5g放在5%葡萄糖液250～500mL中静点，并口服氨茶碱控释片（舒弗美）0.2g，每日2次。使血中茶碱浓度达到最有效浓度。但要注意氨茶碱胃肠道反应的不良反应。

B. β_2受体激动剂：可使用特布他林2.5mg，每日3次；全特宁4～8mg，每日2次；丙卡特罗50μg，每日2次。

C. 肾上腺皮质激素：激素可降低细胞膜和毛细血管的通透性，减轻支气管黏膜炎症与水肿，减轻脑水肿，可每日使用琥珀酸氢化可的松200～400mg，也可每日使用地塞米松10～20mg，疗程3～5天。注意霉菌感染和激素的不良反应。

D. 其他：肝素具有非特异性抗炎、抗过敏作用，缓解支气管痉挛，增加通气量。可将肝素50mg加入5%葡萄糖250～500mL静点，每日1次，疗程7～10天。使用前后应检查血小板、出凝血时间。有出血性疾病应避免使用。

2）祛痰剂：可使用化痰片0.5g，每日3次，溴己新16mg，每日3次；氨溴索60mg，每日3次，必要时可每日静脉使用60～90mg。

（4）呼吸兴奋剂的应用：可兴奋呼吸中枢、增加通气量，使二氧化碳潴留状态得以改善。尼可刹米0.75g+5%葡萄糖100mL静点，洛贝林100mL液体中3～9mg。使用24小时无效时，呼吸兴奋剂应停止使用。

（5）机械通气：经上述治疗，呼吸衰竭仍得不到纠正，应考虑机械通气。无创通气无效时，可考虑气管内插管行有创机械通气，这是治疗肺性脑病最有效的措施。

7. 营养支持疗法　肺源性心脏病患者绝大多数因长期缺氧、酸中毒，导致胃肠道功能减退、呼吸肌营养不良、通气量不足，造成呼吸衰竭，并发肺性脑病。为提高其呼吸功能，改善呼吸肌疲劳，提高其机体免疫功能，应每日使用血浆200mL、20%脂肪乳500mL、复方氨基酸250mL及白蛋白10～20g。

（张留定）

第九节　重症禽流感

人感染高致病性禽流感（以下称“人禽流感”）是由禽甲型流感病毒某些亚型中的一些毒株引起的急性呼吸道传染病。早在1981年，美国即有禽流感病毒H7N7感染人类引起结膜炎的报道。1997年，我国香港特别行政区发生H5N1型人禽流感，导致6人死亡，在世界范围内引起了广泛关注。近年来，人们又先后获得了H9N2、H7N2、H7N3亚型禽流感病毒感染人类的证据，荷兰、越南、泰国、柬埔寨、印尼及我国相继出现了人禽流感病例。尽管目前人禽流感只是在局部地区出现，但是，考虑到人类对禽流感病毒普遍缺乏免疫力、人类感染H5N1型禽流感病毒后的高病死率以及可能出现的病毒变异等，世界卫生组织认为该疾病可能是对人类存在潜在威胁最大的疾病之一。

重症禽流感是禽流感的急危重症，主要表现为高热、咳嗽、流涕、肌痛等，多数伴有严重的肺炎，严重者心、肾等多种脏器衰竭导致死亡，死亡率很高，通常人感染禽流感死亡率约为33%。此病可通过消化道、呼吸道、皮肤损伤和眼结膜等多种途径传播，区域间的人员和车辆往来是传播本病的重要途径。

一、病原学

禽流感病毒属正黏病毒科甲型流感病毒属。禽甲型流感病毒颗粒呈多形性，其中球形直径80～120nm，有囊膜。基因组为分节段单股负链RNA。依据其外膜血凝素（H）和神经氨酸酶（N）蛋白抗原性不同，目前可分为16个H亚型（H1～H16）和9个N亚型（N1～N9）。禽甲型流感病毒除感染禽外，还可感染人、猪、马、水貂和海洋哺乳动物。可感染人的禽流感病毒亚型为H5N1、H9N2、H7N7、H7N2、H7N3，此次报道的为H7N9禽流感病毒。该病毒为新型重配病毒，其内部基因来自于H9N2禽流感病毒。

禽流感病毒普遍对热敏感，对低温抵抗力较强，65℃加热30分钟或煮沸（100℃）2分钟以上可灭活。病毒在较低温度粪便中可存活1周，在4℃水中可存活1个月，对酸性环境有一定抵抗力，在pH 4.0的条件下也具有一定的存活能力。在有甘油存在的情况下可保持活力1年以上。

二、流行病学

（一）传染源

目前已经在禽类及其分泌物或排泄物分离出H7N9禽流感病毒，与人感染H7N9禽流感病毒高度同源。传染源可能为携带H7N9禽流感病毒的禽类。现尚无人际传播的确切证据。

（二）传播途径

经呼吸道传播，也可通过密切接触感染的禽类分泌物或排泄物或直接接触病毒感染。

（三）高危人群

高危人群为在发病前1周内接触过禽类者，如从事禽类养殖、贩运、销售、宰杀、加工业等人员。

三、临床表现

重症禽流感有普通禽流感的一般症状，但是也有自身诊断要点。

（一）症状、体征和临床特点

表现为高热持续不退，病情发展迅速，可有明显肺炎表现，可出现急性肺损伤、急性窘迫呼吸综合征、肺出血、胸腔积液、全血细胞减少、多脏器功能衰竭、休克等多种并发症。并可继发细菌感染、发生败血症。

1. 心血管系统　心肌酶谱升高，心率快，心排出量低，低血压休克。

2. 呼吸系统　呼吸窘迫，呼吸衰竭。

3. 泌尿系统　肾功能受损，血肌酐升高。

4. 神经系统　意识障碍，昏迷。

5. 消化系统　肝功受损，黄疸升高。

6. 血液系统　白细胞升高或降低，血小板下降，贫血，脓毒血症。

（二）实验室检查

1. 血常规　白细胞总数一般不高或降低。重症患者多有白细胞总数及淋巴细胞减少，可有血小板降低。

2. 血生化检查　多有肌酸激酶、乳酸脱氢酶、天门冬氨酸氨基转移酶。丙氨酸氨基转移酶升高，C反应蛋白升高，肌红蛋白可升高。

3. 病原学及相关检测　抗病毒治疗之前必须采集呼吸道标本送检（如鼻咽分泌物、口腔含漱液、气管吸出物或呼吸道上皮细胞）。有病原学检测条件的医疗机构应尽快检测，无病原学检测条件的医疗机构应留取标本送指定机构检测。

（1）甲型流感病毒抗原筛查：呼吸道标本甲型流感病毒抗原快速检测阳性。但仅可作为初筛实验。

（2）核酸检测：对患者呼吸道标本采用 real time PCR（或 RT－PCR）检测 H7N9 禽流感病毒核酸。

（3）病毒分离：从患者呼吸道标本中分离 H7N9 禽流感病毒。

（4）血清抗体检测：动态检测双份血清 H7N9 禽流感病毒特异性抗体水平呈 4 倍或以上升高。

（三）胸部影像学检查

发生肺炎的患者肺内出现片状影像。重症患者病变进展迅速，呈双肺多发磨玻璃影及肺实变影像，可并发少量胸腔积液。发生 ARDS 时，病变分布广泛。

四、诊断与鉴别诊断

（一）诊断

根据流行病学接触史、临床表现及实验室检查结果，可做出人禽流感的诊断。

1. 流行病学接触史

（1）发病前 1 周内曾到过疫点。

（2）有病死禽接触史。

（3）与被感染的禽或其分泌物，排泄物等有密切接触。

（4）与禽流感患者有密切接触。

（5）实验室从事有关禽流感病毒研究。

2. 诊断标准

（1）医学观察病例：有流行病学接触史，1 周内出现流感样临床表现者。对于被诊断为医学观察病例者，医疗机构应当及时报告当地疾病预防控制机构，并对其进行 7 天医学观察。

（2）疑似病例：有流行病学接触史和临床表现，呼吸道分泌物或相关组织标本甲型流感病毒 M1 或 NP 抗原检测阳性或编码它们的核酸检测阳性者。

（3）临床诊断病例：被诊断为疑似病例，但无法进一步取得临床检验标本或实验室检查证据，而与其有共同接触史的人被诊断为确诊病例，并能够排除其他诊断者。

（4）确诊病例：有流行病学接触史和临床表现，从患者呼吸道分泌物标本或相关组织标本中分离出特定病毒，或采用其他方法，禽流感病毒亚型特异抗原或核酸检查阳性，或发病初期和恢复期双份血清禽流感病毒亚型毒株抗体滴度 4 倍或以上升高者。

流行病学史不详的情况下，根据临床表现、辅助检查和实验室检查结果，特别是从患者呼吸道分泌物或相关组织标本中分离出特定病毒，或采用其他方法，禽流感病毒亚型特异抗原或核酸检查阳性，或发病初期和恢复期双份血清禽流感病毒亚型毒株抗体滴度 4 倍或以上升高，可以诊断确诊病例。

（二）鉴别诊断

临床上应注意与流感、普通感冒、细菌性肺炎、传染性非典型肺炎（SARS）、传染性单核细胞增多症、巨细胞病毒感染、衣原体肺炎、支原体肺炎、军团菌病、肺炎型流行性出血热等疾病进行鉴别诊断。鉴别诊断主要依靠病原学检查。

五、治疗

1. 及时治疗　重症禽流感患者的首要任务是避免死亡。也强调早发现、早预防、早治疗。

2. 对症治疗　重症患者，应给予相应对症治疗。对出现呼吸功能障碍者，给予吸氧及其他相应呼吸支持。呼吸衰竭者应给予呼吸机辅助呼吸治疗，重症患者应进入 ICU 进行全天监护。

3. 呼吸功能支持　呼吸功能支持主要为机械通气。重症患者病情严重可迅速发展为急性窘迫呼吸综合征（ARDS），在需要机械通气的重症病例，可参照 ARDS 机械通气的原则进行。呼吸支持的第一步是监测，及时发现呼吸困难和加重过程，包括心率血压监测、经皮氧饱和度监测、血气分析监测、肺水和血乳酸监测。

4. 预防肺炎加重

（1）注意胃排空的监测。

（2）低氧血症时不急于喂养。

（3）预防胃内容物反流误吸。

（4）高度重视药物浓度引起的消化道症状。

（5）床头抬高超过 30 度。

5. 氧疗　双鼻导管吸氧（$FiO_2 < 0.3$），可重吸式面罩吸氧（$FiO_2 < 0.5$），不可重吸式储氧袋面罩吸氧（$FiO_2 = 0.5 \sim 1.0$）。

六、预防

（1）尽可能减少人（特别是少年儿童）与禽、鸟类的不必要的接触，尤其是与病、死禽类的接触。

（2）因职业关系必须接触者，工作期间应戴口罩、穿工作服。

（3）加强禽类疾病的监测：动物防疫部门一旦发现疑似禽流感疫情，应立即通报当地疾病预防控制机构，指导职业暴露人员做好防护工作。

（4）加强对密切接触禽类人员的监测：与家禽或人禽流感患者有密切接触史者，一旦出现流感样症状，应立即进行流行病学调查，采集患者标本并送至指定实验室检测，以进一步明确病原，同时应采取相应的防治措施。有条件者可在 48 小时以内口服神经氨酸酶抑制剂。

（5）严格规范收治人禽流感患者医疗单位的院内感染控制措施：接触人禽流感患者应戴口罩、戴手套、戴防护镜、穿隔离衣。接触后应洗手。具体的消毒隔离措施和专门病房的设置应参照执行卫生部《传染性非典型肺炎（SARS）诊疗方案》的相关规定。

（6）加强检测标本和实验室禽流感病毒毒株的管理，严格执行操作规范，防止实验室的感染及传播。

（7）注意饮食卫生，不喝生水，不吃未熟的肉类及蛋类等食品；勤洗手，养成良好的个人卫生习惯。

（8）可采用中医药方法辨证施防：应用中药预防本病的基本原则为益气解毒，宣肺化湿。适用于高危人群，应在医师指导下使用。

（张留定）

第十节　肺脓肿

肺脓肿（lung abscess）是肺组织坏死形成的脓腔。临床特征为高热、咳嗽和咳大量脓臭痰。胸部 X

线显示一个或多发的含气液平的空洞，如多个直径小于2cm的空洞则称为坏死性肺炎。本病男性多于女性。自抗菌药物广泛使用以来，发病率已明显降低。

一、病因和发病机制

病原体常为上呼吸道、口腔的定植菌，包括需氧、厌氧和兼性厌氧菌。90%肺脓肿患者并发厌氧菌感染，毒力较强的厌氧菌在部分患者可单独致病。常见的其他病原体包括金黄色葡萄球菌、化脓性链球菌、肺炎克雷白杆菌和铜绿假单胞菌。大肠埃希菌和流感嗜血杆菌也可引起坏死性肺炎。根据感染途径，肺脓肿可分为以下类型：

（一）吸入性肺脓肿

病原体经口、鼻、咽腔吸入致病。正常情况下，吸入物经气道黏液－纤毛运载系统、咳嗽反射和肺巨噬细胞可迅速清除。但当有意识障碍如在麻醉、醉酒、药物过量、癫痫、脑血管意外时，或由于受寒、极度疲劳等诱因，全身免疫力与气道防御清除功能降低，吸入的病原菌可致病。此外，还可由于鼻窦炎、牙槽脓肿等脓性分泌物被吸入致病。脓肿常为单发，其部位与支气管解剖和体位有关。由于右主支气管较陡直，且管径较粗大，吸入物易进入右肺。仰卧位时，好发于上叶后段或下叶背段；坐位时好发于下叶后基底段；右侧卧位时，则好发于右上叶前段或后段。病原体多为厌氧菌。

（二）继发性肺脓肿

某些细菌性肺炎，如金黄色葡萄球菌、铜绿假单胞菌和肺炎克雷白杆菌肺炎等，以及支气管扩张、支气管囊肿、支气管肺癌、肺结核空洞等继发感染可导致继发性肺脓肿。支气管异物阻塞，也是导致肺脓肿特别是小儿肺脓肿的重要因素。肺部邻近器官化脓性病变，如膈下脓肿、肾周围脓肿、脊柱脓肿或食管穿孔等波及肺，也可引起肺脓肿。阿米巴肝脓肿好发于右肝顶部，易穿破膈肌至右肺下叶，形成阿米巴肺脓肿。

（三）血源性肺脓肿

因皮肤外伤感染、疖、痈、中耳炎或骨髓炎等所致的菌血症，菌栓经血行播散到肺，引起小血管栓塞、炎症和坏死而形成肺脓肿。静脉吸毒者如有右心细菌性心内膜炎，三尖瓣赘生物脱落阻塞肺小血管形成肺脓肿，常为两肺外野的多发性脓肿。致病菌以金黄色葡萄球菌、表皮葡萄球菌及链球菌为常见。

二、临床表现

（一）症状

吸入性肺脓肿患者多有齿、口、咽喉的感染灶，或手术、醉酒、劳累、受凉和脑血管病等病史。急性起病，畏寒、高热，体温达39～40℃，伴有咳嗽、咳黏液痰或黏液脓性痰。炎症累及壁胸膜可引起胸痛，且与呼吸有关。病变范围大时可出现气促。此外还有精神不振、全身乏力、食欲减退等全身中毒症状。如感染不能及时控制，可于发病的10～14天，突然咳出大量脓臭痰及坏死组织，每日可达300～500mL，静置后可分成3层。约有1/3患者有不同程度的咯血，偶有中、大量咯血而突然窒息致死。一般在咳出大量脓痰后，体温明显下降，全身毒性症状随之减轻，数周内一般情况逐渐恢复正常。肺脓肿破溃到胸膜腔，可出现突发性胸痛、气急，出现脓气胸。部分患者缓慢发病，仅有一般的呼吸道感染症状。

血源性肺脓肿多先有原发病灶引起的畏寒、高热等全身脓毒症的表现。经数日或数周后才出现咳嗽、咳痰，痰量不多，极少咯血。

慢性肺脓肿患者常有咳嗽、咳脓痰、反复发热和咯血，持续数周到数月。可有贫血、消瘦等慢性中毒症状。

（二）体征

肺部体征与肺脓肿的大小和部位有关。初起时肺部可无阳性体征，或患侧可闻及湿啰音；病变继续发展，可出现肺实变体征，可闻及支气管呼吸音；肺脓腔增大时，可出现空瓮音；病变累及胸膜可闻及胸膜摩擦音或呈现胸腔积液体征。血源性肺脓肿大多无阳性体征。慢性肺脓肿常有杵状指（趾）。

三、实验室和其他检查

急性肺脓肿血白细胞总数达（20～30）×10^9/L，中性粒细胞在90%以上，核明显左移，常有毒性颗粒。慢性患者的血白细胞可稍升高或正常，红细胞和血红蛋白减少。

（一）细菌学检查

痰涂片革兰染色，痰、胸腔积液和血培养包括需氧和厌氧培养，以及抗菌药物敏感试验，有助于确定病原体和选择有效的抗菌药物。尤其是胸腔积液和血培养阳性时对病原体的诊断价值更大。

（二）X线检查

早期的炎症在X线表现为大片浓密模糊浸润阴影，边缘不清，或为团片状浓密阴影，分布在一个或数个肺段。在肺组织坏死、肺脓肿形成后，脓液经支气管排出，脓腔出现圆形透亮区及气液平面，其四周被浓密炎症浸润所环绕。脓腔内壁光整或略有不规则。经脓液引流和抗菌药物治疗后，肺脓肿周围炎症先吸收，逐渐缩小至脓腔消失，最后仅残留纤维条索阴影。慢性肺脓肿脓腔壁增厚，内壁不规则，有时呈多房性，周围有纤维组织增生及邻近胸膜增厚，肺叶收缩，纵隔可向患侧移位。并发脓胸时，患侧胸部呈大片浓密阴影。若伴发气胸可见气液平面。结合侧位X线检查可明确肺脓肿的部位及范围大小。

血源性肺脓肿，病灶分布在一侧或两侧，呈散在局限炎症，或边缘整齐的球形病灶，中央有小脓腔和气液平。炎症吸收后，亦可能有局灶性纤维化或小气囊后遗阴影。

CT则能更准确定位及区别肺脓肿和有气液平的局限性脓胸，发现体积较小的脓肿和葡萄球菌肺炎引起的肺气囊，并有助于作体位引流和外科手术治疗。

（三）纤维支气管镜检查

有助于明确病因和病原学诊断，并可用于治疗。如有气道内异物，可取出异物使气道引流通畅。疑为肿瘤阻塞，则可取病理标本。还可取痰液标本行需氧和厌氧菌培养。可经纤维支气管镜插入导管，尽最接近或进入脓腔，吸引脓液、冲洗支气管及注入抗菌药物，以提高疗效与缩短病程。

四、诊断和鉴别诊断

对有口腔手术、昏迷呕吐或异物吸入后，突发畏寒、高热、咳嗽和咳大量脓臭痰等病史的患者，其血白细胞总数及中性粒细胞显著增高，X线示浓密的炎性阴影中有空腔、气液平面，做出急性肺脓肿的诊断并不困难。有皮肤创伤感染、疖、痈等化脓性病灶，或静脉吸毒者患心内膜炎，出现发热不退、咳嗽、咳痰等症状，X线胸片示两肺多发性肺脓肿，可诊断为血源性肺脓肿。痰、血培养，包括厌氧菌培养以及抗菌药物敏感试验，对确定病因诊断和抗菌药物的选用有重要价值。肺脓肿应与下列疾病相鉴别。

（一）细菌性肺炎

早期肺脓肿与细菌性肺炎在症状和X线胸片表现很相似，但常见的肺炎链球菌肺炎多伴有口唇疱疹、铁锈色痰而无大量脓臭痰，X线胸片示肺叶或段性实变或呈片状淡薄炎症病变，边缘模糊不清，没有空洞形成。当用抗菌药物治疗后仍高热不退，咳嗽、咳痰加剧并咳出大量脓痰时应考虑为肺脓肿。

（二）空洞性肺结核继发感染

空洞性肺结核是一种慢性病，起病缓慢，病程长，可有长期咳嗽、午后低热、乏力、盗汗，食欲减退或有反复咯血。X线胸片显示空洞壁较厚，一般无气液平面，空洞周围炎性病变较少，常伴有条索、斑点及结节状病灶，或肺内其他部位的结核播散灶；痰中可找到结核分枝杆菌。当并发肺部感染时，可出现急性感染症状和咳大量脓臭痰，且由于化脓性细菌大量繁殖，痰中难以找到结核分枝杆菌，此时要详细询问病史。如一时不能鉴别，可按急性肺脓肿治疗，控制急性感染后，胸片可显示纤维空洞及周围多形性的结核病变，痰结核分枝杆菌可阳转。

（三）支气管肺癌

支气管肺癌阻塞支气管常引起远端肺化脓性感染，但形成肺脓肿的病程相对较长，因有一个逐渐阻塞的过程，毒性症状多不明显，脓痰量亦较少。阻塞性感染由于支气管引流不畅，抗菌药物效果不佳。因此对40岁以上出现肺同一部位反复感染，且抗菌药物疗效差的患者，要考虑支气管肺癌引起阻塞性肺炎的可能，可送痰液找癌细胞和纤维支气管镜检查，以明确诊断。肺鳞癌也可发生坏死液化，形成空洞，但一般无毒性或急性感染症状，X线胸片示空洞壁较厚，多呈偏心空洞，残留的肿瘤组织使内壁凹凸不平，空洞周围有少许炎症浸润，肺门淋巴结可有肿大，故不难与肺脓肿区分。

（四）肺囊肿继发感染

肺囊肿继发感染时，囊肿内可见气液平，周围炎症反应轻，无明显中毒症状和脓痰。如有以往的X线胸片作对照，更容易鉴别。

五、治疗

治疗原则是抗菌药物治疗和脓液引流。

（一）抗菌药物治疗

吸入性肺脓肿多为厌氧菌感染，一般均对青霉素敏感，仅脆弱拟杆菌对青霉素不敏感，但对林可霉素、克林霉素和甲硝唑敏感。可根据病情严重程度决定青霉素剂量，轻度者120万~240万U/d，病情严重者可用1 000万U/d分次静脉滴注，以提高坏死组织中的药物浓度。体温一般在治疗3~10天内降至正常，然后可改为肌内注射。如青霉素疗效不佳，可用林可霉素1.8~3.0g/d分次静脉滴注，或克林霉素0.6~1.8g/d，或甲硝唑0.4g，每日3次口服或静脉滴注。

血源性肺脓肿多为葡萄球菌和链球菌感染，可选用耐β-内酰胺酶的青霉素或头孢菌素。如为耐甲氧西林的葡萄球菌，应选用万古霉素或替考拉宁。

如为阿米巴原虫感染，则用甲硝唑治疗。如为革兰阴性杆菌，则可选用第二代或第三代头孢菌素、氟喹诺酮类，可联用氨基糖苷类抗菌药物。

抗菌药物疗程8~12周，直至X线胸片脓腔和炎症消失，或仅有少量的残留纤维化。

（二）脓液引流

是提高疗效的有效措施。痰黏稠不易咳出者可用祛痰药或雾化吸入生理盐水、祛痰药或支气管舒张剂以利痰液引流。身体状况较好者可采取体位引流排痰，引流的体位应使脓肿处于最高位，每日2~3次，每次10~15分钟。经纤维支气管镜冲洗及吸引也是引流的有效方法。

（三）手术治疗

适应证为：①肺脓肿病程超过3个月，经内科治疗脓腔不缩小，或脓腔过大（5cm以上）估计不易闭合者；②大咯血经内科治疗无效或危及生命；③伴有支气管胸膜瘘或脓胸经抽吸、引流和冲洗疗效不佳者；④支气管阻塞限制了气道引流，如肺癌。对病情重不能耐受手术者，可经胸壁插入导管到脓腔进行引流。术前应评价患者一般情况和肺功能。

（张留定）

第五章

急性呼吸窘迫综合征

第一节 概述与发病机制

一、概述

急性呼吸窘迫综合征（acute respiratory distress syndrome，ARDS）是以低氧血症为特征的急性起病的呼吸衰竭。病理基础是各种原因引起的肺泡－毛细血管损伤，肺泡膜通透性增加，肺泡表面活性物质破坏，透明膜形成和肺泡萎陷，肺顺应性降低、通气血流比例失调和肺内分流增加是ARDS典型的病理生理改变，进行性低氧血症和呼吸窘迫为ARDS特征性的临床表现。

1967年Ashbaugh首先描述并提出ARDS。4年以后，“成人呼吸窘迫综合征”被正式推广采用。根据病因和病理特点不同，ARDS还被称为休克肺、灌注肺、湿肺、白肺、成人肺透明膜病变等。1992年欧美危重病及呼吸疾病专家召开ARDS联席会议，以统一概念和认识，提出了ARDS的现代概念和诊断标准。①急性而非成人：ARDS并非仅发生于成人，儿童亦可发生。成人并不能代表ARDS的特征，急性却能反映ARDS起病的过程。因此，ARDS中的“A”由成人（adult）改为急性（acute），称为急性呼吸窘迫综合征。②急性肺损伤与ARDS是连续的病理生理过程：急性肺损伤是感染、创伤后出现的以肺部炎症和通透性增加为主要表现的临床综合征，强调包括从轻到重的较宽广的连续病理生理过程，ARDS是其最严重的极端阶段。这一认识反映了当前ARDS概念的转变和认识的深化，对早期认识和处理ARDS显然是有益的。③ARDS是多器官功能障碍综合征的肺部表现：ARDS是感染、创伤等诱导的全身炎症反应综合征（SIRS）在肺部的表现，是SIRS导致的多器官功能障碍综合征（MODS）的一个组成部分，可以肺损伤为主要表现，也可继发于其他器官功能损伤而表现为MODS。④推荐的诊断标准包括：急性发病；X线胸片表现为双肺弥漫性渗出性改变；氧合指数（PaO_2/FiO_2）小于300mmHg；肺动脉嵌顿压（PAWP）≤18mmHg，或无左心房高压的证据，达上述标准为急性肺损伤（ALI），PaO_2/FiO_2小于200mmHg为ARDS。

创伤是导致ARDS的最常见原因之一。根据肺损伤的机制，可将ARDS病因分为直接性和间接性损伤。创伤后ARDS病因复杂，常有多因素交叉作用。早期主要是直接损伤，包括肺钝挫伤，吸入性损伤和误吸，后期主要为间接性损伤，主要是持续的创伤性休克，挤压综合征和急性肾损伤，积极的液体复苏以及创面的反复感染和菌血症。由于这些因素的长期作用，导致创伤后ARDS病程持续时间较长，而且可以出现多次反复，临床上必须高度重视。

时至今日，虽然ARDS治疗策略不断改进和更新，但与1967最初提出ARDS相比，ARDS的病死率没有显著改善，仍高达30%～40%。患者年龄、病变严重程度、导致ARDS病因以及是否发展为MODS均是影响ARDS预后的主要因素。其中，感染导致的ARDS患者病死率高于其他原因引起的ARDS。研究表明，发病早期低氧血症的程度与预后无相关性；而发病后24～72小时之间OI的变化趋势可反映患者预后；另外，肺损伤评分（LIS）（表5－1）也有助于判断预后，有研究显示，LIS＞3.5患者生存率为18%，2.5＜LIS＜3.5生存率为30%，1.1＜LIS＜2.4生存率为59%，LIS＜1.1生存率可达66%。

表 5－1　LIS 评分表

	胸片	低氧血症 (PiO_2/FiO_2) (mmHg)	PEEP 水平 (mmHg)	呼吸系统顺应性 (mL/cmH_2O)
0 分	无肺不张	≥300	≤5	≥80
1 分	肺不张位于 1 个象限	225～299	6～8	60～79
2 分	肺不张位于 2 个象限	175～224	9～11	40～59
3 分	肺不张位于 3 个象限	100～174	12～14	20～39
4 分	肺不张位于 4 个象限	<100	≥15	≤19

注：上述 4 项或 3 项（除肺顺应性）评分的总和除以项目数（分别为 4 或 3），得到肺损伤评分结果。

二、发病机制

虽然 ARDS 病因各异，但发病机制基本相似，不依赖于特定病因。大量研究表明，感染、创伤等各种原因引发的全身炎症反应综合征（SIRS）是 ARDS 的根本原因。其中炎症细胞如多形核白细胞（PMN）的聚集和活化、花生四烯酸（AA）代谢产物以及其他炎症递质为促进 SIRS 和 ARDS 发生发展的主要因素，彼此之间错综存在，互为影响。

（一）炎症细胞的聚集和活化

1. 多形核白细胞　多形核白细胞（PMN）介导的肺损伤在 ARDS 发生发展中起极为重要的作用。研究显示，ARDS 早期，支气管肺泡灌洗液（BALF）中 PMN 数量增加，PMN 蛋白酶浓度升高，两者与 ALI 的程度和患者的预后直接相关。由脓毒血症导致 ARDS 而死亡的患者 BALF 中，PMN 及其蛋白酶浓度持续升高。

正常情况下，PMN 在肺内仅占 1.6%，PMN 包括中性、嗜酸性和嗜碱性粒细胞，其中中性粒细胞所占比例最高，对 ARDS 的发生和发展的作用也最大。机体发生脓毒血症后数小时内，肺泡巨噬细胞产生白介素（ILs）和肿瘤坏死因子 α（TNF－α），同时上调肺毛细血管内皮细胞和中性粒细胞表面黏附分子的表达，均促进 PMN 在肺内积聚和活化，通过释放蛋白酶、氧自由基、花生四烯酸（AA）代谢产物等损伤肺泡毛细血管膜。另外 PMN 还可通过释放上述炎症递质激活补体、凝血和纤溶系统，诱发其他炎症递质的释放，产生瀑布级联反应，形成恶性循环，进一步促进和加重肺损伤。在 ARDS 发生和发展的过程中，PMN 发挥着中心作用。

2. 巨噬细胞　为多功能细胞，主要来自骨髓内多核细胞，在机体的防御中起重要作用。根据所在部位不同，巨噬细胞分为不同亚型，包括肺泡巨噬细胞、肺间质和肺血管内巨噬细胞、胸膜巨噬细胞、血管巨噬细胞和支气管巨噬细胞等。肺泡巨噬细胞主要分布在肺泡膜表面的一层衬液中，是体内唯一能与空气接触的细胞群，组成肺组织的第一道防线。受到毒素等的刺激后产生炎症递质如肿瘤坏死因子（TNF）－α、白细胞介素（IL）－1 等细胞因子和白三烯等，有助于杀灭病原体；同时在肺泡局部释放大量氧自由基、蛋白溶解酶，强烈趋化 PMN 在肺内聚集，进一步促进炎症递质大量释放，导致肺泡－毛细血管损伤。肺间质巨噬细胞与间质内其他细胞及细胞外基质密切接触，具有较强的调节功能，形成肺组织防御的第二道防线。该细胞产生和释放炎症递质的能力明显低于肺泡巨噬细胞，但有较强的分泌 IL－1 和 IL－6 的功能。肺血管内巨噬细胞受到毒素等刺激后，也可产生氧自由基、溶酶体酶、前列腺素和白三烯等炎症递质，参与 ALI 的发病。

3. 淋巴细胞　耗竭绵羊的 T 淋巴细胞可缓解内毒素诱导的肺动脉高压，提示 T 淋巴细胞可能释放 TXA_2，参与 ARDS 发生。

4. 上皮细胞和内皮细胞　有害气体吸入后，首先损伤肺泡上皮细胞。而创伤或感染等产生的有害物质首先损伤肺毛细血管内皮细胞，释放氧自由基，并表达黏附分子。黏附分子诱导粒细胞和巨噬细胞黏附于血管内皮，损伤内皮细胞。研究表明，肺毛细血管内皮细胞损伤 2 小时后可出现肺间质水肿，严重肺损伤12～24小时后可出现肺泡水肿。

（二）炎症递质合成与释放

1. 花生四烯酸代谢产物　花生四烯酸（AA）存在于所有的细胞膜磷脂中，经磷脂酶 A_2（PLA_2）催化后通过两个途径代谢产生氧化产物。经脂氧酶催化，最终转化为白三烯 A_4（LTA_4）、LTB_4、LTC_4 和 LTD_4 等物质。LTB_4 具有强大的化学激动和驱动作用，PMN的趋化活性几乎全部来源于 LTB_4。LTC_4 和 LTD_4 具有支气管平滑肌和毛细血管收缩作用，增加血管渗透性。另外经环氧合酶途径代谢为前列腺素 $F_{2\alpha}$（PGF_2）、PGE_2、PGD_2、血栓素 A_2（TXA_2）和前列环素（PGI_2）。TXA_2 显著降低细胞内环磷酸腺苷（cAMP）水平，导致血管的强烈收缩和血小板聚集。PGI_2 主要来自血管内皮细胞，可刺激腺苷酸环化酶，使细胞内cAMP水平升高，因此具有对抗 TXA_2 的作用。

脓毒血症、休克、弥散性血管内凝血等导致 TXA_2 与 PGI_2 的产生和释放失调，是引起肺损伤的重要因素。ARDS动物的血浆和肺淋巴液中 TXA_2 水平明显升高，布洛芬、吲哚美辛等环氧化酶抑制剂能部分缓解ARDS，ARDS患者及动物血浆中LT亦明显升高。AA代谢产物是导致ARDS的重要递质。

2. 氧自由基　氧自由基（OR）是诱导ARDS的重要递质。PMN、肺泡巨噬细胞等被激活后，细胞膜上NADPH氧化酶活性增强，引起呼吸爆发，释放大量OR。OR包括超氧阴离子（O_2^-）、羟自由基（OH^-）、单线态氧（$^1O_2$）和过氧化氢（H_2O_2）。OR对机体损伤广泛，损伤机制主要包括：①脂过氧化：主要作用于生物膜磷脂的多不饱和脂肪酸，形成脂过氧化物，产生大量丙二醛及新生OR。该反应一旦开始，则反复发生。细胞膜上的多不饱和脂肪酸的损失及丙二醛的作用可使细胞膜严重损伤，导致细胞功能改变。细胞线粒体膜受损伤后，失去正常氧化磷酸化过程，导致三羧酸循环障碍和细胞呼吸功能异常。溶酶体膜损伤导致溶酶体酶释放和细胞自溶。核膜的破坏可造成DNA等物质损伤。②蛋白质的氧化、肽链断裂与交联：OR可氧化 α_1－抗胰蛋白酶等含巯基的氨基酸，使该类酶和蛋白质失活。③OR可导致DNA分子的断裂，从而影响细胞代谢的各个方面。④与血浆成分反应生成大量趋化物质，诱导粒细胞在肺内聚集，使炎症性损伤扩大。

3. 蛋白溶解酶　蛋白溶解酶存在于白细胞的颗粒中，白细胞、巨噬细胞等炎症细胞激活时可释放大量蛋白溶解酶，直接参与ARDS的发生发展。主要包括中性粒细胞弹性蛋白酶、胶原酶和组织蛋白酶等，其中中性粒细胞弹性蛋白酶具有特异性水解弹性蛋白的作用，破坏力最强。弹性蛋白是构成气血屏障细胞外基质的主要成分，被分解后上皮细胞之间的紧密连接破坏，大量蛋白和活性物质渗透至肺间质。中性粒细胞弹性蛋白酶还分解胶原蛋白和纤维连接蛋白等结构蛋白；降解血浆蛋白；激活补体；诱导细胞因子表达，分解表面活性蛋白，降低表面活性物质的作用。可见中性粒细胞弹性蛋白酶的多重效应构成一个级联网络而形成恶性循环。正常肺组织有 α_1－抗胰蛋白酶（α_1－AT）等抑制物对抗中性粒细胞弹性蛋白酶的破坏作用。但随着病情的发展，机体 α_1－AT保护性作用受到破坏，导致急性肺损伤。

4. 补体及凝血和纤溶系统　补体激活参与ARDS发生。ARDS发病早期，首先补体系统被激活，血浆补体水平下降，而降解产物C3a和C5a水平明显升高，导致毛细血管通透性增加。脓毒血症导致的细菌毒素或细胞损伤等可直接激活凝血因子Ⅻ，引起凝血系统的内源性激活，导致高凝倾向和微血栓形成，是导致ARDS的重要原因；Ⅻa可使激肽释放酶原转化为激肽释放酶，引起缓激肽的大量释放，诱导肺毛细血管扩张和通透性增高，导致肺损伤。

5. 血小板活化因子　血小板活化因子（PAF）主要来自血小板、白细胞和血管内皮细胞。血小板受到血循环中的致病因子或肺组织炎症的刺激，在肺内滞留、聚集，并释放，TXA_2、LTC_4、LTD_4 和PAF等递质。PAF引起肺－毛细血管膜渗透性增加的机制为：①PAF是很强的趋化因子，可促使PMN在肺内聚集，释放炎症递质。②PAF作用于肺毛细血管内皮细胞膜受体，通过第二信使磷酸肌醇的介导，使内皮细胞中 Ca^{2+} 浓度升高，使微丝中的肌动蛋白等收缩成分收缩，内皮细胞连接部位出现裂隙，通透性增加。

6. 肿瘤坏死因子　肿瘤坏死因子（TNF－α）是肺损伤的启动因子之一。主要由单核－巨噬细胞产生。TNF－α可使PMN在肺内聚集、黏附、损伤肺毛细血管内皮细胞膜，并激活PMN释放多种炎症递质；刺激PCEC合成前凝血质和纤溶酶原抑制物；刺激血小板产生PAF；导致凝血－纤溶平衡失调，促使微血栓形成。TNF－α还能抑制肺毛细血管内皮细胞膜增生，增加血管的渗透性。

7. 白细胞介素　与ARDS关系密切的白细胞介素（IL）包括IL－1、IL－8等。IL－1主要由单核－巨噬细胞产生，是急性相反应的主要调节物质，亦为免疫反应的始动因子，具有组织因子样促凝血作用。IL－1与IL－2和γ干扰素同时存在时可显著增强PMN趋化性。IL－1还诱导单核－巨噬细胞产生IL－6、IL－8、PGE_2等。IL－8是PMN的激活和趋化因子，IL－8不能被血清灭活，在病灶内积蓄，导致持续炎症反应效应。

（三）肺泡表面活性物质破坏

表面活性物质的异常是ARDS不断发展的主要因素之一。表面活性物质由肺泡Ⅱ型上皮细胞合成，为脂质与蛋白质复合物，其作用包括：降低肺泡气液界面的表面张力，防止肺泡萎陷；保持适当的肺顺应性；防止肺微血管内液体渗入肺泡间质和肺泡，减少肺水肿的发生。脓毒血症、创伤等导致Ⅱ型肺泡上皮细胞损伤，表面活性物质合成减少；炎症细胞和递质使表面活性物质消耗过多、活性降低、灭活增快。表面活性物质的缺乏和功能异常，导致大量肺泡陷闭，使血浆易于渗入肺间质与肺泡，出现肺泡水肿和透明膜形成。

（四）神经因素

脓毒血症、休克和颅脑外伤等都通过兴奋交感神经而收缩肺静脉，导致肺毛细血管充血、静水压力升高和通透性增加，导致ALI。动物实验显示使用α－肾上腺能阻断剂，可防止颅脑外伤导致的肺水肿，提示交感神经兴奋在ARDS发病机制中的作用。颅内压增高常伴随周围性高血压，使肺组织血容量骤增，也是诱发ALI的原因。

（五）肝脏和肠道等器官在ALI发生中的作用

1. 肝功能　正常人大约90%的功能性网状内皮细胞存在于肝脏，主要为Kupffer细胞，能够清除循环中的毒素和细菌。肝脏功能损害可能加重ARDS，主要机制如下：①肝功能不全时，毒素和细菌可越过肝脏进入体循环，诱导或加重肺损伤。②肝脏Kupffer细胞受内毒素刺激时，释放大量TNF－α、IL－1等炎症递质，进入循环损伤肺等器官。③Kupffer细胞具有清除循环中的毒性递质的功能，肝功能不全时炎症递质作用时间会延长，可能使ARDS恶化。④肝脏是纤维连接蛋白的主要来源，肝功能损害时，纤维连接蛋白释放减少，将导致肺毛细血管通透性增高。α_1－抗胰蛋白酶主要也来源于肝脏，对灭活蛋白酶具有重要作用。

2. 肠道功能　胃肠黏膜的完整性是机体免受细菌和毒素侵袭的天然免疫屏障。胃肠黏膜对缺血、缺氧以及再灌注损伤的反应非常敏感，脓毒血症、创伤、休克等均可导致胃肠黏膜缺血缺氧性损伤，造成肠道黏膜对毒素和细菌的通透性增高，毒素和细菌移位入血，诱导或加重肺损伤。

（六）炎症反应在ARDS发病机制中的地位

目前认为，ARDS是感染、创伤等原因导致机体炎症反应失控的结果。外源性损伤或毒素对炎症细胞的激活是ARDS的启动因素，炎症细胞在内皮细胞表面黏附及诱导内皮细胞损伤是导致ARDS的根本原因。代偿性炎症反应综合征（CARS）和SIRS作为炎症反应对立统一的两个方面，一旦失衡将导致内环境失衡，引起肺内、肺外器官功能损害。

感染、创伤等原因导致器官功能损害的发展过程常表现为两种极端。一种是大量炎症递质释放入循环，刺激炎症递质瀑布样释放，而内源性抗炎递质又不足以抵消其作用，结果导致SIRS。另一种极端是内源性抗炎递质释放过多，结果导致CARS。SIRS/CARS失衡的后果是炎症反应扩散和失控，使其由保护性作用转变为自身破坏性作用，不但损伤局部组织细胞，同时打击远隔器官，导致ARDS等器官功能损害。就其本质而言，ARDS是机体炎症反应失控的结果，也就是说是SIRS/CARS失衡的严重后果。

总之，感染、创伤、误吸等直接和间接损伤肺的因素均可导致ARDS。但ARDS并不是细菌、毒素等直接损害的结果，而是机体炎症反应失控导致的自身破坏性反应的结果。ARDS实际上是SIRS/CARS

失衡在具体器官水平的表现。

（郭玉玲）

第二节 病理和病理生理

一、病理学改变

各种原因所致 ARDS 的病理变化基本相同，分为渗出期、增生期和纤维化期，三个阶段相互关联并部分重叠（图 5-1）。

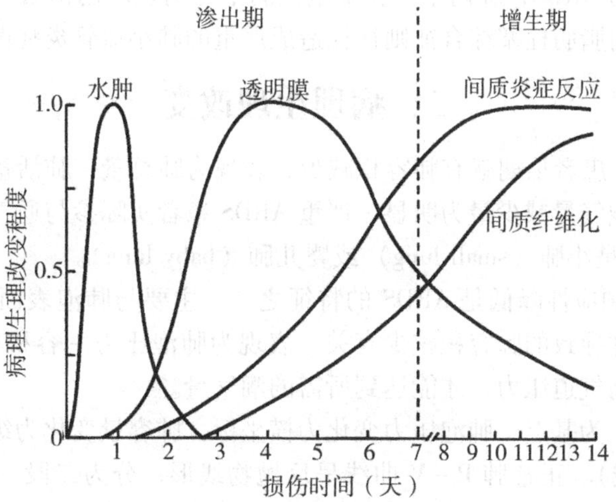

图 5-1 ARDS 病理分期

1. 病理分期

（1）渗出期（early exudative phase）：发病后 24～96 小时，主要特点是毛细血管内皮细胞和Ⅰ型肺泡上皮细胞受损。毛细血管内皮细胞肿胀，细胞间隙增宽，胞饮速度增加，基膜裂解，导致血管内液体漏出，形成肺水肿。由于同时存在修复功能，与肺水肿的程度相比，毛细血管内皮细胞的损伤程度较轻。肺间质顺应性较好，可容纳较多水肿液，只有当血管外肺水超过肺血管容量的 20% 时，才出现肺泡水肿。Ⅰ型肺泡上皮细胞变性肿胀，空泡化，脱离基膜。Ⅱ型上皮细胞空泡化，板层小体减少或消失。上皮细胞破坏明显处有透明膜形成和肺不张，呼吸性细支气管和肺泡管处尤为明显。肺血管内有中性粒细胞扣留和微血栓形成，有时可见脂肪栓子，肺间质内中性粒细胞浸润。电镜下可见肺泡表面活性物质层出现断裂、聚集或脱落到肺泡腔，腔内充满富蛋白质水肿液，同时可见灶性或大片性肺泡萎陷不张。

（2）增生期（proliferative phase）：发病后 3～7 天，显著增生出现于发病后 2～3 周。主要表现为Ⅱ型肺泡上皮细胞大量增生，覆盖脱落的基底膜，肺水肿减轻，肺泡膜因Ⅱ型上皮细胞增生、间质多形核白细胞和成纤维细胞浸润而增厚，毛细血管数目减少。肺泡囊和肺泡管可见纤维化，肌性小动脉内出现纤维细胞性内膜增生，导致管腔狭窄。

（3）纤维化期（fibrotic phase）：肺组织纤维增生出现于发病后 36 小时，7～10 天后增生显著，若病变迁延不愈超过 3～4 周，肺泡间隔内纤维组织增生致肺泡隔增厚，Ⅲ型弹性纤维被Ⅰ型僵硬的胶原纤维替代。有研究显示，死亡的 ARDS 患者其肺内该胶原纤维的含量增加至正常的 2～3 倍。电镜下显示肺组织纤维化的程度与患者死亡率呈正相关。另外可见透明膜弥漫分布于全肺，此后透明膜中成纤维细胞浸润，逐渐转化为纤维组织，导致弥漫性不规则性纤维化。肺血管床发生广泛管壁增厚，动脉变性扭曲，肺毛细血管扩张。肺容积明显缩小。肺泡管的纤维化是晚期 ARDS 患者的典型病理变化。进入纤维化期后，ARDS 患者有 15%～40% 死于难以纠正的呼吸衰竭。

2. 病理学特征　ARDS 肺部病变的不均一性是其特征性、标志的病理变化，这种不均一性导致 ARDS 机械通气治疗策略实施存在困难。不均一性主要包括：病变部位的不均一性、病例过程的不均一和病理改变的不均一。

（1）病变部位的不均一性：ARDS 病变可分布于下肺，也可能分布于上肺，呈现不均一分布的特征。另外病变分布有一定的重力依赖性，即下肺区和背侧肺区病变重，上肺区和前侧肺区病变轻微，中间部分介于两者之间。

（2）病理过程的不均一性：不同病变部位可能处于不同的病理阶段，即使同一病变部位的不同部分，可能也处于不同的病理阶段。

（3）病因相关的病理改变呈多样性：不同病因引起的 ARDS，肺的病理形态变化有一定差异。全身性感染和急性胰腺炎所致的 ARDS，肺内中性粒细胞浸润十分明显。创伤后 ARDS 肺血管内常有纤维蛋白和血小板微血栓形成。而脂肪栓塞综合征则往往造成严重的肺小血管炎症改变。

二、病理生理改变

1. 肺容积减少　ARDS 患者早期就有肺容积减少，表现为肺总量、肺活量、潮气量和功能残气量明显低于正常，其中以功能残气量减少最为明显。严重 ARDS 患者实际参与通气的肺泡可能仅占正常肺泡的 1/3。因此，ARDS 的肺是小肺（small lung）或婴儿肺（baby lung）。

2. 肺顺应性降低　肺顺应性降低是 ARDS 的特征之一。主要与肺泡表面活性物质减少引起的表面张力增高和肺不张、肺水肿导致的肺容积减少有关。表现为肺泡压力 - 容积（P - V）曲线与正常肺组织相比有显著不同，需要较高气道压力，才能达到所需的潮气量。

以功能残气量（FRC）为基点，肺泡压力变化为横坐标，肺容量变化为纵坐标绘制的关系曲线为肺顺应性曲线（肺 P - V 曲线）。正常肺 P - V 曲线呈反抛物线形，分为二段一点，即陡直段和高位平坦段，二段交点为高位转折点（upper inflection point，UIP）。曲线陡直段的压力和容量的变化呈线性关系，较小的压力变化即能引起较大的潮气量变化，提示肺顺应性好；而在高位平坦段，较小的容量变化即可导致压力的显著升高，提示肺顺应性减低，发生肺损伤的机会增加。正常情况下，UIP 为肺容量占肺总量 85% ~90% 和跨肺压达 35 ~50cmH_2O 的位置。

ARDS 患者由于肺泡大量萎陷，肺顺应性降低，故肺 P - V 曲线呈现"S"形改变，起始段平坦，出现低位转折点（lower inflection point，LIP），同时 FRC 和肺总量下降，导致中间陡直段的容积显著减少。低位平坦段显示随着肺泡内压增加，肺泡扩张较少，提示肺顺应性低；随着肺泡内压的进一步升高，陷闭肺泡大量开放，肺容积明显增加，肺 P - V 曲线出现 LIP，代表大量肺泡在非常窄的压力范围内开放；随着肺泡内压的进一步增加，正常肺组织和开放的陷闭肺组织的容积增加，出现陡直段；同正常肺组织相似，肺容积扩张到一定程度，曲线也会出现 UIP 和高位平坦段，提示肺泡过度膨胀，肺顺应性降低。

在 ARDS 的纤维化期，肺组织广泛纤维化使肺顺应性进一步降低。

3. 通气/血流比例失调　通气/血流比值失调是导致低氧血症的主要原因。ARDS 由于肺部病变的不均一性，通气/血流比值升高和通气/血流比值降低可能同时存在于不同的肺部病变区域中。

（1）通气/血流比值降低及真性分流：间质肺水肿压迫小气道、小气道痉挛收缩和表面活性物质减少均导致肺泡部分萎陷，使相应肺单位通气减少，通气/血流比值降低，产生生理性分流。另外，广泛肺泡不张和肺泡水肿引起局部肺单位只有血流而没有通气，即出现真性分流或解剖样分流。ARDS 早期肺内分流率（Q_S/Q_T）可达 10% ~20%，甚至更高，后期可高达 30% 以上。

（2）通气/血流比值升高：肺微血管痉挛或狭窄、广泛肺栓塞和血栓形成使部分肺单位周围的毛细血管血流量明显减少或中断，导致无效腔样通气。ARDS 后期无效腔率可高达 60%。

4. 对 CO_2 清除的影响　ARDS 早期，由于低氧血症致肺泡通气量增加，且 CO_2 弥散能力为 O_2 的 20 倍，故 CO_2 排出增加，引起低碳酸血症；但到 ARDS 后期，随着肺组织纤维化，毛细血管闭塞，通气/血流比值升高的气体交换单位数量增加，通气/血流比值降低的单位数量减少，无效腔通气增加，有效肺泡通气量减少，导致 CO_2 排出障碍，动脉血 CO_2 分压升高，出现高碳酸血症。

5. 肺循环改变

（1）肺毛细血管通透性明显增加：由于大量炎症递质释放及肺泡内皮细胞、上皮细胞受损，肺毛细血管通透性明显增加。通透性增高性肺水肿是主要的 ARDS 肺循环改变，也是 ARDS 病理生理改变的特征。

（2）肺动脉高压：肺动脉高压，但肺动脉嵌顿压正常是 ARDS 肺循环的另一个特点。ARDS 早期，肺动脉高压是可逆的，与低氧血症和缩血管递质（TXA_2、TNF－α 等）引起肺动脉痉挛以及一氧化氮生成减少有关。ARDS 后期的肺动脉高压为不可逆的，除上述原因外，主要与肺小动脉平滑肌增生和非肌性动脉演变为肌性动脉等结构性改变有关。值得注意的是，尽管肺动脉压力明显增高，但 ARDS 肺动脉嵌顿压一般为正常，这是与心源性肺水肿的重要区别。

（郭玉玲）

第三节　临床表现、分期、辅助检查

一、临床表现

ARDS 由于病因复杂，部分患者存在严重创伤，包括截肢、巨大创面及骨折等，同时又具有强烈的精神创伤，故临床表现可以隐匿或不典型，主要表现为呼吸困难不典型，临床表现与 X 线胸片明显不一致，临床医生必须高度警惕。

1. 症状　呼吸频速、呼吸窘迫是口唇及指端发绀 ARDS 的主要临床表现之一。其特点是起病急，呼吸频速、呼吸困难和发绀进行性加重是其临床特点。通常在 ARDS 起病 1～2 天内，发生呼吸频速，呼吸频率大于 20 次/分，并逐渐进行性加快，可达 30～50 次/分。随着呼吸频率增快，呼吸困难也逐渐明显，危重者呼吸频率可达 60 次/分以上，呈现呼吸窘迫症状。

随着呼吸频数和呼吸困难的发展，缺氧症状也日益明显，患者表现烦躁不安、心率增速、唇及指甲发绀。缺氧症状以鼻导管或面罩吸氧的常规氧疗方法无法缓解。此外，在疾病后期，多伴有肺部感染，表现为发热、畏寒、咳嗽和咳痰等症状。

2. 体征　疾病初期除呼吸频数外，可无明显的呼吸系统体征，随着病情进展，出现唇及指甲发绀，吸气时锁骨上窝及胸骨上窝下陷，有的患者两肺听诊可闻及干湿性啰音、哮鸣音，后期可出现肺实变体征，如呼吸音减低或水泡音等。

二、分期

按照 Moore 标准，一般将 ARDS 分为 4 期。

1. 第一期（急性损伤期）　损伤后数小时，原发病为主要临床表现。呼吸频率开始增快，导致过度通气。无典型的呼吸窘迫。可不出现 ARDS 症状，血气分析示低碳酸血症，动脉血氧分压尚属正常或正常低值。X 线胸片无阳性发现。

2. 第二期（相对稳定期）　多在原发病发生 6～48 小时后，表现为呼吸增快、浅速，逐渐出现呼吸困难，肺部可听到湿性啰音或少数干啰音。血气分析示低碳酸血症，动脉血氧分压下降，肺内分流增加。X 线胸片显示细网状浸润阴影，反映肺血管周围液体积聚增多，肺间质液体含量增加。

3. 第三期（急性呼吸衰竭期）　此期病情发展迅速，出现发绀，并进行性加重。呼吸困难加剧，表现为呼吸窘迫。肺部听诊湿性啰音增多，心率增快。动脉血氧分压进一步下降，常规氧疗难以纠正。X 线胸片因间质与肺泡水肿而出现典型的、弥漫性雾状浸润阴影。

4. 第四期（终末期）　呼吸窘迫和发绀持续加重，患者严重缺氧，出现神经精神症状如嗜睡、谵妄、昏迷等。血气分析示严重低氧血症、高碳酸血症，常有混合性酸碱失衡，最终导致心力衰竭或休克。X 线胸片显示融合成大片状阴影，呈“白肺”（磨玻璃状）。

不同原因引起的ARDS，其临床表现可能会有所差别。通常内科系统疾病引起的ARDS起病较缓慢，临床分期不如创伤等原因引起的ARDS分期那样明确。但总的来说，ARDS的病程往往呈急性过程。但也有一部分病例，病程较长。

三、辅助检查

1. X线胸片　早期胸片常为阴性，进而出现肺纹理增加和斑片状阴影，后期为大片实变阴影，并可见支气管充气征。ARDS的X线改变常较临床症状延迟4~24小时，而且受治疗干预的影响很大。为纠正休克而大量液体复苏时，常使肺水肿加重，X线胸片上斑片状阴影增加，而加强利尿使肺水肿减轻，阴影减少；机械通气，特别是呼气末正压（PEEP）和其他提高平均气道压力的手段，也增加肺充气程度，使胸片上阴影减少，但气体交换异常并不一定缓解。

2. CT扫描　与正位胸片相比，CT扫描能更准确地反映病变肺区域的大小。通过病变范围可较准确地判定气体交换和肺顺应性病变的程度。另外，CT扫描可发现气压伤及小灶性的肺部感染。

3. 肺气体交换障碍的监测　监测肺气体交换对ARDS的诊断和治疗具有重要价值。动脉血气分析是评价肺气体交换的主要临床手段。ARDS早期至急性呼吸衰竭期，常表现为呼吸性碱中毒和不同程度的低氧血症，肺泡-动脉氧分压差［$P_{(A-a)}O_2$］升高，高于35~45mmHg。由于肺内分流增加（>10%），通过常规氧疗，低氧血症往往难以纠正。对于肺损伤恶化、低氧血症进行性加重而实施机械通气的患者，PaO_2/FiO_2进行性下降，可反映ARDS低氧血症程度，与ARDS患者的预后直接相关，该指标也常常用于肺损伤的评分系统。另外，除表现为低氧血症外，ARDS患者的换气功能障碍还表现为无效腔通气增加，在ARDS后期往往表现为动脉二氧化碳分压升高。

4. 肺力学监测　肺力学监测是反映肺机械特征改变的重要手段，可通过床边呼吸功能监测仪监测。主要改变包括顺应性降低和气道阻力增加。

5. 肺功能检测　肺容量和肺活量、功能残气量和残气量均减少；呼吸无效腔增加，无效腔量/潮气量>0.5；静-动脉分流量增加。

6. 血流动力学监测　血流动力学监测对ARDS的诊断和治疗具有重要意义。ARDS的血流动力学常表现为肺动脉嵌顿压正常或降低。监测肺动脉嵌顿压，有助于与心源性肺水肿的鉴别；同时，可直接指导ARDS的液体治疗，避免输液过多或容量不足。

7. 支气管灌洗液　支气管灌洗及保护性支气管刷片是诊断肺部感染及细菌学调查的重要手段，ARDS患者肺泡灌洗液的检查常可发现中性粒细胞明显增高（非特异性改变），可高达80%（正常小于5%）。肺泡灌洗液发现大量嗜酸性粒细胞，对诊断和治疗有指导价值。

8. 肺泡毛细血管屏障功能和血管外肺水　肺泡毛细血管屏障功能受损是ARDS的重要特征。测定屏障受损情况，对评价肺损伤程度具有重要意义。测定肺泡灌洗液中蛋白浓度或肺泡灌洗液蛋白浓度与血浆蛋白浓度的比值，可反映从肺泡毛细血管中漏入肺泡的蛋白量，是评价肺泡毛细血管屏障损伤的常用方法。

肺泡灌洗液中蛋白含量与血浆蛋白含量之比>0.7，应考虑ARDS，而心源性肺水肿的比值<0.5。血管外肺水增加也是肺泡毛细血管屏障受损的表现。肺血管外含水量测定可用来判断肺水肿的程度、转归和疗效，目前用热燃料双示踪剂稀释法测定。正常人血管外肺水含量不超过500mL，ARDS患者的血管外肺水可增加到3 000~4 000mL。

9. 电阻抗断层成像技术　新近电阻抗断层成像技术（electrical impedance tomography，EIT），由于无辐射、无创伤等优点，被认为是有广泛应用前景的床旁呼吸监测技术。EIT能较准确反映肺不同区域气体分布状态和容积改变，有研究发现EIT可能是实现ARDS床旁个体化潮气量选择、实施肺复张和指导PEEP选择的重要手段和希望。

（郭玉玲）

第四节 诊断和鉴别诊断

一、诊断

1. 诊断依据 具有脓毒血症、休克、重症肺部感染、大量输血、急性胰腺炎等引起 ARDS 的原发病；疾病过程中出现呼吸频速、呼吸窘迫、低氧血症和发绀，常规氧疗难以纠正缺氧；血气分析示肺换气功能进行性下降；胸片示肺纹理增多，边缘模糊的斑片状或片状阴影，排除其他肺部疾病和左心功能衰竭。

2. 诊断标准

（1）Murray 评分法诊断标准：1988 年 Murray 等提出了 ARDS 的评分法诊断标准，对 ARDS 作量化诊断。评分内容包括 3 方面内容：①肺损伤程度的定量评分。②具有 ARDS 患病的危险因素。③并发肺外器官功能不全。

根据 PaO_2/FiO_2、PEEP 水平、X 线胸片中受累象限数及肺顺应性变化的评分评价肺损伤程度。0 分无肺损伤，0.1 ~2.5 分为轻度 - 中度肺损伤，评分 >2.5 分为重度肺损伤，即 ARDS。

Murray 评分法 ARDS 诊断标准强调了肺损伤从轻到重的连续发展过程，对肺损伤作量化评价。Owens等研究显示肺损伤评分与肺脏受累范围呈显著正相关（$r=0.75$，$P<0.01$），而且也与肺血管通透性密切相关（$r=0.73$，$P<0.01$）。可见，该标准可较准确地评价肺损伤程度。

（2）欧美联席会议诊断标准：尽管 Murray 标准有利于临床科研，但应用于临床就显得过于烦琐，难以推广。1992 年欧美 ARDS 联席会议提出新标准（表 5 - 2），被广泛推广采用。

表 5 - 2 急性肺损伤与 ARDS 的诊断标准

	起病	氧合障碍程度	X 线胸片	肺动脉嵌顿压
急性肺损伤	急性	$PaO_2/FiO_2 \leq 300mmHg$	双肺有斑片状阴影	肺动脉嵌顿压≤18mmHg，或无左心房压力增高的临床证据
ARDS	急性	$PaO_2/FiO_2 \leq 200mmHg$	双肺有斑片状阴影	肺动脉嵌顿压≤18mmHg，或无左心房压力增高的临床证据

急性肺损伤：①急性起病。②$PaO_2/FiO_2 \leq 300mmHg$（不管 PEEP 水平）。③正位 X 线胸片显示双肺均有斑片状阴影。④肺动脉嵌顿压≤18mmHg，或无左心房压力增高的临床证据。诊断 ARDS 除要满足上述急性肺损伤的诊断标准外，PaO_2/FiO_2 需≤200mmHg，反映肺损伤程度更严重。

该标准与以往标准有很大区别：①PEEP 改善氧合的效应具有时间依赖性，而且其水平的提高与氧合改善并不呈正相关，因此不考虑 PEEP 水平。②医师的经验及指征掌握等许多因素均影响机械通气应用，可因未及时采用机械通气，而使患者延误诊断，因此，也不把机械通气作为诊断条件。③肺动脉嵌顿压≤18mmHg 作为诊断条件，有助于排除心源性肺水肿。④与以往诊断标准中的 $PaO_2/FiO_2 \leq 100$ ~150mmHg 相比，$PaO_2/FiO_2 \leq 200mmHg$ 作为诊断条件能使 ARDS 患者更早的得到诊断和治疗。

Moss 等将欧美 ARDS 标准与 Murray 的评分标准作比较，结果显示对于具有明确 ARDS 危险因素的患者来说，特异性分别为 96% 和 94%，灵敏度分别为 100% 和 81%，诊断准确率分别为 97% 和 90%，显然前者优于后者。对于无明确 ARDS 危险因素患者来说，欧美 ARDS 标准也略优于 Murray 的评分标准。因此，欧美 ARDS 诊断标准对临床更有价值，目前已被广泛采用。

二、鉴别诊断

ARDS 突出的临床征象为肺水肿和呼吸困难。在诊断标准上无特异性，因此需要与其他能够引起和 ARDS 症状类似的疾病相鉴别。

1. 心源性肺水肿 见于冠心病、高血压性心脏病、风湿性心脏病和尿毒症等引起的急性左心功能不全。其主要原因是左心衰竭，致肺毛细血管静水压升高，液体从肺毛细血管漏出，至肺水肿和肺弥散功能障碍，水肿液中蛋白含量不高。而ARDS的肺部改变主要是由于肺泡毛细血管膜损伤，致通透性增高引起的肺间质和肺泡性水肿，水肿液中蛋白含量增高。根据病史、病理基础和临床表现，结合X线胸片和血气分析等，可进行鉴别诊断（表5-3）。

表5-3　ARDS与心源性肺水肿的鉴别诊断

	ARDS	心源性肺水肿
发病机制	肺实质细胞损害、肺毛细血管通透性增加	肺毛细血管静水压升高
起病	较缓	急
病史	感染、创伤、休克等	心血管疾病
痰的性质	非泡沫状稀血样痰	粉红色泡沫痰
痰内蛋白含量	高	低
痰中蛋白/血浆蛋白	>0.7	<0.5
体位	能平卧	端坐呼吸
胸部听诊	早期可无啰音 后期湿啰音广泛分布，不局限于下肺	湿啰音主要分布于双肺底
肺动脉嵌顿压	<18mmHg	>18mmHg
X线		
心脏大小	正常	常增大
血流分布	正常或对称分布	逆向分布
叶间裂	少见	多见
支气管血管袖	少见	多见
胸膜渗出	少见	多见
支气管气象	多见	少见
水肿液分布	斑片状，周边区多见	肺门周围多见
治疗		
强心利尿	无效	有效
提高吸入氧浓度	难以纠正低氧	低氧血症可改善

2. 其他非心源性肺水肿　ARDS属于非心源性肺水肿的一种，但其他多种疾病也可导致非心源性肺水肿，如肝硬化和肾病综合征等。另外还可见于胸腔抽液、抽气过多、过快或抽吸负压过大，使胸膜腔负压骤然升高形成的肺复张性肺水肿。其他少见的情况有纵隔肿瘤、肺静脉纤维化等引起的肺静脉受压或闭塞，致肺循环压力升高所致的压力性肺水肿。此类患者的共同特点为有明确的病史，肺水肿的症状、体征及X线征象出现较快，治疗后消失也快。低氧血症一般不重，通过吸氧易于纠正。

3. 急性肺栓塞　各种原因导致的急性肺栓塞，患者突然起病，表现为剧烈胸痛、呼吸急促、呼吸困难、烦躁不安、咯血、发绀和休克等症状。动脉血氧分压和二氧化碳分压同时下降，与ARDS颇为相似。但急性肺栓塞多有长期卧床、深静脉血栓形成、手术、肿瘤或羊水栓塞等病史，查体可发现气急、心动过速、肺部湿啰音、胸膜摩擦音或胸腔积液、肺动脉第二音亢进伴分裂、右心衰竭和肢体肿胀、疼痛、皮肤色素沉着、深静脉血栓体征。X线胸片检查可见典型的三角形或圆形阴影，还可见肺动脉段突出。典型的心电图可见Ⅰ导联S波加深、Ⅲ导联Q波变深和T波倒置（即$S_{Ⅰ}QT_{Ⅲ}$改变）、肺性P波、电轴右偏、不完全或完全性右束支传导阻滞。D-二聚体（+）。选择性肺动脉造影和胸片结合放射性核素扫描可确诊本病。

4. 特发性肺间质纤维化　此病病因不明，临床表现为刺激性干咳、进行性呼吸困难、发绀和持续性低氧血症，逐渐出现呼吸功能衰竭，可与ARDS相混淆。但本病起病隐袭，多属慢性经过，少数呈亚急性；肺部听诊可闻及高调的、爆裂性湿性啰音，声音似乎非常表浅，如同在耳边发生一样，具有特征性；血气分析呈Ⅰ型呼吸衰竭（动脉血氧分压降低，二氧化碳分压降低或不变）；X线胸片可见网状结节影，有时呈蜂窝样改变；免疫学检查示IgG和IgM常有异常；病理上以广泛间质性肺炎和肺间质纤维化为特点；肺功能检查可见限制性通气功能障碍和弥散功能降低。

5. 慢性阻塞性肺疾病并发呼吸衰竭　此类患者既往有慢性胸、肺疾患病史，常于感染后发病；临床表现为发热、咳嗽、气促、呼吸困难和发绀；血气分析示动脉血氧分压降低，多并发有二氧化碳分压升高。而ARDS患者既往心肺功能正常，血气分析早期以动脉低氧血症为主，二氧化碳分压正常或降低；常规氧疗不能改善低氧血症。可见，根据病史、体征、X线胸片、肺功能和血气分析等检查不难与ARDS鉴别。

（郭玉玲）

第五节　治疗

ARDS是MODS的一个重要组成部分，对ARDS的治疗是防治MODS的一部分。其原因为纠正缺氧，提高全身氧输送，维持组织灌注，防止组织进一步损伤，同时尽可能避免医源性并发症，主要包括液体负荷过高、氧中毒、容积伤和院内感染。在治疗上可分为病因治疗和支持治疗。调控机体炎症反应和以纠正病理生理改变为基础的肺保护性通气策略始终是ARDS主要的研究方向。目前对于ARDS肺毛细血管通透性增加、肺泡上皮受损以及失衡的炎症反应而言，缺乏特异且有效的治疗手段。主要限于器官功能支持及全身支持治疗，呼吸支持治疗为缓解肺损伤的发展创造时间、为促进肺组织恢复和减轻炎症反应提供可能，肺保护性通气是近十多年来ARDS机械通气策略的重大突破，但大量阴性结果的RCT使得肺保护性机械通气策略面临前所未有的争议和挑战。

一、病因治疗

病因治疗仍是治疗、控制ARDS的关键。

1. 控制致病因素　原发病是影响ARDS预后和转归的关键，及时去除或控制致病因素是ARDS治疗最关键的环节。主要包括充分引流感染灶、有效的清创和使用合理的抗生素。当然，腹腔、肺部感染的迁延，急性胰腺炎的发展等都使病因治疗相当困难。

2. 调控机体炎症反应　ARDS作为机体过度炎症反应的后果，SIRS是其根本原因，调控炎症反应不但是ARDS病因治疗的重要手段，而且也可能是控制ARDS、降低病死率的关键。近年来，国内外学者对SIRS的调控治疗进行了大量研究：①糖皮质激素：糖皮质激素是ARDS治疗中最富有争议的药物。前瞻性、多中心、安慰剂对照试验显示，ARDS早期应用大剂量激素，不能降低病死率，同时可能增加感染的发生率。1998年Meduri进行的临床研究显示，糖皮质激素可明显改善ARDS肺损伤，降低住院病死率，但该研究样本量较小，需进一步扩大样本量，进行多中心的对照研究。近几年有研究显示ARDS晚期应用糖皮质激素有助于阻止肺纤维化的进展，可改善患者生存率。但应用的同时必须监测患者病情，防止并发或加重感染；其作用也有待于进一步大规模临床、前瞻、对照研究进行验证。②环氧化酶抑制剂及前列腺素E_1；布洛芬、吲哚美辛等环氧化酶抑制剂对炎症反应有强烈抑制作用，可改善ARDS炎症反应，降低体温和心率。前列腺素E_1具有扩张血管、抑制血小板聚集和调节炎症反应、降低肺动脉和体循环压力、提高心排血量、氧合指数和组织供氧量的作用。但有关前列腺素E_1对ARDS的治疗作用尚不肯定，需进一步研究明确其作用。③酮康唑：酮康唑是强烈的血栓素合成酶抑制剂，对白三烯的合成也有抑制作用。初步的临床研究显示，对于全身性感染等ARDS高危患者，酮康唑治疗组ARDS患病率明显降低；而对于ARDS患者，酮康唑能明显降低病死率。④己酮可可碱：己酮可可碱是一种磷酸二酯酶抑制剂。在全身性感染和ARDS的动物实验研究中，己酮可可碱能明显抑制白细胞趋化和激活，对肿瘤坏死因子等炎症性细胞因子的表达具有明显抑制效应。但己酮可可碱对ARDS的临床疗效尚不肯定，需进一步临床研究证实。⑤内毒素及细胞因子单抗：内毒素单克隆抗体、细菌通透性增高蛋白可阻断内毒素对炎性细胞的激活，而TNF、IL－1和IL－8等细胞因子单克隆抗体或受体拮抗剂

(IL-1Ra) 可直接中和炎症递质，在动物实验中均能防止肺损伤发生，降低动物病死率，结果令人鼓舞。但针对细胞因子等炎症递质的免疫治疗措施在感染及 ARDS 患者的临床试验均未观察到肯定疗效。

二、呼吸支持治疗

纠正低氧血症是 ARDS 治疗的首要任务，早期有力的呼吸支持是 ARDS 治疗的主要手段，其根本目的是保证全身氧输送，改善组织细胞缺氧。氧疗是最基本的纠正 ARDS 低氧血症、提高全身氧输送的支持治疗措施。

临床上有多种氧疗装置可供选择和应用，在选择氧疗装置时需考虑到患者低氧血症的严重程度，装置给氧浓度的精确性，患者的舒适度及对氧疗的依从性等。Beers 将氧疗装置依据流速的高低分为两大类（表 5-4）：低流速系统和高流速系统。低流速系统给氧的流速较低，一般 <6L/min，患者每次吸入的为氧疗装置送出氧与室内空气混合的气体，因此吸入的氧浓度是可变化的，它取决于氧气流速、患者呼吸的频率和潮气量。高流速系统则以高流速给氧，通常超过患者每分通气量的 4 倍，患者的呼吸方式对吸入氧浓度没有影响。

表 5-4　低流速系统和高流速氧疗系统氧流速与吸入氧浓度关系

氧疗系统	氧疗装置	氧流速（L/min）	吸入氧浓度（%）
低流速氧疗系统	鼻导管或鼻塞	1	25
		2	29
		3	33
		4	37
		5	41
		6	45
	简单面罩	0.5~4	24~40
		5~6	40
		6~7	50
		7~8	60
	附贮袋面罩	6	60
		7	70
		8	80
		9	90
		10	>99
	非重复呼吸面罩	4~10	60~100
高流速氧疗系统	Venturi 面罩	3（80）*	24
		6（68）	28
		9（50）	40
		12（50）	0.40
		15（41）	0.50

注：* 括号内数值表示进入面罩的空气流量。

当常规氧疗不能纠正低氧血症和缓解呼吸窘迫时，应早期积极进行气管插管实施机械通气，使患者不致死于早期严重的低氧血症，为治疗赢得时间。近年来，呼吸支持治疗取得长足的进步，并系统地提出机械通气治疗的新策略，主要包括以下内容。

1. 小潮气量　避免高潮气量、限制气道平台压。

小潮气量通气是 ARDS 病理生理改变的要求和结果："小肺"或"婴儿肺"是 ARDS 的特征，ARDS 参与通气的肺容积显著减少，大量研究显示，常规或大潮气量通气易导致肺泡过度膨胀和气道平台压力过高，激活炎症细胞，促进炎症递质释放增加，引起或加重肺泡上皮细胞和肺泡毛细血管内皮细胞损伤，产生肺间质或肺泡水肿，导致呼吸机相关肺损伤以及肺外器官如肠道、肾脏损伤，诱发多器官功能障碍综合征。因此，ARDS 患者应避免高潮气量和高气道平台压，应尽早采用小潮气量（6mL/kg 理想体重，参见表 5－5 公式计算理想体重）通气，并使吸气末气道平台压力不超过 30cmH_2O。

目前 5 个多中心、随机、对照试验比较了常规潮气量与小潮气量通气对 ARDS 病死率的影响（表 5－5）。其中 3 项研究显示患者病死率均无显著改变。Amato 和 NIH ARDSNet 的研究则表明，与常规潮气量通气组比较，小潮气量通气组 ARDS 患者病死率显著降低。进一步对比分析各项研究显示，阴性结果的研究中常规潮气量组和小潮气量组的潮气量差别较小，可能是导致阴性结果的主要原因之一。可见，ARDS 患者应采用小潮气量通气。

潮气量个体化的选择和实施：ARDS 患者由于病因、病变类型和病变累及范围不同，塌陷肺泡区域大小、分布不同，导致肺的不均一性，患者正常通气肺泡的数量和容积存在显著差异。尽管 ARDSNet 的研究发现 6mL/kg 的小潮气量可以降低 ARDS 患者的病死率，但随后的研究和临床工作中均发现不是所有 ARDS 患者都适合 6mL/kg 的潮气量，如何实现潮气量的个体化选择呢？

表 5－5 MH ARDSNet 机械通气模式和参数设置方法

NIH ARDSNet 机械通气模式和参数设置方法
通气模式——容量辅助/控制通气
潮气量 6mL/kg（理想体重*）
保持气道平台压 <30cmH_2O
潮气量 6mL/kg 时气道平台压 >30cmH_2O，减少潮气量至 4mL/kg（理想体重）
动脉血氧饱和度或经皮血氧饱和度 88%～95% 之间
不同 FiO_2 对应的预期 PEEP 水平

FiO_2	0.3	0.4	0.4	0.5	0.5	0.6	0.7	0.7	0.7	0.8	0.9	0.9	0.9	1.0
PEEP	5	5	8	8	10	10	10	12	14	14	14	16	18	20～24

注：*理想体重的计算公式：

男性 = 50 + 2.3［身高（英尺）－60］或 50 + 0.91［身高（cm）－152.4］

女性 = 45.5 + 2.3［身高（英尺）－60］或 45.5 + 0.91［身高（cm）－152.4］。

结合平台压设置潮气量较合理：ARDS 机械通气期间肺泡内压过高是产生呼吸机相关肺损伤的重要原因之一，气道平台压能够客观反映肺泡内压。Amato 对上述 5 项多中心、随机、对照研究进行综合分析，结果显示 4 项研究（NIH ARD－SNet 研究除外）中小潮气量通气组气道平台压力低于 30cmH_2O，而常规潮气量通气组高于 30cmH_2O。然而进一步研究发现随着平台压的降低（>33cmH_2O、27～33cmH_2O、23～27cmH_2O、<23cmH_2O 四组），患者的病死率显著下降，即使平台压已经小于 30cmH_2O，仍需考虑是否可进一步降低潮气量，降低平台压，改善患者预后。对于应用 6mL/kg 潮气量，平台压仍在 28～30cmH_2O 以上的患者，提示肺顺应性差，病情较重，需要逐步降低潮气量，降低平台压。Terragni 等的研究中以控制气道平台压在 25～28cmH_2O 为目标，减小潮气量至 4mL/kg，减轻肺的炎症反应，减轻肺损伤。因此，结合患者的平台压设置潮气量较合理，限制平台压在 28cmH_2O 以下，甚至更低。提示 ARDS 机械通气时应限制气道平台压力，以防止肺泡内压过高，这可能比限制潮气量更为重要。

肺顺应性指导潮气量的设定：顺应性差的患者给予较小的潮气量，控制其平台压，减轻肺损伤。Deans 对 ARDSNet 的研究分析发现，对于基础肺顺应性下降不明显、顺应性较好的患者，若仍给予 6mL/kg 潮气量，病死率是增加的；而肺顺应性差的患者给予 6mL/kg 潮气量预后会改善。Brander 等研究发现：肺顺应性越好，患者所需潮气量越大；肺顺应性越差，所需潮气量越小。但由于患者胸腔肺容积和胸壁顺应性的差异，潮气量与顺应性之间暂无明确的换算关系，限制了临床的实施。

根据肺组织应力和应变选择潮气量更为科学：目前认为引起 VILI 的始动因素是肺组织整体和局部

异常的应力和应变（stress/strain）。ARDS患者可以根据不同的FRC设置潮气量，以控制应力和应变在安全范围内（目前认为应力上限为27cmH_2O、应变上限为2cmH_2O）。即低FRC患者需要小潮气，而相对较高的FRC患者则可能应给予较大潮气量。可见，依据肺组织应力和应变有助于潮气量的个体化设置。与平台压相比，肺组织应力更为直接地反映了肺组织力学改变。由于去除了胸壁顺应性的影响，肺组织应力直接反映了克服肺组织弹性阻力所需要的压力。与平台压相比，依据肺组织应力和应变设置潮气量的方法更为合理。目前FRC和跨肺压的床旁监测已成为可能，依据肺组织应力和应变设定潮气量为临床医生提供新的途径。

ARDS患者机械通气时应采用小潮气量（6mL/kg以下）通气，同时限制气道平台压力不超过30cmH_2O，以避免呼吸机相关肺损伤和肺外器官损伤，防止多器官功能障碍综合征，最终能够降低ARDS病死率。

高碳酸血症不再是限制小潮气量实施的主要原因：高碳酸血症是小潮气量通气最常见的并发症。虽然有研究发现ARDS患者可以耐受一定程度的$PaCO_2$升高，但急性二氧化碳升高导致包括脑及外周血管扩张、心率加快、血压升高和心排血量增加等一系列病理生理学改变。颅内压增高是应用允许性高碳酸血症的禁忌证，而某些代谢性酸中毒的患者并发允许性高碳酸血症时，严重的酸血症可能抑制心肌收缩力，降低心脏和血管对儿茶酚胺等药物的反应性。$PaCO_2$升高至80mmHg以上时，需考虑增加呼吸频率（40次/分），补充碳酸氢钠（最高剂量20mEq/h）等方法处理，若$PaCO_2$仍高时可用体外膜肺清除CO_2，随着科学技术和医疗水平的提高，体外膜肺清除CO_2逐渐成为小潮气量通气顺利实施的有力保障。

2. 积极、充分肺复张　ARDS广泛肺泡塌陷和肺水肿不但导致顽固的低氧血症，而且导致可复张肺泡反复吸气复张与呼气塌陷产生剪切力，导致呼吸机相关肺损伤。大量临床和实验研究均表明，适当水平呼气末正压（PEEP）防止呼气末肺泡塌陷，改善通气/血流比值失调和低氧血症。另一方面消除肺泡反复开放与塌陷产生的剪切力损伤。另外还可减少肺泡毛细血管内液体渗出，减轻肺水肿。因此，ARDS患者应在充分肺复张的前提下，采用适当水平的PEEP进行机械通气。

充分肺复张是应用PEEP防止肺泡再次塌陷的前提。PEEP维持塌陷肺泡复张的功能依赖于吸气期肺泡的充张程度，吸气期肺泡充张越充分，PEEP维持塌陷肺泡复张的程度越高。

（1）肺复张手法（recruitment maneuver，RM）：是在可接受的气道峰值压范围内，间歇性给予较高的复张压，以期促使塌陷的肺泡复张进而改善氧合。目前常用的RM方式主要包括控制性肺膨胀（sustained inflation，SI）、PEEP递增法（incremental PEEP，IP）及压力控制法（PCV法）（图5-2）。

控制性肺膨胀：控制性肺膨胀的实施是在机械通气时采用持续气道正压的方式，一般设置正压水平30～45cmH_2O，持续30～40s，然后调整到常规通气模式。

PEEP递增法：PEEP递增法的实施是将呼吸机调整到压力模式，首先设定气道压上限，一般为35～40cmH_2O，然后将PEEP每30秒递增5cmH_2O，气道高压也随之上升5cmH_2O，为保证气道压不大于35cmH_2O，高压上升到35cmH_2O时，可每30秒递增PEEP 5cmH_2O，直至PEEP为35cmH_2O，维持30秒。随后每30秒递减PEEP和气道高压各5cmH_2O，直到实施肺复张前水平。

压力控制法：压力控制法的实施是将呼吸机调整到压力模式，同时提高气道高压和PEEP水平，一般高压40～45cmH_2O，PEEP 15～20cmH_2O，维持1～2分钟，然后调整到常规通气模式。

临床上肺复张手法的实施应考虑到患者的耐受性，可予以充分的镇静以保证RM的顺利实施。由于ARDS患者存在程度不等的肺不张，因此，打开塌陷肺泡所需的跨肺压也不同。实施RM时临床医师需结合患者具体情况选择合适的肺复张压力。

（2）肺复张效果的评价：如何评价肺泡复张效果，目前还无统一认识。CT是测定肺复张容积的金标准，但无法在床边实时开展。目前临床上常用肺复张后氧合指数≥400mmHg或反复肺复张后氧合指数变化<5%，来判断是否达到完全复张。也可用$PaO_2+PaCO_2 \geq 400$mmHg（吸入氧浓度100%）评价肺复张的效果，Borges等通过观察复张后氧合和胸部CT的关系，发现$PaO_2+PaCO_2 \geq 400$mmHg（吸入氧浓度100%）时，CT显示只有5%的肺泡塌陷，而且$PaO_2+PaCO_2 \geq 400$mmHg对塌陷肺泡的预测

ROC 曲线下面积0.943，说明 $PaO_2 + PaCO_2 \geq 400mmHg$ 是维持肺开放可靠指标。此外，电阻抗法评价肺开放效果尚处于实验阶段。目前临床上还可根据 P－V 曲线和呼吸力学的变化判断肺复张效果。

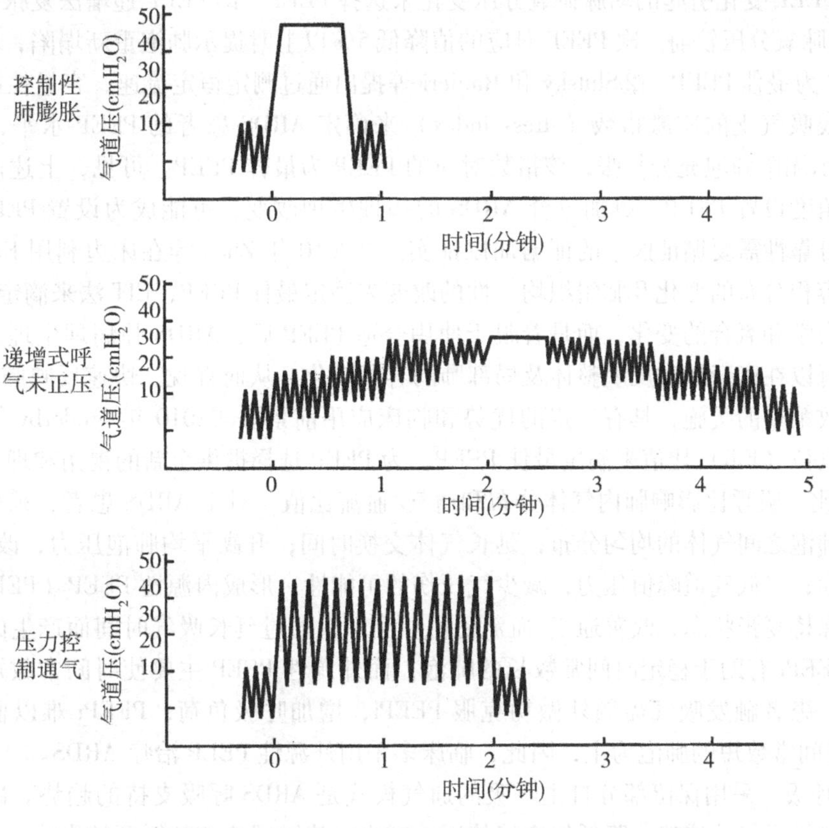

图 5－2 肺复张手法实施过程压力－时间波型

(3) 肺复张的影响因素：肺复张对 ARDS 预后影响的不确定性可能与多种因素有关，以下因素影响患者对肺复张的反应性：导致 ARDS 的病因、肺损伤的严重程度、患者的病程、实施肺复张的压力、时间和频率、不同的肺复张方法、患者的体位、肺的可复张性等。

3. 最佳 PEEP 的滴定　ARDS 最佳 PEEP 的水平目前存在争议。尽管如此，Barbas 等通过荟萃分析比较了不同 PEEP 对 ARDS 患者生存率的影响，结果表明 PEEP＞$12cmH_2O$ 尤其是高于 $16cmH_2O$ 明显改善患者生存率。通过胸部 CT 观察 PEEP 肺泡复张效应的研究也显示，PEEP 水平为肺静态压力－容积曲线低位转折点对应的压力（Pflex）＋$2cmH_2O$ 通气条件下仍有大量肺泡塌陷。2003 年由 Slutsky 等进行的一项临床研究显示，NIH ARDSNet 研究中小潮气量通气组呼吸频率较快，导致呼气不完全，产生一定水平的内源性 PEEP（5.8±3.0）cmH_2O，使得总 PEEP 水平升高，可达（16.3±2.9）cmH_2O，而常规潮气量组呼吸频率较慢，内源性 PEEP 仅（1.4±1.0）cmH_2O，总 PEEP 为（11.7±0.9）cmH_2O，显著低于小潮气量通气组，故小潮气量通气组患者病死率的降低可能部分源于高水平 PEEP 的维持塌陷肺泡复张效应。提示，ARDS 需要设置较高水平 PEEP 防止呼气末肺泡塌陷。

ARDS 患者 PEEP 的设置方法目前缺乏大规模、前瞻、随机、对照研究，无统一标准，实验和临床研究的设置方法各不相同。目前主要有以下几种方法：①上述 NIH ARDSNet 关于小潮气量的对比研究中，依赖氧合障碍的严重程度以及维持足够氧合所需的吸入氧浓度（FiO_2）来设置 PEEP，从表5－5 中可见，该方法以维持一定动脉血氧饱和度为目标，所需 FiO_2 越高，设置的 PEEP 水平也越高。故 PEEP 的设置基于患者氧合障碍的严重程度，但 PEEP 维持肺泡复张的效应如何不明确。②一些专家认为依据床边测定的肺顺应性来滴定 PEEP 水平，即设置为获得最大顺应性所需的 PEEP 水平，但最大顺应性并不代表最佳的肺泡复张。③以 Pflex 作为设置 PEEP 的依据（Pflex＋$2cmH_2O$），该方法综合考虑 PEEP 对动脉氧合和心排出量的影响，但 Pflex 对应的压力仅代表塌陷肺泡开始复张，随着气道压力的升高，塌陷肺泡的复张仍在继续，故 Pflex +2cmH$_2$O 也不能反映充分的肺泡复张。

上述方法各有利弊，近来有学者提出新的 PEEP 设置方法。①Lahhaman 和 Amato 等学者提出肺泡充分复张后依据 PEEP 变化引起的动脉血氧分压变化来选择 PEEP。即 PEEP 递增法复张塌陷肺泡后逐步降低 PEEP，当动脉氧分压较前一次 PEEP 对应的值降低 5% 以上时提示肺泡重新塌陷，则动脉氧分压显著降低前的 PEEP 为最佳 PEEP。②Slutsky 和 Ranieri 等提出通过测定恒定流速、容量控制通气条件下气道压力，时间曲线吸气支的应激指数（stress index）来确定 ARDS 患者的 PEEP 水平，应激指数位于 0.9~1.1 时，提示塌陷肺泡充分复张，该指数对应的 PEEP 为最佳 PEEP。可见，上述两种方法从维持塌陷肺泡复张的角度设置 PEEP，更加符合 ARDS 的病理生理改变，可能成为设置 PEEP 的主要方法，但其临床实用和可靠性需要循证医学的证据加以证实。③2010 年 Zhao 等在床边利用 EIT，通过观察塌陷和复张肺组织容积分布的变化及肺组织均一性的改变来滴定最佳 PEEP，EIT 法来滴定 PEEP 不再局限于既往单纯呼吸力学和氧合的变化，而是着眼于使用合适 PEEP 后，ARDS 肺病理生理、组织形态学的改善，并且 EIT 可以在床旁即时反映整体及局部肺的容积变化，从而直观、快速反映肺复张和 PEEP 的效果、指导肺开放策略的实施，具有一定的优势和临床应用前景。④2010 年 Sinderby 等利用单次潮气量和膈肌电活动电位（Edi）比值来滴定最佳 PEEP，为 PEEP 选择提供全新的视角和理念。

4. 调整吸呼比　吸呼比影响肺内气体分布和通气/血流比值。对于 ARDS 患者，采用反比通气，有助于传导气道与肺泡之间气体的均匀分布；延长气体交换时间；升高平均肺泡压力，改善通气/血流比值，纠正低氧血症；降低气道峰值压力，减少气压伤的可能性；形成内源性 PEEP（PEEPi），有助于时间常数长的肺泡保持复张状态，改善通气/血流比值。当然，通过延长吸气时间而产生的 PEEPi 与外源性 PEEP 不同，PEEPi 有助于稳定时间常数长的肺泡，而外源性 PEEP 主要使时间常数短的肺泡趋于稳定；辅助通气时，患者触发吸气需额外做功克服 PEEPi，增加呼吸负荷；PEEPi 难以监测和调节，且 ARDS 肺单位以时间常数短的肺泡为主，因此，临床多采用外源性 PEEP 治疗 ARDS。

5. 保留自主呼吸　采用保留部分自主呼吸的通气模式是 ARDS 呼吸支持的趋势。部分通气支持模式可部分减少对机械通气的依赖，降低气道峰值压，减少对静脉回流和肺循环的影响，从而可能通过提高心排出量而增加全身氧输送；有助于使塌陷肺泡复张，而改善通气/血流比值；可减少镇静剂和肌松剂的使用，保留患者主动运动能力和呼吸道清洁排痰能力，减少对血流动力学和胃肠运动的干扰，同时，有助于早期发现并发症。当然，部分通气支持尚存在一些问题，例如自主呼吸引起胸腔内压降低，可能使肺泡的跨肺压增大，有可能增加气压伤的危险性，需进一步研究观察。

压力预设通气为减速气流，吸气早期的气流高，有助于塌陷肺泡复张，也有助于低顺应性肺泡的充气膨胀，改善肺内气体分布和通气/血流比值；吸气期气道压力恒定，使肺泡内压不会超过预设压力水平，可防止跨肺压过高，同时气道压力恒定，防止气道峰值压力过高，均可降低气压伤发生的可能性；气道平均压力较恒流高，有利于肺泡复张，改善氧合；减速气流与生理条件下的气流类似，患者易耐受，减少人机对抗。由此可见，ARDS 患者采用减速气流的通气模式更为有益。常用的支持自主呼吸的压力预设通气主要包括压力支持通气（PSV）、容量支持通气（VSV）、气道压力释放通气（APRV）及双相气道压力正压通气（BIPAP）等。

双相气道正压通气（BIPAP）是一种定时改变 CPAP 水平的通气模式，可支持患者的自主呼吸。高水平 CPAP 促使肺泡扩张，CPAP 的压力梯度、肺顺应性、气道阻力及转换频率决定肺泡通气量。在无自主呼吸情况下，BIPAP 实际上就是压力控制通气，但有自主呼吸时，自主呼吸可在高、低两个水平 CPAP 上进行。目前认为 BIPAP 是实施低潮气量通气的最佳模式之一。容量支持通气（VSV）是 PSV 的改进模式，通过自动调节 PSV 支持水平，使潮气量保持恒定，具有较好的应用前景。另外，成比例通气（PAV）是一种新型的通气模式，吸气期呼吸机提供与患者吸气气道压力成比例的辅助压力，而不控制患者的呼吸方式。该通气模式需要患者具有正常的呼吸中枢驱动。采用 PAV 时，患者较舒适，可减少人机对抗和对镇静剂的需求量；同时利于恢复和提高患者的呼吸控制能力，适应自身通气的需求。可见，PAV 是根据患者自主呼吸设计的通气模式，更接近于生理需求，或许是治疗 ARDS 的更有前途的通气模式。

6. 俯卧位通气 ARDS病变分布不均一，重力依赖区更易发生肺泡塌陷和不张，相应地塌陷肺泡的复张较为困难。俯卧位通气降低胸膜腔压力梯度，减少心脏的压迫效应，促进重力依赖区肺泡复张，有利于通气/血流失调和氧合的改善，同时还有助于肺内分泌物的引流，利于肺部感染的控制。俯卧位通气是ARDS肺保护性通气策略的必要补充。既往研究显示即使已经采用小潮气量肺保护性通气和积极肺复张，仍有10%～16%的重症ARDS患者死于严重低氧血症。可见严重、顽固性低氧血症仍是十分棘手的临床难题。俯卧位时通过体位改变改善肺组织压力梯度，改变重力依赖区和非重力依赖区的分布，明显减少背侧肺泡的过度膨胀和肺泡反复塌陷-复张，减小肺组织应力、改善肺均一性，改善氧合，并且减少肺复张时的压力和PEEP水平，避免或减轻呼吸机相关肺损伤。另外，俯卧位后体位的改变有利于气道分泌物的引流。因此，俯卧位不仅有利于氧合改善，减轻肺损伤，还有助于气道分泌物的引流，有利于肺部炎症的控制。早期的研究发现俯卧位通气虽然能够改善ARDS患者氧合，对病死率影响不大。新近的meta分析发现对于严重ARDS患者（氧合指数低于100mmHg）俯卧位通气不仅可以改善氧合，还可以明显改善患者预后。

俯卧位的持续时间及病情严重程度影响俯卧位的效果。俯卧位的持续时间长短与患者病情的严重程度及导致ARDS原因有关，肺损伤越严重，需要俯卧位时间越长，有研究发现对于重症ARDS患者，俯卧位的时间甚至需要长达20小时/天；另外，肺内原因的ARDS对俯卧位反应慢，需要时间长，肺外原因的ARDS患者俯卧位后氧合改善较快，需时间相对较短。一般建议看到氧合不再升高时应该停止俯卧位通气。

俯卧位通气可通过翻身床来实施，实施过程中避免压迫气管插管，注意各导管的位置和连接是否牢靠。没有翻身床的情况下，需在额部、双肩、下腹部和膝部垫入软垫。防止压迫性损伤和胸廓扩张受限。

俯卧位通气伴随危及生命的潜在并发症，包括气管内插管及中心静脉导管的意外脱落。但予以恰当的预防，这些并发症是可以避免的。对于并发有休克、室性或室上性心律失常等的血流动力学不稳定患者，存在颜面部创伤或未处理的不稳定性骨折的患者，为俯卧位通气的禁忌证。

7. 45°半卧位 机械通气患者平卧位易于发生院内获得性肺炎。研究表明，由于气管内插管或气管切开导致声门的关闭功能丧失，机械通气患者胃肠内容物易于反流误吸进入下呼吸道，是发生院内获得性肺炎的主要原因。前瞻性、随机、对照试验观察了机械通气患者仰卧位和半卧位院内获得性肺炎的发生率，结果显示平卧位和半卧位（头部抬高45°以上）可疑院内获得性肺炎的发生率分别为34%和8%（$P=0.003$），经微生物培养确诊后发生率分别为23%和5%（$P=0.018$）。可见，半卧位显著降低机械通气患者院内获得性肺炎的发生。进一步相关分析显示，仰卧位和肠内营养是机械通气患者发生院内获得性肺炎的独立危险因素，哥拉斯格评分低于9分则是附加因素，进行肠内营养的患者发生院内感染肺炎的概率最高。因此，机械通气患者尤其对于进行肠内营养或（和）昏迷患者，除颈部术后、进行操作、发作性低血压等情况下保持平卧位外，其余时间均应持续处于半卧位，以减少院内获得性肺炎的发生。

8. 每日唤醒、进行自主呼吸测试 机械通气一方面纠正低氧血症，改善肺泡通气，促进肺泡复张，降低患者呼吸做功；另一方面可产生呼吸机相关肺炎、呼吸机相关肺损伤、呼吸机依赖等并发症。因此，机械通气期间应客观评估患者病情，相应做出合理的临床决策，每日唤醒、适时进行SBT，尽早脱机拔管，尽可能缩短机械通气时间。

自主呼吸测试（SBT）的目的是评估患者是否可终止机械通气。因此，当患者满足以下条件时，应进行SBT，以尽早脱机拔管。需要满足的条件包括：①清醒。②血流动力学稳定（未使用升压药）。③无新的潜在严重病变。④需要低的通气条件及PEEP。⑤面罩或鼻导管吸氧可达到所需的FiO_2。如果SBT成功，则考虑拔管。SBT可采用5cmH_2O持续气道压通气或T管进行（图5-3）。

最近前瞻、随机、多中心、对照研究表明，对达到上述条件的机械通气患者每日进行SBT，可缩短机械通气时间，提高脱机拔管成功率。SBT方式包括T管、5cmH_2O持续气道正压通气（CPAP）或低水平（依据气管插管的内径采用5～10mmHg）的压力支持通气。另外，有研究对比了SBT持续30分钟与120分钟对患者的影响，结果显示两种SBT时间对患者成功脱机拔管和再插管率均无显著差异，而SBT持续30分钟组ICU停留时间和总住院时间均显著缩短（表5-6）。故SBT推荐持续30分钟。需要指出的是该方法也适用于ALI/ARDS以外的机械通气患者。

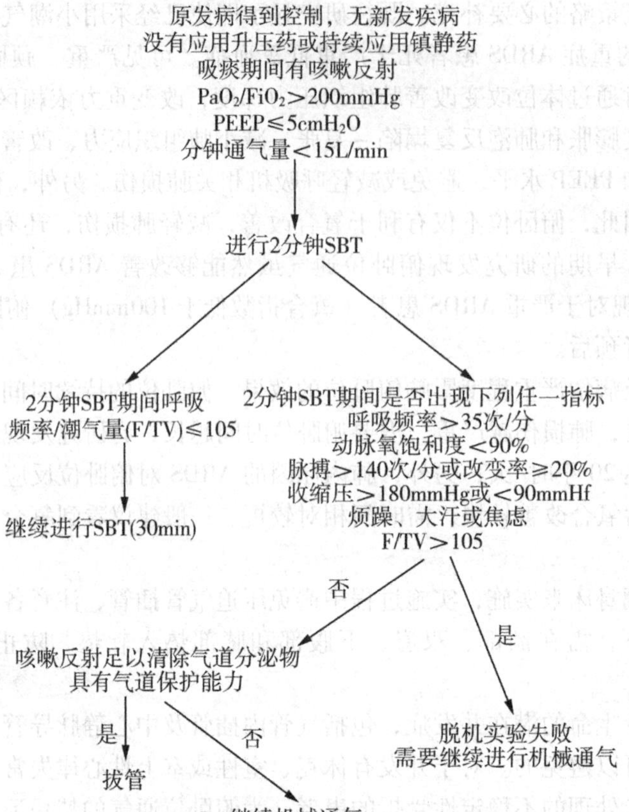

图5-3 自主呼吸试验流程

表5-6 SBT持续时间（30分钟和120分钟）对患者的影响

	SBT时间（分钟）		P
	30	120	
病人数（例）	270	256	
脱机拔管率（%）	87.8	84.4	0.32
SBT失败率（%）	12.2	15.6	0.32
48小时无再插管率（%）	13.5	13.4	0.91
ICU病死率（%）	13	9	0.18
住院病死率（%）	19	18	0.96
ICU停留时间（天）	10	12	0.005
总住院时间（天）	22	27	0.02

9. 一氧化氮吸入　近年来一氧化氮在ARDS中的作用受到重视。其生理学效应主要表现为以下几方面：①调节肺内免疫和炎症反应：主要通过杀灭细菌、真菌及寄生虫等病原体而增强非特异性免疫功能，同时可抑制中性粒细胞的趋化、黏附、聚集和释放活性物质，减少炎性细胞释放TNF-α、IL-1、IL-6、IL-8等炎症性细胞因子，减轻肺内炎症反应。②减轻肺水肿：吸入一氧化氮可选择性扩张肺血管、降低肺动脉压力，减轻肺水肿。③减少肺内分流：一氧化氮吸入后进入通气较好的肺泡，促进肺泡周围毛细血管的扩张，促进血液由通气不良的肺泡向通气较好的肺泡转移，从而改善通气/血流失调，降低肺内分流，改善气体交换，改善氧合。可见，吸入一氧化氮不仅对症纠正低氧，而且还具有病因治

疗作用。吸入的一氧化氮很快与血红蛋白结合而失活，可避免扩张体循环血管，对动脉血压和心排出量无不良影响。一般认为，吸入低于 20ppm 的一氧化氮就能明显改善气体交换，而对平均动脉压及心排出量无明显影响。由于一氧化氮吸入改善顽固性低氧血症，能够降低呼吸机条件和吸入氧浓度，对需高通气条件和高吸入氧浓度的重度 ARDS 患者，可能减少医源性肺损伤，并赢得宝贵的治疗时间。

10. 补充外源性肺泡表面活性物质　肺泡表面活性物质有助于降低肺泡表面张力，防止肺泡萎陷和肺容积减少，维持正常气体交换和肺顺应性，阻止肺组织间隙的液体向肺泡内转移。ARDS 时，肺泡Ⅱ型上皮细胞损伤，表面活性物质合成减少；肺组织各种非表面活性蛋白如免疫球蛋白、血清蛋白、纤维蛋白、脂肪酸、溶血卵磷脂以及 C 反应蛋白等浓度大大增加，竞争表面活性物质在气液界面的作用，稀释表面活性物质的浓度，并且抑制磷脂和表面活性物质合成和分泌；导致肺泡表面活性物质明显减少和功能异常。补充外源性肺泡表面活性物质在动物试验和小儿患者取得了良好效果，能够降低肺泡表面张力，防止和改善肺泡塌陷，改善通气/血流比例失调、降低气道压力以及防止肺部感染。另外，有研究认为外源性补充肺泡表面活性物质还具有抑制微生物生长和免疫调节的作用。

目前关于表面活性物质对成人 ARDS 治疗的时机、使用方法、剂型（人工合成或来源于动物）、使用剂量、是否需要重复使用以及应用所采取的机械通气模式和参数设置等均需进行进一步的研究和探讨。

11. 液体通气　液体通气，特别是部分液体通气明显改善 ARDS 低氧血症和肺功能，可能成为 ARDS 保护性通气策略的必要补充。目前液体通气多以 Perflubron（有人译为潘氟隆，PFC）为氧气和二氧化碳的载体。其有效性机制包括以下几方面：①促进肺下垂部位和背部肺泡复张：PFC 的比重较高，进入肺内位于下垂部位或背部，使该区域肺内压升高，有效对抗由重力引起的附加静水压，促进肺泡复张。可见，PFC 的作用类似于 PEEP 的作用，但可避免 PEEP 引起的非下垂区域肺泡过度膨胀引起的气压伤以及心排出量下降的不良反应。②改善肺组织病变：PFC 可减轻血浆向肺泡内渗出，促进肺泡复张；PFC 比重较大，作为灌洗液将肺泡内渗出物及炎症递质稀释清除。③类表面活性物质效应：PFC 的表面张力低，进入肺泡可作为表面活性物质的有效补充。促进肺泡复张，改善通气/血流失调，纠正低氧血症。

尽管液体通气用于动物 ARDS 模型的研究已经取得相当成功的经验，但用于人类的研究尚处于初级阶段。由于液体通气的作用机制是针对 ARDS 的病理生理过程，故成为 ARDS 治疗的新途径。但液体通气需较强镇静甚至肌松抑制自主呼吸，循环易发生波动；PFC 的高放射密度，可能影响观察肺部病理改变；PFC 剂量和效果维持时间的进一步探讨均是应用液体通气需关注的方面。

12. 体外膜肺氧合　部分重症 ARDS 患者即使已经采用最优化的机械通气策略，仍然难以改善氧合，继而出现严重低氧血症和继发性器官功能障碍。体外膜肺氧合（extracorporeal membrane oxygenation，ECMO）是通过体外氧合器长时间体外心肺支持，也就是通过体外循环代替或部分代替心肺功能的支持治疗手段。重症低氧血症患者通过 ECMO 保证氧合和二氧化碳清除，同时积极治疗原发病，是重症 ARDS 患者的救援措施，可有效纠正患者气体交换障碍，改善低氧血症。2009 年 CESAR 和澳大利亚、新西兰用 ECMO 治疗重症甲型（H_1N_1）流感并发 ARDS 患者的多中心研究显示，若病因可逆的严重 ARDS 患者，通过 ECMO 保证氧合和二氧化碳清除，同时采用较低机械通气条件，等待肺损伤的修复，能明显降低患者病死率。由此可见，对充分肺复张、俯卧位通气、高频震荡通气和 NO 吸入等措施仍然无效的 ARDS，ECMO 可能是不错的选择。

13. 神经电活动辅助通气　神经电活动辅助通气（neurally adjusted ventilatory assist，NAVA）是一种新型的机械通气模式。NAVA 通过监测膈肌电活动信号（electrical activity of diaphragm，EAdi），感知患者的实际通气需要，并提供相应的通气支持。越来越多的研究显示 NAVA 在肺保护方面有下列突出优势：①改善人机同步性，NAVA 利用 EAdi 信号触发呼吸机通气，不受内源性 PEEP 和通气支持水平的影响，与自身呼吸形式相匹配。②降低呼吸肌肉负荷。由于 NAVA 能保持良好的人机同步性，并且滴定合适的 NAVA 水平，从而提供最佳的压力支持，使得患者呼吸肌肉负荷显著降低。③有利于个体化潮气量选择，避免肺泡过度膨胀。NAVA 采用 EAdi 信号触发呼吸机送气和吸/呼气切换，通过患者自身呼吸回路反馈机制调节 EAdi 强度，从而实现真正意义的个体化潮气量选择。④增加潮气量和呼吸频率变异度，促进塌陷肺泡复张。动物实验证实潮气量的变异度增加能够促进塌陷肺泡复张，改善呼吸系统顺应性，同时降低气道峰压，减少肺内分流及无效腔样通气，改善肺部气体分布不均一性。研究表明 NAVA 潮气量大小的变异度是传统通气模式的两倍，更加接近生理变异状态。⑤有利于指导 PEEP 选择。由于 ARDS 大量肺泡塌陷和肺泡水肿，激活迷走神经反射，使膈肌在呼气末不能完全松弛，以维持呼气末肺容积，防止肺泡塌陷，这种膈肌呼气相的电紧张活动称为 Tonic EAdi。若 PEEP 选择合适，即在呼气末维持最佳肺容积、防止肺泡塌陷，Tonic EAdi 也应降至最低。在 ALI 动物实验中发现当 Tonic EAdi 降至最低的 PEEP 水平即为 EAdi 导向的最佳 PEEP，还需进一步临床研究证实 Tonic EAdi 选择 PEEP 的可行性和价值。

14. 变异性通气　变异性通气（variable mechanical ventilation）呼吸频率和潮气量按照一定的变异性（随机变异或生理变异）进行变化的机械通气模式。这种通气模式不是简单通气参数的变化，而是符合一定规律的通气参数的变异，可能更符合患者生理需要。临床及动物研究均发现变异性通气能改善 ARDS 氧合和肺顺应性，促进肺泡复张，减轻肺损伤。Suki 等研究发现，变异性通气可以促进重力依赖区塌陷肺泡的复张，增加相应区域血流分布，有肺保护作用。可能的原因为：变异性通气过程中产生与患者需要相匹配的不同的气道压力和吸气时间，从而使得不同时间常数的肺泡达到最大限度的复张和稳定。Gama 等在动物实验中发现 PSV - 变异性通气可以明显改善 ALI 动物氧合。变异性通气的肺保护作用还需要进一步研究。

15. ARDS 机械通气策略的具体实施步骤　机械通气是 ARDS 重要的治疗手段，经过大量的临床研究和具体实践，小潮气量肺保护性通气、肺开放策略和针对重症 ARDS 的救援措施均逐步应用于临床。面对重症 ARDS，尤其是严重、顽固性低氧血症的患者，临床医生对于机械通气治疗措施的选择和实施需要有正确的判断和清晰的思路。有学者根据文献及实践经验初步拟订 ARDS 机械通气治疗流程图（图 5-4），以使 ARDS 机械通气治疗更加规范、有序，为临床医生提供清晰的治疗临床思路。

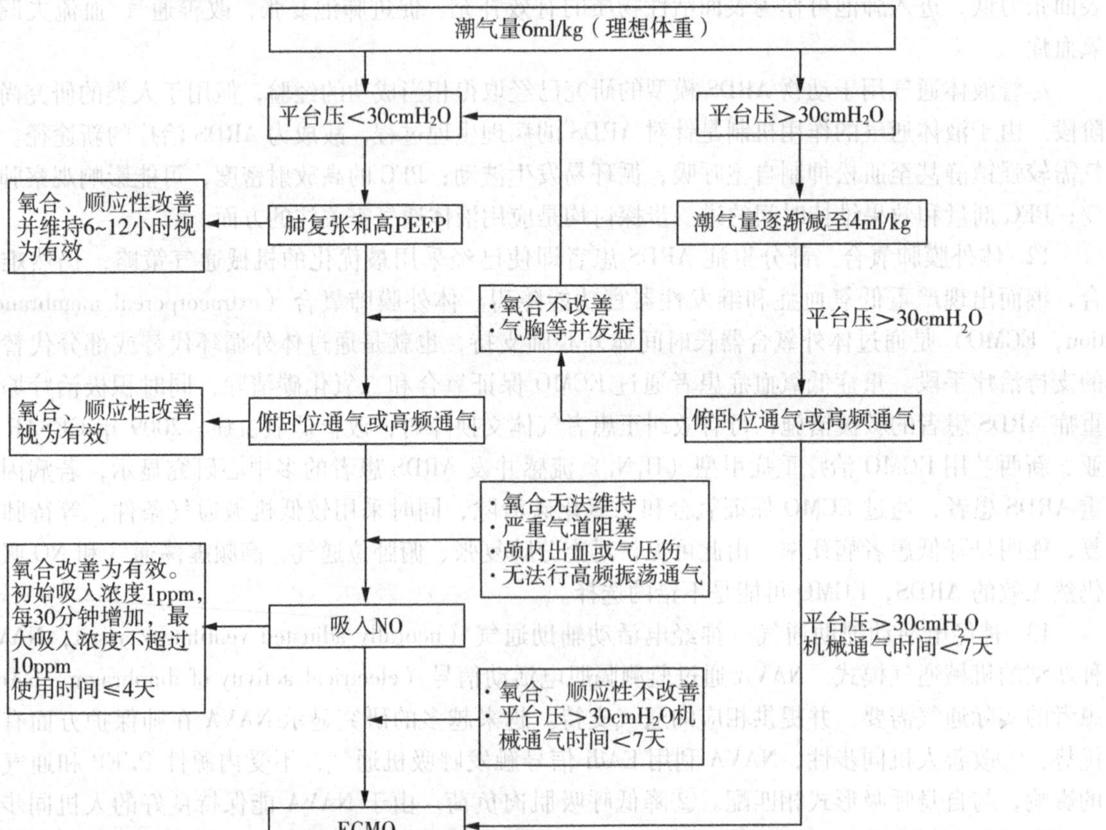

图 5-4　ARDS 患者在脱机过程中自主呼吸试验（SBT）的实施程序

三、药物治疗

1. 糖皮质激素　全身和局部炎症反应是 ARDS 发生和发展的重要机制，调控炎症反应是 ARDS 的根本治疗措施。利用糖皮质激素的抗炎作用预防和治疗 ARDS 一直存在争议。大剂量糖皮质激素不能起到预防 ARDS 发生和发展的作用，反而增加感染等并发症已普遍被临床医生接受。小剂量糖皮质激素治疗 ARDS 的起始时间、剂量、疗程与适用人群也一直备受关注。近期 meta 分析显示，应用小剂量糖皮质激素治疗早期 ARDS 患者可改善 ARDS 患者氧合，缩短机械通气时间并降低患者的病死率，提示对于重症 ARDS 患者早期应用小剂量糖皮质激素可能是有利的，但其有益作用仍需要大规模的随机对照研究进一步证实。特别值得注意的是，近期研究显示对继发于流行性感冒的重症 ARDS 患者，早期应用糖皮质激素可能是有害的。

持续的过度炎症反应和肺纤维化是导致 ARDS 晚期病情恶化和治疗困难的重要原因，有学者提出可应用糖皮质激素防治晚期 ARDS 患者肺纤维化。但 ARDSNet 研究显示，ARDS 发病大于 14 天的患者应用小剂量糖皮质激素后病死率显著增加，提示晚期 ARDS 患者也不宜常规应用糖皮质激素治疗。因此，对于早期重症 ARDS 患者，可根据患者个体情况权衡利弊决定小剂量糖皮质激素的应用，而晚期 ARDS 患者不宜应用糖皮质激素治疗。

2. 鱼油　鱼油富含 ω－3 脂肪酸，是有效的免疫调理营养素，通过多种机制对 ARDS 患者发挥免疫调节作用。Mate 分析证实，应用鱼油可以显著改善氧合和肺顺应性，缩短机械通气时间及 ICU 住院时间并降低 ARDS 患者的病死率。尽管应用鱼油治疗 ARDS 取得了较大进展，但其给药途径、时机及剂量等问题仍值得关注。肠内给予 ω－3 脂肪酸虽然能增加肠道黏膜血供，保护肠黏膜屏障功能，但吸收差，尤其是鱼油在脂质代谢过程中会大量丢失。肠外给药避开了脂质代谢的影响，目前常用于重症患者的治疗，但仍有并发感染、胆汁淤积及肝功能损伤的风险。研究显示，鱼油剂量大于 0.05g/（kg·d）时可改善危重症患者生存率并缩短住院时间。目前认为 0.2g/（kg·d）的鱼油可改善危重患者的预后，但该剂量是否适用于 ARDS 患者仍需大规模临床研究验证。

3. 一氧化氮　NO 吸入可选择性扩张肺血管，吸入 NO 后分布于肺内通气良好的区域，可扩张该区域的肺血管，降低肺动脉压，减少肺内分流，改善通气血流比例失调。临床研究及 mate 分析均显示，一氧化氮吸入治疗的 24 小时内可明显改善 ARDS 患者氧合，但并不能降低 ARDS 患者的病死率。因此，吸入 NO 不作为 ARDS 的常规治疗手段。仅在一般治疗无效的严重低氧血症时考虑应用。

4. 神经肌肉阻滞剂　多数 ICU 机械通气患者包括 ARDS 患者使用小潮气量通气和允许性高碳酸血症通气策略在恰当的镇痛、镇静下能够耐受机械通气。然而，有些重症 ARDS 患者即使在深度镇静时仍然存在明显的人机不同步，特别是在应用反比通气、俯卧位通气等非常规机械通气模式时。2002 年美国危重病医学会（SCCM）神经肌肉阻滞剂使用指南指出：ICU 中只有在其他治疗（如镇静、镇痛）均无效后才考虑使用神经肌肉阻滞剂。《新英格兰杂志》发表的多中心、随机、对照研究显示，严重 ARDS 机械通气患者与对照组相比，早期 ARDS 患者短期（48 小时）应用顺式阿曲库铵可明显提高人机同步性，降低呼吸肌氧耗，减少呼吸机相关肺损伤，改善氧合并降低 ARDS 患者病死率，但并不增加肌肉无力的发生。同时发现，对于氧合指数低于 120mmHg 的重症 ARDS 患者病死率的改善更为明显。虽然该研究结果不能推论到其他种类神经肌肉阻滞剂的应用，但仍提示对于镇静、镇痛治疗无效的部分重症早期 ARDS 患者短期应用神经肌肉阻滞剂可能有益。值得注意的是，神经肌肉阻滞剂的种类及疗程均可影响用药后肌肉无力的发生。同时，在使用神经肌肉阻滞剂前，应充分镇静以使患者达到无意识状态。

5. 其他药物治疗　ARDS 患者存在肺泡表面活性物质减少或功能丧失，易引起肺泡塌陷。因此，补充肺泡表面活性物质可能成为 ARDS 的治疗手段。但研究显示，补充表面活性物质并缩短机械通气时间也不降低病死率，而且目前药物来源、用药剂量、具体给药时间、给药间隔等诸多问题仍有待解决，因此，目前表面活性物质还不能作为 ARDS 的常规治疗手段。

鉴于炎症反应在 ARDS 发病过程中的重要作用，细胞因子拮抗剂可能成为 ARDS 治疗的药物之一。但由于炎症反应的复杂性，目前仍无有利临床证据证实任何细胞因子的拮抗剂对于 ARDS 治疗的有效性，因此，细胞因子的拮抗剂不能用于 ARDS 常规治疗。

此外，虽然部分临床或动物实验发现重组人活化蛋白 C、前列腺素 E_1、抗氧化剂等环氧化酶抑制剂可能对于 ARDS 患者具有有益作用，但目前上述药物均不能用于 ARDS 的常规治疗。

四、液体管理

液体管理是 ARDS 治疗的重要环节。ARDS 的肺水肿主要与肺泡毛细血管通透性增加导致血管内液体漏出有关，其次毛细血管静水压升高可加重肺水肿的形成。故对 ARDS 应严格限制液体输入。通过限制输液和利尿而保持较低肺动脉嵌压的 ARDS 患者，有较好的肺功能和转归。而且，早期限制输液和利尿并不增加肾衰竭和休克的危险性。因此，在维持足够心排出量的前提下，通过利尿和适当限制输液量，保持较低前负荷，使肺动脉嵌顿压不超过 12mmHg 是必要的。

1. 保证器官灌注、限制性液体管理　高通透性肺水肿是 ARDS 的病理生理特征，肺水肿程度与 ARDS 预后呈正相关。研究显示，创伤导致的 ARDS 患者，液体正平衡时患者病死率明显增加。积极的液体管理改善 ARDS 患者肺水肿具有重要的临床意义。研究表明应用利尿剂减轻肺水肿可改善氧合、减轻肺损伤，缩短 ICU 住院时间。但减轻肺水肿的同时可能会导致有效循环血量下降，器官灌注不足。因此 ARDS 患者的液体管理必须考虑二者的平衡。在维持循环稳定，保证器官灌注的前提下，限制性液体管理是积极有利的。

2. 增加胶体渗透压　ARDS 患者采用晶体液还是胶体液进行液体复苏一直存在争论。值得注意的是胶体渗透压是决定毛细血管渗出和肺水肿严重程度的重要因素。研究证实，低蛋白血症可导致 ARDS 病情恶化，机械通气时间延长，病死率增加。尽管清蛋白联合呋塞米治疗未能明显降低低蛋白血症（总蛋白 <50 ~ 60g/L）ARDS 患者病死率，但与单纯应用呋塞米相比氧合明显改善、休克时间缩短。因此，对低蛋白血症的 ARDS 患者，有必要输入白蛋白或人工胶体液，有助于提高胶体渗透压，实现液体负平衡，减少肺水生成，甚至改善预后。

3. 改善肺毛细血管通透性　肺泡上皮细胞和毛细血管内皮细胞受损，导致通透性增加是 ARDS 主要的病理改变，因此改善肺毛细血管通透性是减轻 ARDS 肺水肿的关键。但临床上可行的方法不多，近年来有研究发现，ARDS 患者 β 受体阻滞剂雾化吸入 7 天后血管外肺水明显低于对照组、气道平台压降低，提示 β 受体阻滞剂有改善肺毛细血管通透性的作用。

五、营养和代谢支持

早期营养支持值得重视。危重患者应尽早开始营养代谢支持，根据患者的肠道功能情况，决定营养途径。肠道功能障碍的患者，采用肠外营养，应包括糖、脂肪、氨基酸、微量元素和维生素等营养要素，根据全身情况决定糖脂热量比和热氮比。总热量不应超过患者的基本需要，一般为 104 ~ 126kJ/(kg · d)。如总热量过高，可能导致肝功能不全、容量负荷过高和高血糖等并发症。肠道功能正常或部分恢复的患者，尽早开始肠内营养，有助于恢复肠道功能和保持肠黏膜屏障，防止毒素及细菌移位引起 ARDS 恶化。

六、间充质干细胞可能成为 ARDS 治疗的未来

促进损伤肺毛细血管内皮细胞和肺泡上皮细胞的有效修复可能是 LI/ARDS 治疗的关键和希望。随着干细胞工程学的发展，间充质干细胞（MSC）作为一种理想的组织修复来源，且具有低免疫原性、免疫调节及抗炎作用，在 ALI/ARDS 治疗中受到越来越多关注。MSC 具有减轻肺损伤、抗纤维化和抑制炎症反应的作用。研究发现给予外源性的 MSC 后，能明显减轻肺的炎症反应和纤维化，减少细胞外基质成分层粘连蛋白和透明质烷的分泌。另外，MSC 可增加肺泡液体清除能力，有助于维持肺泡血管屏障的完整性。MSC 还可作为基因治疗的细胞载体，使基因在肺组织高选择性和持久表达，并针对损伤局部提供治疗蛋白。

（郭玉玲）

第六章　重度睡眠呼吸暂停低通气综合征

第一节　概述

睡眠呼吸暂停低通气综合征（sleep apnea hypopnea syndrome，SAHS）是仅次于失眠的第二大睡眠障碍疾患，可引起严重的低氧血症及睡眠紊乱，与高血压、心律失常、心脑血管疾病及呼吸衰竭等疾病的发生密切相关，少数患者可夜间猝死。此外，由于白天嗜睡、记忆力及反应能力受损，患者的工作能力下降，意外事故的发生率增加。正因如此，SAHS已成为一门新兴的边缘学科（睡眠医学）的重要组成部分，日益受到国内外医学界的广泛重视。近年来随着无创通气技术的广泛应用，SAHS的治疗也取得了突破性进展。

成人睡眠呼吸障碍性疾患主要包括阻塞型睡眠呼吸暂停低通气综合征（obstructive sleep apnea hypopnea syndrome，OSAHS）、中枢型睡眠呼吸暂停低通气综合征（central sleep apnea hypopnea syndrome，CSAHS）、睡眠低通气综合征（sleep hypoventilation syndrome）及重叠综合征（overlap syndrome）。睡眠呼吸暂停指睡眠时间歇性发生的口鼻呼吸气流消失持续10秒钟以上。睡眠呼吸暂停（sleep apnea，SA）可分为阻塞型、混合型及中枢型三种。阻塞型睡眠呼吸暂停（obstructive sleep apnea，OSA）指上气道完全阻塞，呼吸气流消失但胸腹呼吸运动仍存在；中枢型睡眠呼吸暂停（central sleep apnea，CSA）时，呼吸气流及胸腹部的呼吸运动均消失；混合型睡眠呼吸暂停（mixed sleep apnea，MSA）兼有两者的特点，一般先出现CSA，接着为OSA。二者常出现在同一患者的睡眠过程中，但以其中的一种为主。睡眠呼吸暂停低通气综合征（SAHS）指由于睡眠时频发呼吸暂停导致低氧血症和睡眠紊乱，从而引起的一系列病理生理改变及日间不适症状。以OSAHS最为常见，占90%以上，其次为CSAHS，混合型睡眠呼吸暂停低通气综合征（MSAHS）在成人中少见。临床上将睡眠呼吸暂停低通气指数（AHI）超过5次/小时，但无症状的个体称为阻塞性睡眠呼吸暂停低通气者（OSAH），而并非“综合征”患者。上气道部分塌陷时，呼吸气流虽未彻底消失，但通气量已不能满足机体需要，称为睡眠通气不足，其定义为呼吸气流下降至基础值的20%~50%，且伴血氧饱和度（SaO_2）下降4%以上或觉醒，临床后果及诊治与SA相同。上气道阻力综合征（UARS）是由于入睡后上气道阻力异常增加所致的睡眠障碍性疾患。患者以白天嗜睡为主要症状，系因夜间频繁觉醒，睡眠质量下降所致。呼吸气流并无减低，血氧正常。

在欧美等发达国家，SAHS的成人患病率2%~4%，我国香港中年男性SAHS的患病璋为4.1%。国内多家医院的流行病学调查显示有症状的SAHS的患病率在3.5%~4.8%，且南北差异不明显。男女患者的比率为（2~4）：1，进入更年期后，女性的发病率明显升高。老年人睡眠时呼吸暂停的发生率增加，但65岁以上的重症患者减少。

（刘　源）

第二节　病因及发病机制

一、阻塞型睡眠呼吸暂停的病因及发生机制

睡眠呼吸暂停并非一独立的疾病，而是多种病变的一种共同病理表现，其发生是多种因素共同作用的结果。全面了解这些易患因素，对指导进一步的治疗有帮助。例如，对部分存在上气道解剖狭窄者，外科手术治疗可能取得良效。

OSA 发生的关键在于睡眠时咽气道的塌陷。气道阻塞的部位可以在鼻咽部、口咽部或喉咽部，80%以上的患者为口咽和喉咽部的联合阻塞。引起上气道阻塞的原因既有解剖上的异常，又有功能上的缺陷。它们都是通过增加咽气道的可塌陷性、影响其开放与关闭的力量对比而发挥作用。

咽气道缺少骨性或软骨性结构的支持，是一种肌肉组成的软性管道，具有可塌陷性。OSA 患者由于咽气道本身存在解剖及功能上的缺陷，加之肥胖、水肿的影响，其可塌陷性进一步增加。引起咽气道关闭的主要力量是咽气道内的负压，它由膈肌及其他呼吸肌在吸气时的收缩运动产生；以颏舌肌为主的咽扩张肌的活动是对抗咽腔内负压、维持上气道开放的主要力量。入睡后，呼吸中枢驱动降低，咽扩张肌的活动减弱，上气道阻力增加；呼吸驱动降至一定水平时，膈肌等吸气肌产生的咽腔负压占优势，当超过咽气道壁所能承受的“临界压力”（critical pressure）时，维持气道开放与关闭的力量平衡被打破，气道塌陷，出现 OSA。在 OSA 发生过程中，血氧逐渐降低、CO_2 逐渐升高，咽腔内负压增加，它们均通过刺激相应的化学及压力感受器，兴奋脑干网状激活系统而引起短暂觉醒，气流恢复，OSA 结束。如化学感受器的敏感性降低、压力感受性反射受抑、呼吸肌功能障碍以及饮酒、麻醉、镇静安眠药均可致觉醒能力降低而延长 OSA 持续时间。

二、中枢型睡眠呼吸暂停的病因及发生机制

发生中枢型睡眠呼吸暂停时，中枢呼吸驱动暂时丧失，气流及胸腹部的呼吸运动全部消失，胸腔内的负压为零。CSA 与呼吸控制功能失调的关系较为明确。

陈－施呼吸（Cheyne－Stokes respiration）及周期性呼吸都是 CSA 的常见类型，多在 NREM 睡眠Ⅰ、Ⅱ期出现，见于心功能不全及初入高原者。入睡后，呼吸中枢的高 CO_2 反应性下降，即反应阈值升高，$PaCO_2$ 不足以兴奋呼吸，出现 CSA；随着 SA 时间的延长，$PaCO_2$ 逐渐升高，重新达到反应阈值后，患者发生短暂觉醒，呼吸恢复，中枢的高 CO_2 反应阈值随之降低，较高的 $PaCO_2$ 水平即引起过度通气，$PaCO_2$ 降至较低的水平。重新入睡后，再次发生 CSA，周而复始，反复循环。由此可见，睡眠时呼吸中枢对高 CO_2 低氧的敏感性愈差，即反应阈值愈高，愈容易发生 CSA；入睡后觉醒愈多，呼吸控制功能愈不稳定，愈容易发生 CSA；在 NREM 睡眠Ⅰ、Ⅱ期，由于睡眠较浅，容易发生觉醒，故容易发生 CSA；随着睡眠的加深，进入 NREMⅢ、Ⅳ睡眠期，觉醒次数减少，呼吸调节趋于稳定，CSA 次数减少。进入 REM 睡眠期，随意调节功能仍起一定作用，呼吸对化学性调节的依赖程度减轻，CSA 也有减少的趋势。

（刘　源）

第三节　临床表现

SAHS 患者的临床症状复杂多样，轻重不一，不少患者白天并无不适。临床症状除包括与 SA 本身直接有关者外，SA 引起的多系统损害也可引起相应的临床症状。

一、阻塞性睡眠呼吸暂停低通气综合征

本病主要见于男性，肥胖者较多，随年龄增长其发病率也升高。主要临床特点反映其危险因素：肥

胖（尤其是上身）；颈围增加；狭窄的咽部（扁桃体增生、软腭、腭垂和舌体肥大以及侧壁扁桃体周围狭窄）；下颌后缩；小下颌为其主要危险因素。OSAHS 患者出现高血压、冠心病、肺心病、糖尿病、继发性红细胞增多症等并发症时还可有相应的症状和体征。

几乎所有的患者均有不同程度的打鼾，并多有睡眠中憋醒的经历，多因此而就诊。由于睡眠质量差，醒来自觉头痛、不解乏，并出现明显的白天嗜睡，可有记忆力减退、注意力不集中等智能方面的障碍。有的患者还可出现性功能减退、遗尿等临床表现。

阻塞性睡眠呼吸暂停患者的症状典型，主要的危险因素相对明显。通常患者入睡并无困难，尽管有人主诉有失眠，常常有频繁的夜间唤醒和睡眠片断，偶尔有醒来喷鼻息或窒息，但更经常的是由于排尿而醒来。夜间多尿，部分由于阻塞性睡眠呼吸暂停引起，很可能和出现在阻塞性睡眠呼吸暂停事件期间的胸膜腔负压增大有关。胸膜腔负压增大牵拉右心房壁并因此促进心房钠尿肽的产生。常见表现为：①大声、习惯性打鼾；②目击的呼吸暂停；③夜间频繁唤醒；④睡眠期间的窒息发作；⑤夜尿；⑥不能恢复精力的睡眠、晨起头痛；⑦过度白天嗜睡；⑧交通和（或）工作相关的事故；⑨易激惹、记忆力差、性格改变；⑩性欲减退。

配偶可提供更多的关于患者出现在睡眠期间不良事件的信息。配偶诉患者有打鼾，鼾声常常已经持续很多年。阻塞性睡眠呼吸暂停的鼾声很大（在相邻的房间也能听到），并且是习惯性的（每夜出现）。声音如此之大以致配偶常常去另一个房间睡觉。也有目击到的睡眠呼吸暂停和出现在呼吸暂停末的大的喷鼻息或窒息。偶尔，在中止呼吸暂停事件的微觉醒期间，配偶能见到患者手臂使劲地胡乱挥动或其他大的不自主运动。

由于反复出现的呼吸暂停事件，睡眠呼吸暂停患者有严重的睡眠片断，导致慢波睡眠（3 期和 4 期或 delta 睡眠）和 REM 睡眠减少。因此，有睡眠呼吸暂停的患者在早晨醒来时并不觉得精力恢复，常常出现早晨出发困难，白天嗜睡。轻度睡眠呼吸暂停的患者一般感觉白天疲倦、昏昏欲睡，晚上只要坐下来看报纸或看电视，很快入睡。严重的患者，在很多情况下都能不合时宜的很快入睡（如面对面谈话、打电话或吃饭时）。因此，他们的睡眠是不能控制的。有的患者在驾车或遇红绿灯时入睡。睡眠呼吸暂停患者可能易激惹，他们的配偶可能诉患者有性格改变。性功能障碍也常见（例如，即使他勃起功能正常，但性欲减少），睡眠呼吸暂停患者也存在夜间心悸或心律失常。

二、中枢型睡眠呼吸暂停低通气综合征

区别于 OSAHS，中枢性睡眠呼吸暂停临床特点为：①正常体型；②失眠，有嗜睡；③睡眠时有唤醒；④打鼾轻和间歇性；⑤性功能障碍轻；⑥抑郁。

（刘　源）

第四节　辅助检查

一、阻塞性睡眠呼吸暂停低通气综合征

1. 实验室检查　部分患者可出现红细胞和血色素升高。动脉血气分析可有不同程度的低氧血症和二氧化碳分压升高。

2. 心电图　可出现心律失常，如有高血压、肺动脉高压，则有相应所见。

3. 肺功能　部分可表现为限制性通气功能障碍。

4. 初筛检查　多采用便携式睡眠监测仪检查，单纯血氧饱和度监测、口鼻气流 + 血氧饱和度、口鼻气流 + 鼾声 + 血氧饱和度 + 胸腹运动等，主要适用于基层患者或由于睡眠环境改变或导联过多而不能在睡眠监测室进行检查的一些轻症患者，用来除外 OSAHS 或初步筛查 OSAHS 患者，也可应用于治疗前后对比及患者的随访。

5. 多导睡眠图（poly somnogram，PSG）监测　内容如下所述：

（1）整夜PSG监测：是诊断OSAHS的“金标准”，包括二导脑电图（EEG）多采用C3A2和C4A1、二导眼电图（EOG）、下颌颏肌电图（EMG chin）、心电图（ECG）、口鼻呼吸气流、胸腹呼吸运动、血氧饱和度、体位、鼾声、胫前肌EMG等，正规监测一般需要整夜不少于7小时的睡眠。其适用指征为：①临床上怀疑为OSAHS者；②临床上其他症状、体征支持患有OSAHS，如夜间哮喘、肺或神经肌肉疾患影响睡眠；③难以解释的白天低氧血症或红细胞增多症；④原因不明的夜间心律失常、夜间心绞痛、清晨高血压；⑤监测患者夜间睡眠时低氧程度，为氧疗提供客观依据；⑥评价各种治疗手段对OSAHS的治疗效果；⑦诊断其他睡眠障碍性疾患。

（2）夜间分段PSG监测：在同一晚上的前2～4小时进行PSG监测，之后进行2～4小时的持续气道正压通气（continuous positive airway pressure，CPAP）压力调定。其优点在于可以减少检查和治疗费用，只推荐在以下情况采用：①AHI＞20次/小时，反复出现持续时间较长的睡眠呼吸暂停或低通气，伴有严重的低氧血症；②因睡眠后期快动眼相（rapid eyemovement，REM）睡眠增多，CPAP压力调定的时间应＞3小时；③当患者处于平卧位时，CPAP压力可以完全消除REM及非REM睡眠期的所有呼吸暂停、低通气及鼾声。如果不能满足以上条件，应进行整夜PSG监测并另选整夜时间进行CPAP压力调定。

（3）午后小睡的PSG监测：对于白天嗜睡明显的患者可以试用，通常需要保证有2～4小时的睡眠时间（包括REM和NREM睡眠）才能满足诊断OSAHS的需要，因此存在一定的失败率和假阴性结果。

（4）多次睡眠潜伏期试验（multiple sleep latency test，MSLT）：通过让患者白天进行一系列的小睡来客观判断其白天嗜睡程度的一种检查方法。每2小时测试一次，每次小睡持续30分钟，计算患者入睡的平均潜伏时间及异常REM睡眠出现的次数，睡眠潜伏时间＜5分钟者为嗜睡，5～10分钟为可疑嗜睡，＞10分钟者为正常。

二、中枢型睡眠呼吸暂停低通气综合征

1. 多导睡眠图（PSG）　是确诊本病的重要检查手段。该项检查同步记录患者睡眠时的脑电图、肌电图、口鼻气流、胸腹呼吸运动、动脉血氧饱和度、心电图等多项指标，可准确地了解患者睡眠时呼吸暂停及低通气的情况。

2. 其他　包括其他原发病的检查，如头颅CT、MRI等。

（刘　源）

第五节　诊断和鉴别诊断

一、诊断标准

全夜7小时的睡眠中发生呼吸暂停和（或）低通气达30次以上或每小时超过5次且伴有相临床症状者，即可诊断为SAHS。经无创通气治疗后，相应的临床症状随SA减少而改善有助于确立诊断。

二、诊断方法

1. 体检　除常规的体检外，对SAHS患者应注意以下几个方面。肥胖是SA的易患因素之一，其危险度是性别的4倍、年龄的2倍。颈围是反映睡眠时上气道口径及功能特异性较强的指标。上气道解剖狭窄同时伴睡眠不好及白天嗜睡，常提示存在SA，而且有手术治疗的可能。并发存在心肺疾患均会引起低氧血症而致呼吸调节不稳定，诱发SA。口唇发绀、下肢水肿可见于并发白天肺泡通气不足者。测定睡前及醒后血压，有助于了解高血压与SAHS的关系。如体检有甲状腺功能减退的征象，需进一步检查。

2. 辅助检查　头颅X线检查可以定量地了解颌面部异常的程度，鼻咽镜检查有助于评价上气道解剖异常的程度，对考虑手术治疗有帮助。疑甲状腺功能低下者可测定甲状腺激素水平。疑白天通气不足

或出现呼吸衰竭者可行血常规、血气分析及肺功能检查。动态心电图检查发现睡眠心律失常或睡眠状态下心率波动幅度较大者，常提示SAHS的可能。

3. 睡眠呼吸监测　在配偶及家属的帮助下，通过仔细询问病史及系统查体能够基本了解患者的睡眠及呼吸情况，提供有关SAHS的诊断线索、提示可能病因及并发症，并初步判断其严重程度。但要最后确立或排除诊断，须到睡眠中心应用PSG进行睡眠呼吸监测。

近年来，传统的有纸记录已逐渐被计算机化的数据采集、储存及分析系统取代，家庭化、病床边的简易初筛装置甚至通过远程中心工作系统遥控监测也得到了应用。因PSG费用昂贵，且部分患者异地入睡困难，夜间SaO_2动态监测可作为筛选。

4. 试验性无创通气治疗　试验性无创正压通气治疗后症状明显改善支持睡眠呼吸障碍的诊断，反之考虑其他睡眠障碍性疾患，而SAHS患者经正规治疗后白天嗜睡仍未完全改善者，有并发其他睡眠障碍性疾患的可能。

三、病情严重程度的评价

SAHS患者病情的严重程度决定患者是否需要进行治疗。目前尚无公认的SAHS病情评价标准，单纯根据PSG睡眠呼吸监测结果可以将SAHS患者的病情分为正常（AHI <5）、轻度（AHI 5 ~15）、中度（AHI 15 ~30）和重度（AHI >30），大规模多中心临床试验睡眠心脏健康研究（SHHS）证实AHI在15次/小时以上可导致心脑血管并发症的增加。结合临床和实验室检查资料进行的SAHS严重程度分级（表6 -1）可能更具实用性。

表6 -1　基于临床和检查资料进行的SAHS严重程度分级

无症状	可观察到偶发的呼吸暂停
轻度	有一定程度的嗜睡，与呼吸暂停有关，并有心血管疾病的风险
中度	嗜睡影响生活，有与呼吸紊乱相关的睡眠障碍、心血管疾病风险
重度	导致功能减退的嗜睡和心肺功能不全、神经行为损害、呼吸暂停重

四、鉴别诊断

SAHS可累及全身各个系统，临床表现复杂多样，缺少特异性，极易被误诊为其他系统的疾病，如神经症、心脏病。避免误诊、漏诊的关键在于加强对睡眠呼吸障碍性疾患的认识。白天嗜睡是SAHS最突出的症状之一，也是患者就诊的主要原因，应加以鉴别（表6 -2）。

表6 -2　引起成年人白天嗜睡的常见原因

内源性因素	外源性因素	生物节律紊乱	其他
发作性睡病	睡眠习惯不良	时差	抑郁症
周期性嗜睡症	环境原因	倒班	酒精成瘾
原发性嗜睡症	睡眠不足	睡眠 -觉醒周期不规律	帕金森病
外伤后嗜睡	服用镇静安眠药	睡眠时相延迟或提前	
腿动综合征	饮酒		
睡眠呼吸暂停低通气综合征			

（刘　源）

第六节　治　疗

一、病因治疗

甲状腺功能减退是SA肯定的病因之一，甲状腺素替代治疗后SA常可减轻或消失。半数心力衰竭患者可出现 SA，以 CSA 为主，经药物治疗心功能改善后，CSA 可以好转。

二、氧疗

对于绝大多数 SAHS 患者，氧疗并无必要；有氧疗指征者，也应与气道持续正压通气结合进行，以免单纯吸氧延长 SA 持续时间而引起 CO_2 潴留、加重睡眠紊乱。

三、一般治疗

指导患者养成良好的睡眠习惯，获得足够的睡眠时间及最好的睡眠质量。减肥、戒烟、戒酒、慎用镇静安眠药物、侧卧位睡眠及应用鼻黏膜收缩剂滴鼻保持鼻道通畅，对轻症患者及单纯打鼾者可能有效。

四、药物治疗

甲羟孕酮、乙酰唑胺具有呼吸兴奋作用，均曾被试用于治疗 CSAHS，但由于疗效差、不良反应大，现已少用。

五、持续气道正压通气治疗

应用持续气道正压通气（CPAP）治疗 OSA 的主要原理是通过增加咽腔内的正压来对抗吸气负压、防止气道塌陷。最早于 1981 年应用，对 OSAHS 及 CSAHS 均有效，目前已成为治疗 SAHS 的首选方法。更符合生理特点的双水平持续正压通气机（BiPAP）及智能型 CPAP 呼吸机已应用于临床。主要问题是加强随诊，提高患者对长期使用的依从性。

六、口器治疗

主要有下颌移动装置及固舌装置，是针对喉咽部狭窄的治疗手段。前者通过前移下颌骨使舌体前移而扩大上气道，后者直接牵拉舌体而防止舌根后坠。对轻、中度 SAHS 患者或不耐受 CPAP 治疗者可试用。

七、手术治疗

手术治疗主要基于两个目的：①绕开睡眠时易发生阻塞的咽气道，建立第二呼吸通道；②针对不同的阻塞部位，去除解剖狭窄、扩大气道。由于其有创性及疗效有限，除一些具有手术适应证者、年轻轻症患者或 CPAP 治疗失败者外，手术治疗对大多数 OSAHS 患者不作为首选；对 CSAHS 患者无效。主要术式有气管切开造口术，腭垂咽软腭成形术（UPPP），扁桃体、腺样体切除术，鼻中隔偏曲矫正、鼻息肉摘除、鼻甲切除等鼻部手术及针对喉咽部解剖狭窄的手术如和骨前徙术、舌骨悬吊术、舌成形术。

总之，治疗 OSA 的手术复杂多样，必须仔细进行术前检查，严格选择手术适应证，必要时联合应用多种术式分期进行。

（刘　源）

第七章

慢性阻塞性肺疾病

第一节 定义、病因和发病机制

一、定义

1. 慢性阻塞性肺疾病（COPD）的定义 COPD是一种可以预防、可以治疗的疾病，伴有一些显著的肺外效应，这些肺外效应与患者疾病的严重性相关。肺部病变的特点为不完全可逆性气流受限，这种气流受限通常进行性发展，与肺部对有害颗粒或气体的异常炎症反应有关。

COPD的定义强调了COPD是可以预防和可以治疗的，其目的是给患者呈现出一个积极的前景，并鼓励医疗卫生工作者在COPD防治中勇于探索，克服对COPD的消极、悲观情绪，提倡采取乐观的应对态度。当患者有咳嗽、咳痰或呼吸困难症状，及（或）疾病危险因素接触史时，应考虑COPD。慢性咳嗽、咳痰常先于气流受限许多年存在，但不是所有有咳嗽、咳痰症状的患者均会发展为COPD。

肺功能检查可明确诊断COPD，即在应用支气管扩张剂后，FEV_1占预计值% <80%，同时FEV_1/FVC<70%表明存在气流受限，并且不能完全逆转。为改进COPD的诊断，应努力提供标准化的肺功能检查。

在COPD的定义中采用了“气流受限”这一概念，而未用“气道阻塞”这一旧名称，是因为单纯肺气肿时，气道并无器质性阻塞性病变，但由于肺泡组织的弹性降低，因而肺泡压降低，使气流流速减慢、受阻。此外，细支气管上均附着有肺泡组织，当其弹性降低时，作用在细支气管壁上的牵拉力量也降低，使细支气管变窄，因而使流速减慢。在这种情况下，如果仍然称作“气道阻塞”，显然易误解为气道内存在器质性阻塞性病变，故使用“气流受限”这一名称较为合理。

2. 慢性支气管炎 是指除外慢性咳嗽的其他各种原因后，患者每年慢性咳嗽、咳痰3个月以上，并连续2年，不一定伴有气流受限。由此可见，慢性支气管炎的定义是以症状学为基础的，具有这些症状的患者，其中一部分伴有气流受限，或者暂时没有出现气流受限，但是经过若干年后病情可以发展，从而出现气流受限。然而，另外一部分患者虽具有慢性咳嗽、咳痰症状，但始终不出现气流受限，此时，只能诊断为慢性支气管炎，而不能诊断为COPD。与COPD有关的慢性支气管炎，只是指伴有气流受限的慢性支气管炎。

3. 肺气肿 肺部远端的气室到末端的细支气管出现异常持久的扩张，并伴有肺泡壁和细支气管的破坏而无明显的纤维化。“破坏”是指呼吸性气室扩大且形态缺乏均匀一致，肺泡及其组成部分的正常形态被破坏和丧失。

这里需指出：慢性支气管炎的定义属于临床范畴，而肺气肿的定义为病理解剖术语。

4. COPD与慢性支气管炎、肺气肿、支气管哮喘等之间的关系 COPD与慢性支气管炎和肺气肿关系密切，但临床上患者有咳嗽、咯痰等症状时，并不能立即可诊断COPD。如患者只有“慢性支气管炎”和（或）“肺气肿”，而无气流受限，则不能诊断为COPD，患者仅可诊断为单纯的“慢性支气管炎”和（或）“肺气肿”。虽然在各种类型的支气管哮喘中，许多特殊因素均可造成气流受限。但是根据支气管哮喘的定义，这种气流受限是可逆性的。所以如果支气管哮喘患者的气流受限能完全逆转，则患者没有并发 COPD。实际上在许多病例中，某些支气管哮喘患者并发的气流受限并不能完全逆转；而某些 COPD 患者却伴有气流受限的部分逆转，且并发气道高反应性，此时很难将这两类患者区分开。慢性支气管炎和肺气肿并发气流受限常同时存在，某些患者在患支气管哮喘的同时也可以并发这两种疾病：即慢性支气管炎和肺气肿。如果支气管哮喘患者经常暴露在刺激性物质中，如抽烟，也会发生咳嗽和咳痰，而咳嗽和咳痰是慢性支气管炎的一项重要特征。这类患者可诊断为“哮喘型支气管炎”或“COPD 的哮喘类型”。此外，已知病因或具有特异病理表现并有气流受限的一些疾病，如囊性纤维化、弥漫性泛细支气管炎或闭塞性细支气管炎等不包括在 COPD 内。

二、病因

COPD 的发病因素很多，迄今尚有许多发病因素还不够明了，尚待研究。近年来认为，COPD 有关发病因素包括个体易感因素以及环境因素两个方面，这两者相互影响。现在认为比较明确的个体易感因素为 α_1 - 抗胰蛋白酶缺乏，最主要的环境因素是吸烟，以及接触职业粉尘和化学物质（烟雾、变应源、工业废气和室内空气污染等）。在我国农村，COPD 的危险因素还与烹调时产生的大量油烟和燃料产生的烟尘有关。

（一）个体因素

1. 遗传因素　某些遗传因素可增加 COPD 发病的危险性。常见遗传危险因素是 α_1 - 抗胰蛋白酶的缺乏。目前认为 α_1 - 抗胰蛋白酶的重度缺乏与非吸烟者的肺气肿形成有关。

2. 气道高反应性　支气管哮喘和气道高反应性被认为是发展成为 COPD 的重要危险因素，与某些基因因素和环境因素等相关的复杂发病因素有关。气道高反应性可能与吸烟或暴露于其他的环境因素相关。

（二）环境因素

1. 吸烟　现今公认吸烟为 COPD 重要发病因素，吸烟能使支气管上皮纤毛变短，不规则，纤毛运动发生障碍，降低局部抵抗力，削弱肺泡吞噬细胞的吞噬、灭菌作用，又能引起支气管痉挛，增加气道阻力。吸烟者肺功能的异常率较高，并多有呼吸道症状，FEV_1 的年下降率较快，吸烟者死于 COPD 的人数较非吸烟者为多。但并不是所有的吸烟者都可能发展为 COPD，这表明遗传因素可能起了一定的作用。被动吸烟也可能导致呼吸道症状以及 COPD 的发生。

2. 职业粉尘和化学物质　当职业粉尘及化学物质（烟雾、变应源、工业废气及室内空气污染等）的浓度过大或接触职业粉尘以及化学物质中的时间过久，均可导致与吸烟无关的 COPD 的发生。接触某些特殊的物质、刺激性物质、有机粉尘及变应源能够使气道反应性增加，尤其当气道已接触其他的有害物质、吸烟或并发哮喘时更易并发 COPD。

3. 大气污染　化学气体如氯、氧化氮、二氧化硫等烟雾，对支气管黏膜有刺激和细胞毒性作用。空气中的烟尘或二氧化硫明显增加时，慢性支气管炎的急性发作就显著增多。其他粉尘如二氧化硅、煤尘、棉屑、蔗尘等也刺激支气管黏膜，使气道清除功能遭受损害，为细菌入侵创造条件。城市重度的空气污染对于存在心肺疾患的患者来说极其有害。燃料燃烧不完全及烹调时的油烟而引起的室内空气污染也是 COPD 的危险因素。

4. 感染　呼吸道感染是 COPD 发病和加剧的另一个重要因素，目前认为肺炎球菌和流感嗜血杆菌，可能为 COPD 急性发作的最主要病原菌。病毒也对 COPD 的发生和发展起重要作用，肺炎衣原体和肺炎支原体与 COPD 发病的直接关系仍有待于进一步阐明。儿童期的重度呼吸道感染和成年时的肺功能降低及呼吸系统症状的发生有关。此外，低出生体重也与 COPD 的发生有关。

5. 社会经济地位　COPD 的发病与患者社会经济地位的相关。这也许与室内外空气污染的不同程度、营养状况或其他和社会经济地位有关的因素等有一定的内在联系。

6. 其他　除上述因素外，气候变化，特别是寒冷空气能引起黏液分泌物增加，支气管纤毛运动减弱。在冬季，COPD 患者的病情波动与温度和温差有明显关系。迷走神经功能失调，也可能是本病的一个内因，大多数患者有迷走神经功能失调现象。部分患者的副交感神经功能亢进，气道反应性较正常人增强。

三、发病机制

当前 COPD 的发病学研究也有很大进展，现在比较流行的发病机制如下：

（一）细胞机制

吸烟和其他吸入刺激物能诱发周围气道和肺实质内的炎性反应，并激活巨噬细胞。巨噬细胞在 COPD 的炎性过程中起了重要作用，被激活的巨噬细胞、上皮细胞和 CD_8T 淋巴细胞可释放出中性粒细胞趋化因子，巨噬细胞还能生成蛋白分解酶。COPD 患者的支气管肺泡灌洗液中巨噬细胞数目比正常可增加 5～10 倍，巨噬细胞主要集中在肺气肿最为显著的中心腺泡带。此外，肺泡壁上巨噬细胞和 T 淋巴细胞的数目与肺实质破坏的程度呈正相关。通过释放出中性粒细胞蛋白酶和其他蛋白酶，巨噬细胞在肺气肿蛋白持续分解的过程中起了重要作用，并进一步造成肺实质的破坏和刺激气道内黏液的过度分泌。白介素 -8（IL-8）对中性粒细胞有选择性的吸附作用，在 COPD 患者的诱生痰液中存在高浓度的 IL-8。巨噬细胞、中性粒细胞和气道上皮细胞均可分泌 IL-8。COPD 发病过程中，IL-8 在中性粒细胞所致的炎症中起了相当重要的作用。IL-8 的水平与中性粒细胞数量相关，并与气流受限的程度相匹配。COPD 患者的痰液中存在着高浓度的肿瘤坏死因子 α（TNFα），可起动核因子——κB（NF-κB）的转录，随之又转向 IL-8 基因的转录。

气道内的白三烯 B_4（LTB_4）同样是一种重要的中性粒细胞趋化因子。α_1-抗胰蛋白酶（α_1-AT）缺乏的患者，其肺泡巨噬细胞可分泌大量的 LTB_4。T 淋巴细胞在 COPD 中的作用尚不清楚。优势的 CD_8 细胞（抑制 T 细胞），通过释放多种酶，如颗粒酶和穿透因子，诱发肺实质细胞的凋亡。吸烟者仅少数发生肺气肿，其原因与肺内的抗蛋白酶水平有关，而抗蛋白酶水平由抗蛋白酶基因突变所决定（基因多态现象）。例如，约 10% 肺气肿患者可发生基因突变。突变位于基因的调节部位，提示 α_1-AT 产生的调节具有防御功能，尤其是在急性感染时期。

（二）蛋白酶-抗蛋白酶系统失衡

肺气肿是由于蛋白酶-抗蛋白酶系统失衡所致。蛋白酶可以消化弹性蛋白和肺泡壁上的其他蛋白结构，其中有中性粒细胞弹性酶（NE），组织蛋白酶，基质金属蛋白酶（MMPs），颗粒酶，穿透因子。抗蛋白酶系统能对抗蛋白酶的作用，其中最重要的有 α_1-AT、分泌型白细胞蛋白酶抑制剂（SLPI）、基质金属蛋白酶组织抑制剂（TIMPs）等。NE 为一种中性丝氨酸蛋白酶，是肺内促弹性组织离解活动的主要成分。NE 可消化连接组织和蛋白聚糖，从而造成肺气肿的形成。NE 除能使肺组织基质分解外，还可造成气道扩张、纤毛上皮变形和黏液腺增生以及纤毛摆动消失。NE 也有潜在的刺激黏液分泌的功能，并能从上皮细胞内诱发释放 IL-8，故可促使气道炎症的发生，形成慢性支气管炎。在 α_1-AT 缺乏的患者中，NE 在调节弹性组织离解中起主要作用；但是在吸烟所致的 COPD 患者中，NE 并不起主要的弹性组织离解酶作用。与吸烟相关的 COPD 中，吸烟所产生的氧化剂则起了重要作用。吸烟可造成肺泡内巨噬细胞的激活和中性粒细胞的募集，同时释放出中性粒细胞趋化因子，产生更多的炎症递质，并降价弹性蛋白和胶原。此外，吸烟也通过 α_1-AT 的氧化失活与 NE 的结合率的降低而造成肺组织的损伤。

蛋白酶 3 为另一种中性粒细胞中的中性丝氨酸蛋白酶，参与这些细胞的弹性组织离解活动。组织蛋白酶 G 为中性粒细胞的半胱氨酸蛋白酶，也参与弹性组织离解活动，组织蛋白酶 B、L 和 S 由巨噬细胞释放。MMPs 是一组 20 个相似的肽链内切酶，能降解肺实质所有细胞外基质成分，包括：弹性蛋白、胶原、蛋白多糖、层黏素和纤维结合素。MMPs 是由中性粒细胞、肺泡巨噬细胞和气道上皮细胞所生成。肺气肿时支气管肺泡灌洗液中的胶原酶（MM-1）和明胶酶（MM-9）的水平增加。肺气肿患者肺泡灌洗液中，巨噬细胞内 MM-9 和 MMP-1 的表达也高于正常人。肺泡巨噬细胞也能表达特有的

MMP1，即巨噬细胞金属－弹性酶。

对抗和平衡这些蛋白酶的物质是一组抗蛋白酶。其中较为重要的有 α_1－AT，也称为α_1－蛋白酶抑制剂，是一种肺实质内的主要抗蛋白酶，在肝内合成，再从血浆内分泌出去。遗传性的纯合子 α_1－AT 缺乏可能产生严重的肺气肿，尤其是吸烟者，但在 COPD 病例中这种基因型疾病少于 1%。α_1－AT 为对抗 NE 的主要成分，但不是唯一的抗蛋白酶成分。此外还有 α_1－抗糜蛋白酶，该酶主要存在肺内，纯合子个体其水平较低，患 COPD 的危险性也增加。SLPI 为气道中最重要的保护物质，来自气道上皮细胞，为气道提供局部防御机制。TIMPs 可对抗基质金属蛋白酶的效应。

（三）氧化剂的作用

氧化剂在 COPD 的病理生理过程中起了重要作用。香烟中存在有大量的氧化剂，活化的炎症细胞也能产生内源性氧化剂，这些炎症细胞包括中性粒细胞和肺泡巨噬细胞。COPD 患者呼出气中的凝集水内的过氧化氢（H_2O_2）增加，在急性加重期尤为明显，可说明内源性氧化剂生成增加。氧化剂以下列几种方式参与 COPD 的病理过程，包括损害血清蛋白酶抑制剂，加强弹性酶的活性和增加黏液的分泌。此外，氧化剂能活化转录 NF－κB，NF－κB 可协助转录其他许多炎症因子，包括 IL－8、TNFα、诱导型一氧化氮（NO）合成酶和诱导型环氧化酶。氧化剂通过直接氧化作用于花生四烯酸，而产生异前列腺素。COPD 患者中异前列腺素是增加的，对气道产生多种效应，包括支气管缩窄，增加血浆漏出和黏液过度分泌。

（四）感染

下呼吸道细菌感染和慢性炎症加剧了肺损伤，造成了支气管纤毛清除系统的破坏，寄生于上呼吸道的细菌移生至下呼吸道。细菌首先附着在黏膜内皮细胞上，一方面释放细菌产物，造成气道内皮细胞损伤；另一方面，炎症细胞释放各种细胞因子和蛋白酶，破坏了蛋白酶－抗蛋白酶系统平衡，从而促进了 COPD 的进展。肺炎衣原体慢性感染在 COPD 的发病中起了重要作用，COPD 患者在肺炎衣原体感染后，所产生的免疫反应与机体因素有着密切的关系，如吸烟、慢性疾病、长期应用糖皮质激素、老年及某些基因因素等，均参与了免疫反应的调节及所产生 Th_2 类型的免疫反应。如需清除细胞内感染的肺炎衣原体，则需要强有力的 Th_1 免疫反应。细胞内持续寄殖的肺炎衣原体必然会引起机体的免疫反应，吸烟所致的炎症加重了肺炎衣原体产生的慢性感染，吸烟和肺炎衣原体的协同效应共同参与了气道阻塞的病理过程。

（五）黏液过度分泌和小气道阻塞

吸烟和吸入某些刺激性气体可使气道内分泌物增加。其机制涉及气道感觉神经末梢反射性增加了黏液分泌，并直接刺激某些酶的生成，如 NE。长期刺激可造成黏膜下腺体的过度增生和杯状细胞增生，也能导致黏蛋白基因（MUC）的上调。目前已认识到人类至少有 9 种 MUC 基因，但尚不清何种基因在慢性支气管时呈过度表达。黏液的过度分泌为气流阻塞的危险因素。因各种刺激物诱发的慢性气道炎症过程，其特征为中性粒细胞浸润，导致各种趋化因子释放，如巨噬细胞释放出 IL－8 和 LTB_4，从而导致周围气道的阻塞。进一步使纤维生成递质分泌，偶可造成周围气道纤维化，及周围气道的慢性炎症和结构重组。

（六）血管的病理改变

COPD 时，因长期慢性缺氧可导致肺血管广泛收缩和肺动脉高压，常伴有血管内膜增生，使原来缺乏血管平滑肌的血管出现血管平滑肌，某些血管发生纤维化和闭塞，造成肺循环的结构重组，少数 COPD 患者可发生肺心病。肺血管结构重组的过程中可能涉及血管上皮生长因子、成纤维生成因子以及内皮素－1（ET－1）。慢性缺氧所致的肺动脉高压患者中，肺血管内皮的 ET－1 表达显著增加，COPD 患者尿中的 ET－1 分泌也明显升高。ET－1 通过 ETA 受体诱发肺血管平滑肌的纤维化和增生，在 COPD 后期产生的肺动脉高压中起了一定作用。

四、病理和病理生理

1. 病理　常见病理改变有支气管黏液腺增生、浆液腺管的黏液腺化生、腺管扩张杯状细胞增生、灶状鳞状细胞化生和气道平滑肌肥大。慢性支气管炎黏液腺扩大为非特异性。

呼吸性细支气管显示明显的单核细胞炎症。膜性细支气管（直径＜2mm）有不同程度的黏液栓，杯状细胞化生、炎症；平滑肌增生及纤维化管腔狭窄而扭曲。以上改变以及因肺气肿而引起的气道外部附着的肺泡丧失使气道横切面减少。

COPD 并发肺气肿时有三种类型：①中心型肺气肿，从呼吸性细支气管开始并向周围扩展，在肺上部明显；②全小叶肺气肿，均匀影响全部肺泡，在肺下部明显，通常在纯合子 α_1 抗胰蛋白酶缺乏症见到；③第三种为远端腺泡性肺气肿或旁间隔肺气肿，在远端气道、肺泡管与肺泡囊受损，位于邻近纤维隔或胸膜。

小气道病变是流阻塞的主要原因。早期病变是呼吸性细支气管单核细胞炎症。炎症性纤维化、杯状细胞化生黏液栓或黏液脓栓以及终末支气管平滑肌肥大是重要原因。附着于细支气管的肥胖由于肺气肿破坏而使细支气管塌陷也是重要原因。气流阻塞的另一原因是支气管及细支气管痉挛收缩。

2. 病理生理　COPD 肺部病理学的改变导致相应的疾病特征性的生理学改变，包括黏液高分泌、纤毛功能失调、气流受限、肺过度充气、气体交换异常、肺动脉高压和肺心病。黏液高分泌和纤毛功能失调导致慢性咳嗽及多痰，这些症状可出现在其他症状和病理生理异常发生之前。呼气气流受限，是 COPD 病理生理改变的标志，是疾病诊断的关键，主要是由气道固定性阻塞及随之发生的气道阻力的增加所致。肺泡附着的破坏，这使小气道维持开放的能力受损，在气流受限中所起的作用较小。

COPD 进展时，外周气道阻塞、肺实质破坏及肺血管的异常减少了肺气体交换容量，产生低氧血症，以后出现高碳酸血症。在 COPD 晚期（Ⅲ级：重度 COPD）出现的肺动脉高压是 COPD 重要的心血管并发症，与肺心病的形成有关，提示预后不良。

（王吉珍）

第二节　临床表现和实验室检查

一、临床表现

1. 病史　COPD 患病过程应有以下特征：①患者多有长期较大量吸烟史；②职业性或环境有害物质接触史如较长期粉尘、烟雾、有害颗粒或有害气体接触史；③家族史 COPD 有家族聚集倾向；④发病年龄及好发季节多于中年以后发病，症状好发于秋冬寒冷季节，常有反复呼吸道感染及急性加重史，随病情进展，急性加重逐渐频繁；⑤COPD 后期可出现低氧血症和（或）高碳酸血症，并发慢性肺源性心脏病（肺心病）和右心衰竭。

2. 症状　每个 COPD 患者的临床病情取决于症状严重程度（特别是呼吸困难和运动能力的降低）、全身效应和患者患有的各种并发症。而并不是仅仅与气流受限程度相关。COPD 的常见症状：①慢性咳嗽通常为首发症状，初起咳嗽呈间歇性，早晨较重，以后早晚或整日均有咳嗽，但夜间咳嗽并不显著，少数病例咳嗽不伴咳痰，也有少数病例虽有明显气流受限但无咳嗽症状；②咳痰咳嗽后通常咳少量黏液性痰，部分患者在清晨较多，并发感染时痰量增多，常有脓性痰，并发感染时可咳血痰或咯血；③气短或呼吸困难是 COPD 的标志性症状，是患者焦虑不安的主要原因，早期仅于劳力时出现，后逐渐加重，以致日常活动甚至休息时也感气短；④喘息和胸闷可为 COPD 的症状，但无特异性，部分患者特别是重度患者有喘息，胸部紧闷感通常于劳力后发生，与呼吸费力、肋间肌等容性收缩有关；⑤COPD 的肺外效应——即全身效应，其中体重下降、营养不良和骨骼肌功能障碍等常见，此外，还有食欲减退、精神抑郁和（或）焦虑等，COPD 的并存疾病很常见，并发的疾病常使 COPD 的治疗变得复杂，COPD 患者发生心肌梗死、心绞痛、骨质疏松、呼吸道感染、骨折、抑郁、糖尿病、睡眠障碍、贫血、青光眼、肺癌的危险性增加。

3. 体征　COPD 早期体征可不明显。随疾病进展，常有以下体征：①视诊及触诊胸廓形态异常，包括胸部过度膨胀、前后径增大、剑突下胸骨下角（腹上角）增宽及腹部膨凸等，常见呼吸变浅，频率增快，辅助呼吸肌如斜角肌及胸锁乳突肌参加呼吸运动，重症可见胸腹矛盾运动，患者不时采用缩唇呼吸以增加呼出气量，呼吸困难加重时常采取前倾坐位，低氧血症者可出现黏膜及皮肤发绀，伴右心衰者可见下肢水肿、肝大；②叩诊由于肺过度充气使心浊音界缩小，肺肝界降低，肺叩诊可呈过清音；③听诊两肺呼吸音可减低，呼气延长，平静呼吸时可闻干性啰音，两肺底或其他肺野可闻湿啰音；心音遥远，剑突部心音较清晰响亮。

4. COPD 急性加重期的临床表现　COPD 急性加重是指 COPD 患者“急性起病，患者的呼吸困难、咳嗽和（或）咳痰症状变化超过了正常的日间变异，须改变原有治疗方案的一种临床情况”。COPD 急性加重的最常见原因是气管一支气管感染，主要是病毒、细菌感染所致。但是约 1/3 的 COPD 患者急性加重不能发现原因。

COPD 急性加重的主要症状是气促加重，伴有喘息、胸闷、咳嗽加剧、痰量增加、痰液颜色和（或）黏度的改变及发热等，还可出现全身不适、失眠、嗜睡、疲乏、抑郁和精神紊乱等症状。与急性加重期前的病史、症状、体格检查、肺功能测定、血气等实验指标比较，对判断 COPD 严重程度甚为重要。对重症 COPD 患者，神志变化是病情恶化的最重要指标。COPD 急性加重期的实验室检查如下：①肺功能测定：对于加重期患者，难以满意的进行肺功能检查，通常 $FEV_1 < 1L$ 可提示严重发作；②动脉血气分析：呼吸室内空气下，$PaO_2 < 60mmHg$ 和（或）$SaO_2 < 90\%$，提示呼吸衰竭，如 $PaO_2 < 50mmHg$，$PaCO_2 > 70mmHg$，$pH < 7.30$，提示病情危重，需加严密监护或住 ICU 治疗；③X 线胸片和心电图（ECG）：X 线胸片有助于 COPD 加重与其他具有类似症状疾病的鉴别，ECG 对右心室肥厚、心律失常及心肌缺血诊断有帮助，螺旋 CT 扫描和血管造影，或辅以血浆 D－二聚体检测是诊断 COPD 并发肺栓塞的主要手段，但核素通气－血流灌注扫描在此几无诊断价值，低血压和（或）高流量吸氧后 PaO_2 不能升至 60mmHg 以上也提示肺栓塞诊断，如果高度怀疑并发肺栓塞，临床上需同时处理 COPD 加重和肺栓塞；④其他实验室检查：血红细胞计数及血细胞比容有助于识别红细胞增多症或出血，血白细胞计数通常意义不大，部分患者可增高和（或）出现中性粒细胞核左移，COPD 加重出现脓性痰是应用抗生素的指征，肺炎链球菌、流感嗜血杆菌以及卡他莫拉菌是 COPD 加重最常见的病原菌，因感染而加重的病例若对最初选择的抗生素反应欠佳，应及时根据痰培养及抗生素敏感试验指导临床治疗，血液生化检查有助于明确引起 COPD 加重的其他因素，如电解质紊乱（低钠、低钾和低氯血症等）、糖尿病危象或营养不良（低白蛋白）等，并可以了解并发的代谢性酸碱失衡。

二、实验室检查及临床评估

1. 肺功能检查　肺功能检查是判断气流受限且重复性好的客观指标，临床常用于 COPD 严重程度和治疗效果的肺功能指标有：时间肺活量（FEV）、深吸气量（IC）、呼气峰流速（PEFR）、呼气中期最大流速（MMFR）、气道阻力和弥散功能等。

（1）时间肺活量：目前气流受限的常用肺功能指标是时间肺活量（图 7－1），即以第一秒用力呼气容积（FEV_1）和 FEV_1 与用力肺活量（FVC）之比（FEV_1/FVC）降低来确定的。时间肺活量对 COPD 的诊断、严重度评价、疾病进展、预后及治疗反应等均有重要意义。FEV_1/FVC 是 COPD 的一项敏感指标，可检出轻度气流受限。FEV_1 占预计值的百分比是中、重度气流受限的良好指标，变异性小，易于操作，应作为 COPD 肺功能检查的基本项目。吸入支气管扩张剂后 $FEV_1 < 80\%$ 预计值且 $FEV_1/FVC\% < 70\%$ 者，可确定为不能完全可逆的气流受限。

FEV_1 是临床上评估 COPD 严重程度和支气管扩张药物疗效最重要的指标，同样也是肺通气功能指标，最常用为 FEV_1、FVC 及 FEV_1/FVC。其中，FEV_1 由于检测结果稳定，可重复性好、分辨率高，应用最为广泛。临床上常以应用支气管扩张剂后，FEV_1 改善的最大程度来显示支气管扩张剂的即时效应，这有多种表达方式，如：FEV_1 改善值占基础 FEV_1 的百分数；占患者预计值的百分数；FEV_1 改善的绝对值等。上述表述方法各有其优缺点，相互之间并无优劣差别。COPD 患者 FEV_1 增高多少才有临床意义，患者才能感受到呼吸困难的缓解呢？美国胸科协会（ATS）及 GOLD 的专家认为，用药后 FEV_1 增加值占基础值的 12%，同时绝对值增加 200mL 以上才表明患者对支气管扩张剂有反应。

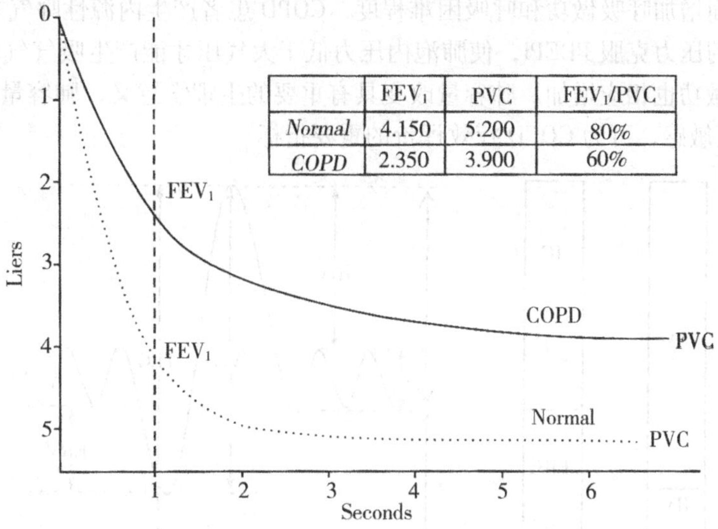

图 7-1 正常人和 COPD 患者的第 1 秒用力呼气容积（FEV_1）

FEV_1 应用虽然广泛，但也有局限性。由于 COPD 主要是小气道疾病，FEV_1 并不能敏感的反映小气道阻塞，同时其结果还与患者用力程度有关；而且 FEV_1 与患者平静呼吸及吹蜡烛或打喷嚏等日常生理活动也无关系；最重要的是，FEV_1 与 COPD 患者的一些临床指标如呼吸困难及一些长期的预后指标，如死亡率或医疗诊治费用等相关性也不强。

第 1 秒用力呼气容积/肺活量（FEV_1/FVC）也常被用作观测气流阻塞性疾病患者长期疗效的指标，与 FEV_1 不同的是，这一指标与患者的年龄、性别、身高以及肺容量无关。FEV_1/FVC% 被认为是反映早期气流受限的敏感指标。因为 COPD 早期 FVC 可无明显变化，而 FEV_1 即可出现下降。故只要 FEV_1 有轻微下降，其比值就会有下降，能首先确定是否存在气流受限。只要 FEV_1/FVC% <70% 即可诊断 COPD，所以目前可以说 FEV_1/FVC% <70% 是 COPD 临床诊断的肺功能重要指标，也是所谓的“金标准”。

（2）深吸气量（inspiratory capacity，IC）：肺功能检查中另一有意义的肺量计检测指标是深吸气量（IC）。有很多的 COPD 患者，在使用支气管扩张剂后虽然有明显效果，但其 FEV_1 却无显著改善，即所谓“容量反映者”。在这些患者中，支气管扩张剂的应用导致患者肺容积下降，因而用药后进行肺量计检测时患者起始肺容积小于用药前。由于呼气流速与肺绝对容积正相关，肺容积下降后，仍采用传统肺通气功能指标如 FEV_1，则可能会忽视掉支气管扩张剂的疗效。当然，如果在检测 FEV_1 的同时也检测肺绝对容积，有助于明确避免这一误差，但这在实际工作中却不易实施。此时，如果采用深吸气量的指标，则可能避免这一误差。由于 FRC 下降，患者 IC 可有显著改善。IC 的检测相对比较容易，而且，IC 增加 0.3L 则与患者呼吸困难的改善及活动耐力提高显著相关。但是，IC 检测的意义还需要更深入的研究。肺容积下降时，COPD 患者可在更低的、更舒适的肺容积基础状态下呼吸，因而有助于减轻呼吸困难。为了更为准确的评测 COPD 患者使用支气管扩张剂疗效，应常规检测 FEV_1 及深吸气量（图 7-2）。

IC 同样是反映呼吸肌力特别是膈肌肌力的良好指标。COPD 是一个全身性疾病，重症 COPD 患者常有肌肉受累。如果全身肌肉重量下降达 30%，则膈肌的重量也同样可明显下降。肺功能指标与呼吸肌群张力有关，肺过度充气越严重，膈肌越低平，IC 越小。

吸气分数（深吸气量/肺总量，IC/TLC）也是一项有用的 COPD 严重程度的评估指标。近年研究表明，静态过度充气也能反映 COPD 的严重性，由于静态过度充气可能是动态过度充气的前体，在 COPD 症状产生中起重要作用。

（3）肺容量变化：COPD 患者在有效治疗后功能残气量和动态过度充气可出现改变。吸入支气管舒张剂后，COPD 患者活动耐力和呼吸困难有较明显的改善，这种改善与肺容量的降低有明显的关系，肺容量的降低表现为功能残气量（FRC）和肺动态过度充气的降低。肺容量增加对呼吸动力学有非常显著的不利影响，一方面降低吸气功能，动态过度充气改变了吸气肌的初长和形态，降低了吸气肌的收缩力和工作效率；另一方面增加呼吸做功和呼吸困难程度，COPD 患者产生内源性呼气末正压（PEEPi），患者必须首先产生足够的压力克服 PEEPi，使肺泡内压力低于大气压才能产生吸气气流，因此，胸腔内压下降幅度增加，吸气做功也相应增加。肺容量改变具有重要的生理学意义，肺容量的变化可能比通气功能（即 FEV_1）变化更敏感，可为 COPD 疗效评价的重要指标。

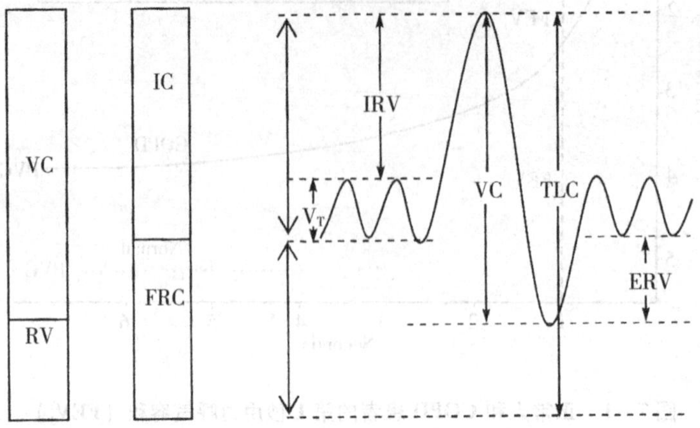

图 7-2　肺容量组成和 IC（深吸气量）

VC：肺活量；RV：残气量；IC：深吸气量；IRV：补吸气容积；
VT：潮气容积；TLC：肺总量；ERV：补呼气容积

（4）其他指标：呼气峰流速（PEF）及最大呼气流量-容积曲线（MEFV）也可作为气流受限的参考指标，但 COPD 时 PEF 与 FEV_1 的相关性不够强，PEF 有可能低估气流阻塞的程度。气流受限也可导致肺过度充气，使肺总量（TLC）、功能残气量（FRC）和残气容量（RV）增高，肺活量（VC）减低。TLC 增加不及 RV 增加的程度大，故 RV/TLC 增高。肺泡隔破坏及肺毛细血管床丧失可使弥散功能受损，一氧化碳弥散量（DLco）降低，DLco 与肺泡通气量（VA）之比（DLco/VA）比单纯 DLco 更敏感。

（5）关于支气管扩张试验：支气管扩张试验作为辅助检查有一定临床价值，结合临床可以协助区分 COPD 与支气管哮喘，也可获知患者应用支气管扩张药后能达到的最佳肺功能状态。目前对支气管舒张试验有了新评价：我国 COPD 诊治指南（2007 年修订版）指出："作为辅助检查，不论是用支气管舒张剂还是口服糖皮质激素进行支气管舒张试验，都不能预测疾病的进展。用药后 FEV_1 改善较少，也不能可靠预测患者对治疗的反应。患者在不同的时间进行支气管舒张试验，其结果也可能不同"。

现在 GOLD 也不再建议仅仅根据气流受限的可逆程度（如使用支气管舒张药或糖皮质激素后的 FEV_1 改变值）来鉴别 COPD 与哮喘，以及预计患者对支气管舒张剂或糖皮质激素长期治疗的反应。因为 COPD 可与哮喘并存，长期哮喘本身也可导致固定的气流受限。

2. 胸部 X 线片　胸片对确定肺部并发症及与其他疾病（如肺间质纤维化、肺结核等）鉴别有重要意义。COPD 早期胸片可无明显变化，以后出现肺纹理增多、紊乱等非特征性改变；主要 X 线征为肺过度充气：肺容积增大，胸腔前后径增长，肋骨走向变平，肺野透亮度增高，横膈位置低平，心脏悬垂狭长，肺门血管纹理呈残根状，肺野外周血管纹理纤细稀少等，有时可见肺大疱形成。并发肺动脉高压和肺源性心脏病时，除右心增大的 X 线征外，还可有肺动脉圆锥膨隆，肺门血管影扩大及右下肺动脉增宽等。

3. 胸部 CT　CT 检查一般不作为常规检查，但当诊断有疑问时，高分辨率 CT（HRCT）有助于鉴别诊断。另外，HRCT 对辨别小叶中心型或全小叶型肺气肿及确定肺大疱的大小和数量，有很高的敏感性和特异性，对预计肺大疱切除或外科减容手术等的效果有一定价值。

此外，胸部 CT 由于能除外肺外结构的影像重叠，故可以反映肺组织的实际状况，能定量显示早期的肺气肿并准确分级。目前认为 CT 检查可早于肺通气功能检查发现肺解剖结构的异常，定量 CT 检查与肺组织学检查的结果相关性很好，是替代肺组织学检查最好的方法。运用计算机自动分级方法，CT 评分与 COPD 患者肺通气容量相关性很好，但与气流检查及血气检查结果相关性较差。定量 CT 在评价支气管炎气道病理解剖时用处还有限，但是将来随着高分辨 CT 技术的发展，则可以定量检测气道的直/内径、气道壁的厚度。

4. 血气检查 血气分析对晚期 COPD 患者十分重要。$FEV_1 < 40\%$ 预计值者及具有呼吸衰竭或右心衰竭临床征象者，均应做血气检查。血气异常首先表现为轻、中度低氧血症。随疾病进展，低氧血症逐渐加重，并出现高碳酸血症。呼吸衰竭的血气诊断标准为海平面吸空气时动脉血氧分压（PaO_2）< 60mmHg（1mmHg = 0.133kPa）伴或不伴动脉血二氧化碳分压（$PaCO_2$）> 50mmHg。

5. 其他检查 低氧血症时，即 $PaO_2 < 7.32$kPa 时，血红蛋白及红细胞可增高，血细胞比容 > 55% 可诊断为红细胞增多症。并发感染时，痰涂片可见大量中性白细胞，痰培养可检出各种病原菌，如肺炎链球菌、流感嗜血杆菌、卡他摩拉菌、肺炎克雷伯杆菌等。

6. 多因素分级系统（BODE） 虽然 $FEV_1\%$ 预计值对反映 COPD 严重程度、健康状况及病死率有用，但 FEV_1 并不能完全反映 COPD 复杂的严重情况，除 FEV_1 以外，已证明体重指数（BMI）和呼吸困难分级在预测 COPD 生存率等方面有意义。近年来新推出的多因素分级系统（BODE），被认为可更全面的比 FEV_1 更好地反映 COPD 预后的标准（表 7-1）。

如果将 FEV_1 作为反映气流阻塞（obstruction）的指标，呼吸困难（dyspnea）分级作为症状的指标，BMI 作为反映营养状况的指标，再加上 6min 步行试验（6MWT）作为运动耐力（exercise）的指标，将这四方面综合起来建立一个多因素分级系统（BODE）。

BMI 等于体重（以 kg 为单位）除以身高的平方（以 m^2 为单位），BMI < 21kg/m^2 的 COPD 患者病死率增加。

功能性呼吸困难分级：可用呼吸困难量表来评价：0 级：除非剧烈活动，无明显呼吸困难；1 级：当快走或上缓坡时有气短；2 级：由于呼吸困难比同龄人步行得慢，或者以自己的速度在平地上行走时需要停下来呼吸；3 级：在平地上步行 100m 或数分钟后需要停下来呼吸；4 级：明显的呼吸困难而不能离开房屋或者当穿脱衣服时气短。

表 7-1 BODE 评分细则

评分指标	BODE 评分的分值（各项累加，0~10 分）			
	0	1	2	3
$FEV_1\%$	≥65	50~64	36~49	≤35
6MWT（m）	≥350	250~349	150~249	≤149
MMRC	0~1	2	3	4
BMI	>21	≤21		

三、临床类型

COPD 可分为两种典型的类型。一种以慢性支气管炎为主要表现，另一种以肺气肿为主要表现，但大多数 COPD 患者，兼有这两种类型的基本临床特点和肺功能特点（表 7-2，7-3）。

表 7-2 COPD 慢性支气管炎型与肺气肿型的临床特点比较

临床表现	慢性支气管炎型（BB 型）	肺气肿型（PP 型）
一般表现	肥胖、体重超重、肢体温热	消瘦、憔悴、缩唇呼吸、主要应用辅助呼吸肌呼吸、肢体冷
年龄（岁）	40~55	50~75
发绀	明显	轻度或无
气短	轻	重
咳痰	多	少
呼吸音	中度减弱	显著减弱
支气管感染	频繁	少
呼吸衰竭	反复出现	少

续 表

临床表现	慢性支气管炎型（BB 型）	肺气肿型（PP 型）
肺心病和右心衰竭	常见	仅在呼吸系统感染期间发生或在临终时发生
胸部 X 线片	肺纹理增重、心脏大	肺透光度增加、肺大疱、心界小、横膈扁平
PaO_2（mmHg）	<60	>60
$PaCO_2$（mmHg）	>50	<45
血细胞比容	增高	正常
肺心病	常见	少见或终末期表现
气道阻力	高	正常至轻度
弥散能力	正常	降低

表 7-3　COPD 慢性支气管炎型与肺气肿型的肺功能特点比较

	慢性支气管炎型（BB 型）	肺气肿型（PP 型）
FEV_1/VC	降低	降低
FRC	轻度增加	显著增加
TLC	正常或轻度增加	明显增加
RV	中度增加	显著增加
肺顺应性	正常或降低	正常或降低
肺泡弹性回缩力	正常或增加	降低
MVV	中度降低	显著降低
气道阻力	增加	正常或稍有增加
弥散功能	正常或降低	降低
动脉血氧分压	中度至重度降低	轻度至中度降低
动脉血高碳酸血症	慢性	仅在急性感染时发生
肺动脉压力	一般增加	正常或轻度增加

注：TLC：肺总量；RV：残气量；MVV：最大通气量。

1. 支气管炎型（发绀臃肿型——blue bloater，BB 型）　支气管病变较重，黏膜肿胀，黏液腺增生，而肺气肿病变较轻。患者常常有多年的吸烟史及慢性咳嗽、咳痰史。体格检查可发现患者较为肥胖、发绀、颈静脉怒张、下肢水肿，双肺底可闻及啰音。胸部 X 线检查有肺充血，肺纹理增粗，未见有明显的肺气肿征。肺功能检查示通气功能明显损害，气体分布不均匀，功能残气及肺总量增加，弥散功能正常，PaO_2 降低，$PaCO_2$ 增加，血细胞比容增高，易发展为呼吸衰竭和（或）右心衰竭。

2. 肺气肿型（粉喘型——pink puffer，PP 型）　肺气肿较为严重，多见于老年患者，体格消瘦，呼吸困难明显，通常无发绀。患者常采取特殊的体位，如两肩高耸、双臂扶床、呼气时两颊鼓起和缩唇。X 线片示双肺透明度增加。通气功能虽有损害，但不如 BB 型严重，残气占肺总量的比值增大，肺泡通气量正常甚至过度通气，故 PaO_2 降低不明显，$PaCO_2$ 正常或降低。

（王吉珍）

第三节　诊断和鉴别诊断

一、诊断

1. 全面采集病史进行评估　诊断 COPD 时，首先应全面采集病史，包括症状、既往史和系统回顾、接触史。症状包括慢性咳嗽、咳痰、气短。既往史和系统回顾应注意：童年时期有无哮喘、变态反应性疾病、感染及其他呼吸道疾病如结核；COPD 和呼吸系统疾病家族史；COPD 急性加重和住院治疗病史；有相同危险因素（吸烟）的其他疾病，如心脏、外周血管和神经系统疾病；不能解释的体重下降；其他非特异性症状，喘息、胸闷、胸痛和晨起头痛；要注意吸烟史（以包/年计算）及职业、环境有害物质接触史等。

2009 年“慢性阻塞性肺疾病全球创议，GOLD”修订版提出 COPD 诊断的主要线索如下：大于 40 岁，出现以下任何症状，应考虑 COPD 的可能性，进行肺功能检查。临床症状本身不能诊断 COPD，但提示 COPD 的可能性。①呼吸困难：进行性（随时间恶化）、活动后加剧、持续性（每日都发生），患者诉说：喘气费劲、呼吸用力、气不够用；②慢性咳嗽：可为间断、伴有多痰；③慢性咳痰：任何类型的痰量增多可能表明 COPD；④危险因素的接触史：吸烟、职业粉尘和化学物品、厨房烟尘和燃料等。

2. 诊断　COPD 的诊断应根据临床表现、危险因素接触史、体征及实验室检查等资料，综合分析确定。考虑 COPD 诊断的关键症状为慢性咳嗽，咳痰，呼吸困难及危险因素接触史，存在不完全可逆性气流受限是诊断 COPD 的必备条件。肺功能检查是诊断 COPD 的金标准。用支气管扩张剂后 $FEV_1 < 80\%$ 预计值及 $FEV_1/FVC < 70\%$ 可确定为不完全可逆性气流受限。凡具有吸烟史，及/或环境职业污染接触史，及（或）咳嗽、咳痰或呼吸困难史者，均应进行肺功能检查。COPD 早期轻度气流受限时可有或无临床症状。胸部 X 线检查有助于确定肺过度充气的程度及与其他肺部疾病鉴别。

2009 年 WHO 在新修定的 GOLD 中，对 COPD 做出了新的定义，并制定了诊断 COPD 的新标准（见前述）。GOLD 提出在诊断 COPD 时应该注意：①COPD 的诊断基础是患者有明显的危险因素接触史，以及有气流阻塞且不能完全逆转的实验室检查证据，可伴有或不伴有临床症状；②如果患者有咳嗽和多痰的症状，并且有危险因素接触史，无论有无呼吸困难均应进行气流限制的测定，即肺功能检查；③诊断和评估 COPD 病情时，应用肺活量仪测定肺功能可作为一项“金”标准，其重复性强、标准化、能客观测定气流阻塞的程度；④在诊断和治疗 COPD 患者时应该使用肺活量仪；⑤所有 FEV_1 占预计值% < 40% 或临床症状提示有呼吸衰竭或右心室衰竭时，均应作动脉血气分析。

二、COPD 严重程度分级

COPD 严重程度分级是基于气流受限的程度。气流受限是诊断 COPD 的主要指标，反映了病理改变的严重度。由于 FEV_1 下降与气流受限有很好的相关性，故 FEV_1 的变化是严重度分级的主要依据。此外，还应考虑临床症状及并发症的程度。COPD 严重程度分为四级（表 7－4）。

Ⅰ级　轻度 COPD：特征为轻度气流受限（$FEV_1/FVC < 70\%$，但 $FEV_1 \geq 80\%$ 预计值），通常可伴有或不伴有咳嗽、咳痰。此时，患者本人可能还不认识到自己的肺功能是异常的。

Ⅱ级　中度 COPD：特征为气流受限进一步恶化（$50\% \leq FEV_1 < 80\%$ 预计值）并有症状进展和气短，运动后气短更为明显。此时，由于呼吸困难或疾病的加重，患者常去医院就诊。

Ⅲ级　重度 COPD：特征为气流受限进一步恶化（$30\% \leq FEV_1 < 50\%$ 预计值），气短加剧，并且反复出现急性加重，影响患者的生活质量。

Ⅳ级　极重度 COPD：为严重的气流受限（$FEV_1 < 30\%$ 预计值）或者并发有慢性呼吸衰竭。此时，患者的生活质量明显下降，如果出现急性加重则可能有生命危险。

表 7－4　COPD 病情严重程度分级

分级	特征
Ⅰ级：轻度 COPD	• $FEV_1/FVC < 70\%$
	• $FEV_1\%$ 预算值 $\geq 80\%$
Ⅱ级：中度 COPD	• $FEV_1/FVC < 70\%$
	• $50\% \leq FEV_1\%$ 预计值 $< 80\%$
Ⅲ级：重度 COPD	• $FEV_1/FVC < 70\%$

续 表

分级	特征
Ⅳ级：极重度 COPD	• 30% ≤ FEV_1% 预计值 < 50% • FEV_1/FVC < 70% • FEV_1% 预计值 < 30% 或 FEV_1% 预计值 < 50% 并发慢性呼吸衰竭

注：FEV_1% 预计值为 FEV_1 占预计值百分比。

COPD 病程可分为急性加重期与稳定期。COPD 急性加重期是指在疾病过程中，患者短期内咳嗽、咳痰、气短和（或）喘息加重，痰量增多，呈脓性或黏脓性，可伴发热等炎症明显加重的表现。稳定期则指患者咳嗽、咳痰、气短等症状稳定或症状轻微。

三、鉴别诊断

慢性阻塞性肺疾病全球创议（GOLD）强调指出，COPD 应与支气管哮喘、支气管扩张症、充血性心力衰竭、肺结核等鉴别（表 7 - 5）。

表 7 - 5　COPD 的鉴别诊断

诊断	鉴别诊断要点
COPD	中年发病，症状缓慢进展，长期吸烟史，活动后气促，大部分为气流不可逆性受限
支气管哮喘	早年发病（通常在儿童期），每日症状变化快，夜间和清晨症状明显，也可有过敏史、鼻炎和（或）湿疹，哮喘家族史，气流阻塞大部分可逆
充血性心力衰竭	听诊肺基底部可闻细啰音，胸部 X 线片示心脏扩大、肺水肿，肺功能测定示限制性通气障碍（而非气流受限）
支气管扩张	大量脓痰，常伴有细菌感染，粗湿啰音、杵状指，胸片或 CT 示支气管扩张、管壁增厚
结核病	所有年龄均可发病，胸片示肺浸润性病灶或结节状阴影，微生物检查可确诊，流行地区高发
闭塞性细支气管炎	发病年龄较轻且不吸烟，可能有类风湿关节炎病史或烟雾接触史、CT 在呼气相显示低密度影
弥漫性泛细支气管炎	大多数为男性非吸烟者，几乎所有患者均有慢性鼻窦炎，胸部 X 线片和 HRCT 显示弥漫性小叶中央结节影和过度充气征

（一）支气管哮喘

COPD 主要与支气管哮喘进行鉴别诊断。一般认为 COPD 患者有重度的吸烟史，影像学上有肺气肿的证据，弥散功能降低，慢性低氧血症等支持 COPD 的诊断。而支气管哮喘则与上述 4 项特征相反，且应用支气管扩张药或皮质激素后肺功能显著改善则支持哮喘的诊断。但在目前影像学和生理测定技术的情况下，对某些慢性哮喘与 COPD 做出明确的鉴别是不可能的。然而，此时 COPD 的治疗与支气管哮喘是相似的。

1. COPD 与支气管哮喘发病机制的差异　COPD 的炎症过程与支气管哮喘有着本质上的差别，当然少数患者可同时患有这两种疾病，具有这两种疾病的临床和病理生理特征。甚至有时鉴别 COPD 和支气管哮喘相当困难。几乎所有支气管哮喘患者周围血中的嗜酸细胞均有普遍增加，而 COPD 急性加重期也可有嗜酸细胞的增多。重症哮喘患者则在气道中有中性粒细胞的炎症过程，这与 COPD 相似。

但是，COPD 与支气管哮喘的病因、病程中所涉及的炎症细胞、所产生的炎症递质均不同且对皮质激素治疗的效果也不一样（表 7 - 6）。COPD 炎症过程中，涉及的炎症细胞主要有中性粒细胞、CD_8 细胞、较多的巨噬细胞；而哮喘炎症时参与的炎症细胞主要是肥大细胞、嗜酸细胞、CD_4 细胞，少许巨噬细胞。COPD 的主要炎症递质有 LTB_4，TNF - α，IL - 8 和较多的氧化剂作用参与；而哮喘炎症递质主要有白三烯 D_4（LTD_4），组胺、白介素 IL - 4，IL - 5，IL - 13 和少许的氧化剂作用参与。COPD 患者中，炎症效应主要作用于周围气道，气道高反应性不明显，常伴有气道上皮化生和中度的纤维化，有肺实质的破坏和较多的黏液分泌；而支气管哮喘患者中，炎症效应作用于所有气道，具有显著的气道高反应性，常伴有气道上皮细胞脱落，通常不累及肺实质，黏液分泌不多。

表7-6 慢性阻塞性肺疾病和支气管哮喘在炎症过程中的差别

炎症过程	COPD	支气管哮喘
炎症细胞		肥大细胞
	中性粒细胞	嗜酸性粒细胞
	CD_4 细胞	CD_4 细胞
	巨噬细胞++	巨噬细胞+
炎症调节递质	白三烯（LTB_4）	白三烯（LTD_4），组胺
	TNF-α	白介素（IL-4，IL-5，IL-13）
	IL-8，CRO-α	Eotaxin，BANTES
	氧化剂作用+++	氧化剂作用+
炎症效应	周围气道	所有气道
	气道高反应性+-	气道高反应性+++
	上皮细胞化生	上皮细胞脱落
	纤维化++	纤维化+
	肺实质破坏	不累及肺实质
	黏液分泌+++	黏液分泌+
对激素治疗的反应	+-	+++

注：RANTES：（regulated on normal T-cells expressed and secreted）对正常T细胞表达和分化的调节。

2. COPD与支气管哮喘的临床鉴别诊断 虽然COPD与支气管哮喘的鉴别诊断有时存在一定困难，但是临床上仍可依据以下数点鉴别诊断COPD与支气管哮喘（表7-7）。COPD多于中年后起病，哮喘则多在儿童或青少年期起病；COPD症状缓慢进展，逐渐加重，严重时并发肺心病；支气管哮喘则症状起伏大，极少并发肺心病；COPD多有长期吸烟史和（或）有害气体、颗粒接触史，支气管哮喘患者则常伴过敏体质、过敏性鼻炎和（或）湿疹等，部分患者有哮喘家族史；COPD时气流受限基本为不可逆性，哮喘时则多为可逆性。然而，部分病程较长的哮喘患者已发生气道重塑，气流受限不能完全逆转；而少数COPD患者伴有气道高反应性，气流受限部分可逆。此时应根据临床及实验室所见全面分析，必要时作支气管激发试验、支气管扩张试验和（或）最大呼气流量（PEF）昼夜变异率来进行鉴别。在少部分患者中，两种疾病可重叠存在。

此外，COPD与支气管哮喘鉴别，病史很重要，支气管哮喘常有过敏史，常因某些刺激而发生阵发性的哮喘发作或加重，又可经治疗或不经治疗而自然缓解，这些特点在COPD是不具备的。肺功能能协助区别COPD和哮喘，二者均可有FEV_1的降低，但吸入支气管扩张药后，哮喘的FEV_1改善率大于COPD，一般以吸入支气管扩张药后FEV_1改善≥12%为判断标准。如果患者吸入支气管扩张药之后，FEV_1改善≥12%则有助于哮喘的诊断。现在不再建议仅仅根据气流受限的可逆程度（如：使用支气管舒张剂的FEV_1改变值）来鉴别COPD与哮喘，在实际鉴别诊断时应综合评价，把病史、体征、X线与肺功能等检查结合起来判断才比较可靠。因有一部分COPD患者经支气管扩张药或吸入糖皮质激素治疗，FEV_1的改善率也可能≥12%。

表7-7 慢性阻塞性肺疾病（COPD）和支气管哮喘的区别

	COPD	支气管哮喘
发病时间	多于中年后起病	多在儿童或青少年期起病
病史特点	多有长期吸烟史和（或）有害气体、颗粒接触史	常伴有过敏体质、过敏性鼻炎和（或）湿疹等，部分有哮喘家族史
症状	逐渐进展	间断发作
体征	严重时并发肺心病	极少有肺心病

续 表

	COPD	支气管哮喘
对支气管扩张药的效应	<12%	>12%
PEF 变异程度	<12%	>12%
对糖皮质激素的效应	<12%	>12%
炎性细胞	中性粒细胞	嗜酸性粒细胞

注：PEF：(peak expiratory flow) 呼出气峰流速。

COPD 的炎症过程与支气管哮喘有着本质上的差别，当然少数患者可同时患有这两种疾病，具有这两种疾病的临床和病理生理特征（图 7－3）。甚至有时鉴别 COPD 和哮喘相当困难。几乎所有哮喘患者周围血中的嗜酸性粒细胞均有普遍增加，而 COPD 急性加重期也可有嗜酸性粒细胞的增多。重症哮喘患者则在气道中有中性粒细胞的炎症过程，这与 COPD 相似。临床实际工作中，有时 COPD 与支气管哮喘很难区别，典型的支气管哮喘容易诊断，如以喘息为首发症状，有过敏史，发作间期症状消失，肺功能恢复正常。典型的 COPD 也容易诊断，如老年吸烟者，长年咳嗽、咳痰伴肺气肿，无过敏史，肺功能持续减退。但在这两个极端之间，常有一些患者出现重叠症状，即所谓慢性喘息支气管炎，这些患者常先有多年的吸烟、咳嗽、咳痰，而后出现哮喘，于病情加重时，肺部出现广泛的哮鸣音，经治疗后哮鸣音有不同程度的减少，甚至完全消失，许多患者也有过敏表现与血 IgE、嗜酸性粒细胞增高，这类患者的诊断最为困难，这类患者实际上是慢性支气管炎并发了支气管哮喘。对在慢性支气管炎的基础上发生了具有上述支气管哮喘发作特点的哮鸣可诊断为慢性支气管炎并发支气管哮喘，而且许多慢性支气管炎并发支气管哮喘的患者，其气道阻塞最终发展为不可逆，因此将慢性支气管炎并发支气管哮喘归入 COPD 的范畴是可以的。

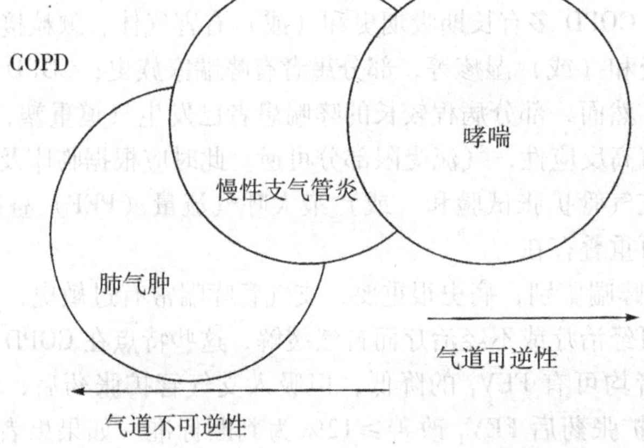

图 7－3　图示支气管哮喘和 COPD 的关系和重叠

3. COPD 与支气管哮喘的实验室区别辅助方法　COPD 与支气管哮喘的鉴别有时比较困难，支气管扩张试验可协助区分这两种疾病。虽然 COPD 与支气管哮喘患者均可有 FEV_1 的下降，但这两种疾病气流受限的可逆程度并不相同，因而结合临床能协助区分 COPD 与支气管哮喘。方法如下：

（1）试验前患者应处于临床稳定期，无呼吸道感染。试验前 6h、12h 分别停用短效与长效 β_2 受体激动剂，试验前 24h 停用长效茶碱制剂。

（2）试验前休息 15min，然后测定 FEV_1，共 3 次，取其最高值，吸入 β_2 受体激动剂 400μg，或者 160μg 以上抗胆碱药物，或二者联合使用。吸入短效支气管扩张剂 10～15min 后再测定 FEV_1 3 次，取其最高值。

（3）计算 FEV_1 改善值

$$\frac{\text{吸药后 } FEV_1 - \text{吸药前 } FEV_1}{\text{吸药前 } FEV_1} \times 100\% \geqslant 12\%$$

如果 FEV_1 改善值≥12%，而且 FEV_1 绝对值在吸入支气管扩张剂后增加200mL以上，为支气管扩张试验阳性，表示气流受限可逆性较大。结合临床可以协助支持支气管哮喘，如吸入支气管扩张剂后，FEV_1 改善率<12%，则有COPD的可能性。

必须指出，10%～20%的COPD患者支气管扩张试验或皮质激素可逆试验也可出现阳性，故单纯根据这一项检查来鉴别COPD或支气管哮喘是不可取的，应该结合临床表现及其他实验室检查结果，进行综合判断才比较可靠。

（二）充血性心力衰竭

COPD的重要临床表现之一是呼吸困难，而呼吸困难是心功能不全（充血性心力衰竭）的重要症状之一，有时临床上COPD需要与充血性心力衰竭相鉴别。

充血性心力衰竭产生呼吸困难的主要原因是：①长期肺瘀血，导致肺泡弹性减退和限制性通气功能障碍；②心排血量减少与血流速度减慢，换气功能障碍，可导致低氧血症与二氧化碳潴留；③肺循环压力增高，导致反射性呼吸中枢兴奋性增高。

充血性心力衰竭的主要症状为呼吸困难、端坐呼吸、发绀、咳嗽、咳血性痰、衰弱、乏力等。痰中有大量的心力衰竭细胞。体检发现左心增大、心前区器质性杂音、肺动脉瓣第二音亢进、奔马律、双肺底湿啰音等。臂－舌循环时间延长。

充血性心力衰竭所致呼吸困难的临床特点可概括如下：①患者有重症心脏病存在，如高血压心脏病、二尖瓣膜病、主动脉瓣膜病、冠状动脉粥样硬化性心脏病等；②呼吸困难在坐位或立位减轻，卧位时加重；③肺底部出现中、小湿啰音；④X线检查心影有异常改变，肺门及其附近充血或兼有肺水肿征；⑤静脉压正常或升高，臂－舌循环时间延长。

急性右心衰竭见于肺栓塞所致的急性肺源性心脏病，主要表现为突然出现的呼吸困难、发绀、心动过速、静脉压升高、肝大与压痛、肝颈回流征等。严重病例（如巨大肺栓塞）迅速出现休克。

COPD并发肺心病时，临床上需与反复发生肺血栓栓塞所致的慢性肺源性心脏病相鉴别。但两者一般较容易区别，COPD患者往往有长期咳喘病史，而肺血栓栓塞所致的肺心病则深静脉血栓病史；COPD患者有肺气肿体征，听诊可闻哮鸣音或干啰音，胸部X线检查显示肺部过度充气等，肺功能检查可发现气流受限。而肺血栓栓塞所致肺心病则缺乏这些特点。

（三）支气管扩张

支气管扩张患者有时可并发气流受限，以往曾经将支气管扩张归入COPD，目前已将支气管扩张与COPD分开。GOLD特别指出COPD应该与支气管扩张相鉴别。支气管扩张多数有肺炎病史，特别是麻疹、百日咳、流感等所继发的支气管性肺炎。咯血是支气管扩张的常见症状，90%患者有不同程度的咯血，并可作为诊断的线索。咯血可在童年开始，支气管扩张的咯血有两种不同表现。

1. 小量咯血　在经常有慢性咳嗽、脓痰较多情况下，同时有小量咯血；有时在咯血前先有一段咳嗽较重的感染阶段。因感染，支气管内肉芽组织充血及损伤小血管而导致咯血。

2. 大咯血　由于支气管有炎症性变，血管弹性纤维被破坏，管壁厚薄不匀或形成假血管瘤，加以炎症影响下，易破裂引起大咯血。血量每次达300～500mL以上，色鲜红，常骤然止血（因此种出血常来自支气管动脉系统，压力高，而动脉血管壁弹性好，收缩力强，故可较快止血）。

患者病程虽长，但全身情况比较良好。咳嗽和咳痰也为常有的症状，咳嗽可轻微，也可相当剧烈；咳嗽和咳痰常与体位改变有关，如在晨起或卧床后咳嗽可加剧，咳痰增多。痰量可为大量，每天达数百毫升（湿性型）。痰液静置后可分为三层：上层为泡沫状黏液，中层为较清的浆液，下层为脓液及细胞碎屑沉渣。有些患者痰量甚少（干性型），如并发感染，痰量随之增多，并有发热、咯血等。

支气管扩张的好发部位是下肺，以左下叶较右下叶为多见，最多累及下叶基底支。病变部位出现呼吸音减弱和湿性啰音，位置相当固定，体征所在的范围常能提示病变范围的大小。常有杵状指（趾）。

胸片检查不易确诊支气管扩张，但可排除慢性肺脓肿及慢性纤维空洞型肺结核。如患者有支气管扩张的临床表现，胸片又显示一侧或双侧下肺纹理增粗、紊乱以及蜂窝状小透明区，或见有液平面则支气管扩张的可能性最大，支气管造影检查可确定诊断，并对明确病变部位及决定治疗方案有重要意义。在进行支气管造影前，应作痰结核菌检查，以除外结核性支气管扩张。

胸部 HRCT 可用于支气管扩张的诊断，HRCT 诊断支气管扩张的敏感性为63.9% ~97%，特异性为93% ~100%。HRCT 可显示 2mm 支气管，增强影像清晰度。支气管扩张的 CT 表现有：①柱状支气管扩张：如伴发黏液栓时，呈柱状或结节状高密度阴影，当支气管管腔内无内容物时，表现为支气管管腔较伴随的肺动脉内径明显增大，管壁增厚，呈现为环状或管状阴影，肺野外带见到较多的支气管影像；②囊状支气管扩张：常表现为分布集中，壁内、外面光滑的空腔，有时可见液平；③支气管扭曲及并拢：因肺部病变牵拉导致支气管扩张时，常并发支气管扭曲及并拢。

（四）肺结核

与 COPD 不同，肺结核患者以青壮年占大多数，常常以咯血为初发症状而就诊。咯血后常有发热，是由于病灶播散及病情发展所致。患者常同时出现疲乏、食欲减退、体重减轻、午后潮热、盗汗、脉快和心悸等全身中毒症状。

咯血是肺结核患者常见的症状，且常为提示此病诊断的线索。咯血量可多可少，多者一次可达500mL，少则仅为痰中带血。血色鲜红。咯血与结核病变的类型有一定关系，多见于浸润型肺结核、慢性纤维空洞型肺结核和结核性肺炎，而少见于原发性综合征和急性血行播散性肺结核。咯血程度并不一定与病灶大小成比例，小的病灶可有较多的咯血，而病灶广泛的反可无咯血。出血量常和血管损害程度有关。血管壁渗透性增高所致的咯血，出血量少，但持续时间较长，而小血管的破裂则多引起小量出血，这多由于慢性活动性肺结核所致。大咯血多为肺动脉分支破损所致，其中以空洞内形成的动脉瘤破裂所致的大咯血为多。

肺结核的诊断主要依靠症状、体征、胸片和痰结核菌检查。如在青壮年患者一侧肺尖部经常听到湿啰音，又有上述全身性中毒症状，则支持活动性肺结核的诊断。胸片检查通常能确定病灶的存在、性质及范围。因此，定期进行胸片检查能及时发现早期病灶，并有助于早期治疗。有下列表现应考虑肺结核的可能：①咳嗽、咳痰 3 周或以上，可伴有咯血、胸痛、呼吸困难等症状；②发热（常午后低热），可伴盗汗、乏力、食欲降低、体重减轻、月经失调；③结核变态反应引起的过敏表现：结节性红斑、泡性结膜炎和结核风湿症等；④结核菌素皮肤试验：我国是结核病高流行国家，儿童普种卡介苗，阳性对诊断结核病意义不大，但对未种卡介苗儿童则提示已受结核分枝杆菌（简称结核菌）感染或体内有活动性结核病，当呈现强阳性时表示机体处于超过敏状态，发病概率高，可作为临床诊断结核病的参考指征；⑤患肺结核时，肺部体征常不明显。肺部病变较广泛时可有相应体征，有明显空洞或并发支气管扩张时可闻及中小水泡音。

临床上细菌学检查是肺结核诊断的确切依据，但并非所有的肺结核都可得到细菌学证实。胸片检查也常是重要的，肺结核胸部 X 线表现有：①多发生在肺上叶尖后段、肺下叶背段、后底段；②病变可局限也可多肺段侵犯；③X 线影像可呈多形态表现（即同时呈现渗出、增殖、纤维和干酪性病变），也可伴有钙化；④易并发空洞；⑤可伴有支气管播散灶；⑥可伴胸腔积液、胸膜增厚与粘连；⑦呈球形病灶时（结核球）直径多在 3cm 以内，周围可有卫星病灶，内侧端可有引流支气管征；⑧病变吸收慢（一个月以内变化较小）。

痰结核菌检查阳性可确诊为肺结核，且可肯定病灶为活动性。但痰菌阴性并不能否定肺结核的存在，对可疑病例须反复多次痰液涂片检查，如有需要，可采取浓集法、培养法、PCR 法、BACTEC 法。在咯血前后，因常有干酪性坏死物脱落，其中痰菌阳性率较高。

（五）闭塞性细支气管炎

是一种小气道疾病，患者可能有类风湿关节炎病史或烟雾接触史，发病年龄通常较轻且不吸烟。临床表现为快速进行性呼吸困难，肺部可闻及高调的吸气中期干鸣音；胸片提示肺过度充气，但无浸润阴影，CT 在呼气相显示低密度影。肺功能显示阻塞性通气功能障碍，而一氧化碳弥散功能正常。肺活检显示直径为 1 ~6mm 的小支气管和细支气管的瘢痕狭窄和闭塞，管腔内无肉芽组织息肉，而且肺泡管和肺泡正常。闭塞性细支气管炎对皮质激素治疗反应差，患者常常预后不良。

（六）弥漫性泛细支气管炎（diffuse panbronchiolitis，DPB）

是一种鼻窦－支气管综合征，其特征为慢性鼻窦炎和支气管炎症。主要表现为慢性咳嗽、咳痰，伴有气流受限和活动后呼吸困难，并可导致呼吸功能障碍。常有反复发作的肺部感染，并可诱发呼吸衰竭。DPB是以肺部呼吸性细支气管为主要病变区域的特发性、弥漫性、炎性和阻塞性气道疾病。DPB与COPD在临床症状有相似之处，但DPB具有特殊的病理学和影像学表现。目前国内临床医师对DPB仍认识不足，DPB可被误诊为COPD、支气管扩张和肺间质纤维化等。

1. 临床表现　DPB通常隐袭缓慢发病，常见症状为咳嗽，咳痰及活动时气短。几乎所有患者都有慢性鼻窦炎的病史，通常发生于20～40岁，男性多于女性。肺部听诊可闻湿啰音、干啰音或高调的喘鸣音。早期可出现低氧血症，伴有发绀及轻度杵状指。慢性鼻窦炎症状有鼻塞，流脓性鼻涕，嗅觉减退等。

2. 胸片　表现为含气量增加所致的肺透亮度增强和两肺野弥漫性小结节状和粟粒样阴影。结节直径2～5mm，边缘不清，形状不规整，主要分布于双肺肺底部。这种小结节的存在有别于COPD。轻度的支气管扩张常可发生于中叶和舌叶，表现于双轨征。随着病情进展，有些病例可有囊性病变或弥漫性支气管扩张。

CT显示小结节或粟粒样阴影的特点，表现为：①弥漫性小结节影和线状阴影，小叶中心性小颗粒状，肺小动脉逐渐分支变细，在其前端或其邻近可见小结节，宛如“小雪团挂在树枝上”的影像，而且与胸壁有少许间隔是其特点，CT上的圆形影常散在分布于胸膜至支气管和血管分支的末端以及叶中部区域；②小支气管和细支气管扩张，细支气管扩张表现为双轨状或小环形，多数病例以两肺下叶最明显，多呈弥漫性，在其近端的细支气管常有扩张和肥厚；③支气管壁增厚；④另一特点是常易并发中叶和舌叶肺不张。

3. 肺功能测定　表现为阻塞性损害，FEV_1降低，某些进展性的病例中，在阻塞性肺功能损害的基础上可伴有限制性通气障碍。但肺顺应性和弥散功能多在正常范围，血气分析显示早期低氧血症，晚期伴有高碳酸血症。残气量（RV）和残气量与肺总量（RV/TLC）之比通常是增加的。如肺泡通气不足加重，可出现高碳酸血症，病程较长者可并发肺动脉高压和肺心病，最终将演变为慢性呼吸衰竭。

诊断DPB的最低条件为：慢性鼻窦炎、慢性咳嗽、多痰和活动性呼吸困难；X线上表现为弥漫结节影，其边缘不清，肺功能为阻塞性障碍；冷凝集试验呈持续性的增加。通常在其疾病过程中，大部分患者有这些临床特点。

DPB和COPD虽均表现为阻塞性通气功能障碍，但COPD患者的胸片缺乏结节状阴影：病理学检查有助于对本病的确诊。DPB的病理诊断标准如下：①淋巴组织增生（淋巴滤泡的肥大、增生），淋巴细胞和浆细胞浸润；②脂肪吞噬细胞（泡沫细胞）的聚集；③胶原纤维化（纤维化）。上述1、2、3项的改变中至少有2项者，可诊断DPB。

弥漫性泛细支气管炎是一种慢性和进展性疾病，预后较差。疾病的进展依赖于炎症部位的范围和严重程度，以及慢性气道感染的并发症。长期、低剂量红霉素疗法，DPB患者的预后得到了显著的改善。

（王吉珍）

第四节　治　疗

一、COPD稳定期的治疗

慢性阻塞性肺疾病稳定期治疗目的主要是减轻症状，阻止COPD病情发展；同时缓解或阻止肺功能下降；并且改善COPD患者的活动能力，提高其生活质量；达到降低死亡率的目标。

（1）教育与管理：通过教育与管理可以提高患者及有关人员对COPD的认识和自身处理疾病的能力，更好地配合治疗和预防措施，减少反复加重，维持病情稳定，提高生活质量。主要内容包括：①教育与督促患者戒烟；②使患者了解 COPD 的病理生理与临床基础知识；③掌握一般和某些特殊的治疗方法；④学会自我控制病情的技巧，如腹式呼吸及缩唇呼吸锻炼等；⑤了解赴医院就诊的时机；⑥社区医生定期随访管理。

（2）控制职业性或环境污染，避免或防止粉尘、烟雾及有害气体吸入。

二、药物治疗

药物治疗用于预防和控制症状，减少急性加重的频率和严重程度，提高运动耐力和生活质量。

1. 支气管舒张药　支气管舒张药可松弛支气管平滑肌、扩张支气管、缓解气流受限，是控制 COPD 症状的主要治疗措施。短期按需应用可缓解症状，长期规则应用可预防和减轻症状，增加运动耐力。但不能使所有患者的 FEV_1 得到改善。

主要的支气管舒张药有 β_2 受体激动药、抗胆碱药及甲基黄嘌呤类，根据药物的作用及患者的治疗反映选用。定期用短效支气管舒张剂较为便宜，但不如长效支气管舒张药方便。不同作用机制与作用时间的药物联合可增强支气管扩张作用、减少不良反应。短效 β_2 受体激动剂与抗胆碱药异丙托溴铵联合应用与各自单用相比可使 FEV_1 获得较大与较持久的改善；β_2 受体激动药、抗胆碱药物和（或）茶碱联合应用，肺功能与健康状况亦可获进一步改善。

（1）β_2 受体激动药：β_2 受体是一种广泛分布于呼吸道平滑肌，上皮细胞和内皮细胞膜上的跨膜受体，尤以小气道和肺泡中的数量居多。β_2 受体激动药主要作用于呼吸道平滑肌细胞中的 β_2 受体，以舒张支气管。同时 β_2 受体激动药还能抑制气道的胆碱能神经递质传递，减少血浆蛋白的渗出和细胞因子的分泌，增加气道的排痰作用，改善心血管的血流动力学，降低肺动脉高压，改善膈肌的耐力和收缩力，对减轻气道炎症和预防 COPD 病情恶化有重要意义。

β_2 受体激动剂可通过吸入或口服应用，临床常用的口服制剂有丙卡特罗和特布他林等。丙卡特罗为第三代高度选择性支气管 β_2 - 受体激动药，对心脏的作用要明显弱于特布他林，该药在舒张支气管平滑肌的同时，还具有较强抗过敏和促进呼吸道纤毛运动的作用，因此还具有祛痰和镇咳作用。上述口服制剂均可有心悸、手颤等不良反应，临床应用受到一定限制。

临床上稳定期以吸入制剂为主，常用短效制剂主要有沙丁胺醇、间羟舒喘宁等，为短效定量雾化吸入剂，由支气管吸收迅速，数分钟内开始起效，15 ~ 30min 达到峰值，持续疗效 4 ~ 5h，每次剂量100 ~ 200μg（每喷 100μg），24h 不超过 8 ~ 12 喷。主要用于缓解症状，按需使用。沙美特罗（salmeterol）与福莫特罗（formoterol）为长效支气管舒张剂，通过定量吸入装置吸入，起效快，且不良反应少。福莫特罗可于 3 ~ 5min 起效。沙美特罗在 30min 起效，作用持续 12h 以上。沙美特罗 50μg，每日两次可改善 COPD 健康状况。

（2）抗胆碱药：COPD 患者的迷走神经张力较高，而支气管基础口径是由迷走神经张力决定的，迷走神经张力愈高，则支气管基础口径愈窄，此外各种刺激，均能刺激迷走神经末梢，反射性地引起支气管痉挛，抗胆碱能药物可与迷走神经末梢释放的乙酰胆碱竞争性地与平滑肌细胞表面的胆碱能受体相结合，因而可阻断乙酰胆碱所致的支气管平滑肌收缩。随着药物研究的发展，尤其是异丙托溴铵季胺结构类药物的发现使抗胆碱类药物已成为安全有效的支气管扩张药，选择性、长效胆碱能受体阻断药的临床应用，使其扩张支气管作用明显增加，在气流阻塞性疾病尤其是 COPD 治疗中占据重要地位。抗胆碱能药物在 COPD 的很多阶段都被提倡使用，能提高患者肺功能、和健康相关的生活质量及运动耐力，降低急性发作和死亡率。目前临床上用于 COPD 治疗的抗胆碱药物主要有以下几种：①短效抗胆碱能药物：异丙托溴铵、氧托溴铵；②长效抗胆碱能药物：噻托溴铵；③短效 β_2 受体激动药和抗胆碱能药物联合制剂：沙丁胺醇/异丙托溴铵。

1）异丙托溴铵：异丙托溴铵属于水溶性的阿托品季胺类衍生物，经胃肠道黏膜吸收很少，不易被全身吸收，不能透过血脑屏障，从而可避免吸入后出现类似阿托品的一些不良反应，在 COPD 治疗中发挥着重要作用。异丙托溴铵为非亚型选择性的抗胆碱药物，同时阻断 M_1、M_2、M_3 受体，而阻断 M_2 受体会导致更多的乙酰胆碱释放，降低其扩张支气管的作用。目前临床常用短效抗胆碱药物主要为异丙托溴铵（ipratropinm bromide，atrorent，爱全乐），起效 30～90min，作用持续时间 3～6h，较 β_2 受体起效慢但激动药长，尤其适用于需立即缓解症状，而不能耐受 β_2 受体激动药的患者

异丙托溴铵用定量吸入器（MDI）每日喷 3～4 次，每次 2 喷，每喷 20μg，必要时每次可喷 40～80μg，剂量愈大则作用时间愈长；水溶液用雾化吸入（用雾化器）每次剂量可用至 0.5mg。定量吸入时，开始作用时间比沙丁胺醇等短效 β_2 受体激动药慢，但持续时间长，30～90min 达最大效果，维持 6～8h。由于此药不良反应少，可长期吸入，据最近资料：早期 COPD 患者吸入异丙托品每日 3 次，每次 40μg，经 5 年观察，未发现耐药与明显的不良反应。而抗胆碱能制剂（溴化异丙托品）有效持久的支气管扩张效应，长期使用抗胆碱能药物能改善基础肺功能，并可增加气道气流和改善 COPD 患者健康状况。

2）噻托溴铵（tiotropine）：是一种长效季胺类抗胆碱能药物，选择性结合 M 受体，能较快从 M_2 受体解离，而与 M_1、M_3 受体结合时间较长，尤其与 M_3 受体结合时间长达 34.7h，支气管扩张作用 1～3h 达峰，持续时间 >24h，1 次/d 给药，疗效持久时间长，支气管扩张效果明显。该药作为一种选择性和长效的抗胆碱能药物，与 M 受体的结合力大约是异丙托溴铵的 10 倍，支气管扩张作用更强。使用方便，提高了患者的治疗依从性，在 COPD 的治疗中具有特异、强大的抗胆碱能作用。噻托溴铵 18μg，1 次/d 吸入治疗，支气管扩张作用优于异丙托溴铵 4 次/d。噻托溴铵能显著缓解呼吸困难临床症状，提高 COPD 患者活动耐力，降低 COPD 急性发作的频率和严重程度，持续显著改善肺功能。噻托溴铵像异丙托溴铵一样，不易被胃肠道吸收，安全性较好，全身不良反应小，主要的不良反应口干，发生率为 10%～16%，且能较易耐受。研究表明，噻托溴铵可以有效改善 COPD 患者的肺功能，改善健康相关的生活质量，降低急性加重和相关住院风险，降低死亡率。目前还没有发现其对支气管扩张作用有耐受性。

3）抗胆碱能药物和 β_2 受体激动药的联合应用：抗胆碱能药物和 β_2 受体激动剂具有不同的作用机制，为联合应用提供了理论依据和理论基础。当单独使用药物吸入治疗不能很好控制 COPD 患者临床症状时，可以推荐联合用药，尤其吸入性抗胆碱能药物和 β_2 受体激动剂联合，能更好缓解症状，提高肺功能。噻托溴铵的支气管扩张作用大于 24h，联合长效 β_2 受体激动药（LABA），达到更快的支气管平滑肌的松弛。研究显示：噻托溴铵联合福莫特罗较噻托溴铵单用，显著提高 FEV_1，更好缓解呼吸困难症状，减轻 COPD 急性加重。严重气流受限、反复急性加重、持续呼吸困难的 COPD 患者，推荐抗胆碱能药物和 β_2 受体激动剂以及糖皮质激素联合吸入治疗，可以使支气管达到最大程度的扩张。

（3）茶碱类药物：可解除气道平滑肌痉挛，在 COPD 应用广泛。另外，还有改善心搏血量、扩张全身和肺血管，增加水盐排出，兴奋中枢神经系统、改善呼吸肌功能以及某些抗炎作用等。但总的来看，在一般治疗血浓度下，茶碱的其他多方面作用不很突出。缓释型或控释型茶碱每天 1 次或 2 次口服可达稳定的血浆浓度，对 COPD 有一定效果。茶碱血浓度监测对估计疗效和不良反应有一定意义。血茶碱浓度大于 5μg/mL，即有治疗作用；茶碱在较高的血清水平时，有一种剂量－治疗效应的相应关系。但是当茶碱水平上升到一定水平后，药物的治疗作用就不再增加。在茶碱的血清水平达到 15μg/mL 之后，FEV_1 就变得平坦，症状也不再改善，然而茶碱的不良反应却会显著增加，甚至于在治疗水平范围内也会发生。故大于 15μg/mL 时不良反应明显增加。吸烟、饮酒、服用抗惊厥药、利福平等可引起肝脏酶受损并减少茶碱半衰期；老人、持续发热、心力衰竭和肝功能明显障碍者；同时应用西咪替丁、大环内酯类药物（红霉素等）、氟喹诺酮类药物（环丙沙星等）和口服避孕药等都可使茶碱血浓度增加。

茶碱在治疗 COPD 中有多系统效应。

1）茶碱对呼吸系统的效应：茶碱能使严重的 COPD 患者改善通气，使陷闭气体的容量减少。茶碱能增加呼吸肌的强度和效能，并能增加膈肌血流，故能预防和减轻 COPD 患者的膈肌疲劳。COPD 患者茶碱治疗后，其肺功能的改进与呼吸肌功能的改善密切相关。茶碱也能增加气道内黏液的清除，通过降低气道对刺激物的反应性，能减轻气道的炎症反应和分泌物的量，从而缓解支气管痉挛。

2）茶碱对心血管系统的效应：茶碱也是一种肺血管扩张药，茶碱可增加心肌收缩力，所以能改善右心室功能，因而可使 COPD 患者的运动能力提高和改善 COPD 患者的生活质量。

3）茶碱对中枢通气驱动力的效应：茶碱类药物也是一种呼吸兴奋药，能在中枢中起到增加中枢通气驱动力的作用。

临床上应用茶碱治疗 COPD 时应注意以下几方面：①开始使用茶碱治疗时，应使用相对较低的剂量（如在中等身材的成年 COPD 患者中，可选用缓释制药）；②通过几天对患者的观察，如治疗效应不明显，可适当增加剂量；③如有不良反应出现，则应测定血清茶碱水平，并根据所测结果重新调整茶碱剂量；④如果有低氧血症，发热，充血性心力衰竭或肝功能不全等，茶碱的清除率下降，则应暂时降低茶碱的剂量；⑤加用其他药物时应该慎重，因为可能影响茶碱的清除率或产生中毒的可能，必要时应测定茶碱的血清浓度，西咪替丁、喹诺酮应尤为小心，因为该二药可迅速增加血清茶碱的水平；⑥无论患者或医师发现有茶碱的不良反应表现时，应立即测定茶碱的血浓度，并应相应地降低茶碱剂量。

2. 糖皮质激素　糖皮质激素对支气管哮喘的治疗效果较好，但对 COPD 的效果目前尚不清楚，一般来说，只有 10% ~15% 的患者对皮质激素治疗有效。故对于皮质激素在 COPD 治疗中的应用，仍有不同的意见。所以在 COPD 患者应用糖皮质激素应取谨慎态度。在 COPD 急性加重期，可考虑口服或静脉滴注糖皮质激素，但要尽量避免大剂量长期应用。通常皮质激素可通过三种途径了给药：静脉、口服和吸入。急性加重期可口服或静脉给药，一般试用泼尼龙 30 ~40mg/d，7 ~10d；但是这种全身给药的方法，有皮质激素的不良反应：肥胖、肌无力、高血压、心理障碍、糖尿病、骨质疏松、皮肤变薄等。10d 后，如无疗效，则停用；如有效，则改为吸入疗法。吸入疗法具有无或很少发生周身不良反应等优点，但对其疗效仍有争议。现有研究表明 COPD 稳定期应用糖皮质激素吸入治疗并不能阻止其 FEV_1 的降低。吸入激素的长期规律治疗只适用于具有症状且治疗后肺功能有改善者。目前有关长期吸入激素治疗 COPD 的效果和安全性尚无结论。对稳定期 COPD 患者，不推荐长期口服糖皮质激素治疗。

（1）糖皮质激素在 COPD 稳定期的应用：COPD 稳定期治疗原则是根据病情采用个性化治疗方案，目标为提高生活质量，减少症状和并发症。目前认为 FEV_1 <50% 预计值并有症状的 COPD 患者（Ⅲ、Ⅳ期）或反复加重的患者可规律性吸入糖皮质激素治疗（inhaled corticosteroids，ICS），可减少恶化次数，改善健康状态，及降低死亡率。ICS 作为 COPD 稳定期吸入用药，属于局部给药，与全身用药相比具有以下优点：①局部靶区域可达到较高的药物浓度，充分利用了药物剂量反应曲线的顶部；②较少的剂量进入全身，极大地减少不良反应的发生，增加药物的安全性，研究发现 ICS（布地奈德 800μg/d 或丙酸氟替卡松 1mg/d）能使稳定期 COPD 患者急性发作频率、就诊率降低，改善健康生活质量、降低气道高反应。

（2）联合用药：ICS 联合长效 β_2 受体激动剂（long - acting beta agonist，LABA）在 COPD 稳定期的疗效已明确。ICS 和 LABA 有相互促进作用，糖皮质激素可提高 β_2 肾上腺受体的表达，而 LABA 可加速激素受体核转位，促进诱导基因的转录和表达，增强糖皮质激素的抗炎效应。吸入氟替卡松，每次 500μg，每日 2 次，联合吸入沙美特罗，每次 50μg，每日 2 次可大幅减少气道炎症细胞，尤其是 CD_8^+ T 细胞和巨噬细胞（CD_{68}^+），对痰中性粒细胞有一定影响。两者在气道细胞内相互补充的这种生物效应在临床上产生协同效应，因此在气道平滑肌细胞和上皮细胞代谢，炎症递质释放及对呼吸道黏膜的保护作用等方面，两药联用的疗效比单用一种要好。中重度 COPD 患者应用氟替卡松/沙莫特罗 8 周，可减少急性发作，改善健康状态，其效果明显优于单一用药，肺功能也有一定程度的改善。TORCH 研究证明联合吸入治疗后可改善 COPD 患者的呼吸困难评分、6min 步行距离、生活质量评分等指标，并减少急性加重次数和住院次数，表明联合用药对 COPD 的治疗有相当优越性。目前临床上可用长效 β_2 受体激动剂和糖皮质激素联合制剂有：福莫特罗/布地耐德、沙美特罗/氟替卡松。2006 年德国上市的倍氯米松/福莫特罗，以及未来几年中可能投入市场的环索奈德/福莫特罗，莫米松/茚达特罗（indacaterol），卡莫特罗/布地奈德均是以每日一次应用剂型为主。

临床上对于严重气流受限、反复急性加重、持续症状的 COPD 患者，抗胆碱能药物和 β_2 受体激动剂以及糖皮质激素联合使用，使其支气管达到最大程度的扩张。噻托溴铵 + 沙美特罗 + 氟替卡松三个药物联合应用吸入治疗 COPD，在住院次数、健康相关生活质量方面等疗效方面显示相当明显的疗效。

3. 其他药物

（1）祛痰药（黏液溶解剂）：COPD 气道内可产生大量黏液分泌物，可促使继发感染，并影响气道通畅，应用祛痰药似有利于气道引流通畅，改善通气，但除少数有黏痰患者获效外，总的来说效果并不十分确切。常用药物有盐酸氨溴索（Ambroxol）、乙酰半胱氨酸等。

（2）抗氧化剂：COPD 气道炎症使氧化负荷加重，促使 COPD 的病理、生理变化。应用抗氧化剂如 N－乙酰半胱氨酸可降低疾病反复加重的频率。但目前尚缺乏长期、多中心临床研究结果，有待今后进行严格的临床研究考证。

（3）免疫调节药：对降低 COPD 急性加重严重程度可能具有一定的作用。但尚未得到确证，不推荐作常规使用。

（4）疫苗：流感疫苗可减少 COPD 患者的严重程度和死亡，可每年给予 1 次（秋季）或两次（秋、冬）。它含有杀死的或活的、无活性病毒，应每年根据预测的病毒种类制备。肺炎球菌疫苗含有 23 种肺炎球菌荚膜多糖，已在 COPD 患者应用，但尚缺乏有力的临床观察资料。

（5）中医治疗：辨证施治是中医治疗的原则，对 COPD 的治疗亦应据此原则进行。实践中体验到某些中药具有祛痰、支气管舒张、免疫调节等作用，值得深入的研究。

4. 戒烟药物　大部分 COPD 患者发病与吸烟有关，目前戒烟在这些患者中是减缓 COPD 进展最有效的措施。现在常用的有尼古丁替代疗法及抗抑郁药物，两者效果差，患者复吸率高。随着对尼古丁成瘾的神经机制逐渐明确，多种新型戒烟药物将应用于临床。伐尼克兰（畅沛，Varenicline）为 $\alpha_4-\beta_2$ 尼古丁受体部分拮抗药，通过减轻或阻断尼古丁对人体的作用，帮助吸烟者戒烟。恶心是最常见的不良反应，其他还包括头痛、呕吐、肠胃胀气、失眠、多梦和味觉障碍。利莫那班是首个大麻脂（CB_1）受体拮抗药，通过作用于大脑与脂肪组织中的 CB_1 受体来减少食物和烟草的摄取，达到戒烟及减肥的效果。

5. 氧疗　COPD 稳定期进行长期家庭氧疗（LTOT）对具有慢性呼吸衰竭的患者可提高生存率。对血流动力学、血液学特征、运动能力、肺生理和精神状态都会产生有益的影响。LTOT 应在Ⅲ级重度 COPD 患者应用，具体指征是：①$PaO_2<55$mmHg 或 $SaO_2<88\%$，有或没有高碳酸血症；②PaO_2 55～70mmHg，或 $SaO_2<89\%$，并有肺动脉高压、心力衰竭水肿或红细胞增多症（血细胞比容 >55%）。LTOT 一般是经鼻导管吸入氧气，流量 1.0～2.0L/min，吸氧持续时间 >15h/d。长期氧疗的目的是使患者在海平面水平，静息状态下，$PaO_2>60$mmHg 和（或）使 SaO_2 升至 90%，这样才可维持重要器官的功能，保证周围组织的氧供。

6. 康复治疗　康复治疗可以使进行性气流阻塞、严重呼吸困难而很少活动的患者改善活动能力、提高生活质量，是 COPD 稳定期患者一项重要的治疗措施。它包括呼吸生理治疗，肌肉训练，营养支持、精神治疗与教育等多方面措施。在呼吸生理治疗方面包括帮助患者咳嗽，用力呼气以促进分泌物清除；使患者放松，进行缩唇呼吸以及避免快速浅表的呼吸以帮助克服急性呼吸困难等措施。在肌肉训练方面有全身性运动与呼吸肌锻炼，前者包括步行、登楼梯、踏车等，后者有腹式呼吸锻炼等。在营养支持方面，应要求达到理想的体重；同时避免过高碳水化合物饮食和过高热卡摄入，以免产生过多二氧化碳。

三、夜间无创机械通气

无创通气在稳定期 COPD 中的应用存在争议，缺乏足够证据。临床上对明显 CO_2 潴留（$PaCO_2\geq$ 52mmHg）的患者，尤其是夜间存在缺氧和睡眠障碍的患者，无创通气获益最大。而对 CO_2 潴留不明显者，尽管其气流受限很明显，但由于患者呼吸肌疲劳问题不突出，因而无创通气的效果并不明显。

理论上 COPD 患者夜间无创机械通气可使呼吸肌群得到休息，改善通气，纠正夜间低氧血症，并降低睡眠时的 $PaCO_2$。同时改善睡眠质量，而且可使白天的 PaO_2 和 $PaCO_2$ 也得到明显改善。部分严重夜间低氧血症的 COPD 患者能够从夜间无创机械通气受益，目前常用的方法有：

1. 经鼻持续气道正压（CPAP）　COPD 患者在睡眠中上气道阻力可有显著的增加。CPAP 通过对上气道的作用，使上气道的阻力降低，并降低睡眠时吸气肌群的作用。CPAP 可使用较低的压力，5～8cmH_2O。研究证明，经鼻 CPAP 应用 7d 后，COPD 患者的最大吸气压力可得到显著改善。夜间 CPAP 治疗，也能减少内源性 PEEP（PEEPi），尤其在 REM 时期，CPAP 可有效地对抗 PEEPi。

2. 经鼻间歇正压通气（IPPV） 经鼻 IPPV 能治疗 COPD 所致的慢性呼吸衰竭，并缓解呼吸肌疲劳，可通过改善肺部顺应性来消除微小肺不张，也能使呼吸中枢得到休息，最终纠正夜间低氧血症。因而可应用 COPD 所致的夜间严重的气体交换异常。COPD 患者如使 CPAP 效果欠佳时，可考虑使用IPPV。

3. 经鼻/面罩双水平气道正压通气（BiPAP） BiPAP 应用时，同时设定气道内吸气正压水平（IPAP）和气道内呼气正压水平（EPAP）。IPAP 通常为 5～20cmH_2O，而 EPAP 尽可能保持较低水平。IPAP 的设定数值增加，可改善肺泡通气，增加每分通气量，以纠正低通气，使 $PaCO_2$ 下降。而 EPAP 数值的增加，可使上气道维持开放状态，以克服阻塞性通气障碍。BiPAP 可用于 COPD 患者的夜间通气治疗。BiPAP 与经鼻 CPAP 相比，BiPAP 能提供吸气辅助，把患者的潮气量“放大”，因而可对微弱的呼吸肌群提供辅助。而 CPAP 不能提供吸气辅助。此外，CPAP 由于有时不能有效地改善通气，因而可在睡眠时导致 CO_2 潴留；但 BiPAP 能改善通气而避免 CO_2 潴留。

四、外科治疗

1. 肺容量减容术 肺容量减容术（lung volume reduction surgery，LVRS），为近年来新发展的手术治疗 COPD 并发重症肺气肿的方法。即：通过手术切除部分肺组织，以缓解 COPD 患者的临床症状，改善肺功能。其治疗机制为：①多个楔形切除严重肺气肿组织可恢复肺的弹性回缩力，使邻近相对正常的肺组织扩张，在呼气时维持气道的扩张，使气道阻力下降；②由于 LVRS 降低肺容量，因而可改变原先膈肌过度变平的状态，改善膈肌的收缩力；③切除病变的气肿组织后，使相对正常肺组织复张，恢复通气，改善通气/血流比例及动脉血氧合；④部分肺组织切除后也可缓解对组织血管的压迫作用，使总血管阻力降低和肺动脉内压力降低，改善右心功能。

LVRS 的指征有：COPD 患者有明显的呼吸困难、活动受限，影像学检查提示肺脏过度充气，通气/血流扫描出现肺气肿组织分布不均，有明显的肺气肿区。肺功能检查：FEV_1 <35% 预计值、RV >250% 预计值，肺总量 >125% 预计值等。心功能正常，年龄 <75 岁。总之，LVRS 为 COPD 并发重症肺气肿的患者提供了一个有效的治疗方式，但是其适应证、疗效、手术方法都有待于进一步评估。

2. 微创肺减容术 由于 LVRS 手术创伤较大，对手术条件有一定要求，且存在一定的围手术期死亡率，目前正在探索一些不需开胸的微创 LVRS 技术。主要包括：内镜下单向活瓣（one－way valve）的放置、内镜下肺气肿局部注射聚合体使其不张、支气管肺开窗增加呼气流量，胸腔镜下压缩肺气肿部位等方法。其中，通过支气管镜在肺气肿最严重的部位气管内放置单向活瓣，导致局部肺不张，可以达到类似 LVRS 的效果，此项研究较多。

3. 肺大疱切除术 在有指征的患者，术后可减轻患者呼吸困难的程度并使肺功能得到改善。术前胸部 CT 检查、动脉血气分析及全面评价呼吸功能对于决定是否手术是非常重要的。肺减容术：与常规的治疗方法相比，其效果及费用仍待进一步调查研究，目前不建议广泛应用。

4. 肺移植术 对于选择合适的 COPD 晚期患者，肺移植术可改善生活质量，改善肺功能，但技术要求高，花费大，很难推广应用。

五、COPD 的预防

COPD 的预防应包括预防 COPD 的发生和防止慢性支气管炎、肺气肿患者进展为气流阻塞。主要措施包括以下几个方面：①戒烟：吸烟者应立即戒烟；②避免或减少有害粉尘、烟雾或气体吸入；③预防呼吸道感染：包括病毒、支原体、衣原体或细菌感染，流感疫苗和肺炎球疫苗等对于预防易受到流感病毒或肺炎球菌感染的易感者可能有一定意义，但目前难于广泛应用；④对慢性支气管炎患者进行监测肺通气功能（FEV_1、FEV_1/FVC 及 $FEV_1\%$），及早发现慢性支气管炎气流阻塞发生以便及时采取措施也有重要意义。此外，提高患者的生活水平，避免环境污染，加强卫生宣教和改善工作条件与卫生习惯等对COPD防治都有重要的意义。

六、COPD治疗展望

近年来随着对COPD研究的进展，COPD的治疗也有了不少新的动向，这些新疗法能预防气流阻塞的加重，改善COPD患者的预后。

（一）新型支气管扩张药

目前认为，支气管扩张药在控制COPD症状方面起了关键作用，是治疗COPD的首选药物，研究长效支气管扩张药成为新的课题。

1. 新型抗胆碱能制剂　在COPD的治疗方面，抗胆碱能制剂是较好的支气管扩张药物，比β受体激动剂疗效为佳。目前对蕈毒碱（muscarine）。受体的药理学已有很大进展，认识到气道上有多种蕈毒碱受体，具有不同的生理功能。故应用选择性的蕈毒碱受体拮抗药比非选择性的药物（如溴化异丙托品）更有优越性。M_1受体位于副交感神经节，阻断这些受体可以缓解支气管痉挛作用。乙酰胆碱的支气管痉挛作用主要通过M_1受体起作用。相反M_2受体位于胆碱能神经的末梢，能抑制乙酰胆碱的释放。非选择性的抗胆碱能制剂同时阻断M_1和M_2受体，然而，阻断M_2受体可增加乙酰胆碱释放，使支气管扩张效应减弱。噻托溴铵（思力华）可迅速与M_2受体解离，而与M_1和M_3受体解离缓慢。该药最重要的特征是作用时间长，在气道平滑肌上对蕈毒碱受体产生长时间的阻断作用。噻托溴铵－这一长效吸入性抗胆碱能药物成为COPD治疗中重要的里程碑。

新型长效抗胆碱能制剂，如阿地溴铵（aclidinium，LAS34273），LAS－35201，GSK656398（TD5742），GSK233705，格隆溴铵（NVA－237，glycopyrrolate）和OrM3、CHF5407、QAI370正在研究之中。和噻托溴铵和异丙托溴铵相比，阿地溴铵（aclidinium）具有抗胆碱能活性，较噻托溴铵起效更快，较异丙托溴铵作用时间更久，具有24h持续活性。NVA－237作用同噻托溴铵相似，但对心血管影响较低。OrM3是4－乙酰胺哌啶衍生物，不同于M_2受体，对M_3受体具有高度选择性，同时能口服给药，尤其适用于顺应性差及不能吸入给药的患者。CHF5407对M_3受体结合持续时间同噻托溴铵相似，但于M_2受体作用时间更短。GSK233705，通过吸入给药应用于动物模型，作用时间长，1d 1次给药对COPD起到扩张支气管作用。

临床上使用包含多种支气管扩张药的吸入器将简化用药，对治疗起有利作用。临床试验结果显示，LABA和噻托溴铵联合明显扩张支气管，改善COPD症状，作用大于单独使用及LABA＋ICS联合。目前福莫特罗＋噻托溴铵联合吸入治疗，沙美特罗＋噻托溴铵联合吸入治疗目前正在进行临床试验，Carmoterol＋噻托溴铵，Indacaterol＋NVA237，GSK159797＋CSK233705都在研究之中。

2. 长效$β_2$受体激动药　每日使用一次的新型吸入型长效$β_2$受体激动药，如茚达特罗（indacaterol）和卡莫特罗（carmoterol）现正处于临床开发阶段。茚达特罗是一种非常有效的小气道扩张药，对COPD患者的支气管扩张作用超过24h，起效迅速，且未出现明显不良反应或患者耐药现象。茚达特罗和卡莫特罗均为新型超长效$β_2$受体激动药（VLABA），可迅速起效，疗效持续24h。临床实验显示卡莫特罗可使FEV_1改善30h以上，布地奈德和卡莫特罗合用可增加疗效，很可能制作成一种联合剂型。茚达特罗在游离支气管中表现出高度的内在拟交感活性，在中重度哮喘患者可保持24h扩张支气管的疗效，200mg的剂量可保证安全有效，有可能单独或与其他药物合用。超长效β受体激动药可以简化治疗，使患者应用更便利，依从性增高，最终改善疾病的预后。如与长效抗胆碱能药物合用可以起到疗效协同作用。

阿福特罗为福莫特罗一种新的变构体，阿福特罗可减少小气道上皮细胞在受到抗原刺激后IL－8的释放。其吸入制剂和雾化剂型（商品名brovana）在美国已经获得批准并将投入临床，可用于维持治疗COPD引起的支气管收缩。该药起效快，主要疗效持续时间不足24h，通常一日2次应用。临床实验显示，患者吸入较高剂量后，$FEV_1\%$在24h后仍可改善15%，因此在某些情况下可每日1次。

（二）抗感染治疗

COPD的特征为气道炎症、支气管灌洗液中有中性粒细胞数量的增加。COPD患者的痰液中有中性粒细胞数量的增加。COPD 患者的痰液中有 TNF－α 的增加。白三烯 B_4 为气道中的化学递质，在 COPD 的痰液中浓度显著增加。目前已有多种药物用于抑制 COPD 患者的气道炎症。

1. 化学激动因子抑制药（Chemokine inhibitors） COPD 痰液中白介素－8（IL－8）有显著的升高，阻断 IL－8 的抗体可抑制中性粒细胞炎症。转录因子 NF－K3 可诱发 IL－8，抑制 NF－κB 则能抑制 IL－8。TNF－α 也能增加气道中的 IL－8。目前人类 TNF 抗体已被用于临床治疗，对某些慢性炎症性疾病，如类风湿关节炎和克罗恩病有效。可溶性的 TNF 受体能结合释放出来的 TNF，目前已在临床试用，未来也许能用于 COPD 的治疗。

2. 磷酸二酯酶抑制药 抑制磷酸二酯酶（PDE）可增加中性粒细胞中的环腺苷酸（cAMP）的含量，降低其化学趋化性、活性、脱颗粒和黏附作用。其主要同工酶为 PDE_4，现在临床上正在试用几种 PDE_4 抑制剂治疗哮喘。第一代 PDE_4 抑制剂由于存在某种不良反应，如恶心，而限制了其临床应用。第二代 PDE_4 抑制剂不良反应较少。既往常用的茶碱制剂，作用较弱，并且是一种非选择性 PDE 抑制剂。而 PDE_4 抑制剂不仅能抑制从肺泡巨噬细胞中释放出化学趋化因子，而且对中性粒细胞产生直接作用。PDE_4 为人体内肺泡巨噬细胞内 PDE 的主要亚型。罗氟司特（roflumilast）是一种选择性 PDE_4 抑制药，在吸烟小鼠 COPD 模型中，罗氟司特能抑制肺内炎症和肺气肿。COPD 患者口服罗氟司特 4 周以上可明显减少痰内中性粒细胞数量和 CXCL8（即 IL－8）浓度。在临床研究中，服用罗氟司特 6 个月或 12 个月以上可轻度改善 COPD 患者肺功能。

3. 转化生长因子 β 抑制剂 小气道纤维化是 COPD 患者 FEV_1 和活动能力进行性下降的主要原因之一，转化生长因子（TGF）－β 可能在其中起关键作用。在氧化应激状态下或患者吸烟时，TGF－β 可被激活。COPD 患者小气道内 TGF－β 相关基因表达上调。TGF－β 受体酪氨酸激酶（激动素受体样激酶 5）的小分子抑制剂如 SD－280 已经问世。并且一种哮喘模型已显示 SD－280 能抑制气道纤维化。然而，对于长期的 TGF－β 抑制尚存顾虑。TGF－β 对维持调节型 T 淋巴细胞水平有重要作用。TGF－β 的很多功能是通过结缔组织生长因子介导的，因此抑制该因子或其受体可能在将来是一条更有吸引力的途径。

4. 核因子－κB 抑制剂 核因子（NF）－κB 调节 CXCL8 和其他趋化因子、TNF－α 和其他炎症细胞因子及 MMP9 表达。COPD 患者巨噬细胞和上皮细胞中 NF－κB 处于被激活状态，COPD 急性加重的患者尤为明显。在多条可能抑制 NF－κB 的途径中，NF－κB 激酶（IKK）2 的小分子抑制物可能是最有前景的。

5. p38 MAP 激酶抑制药 有丝分裂原激活的蛋白激酶（MAPK）在慢性炎症中发挥重要作用，p38 MAPK 通路就是其中一种，在细胞应激状态下被激活，调控炎症因子表达。COPD 患者肺泡巨噬细胞中，p38 MAPK 处于激活状态。已开发出几种 p38 MAPK 小分子抑制剂。SD－282 是 p38－α 亚型的一种强效抑制药，在体外能有效抑制肺巨噬细胞释放TNF－α,并能有效抑制吸烟 COPD 小鼠模型的炎症。

（三）表面活性物质

表面活性物质的重要功能是防止气道关闭，且有免疫调节效应和黏液清除作用。吸烟使表面活性物质生成减少，对气道产生不良作用。外源性的表面活性物质疗法，可能对 COPD 治疗有效，但代价昂贵。

（四）抗蛋白酶制剂

COPD 患者中存在着消化弹性蛋白酶和对抗消化弹性蛋白酶之间失平衡，故抑制这种蛋白溶解酶或者增加抗蛋白酶，理论上都能预防 COPD 患者气道阻塞的加重。

1. 中性粒细胞弹性蛋白酶抑制剂 中性粒细胞弹性蛋白酶是肺强力蛋白溶解活性的主要成分，能刺激黏液分泌，此外还能使上皮细胞释放出 IL－8，造成炎症状态。中性粒细胞弹性蛋白酶的多种肽抑制药：如 ICI 200 355，和非多肽类抑制剂，如 ONO－5046，能抑制中性粒细胞弹性蛋白酶诱制的肺损伤和黏液分泌。但目前还没有在 COPD 患者应用此类抑制剂的研究报道。

2. α_1－抗胰蛋白酶制剂 α_1－抗胰蛋白酶制剂（α_1－AT）缺乏与肺气肿的关系，提示这种内源性的中性粒细胞蛋白酶抑制药，可能对 COPD 有治疗作用。虽然人类 α_1 - AT 已能应用 α_1 - AT 缺乏的患者和严重的肺气肿患者治疗，但目前只发现 α_1 - AT 对 FEV_1 的改善只有边缘的效应，没有证据表明 α_1 - AT对阻断 COPD 患者病程的进展。

（五）抗氧化制剂

氧化剂参与了 COPD 的病理过程，氧化剂有损伤作用，可加强弹性蛋白酶的活性和增加黏液的分泌。此外，还能活化许多炎性因子，如 IL - 8 和诱导型 NO（一氧化氮）合成酶。这些均提示抗氧化剂可用于 COPD 的治疗。N - 乙酰半胱氨酸（N - acetyl cysteine，NAC）在体内外有抗氧化作用，能抑制内毒素诱发的中性粒细胞炎症，在 COPD 患者中可减慢 FEV_1 的下降速度，并且缓解重症 COPD 患者的病情。将来可能有更有效的抗氧化制剂应用于临床。

（六）黏液调节制剂

COPD 患者的气道内黏液分泌增多与 FEV_1 的迅速下降有着密切关系。这提示临床上应有一种药物能抑制黏液的过度分泌，而且又不影响纤毛的清除功能以及腺体的正常分泌功能。

1. 速激肽拮抗药　速激肽为一种有效的刺激黏膜下腺体和杯状细胞分泌的物资，速激肽受体拮抗药能显著地抑制黏液分泌，也许能成为 COPD 患者黏液过度分泌的一种调节制剂。临床试验表明，对 COPD 患者能有效地减少黏液生成和缓解咳嗽症状。

2. 感觉神经多肽释放抑制药　阻断速激肽的调节效应，抑制感觉神经末端释放出速激肽，也为减少黏液分泌的一种途径。吗啡能作用于感觉神经而抑制黏液分泌，但由于吗啡能成瘾而不能用于临床治疗。然而，周围作用的阿片，如 BW 443，不能透过血脑屏障，临床上有一定的应用前途。

3. 黏液溶解制剂　已有多种药物能降低黏液的黏稠度，使之容易从呼吸道中被清除，包括半胱氨酸衍生物，如 N - 乙酰半胱氨酸、甲基半胱氨酸和 carbocisteine 能有效地降低黏液的黏稠度。DNA 酶也能降低痰的黏稠度，尤其是感染性的痰液。

（七）肺血管扩张药物

血管活性肠肽（VIP）有抗炎，扩张血管和支气管的作用，因此有可能治疗 COPD。COPD 患者雾化吸入 VIP 3 个月，6min 步行试验行走距离明显增加，生活质量改善，且无严重的不良反应。初步证实 VIP 可改善 COPD 患者的运动能力及生活质量。

七、COPD 加重期的治疗

（一）COPD 急性加重的诱因

COPD 急性加重（AECOPD）的最常见原因是气管 - 支气管感染，主要是病毒、细菌感染。部分病例加重的原因尚难以确定。肺炎、充血性心力衰竭、气胸、胸腔积液、肺血栓栓塞和心律失常等可以引起与 AECOPD 类似的症状，需加以鉴别。

AECOPD 的主要症状是气促加重，常伴有喘息、胸闷、咳嗽加剧、痰量增加、痰液颜色和（或）黏度的改变以及发热等，此外亦可出现全身不适、失眠、嗜睡、疲乏、抑郁和精神紊乱等症状。当患者出现运动耐力下降、发热和（或）胸部 X 线影像异常时可能为 AECOPD 的征兆。痰量增加及出现脓性痰常提示细菌感染。

与加重前的病史、症状、体格检查、肺功能测定、动脉血气检测和其他实验检查指标进行比较，对判断 AECOPD 的严重性甚为重要。应注意了解本次病情加重或新症状出现的时间，气促、咳嗽的严重程度和频度，痰量和颜色，日常活动的受限程度，是否曾出现水肿及持续时间，既往加重情况和是否曾住院治疗，以及目前的治疗方案等。本次加重期肺功能和动脉血气结果与既往对比可提供非常重要的信息，这些指标的急性改变较其绝对值更为重要。对于严重 COPD 患者，神志变化是病情恶化的最重要指标，一旦出现需及时送医院诊治。是否出现辅助呼吸肌参与呼吸运动、胸腔矛盾呼吸、发绀、外周水肿、右心衰竭、血流动力学不稳定等征象亦可有助于判定 COPD 加重的严重程度。

（二）AECOPD的评估

1. 肺功能测定　对于加重期患者，难以满意的进行肺功能检查。通常 $FEV_1<1L$ 可提示严重发作。

2. 动脉血气分析　呼吸室内空气下，$PaO_2<60mmHg$ 和（或）$SaO_2<90\%$，提示呼吸衰竭。如 $PaO_2<50mmHg$，$PaCO_2>70mmHg$，$pH<7.30$，提示病情危重，需加严密监护或住ICU治疗。

3. X线胸片和心电图（ECG）　X线胸片有助于COPD加重与其他具有类似症状疾病的鉴别。ECG对右心室肥厚、心律失常及心肌缺血诊断有帮助。螺旋CT扫描和血管造影，或辅以血浆D-二聚体检测是诊断COPD并发肺栓塞的主要手段，D-二聚体不升高是排除肺栓塞的指标之一。但核素通气-血流灌注扫描在此几无诊断价值。低血压和（或）高流量吸氧后 PaO_2 不能升至60mmHg以上也提示肺栓塞诊断。如果高度怀疑并发肺栓塞，临床上需同时处理COPD加重和肺栓塞。

4. 其他实验室检查　血红细胞计数及血细胞比容有助于识别红细胞增多症或出血。血白细胞计数通常意义不大。部分患者可增高和（或）出现中性粒细胞核左移。COPD加重出现脓性痰是应用抗生素的指征。肺炎链球菌、流感嗜血杆菌以及卡他莫拉菌是COPD加重最常见的病原菌。因感染而加重的病例若对最初选择的抗生素反应欠佳，应及时根据痰培养及抗生素敏感试验指导临床治疗。血液生化检查有助于明确引起COPD加重的其他因素，如电解质紊乱（低钠、低钾和低氯血症等）、糖尿病危象或营养不良（低白蛋白）等，并可以了解并发的代谢性酸碱失衡。

（三）AECOPD的治疗

1. 门诊治疗　对于COPD加重早期、病情较轻的患者可以在门诊治疗，但需特别注意病情变化，及时决定送医院治疗的时机。COPD加重期的院外治疗包括适当增加以往所用支气管舒张剂的量及频度。若未曾使用抗胆碱药物，可以加用，直至病情缓解。对更严重的病例，可以使用数天较大剂量的雾化治疗。如沙丁胺醇2 500μg、异丙托溴铵500μg或沙丁胺醇1 000μg加异丙托溴铵250~500μg，用生理盐水稀释后雾化吸入。

全身使用糖皮质激素对加重期治疗有益，可能加快病情缓解和肺功能恢复。如果患者的基础 $FEV_1<50\%$ 预计值，除支气管舒张药外可考虑加用糖皮质激素如给予泼尼松龙每日30~40mg，连用10d。

COPD症状加重、特别是有痰量增加并呈脓性时应给予抗生素治疗。抗生素的选用需依据患者所在地常见病原菌类型及药物敏感情况决定。

2. 住院治疗　COPD急性加重且病情严重者需住院治疗。COPD急性加重期住院患者的处理方案：①根据症状、血气分析、胸片等评估病情的严重程度；②控制性氧疗并于30min后复查血气；③应用支气管扩张剂：增加剂量或频度；联合应用 β_2 受体激动药和抗胆碱能药物，使用贮雾器或气动雾化器，考虑静脉加用茶碱类药物；④口服或静脉加用糖皮质激素；⑤细菌感染是COPD急性加重的重要原因，应密切观察细菌感染征象，积极、合理的使用抗生素；⑥考虑应用无创性机械通气；⑦整个治疗过程中应注意：水和电解质平衡和营养状态，识别和处理可能发生的并发症（如心力衰竭、心律失常等），对患者情况进行密切监测。此外，鉴于近来血栓栓塞病例增多的趋势，在COPD治疗中应对本病给予注意，必要时考虑皮下注入低分子肝素进行预防。

COPD加重期主要的治疗方法包括以下几种。

（1）控制性氧疗：氧疗是COPD加重期患者住院的基础治疗。无严重并发症的COPD加重期患者氧疗后较容易达到满意的氧合水平（$PaO_2>60mmHg$ 或 $SaO_2>90\%$），但有可能发生潜在的 CO_2 潴留。给氧途径包括鼻导管或Venturi面罩，其中Venturi面罩更能精确地调节吸入氧浓度。氧疗30min后应复查动脉血气以确认氧合满意而未引起 CO_2 潴留或酸中毒。

（2）抗生素：当患者呼吸困难加重，咳嗽伴有痰量增加及脓性痰时，应根据患者所在地常见病原菌类型及药物敏感情况积极选用抗生素。由于多数COPD急性加重由细菌感染诱发，故抗感染治疗在COPD加重治疗中具有重要地位。COPD患者多有支气管-肺部感染反复发作及反复应用抗生素的病史，且部分患者并发有支气管扩张，因此这些患者感染的细菌耐药情况较一般肺部感染患者更为严重。长期应用广谱抗生素和糖皮质激素者易导致真菌感染，宜采取预防和抗真菌措施。

（3）支气管舒张药：短效 β_2 受体激动药较适用于 COPD 加重期治疗。若疗效不显著，建议加用抗胆碱药物。对于较为严重的 COPD 加重者，可考虑静脉滴注茶碱类药物，监测血茶碱浓度对估计疗效和不良反应有一定意义。

（4）糖皮质激素：COPD 加重期住院患者宜在应用支气管扩张剂基础上加服或静脉使用糖皮质激素。皮质激素的剂量要权衡疗效及安全性，建议口服泼尼松龙 30～40mg/d，连续 7～10d。也可静脉给予甲泼尼龙。延长给药时间不能增加疗效，相反使不良反应增加。

（5）无创性机械通气：COPD 急性加重期患者应用无创性间断正压通气（NIPPV）可以降低 $PaCO_2$，减轻呼吸困难，从而降低气管插管和有创机械通气的使用，缩短住院天数，降低患者的病死率。使用 NIPPV 要注意掌握应用指征和合理的操作方法，避免漏气，从低压力开始逐渐增加辅助吸气压和采用有利于降低 $PaCO_2$ 的方法，从而提高 NIPPV 的效果。

（王吉珍）

第八章

呼吸衰竭

第一节　呼吸衰竭的定义、病因、分类、分型和诊断

呼吸衰竭是临床上经常遇到的一种危重病症，实际上许多重症疾病均可发生呼吸衰竭，故呼吸衰竭实际上是一个综合征，而不是一个疾病。呼吸衰竭通常是由于肺通气不足、弥散功能障碍和肺通气/血流比例失调等原因，使静息状态下吸入空气时出现低氧血症和（或）二氧化碳潴留，从而引起一系列生理和代谢混乱的临床综合征。急性或慢性呼吸衰竭也是临床上危重患者死亡的一个重要原因。慢性阻塞性肺部疾病患者晚期常死于呼吸衰竭。肺炎患者的死亡原因，7%以上为呼吸衰竭。美国重症监护病房（ICU）的患者中，每年约有34%因呼吸衰竭而接受机械通气治疗，总数达50万人。急性呼吸衰竭（acute respiratory failure，ARF）患者，如果原先无心肺疾患或系统疾病，存活率可超过85%，健康老人（>80岁）患急性呼吸衰竭后，生存率也接近85%。然而，多器官功能障碍综合征（MODS）或原先有肝、肾或慢性肠胃道疾病伴营养不良者，其预后较差。其中约17%的患者需要机械通气治疗，这些患者中，年龄较大的只有9%的存活率，年轻者也不过36%。表8-1列举了急性呼吸衰竭的临床特征和预后。

表8-1　急性呼吸衰竭的常见原因和预后

常见原因	发生率（%）	生存率（%）
急性呼吸窘迫综合征（ARDS）	7	60
心源性肺水肿	16	60
心肺骤停	10	20
慢性阻塞性肺疾病（COPD）	12	65
中枢神经系统疾病（外伤、脑卒中、出血）	11	60
药物过量	7	95
代谢性昏迷	8	30
神经肌肉疾病	8	36
肺炎	10	38
哮喘	<1	90
其他	10	50

呼吸衰竭是一种功能性疾病，由影响肺功能的多种病理情况所致，这些病理改变使肺功能不能维持正常的 PaO_2 或排出 CO_2。呼吸衰竭可为急性或慢性表现，取决于疾病过程的病理，病理生理和治疗反应。通常急性和慢性呼吸衰竭取决于动脉血气分析，但是临床上不一定与这些血气分析的数据相符合。

一、呼吸衰竭的定义、病因和分类

（一）呼吸衰竭的定义

迄今尚无公认的呼吸衰竭定义。当前国外大多数呼吸内科权威教科书，将呼吸衰竭定义为：当呼吸

功能损伤到气体交换不能维持正常的动脉血气水平，动脉血氧分压（PaO_2）降低和（或）动脉血二氧化碳分压（$PaCO_2$）增高并超越正常范围时，即有呼吸衰竭存在。通常血气诊断标准是在海平面、静息状态及呼吸空气的情况下，$PaO_2 < 60mmHg$（6.7kPa，1kPa = 7.5mmHg），和（或）$PaCO_2 > 45mmHg$（6kPa）。但是美国2008年出版的“肺脏病学”（Fishman's pulmonary diseases and disorders）则将高碳酸性呼吸衰竭定义为 $PaCO_2 > 45mmHg$，而低氧性呼吸衰竭定义为当吸氧浓度≥60%时，$PaO_2 < 55mmHg$。2006年11月美国国立心、肺、血液学会（NHLBI）和WHO发表的“慢性阻塞性肺疾病全球创议”（Global Initiative for Chronic Obstructive Lung Disease，GOLD）修订版中把呼吸衰竭定义如下：在海平面呼吸空气的情况下，PaO_2 小于8kPa（60mmHg）伴有或不伴有 $PaCO_2 > 6.7kPa$（50mmHg）。

然而，必须指出：这些血气分析指标并不是硬性规定，指标是为临床服务的，应该结合患者的病史、体征和其他实验室检查结果进行综合评估。一般而言，如果患者失去对体内器官提供充分的氧合能力或通气能力的情况下，则可以认为患者可能发生了呼吸衰竭。对于发生急性呼吸衰竭的患者，临床上需要进行紧急处理，包括：紧急气道管理、机械通气治疗和稳定循环功能。其后的临床任务有：呼吸衰竭病因的鉴别诊断、根据临床和实验室结果制订治疗计划、对患者进行呼吸监护，必要时进行右心导管检查。

（二）呼吸衰竭的病因

呼吸衰竭的病因繁多，脑、脊髓、神经肌肉系统，胸廓或胸膜，心血管，上气道、下气道和肺泡，其中任何一个环节的异常均可导致呼吸衰竭。临床上通常引起急、慢性呼吸衰竭的主要病因有以下几方面。

1. 气道阻塞性疾病　①急性病：如会厌炎、喉水肿、气道内异物、细支气管炎、支气管哮喘。②慢性病：如慢性阻塞性肺部疾病，其中包括慢性支气管炎、肺气肿以及睡眠呼吸暂停综合征、支气管扩张等。

2. 肺实质浸润性疾病　①急性病：各种原因引起的肺炎、结缔组织疾病并发肺间质病等。②慢性病：结节病、肺尘埃沉着病、弥漫性肺间质纤维化，包括特发性肺间质纤维化和其他各种原因引起的肺间质纤维化。

3. 肺水肿性疾病　①心源性：心肌梗死、二尖瓣或主动脉瓣疾患、左心衰竭。②肺泡－毛细血管膜通透性增加：各种原因引起的休克、海洛因中毒、吸入化学物质、败血症、急性呼吸窘迫综合征（ARDS）等。

4. 肺血管疾病　①急性病：肺血栓栓塞、空气、脂肪栓塞等。②慢性病：肺血管炎、多发性微血栓形成等。

5. 胸壁与胸膜疾病　①急性病：气胸。②慢性病：脊柱后侧凸、胸膜纤维化、胸腔积液等。

6. 神经肌肉系统疾病　①脑部：镇静药和麻醉药的应用、脑血管疾病、感染、肿瘤。②外周神经：多发性神经炎、多发性脊髓炎。③肌肉：肌萎缩症、重症肌无力、肥胖和吉兰－巴雷综合征（急性炎症性脱髓鞘性多发性神经病）等。

（三）呼吸衰竭的分类

虽然临床上有许多疾病可以引起呼吸衰竭，按照其原发异常改变对呼吸系统的效应，通常能将上述各种疾病分类如下：

1. 中枢神经系统的异常　药物的作用、结构病变和代谢疾病对中枢神经系统的影响，均可导致中枢呼吸驱动的抑制，可产生低通气综合征和高碳酸血症，临床上可为慢性或急性呼吸衰竭的表现。麻醉药物或其他镇静药物的过量是呼吸衰竭的常见原因。最常见的是急性中毒，长期应用某些制剂（如：美沙酮），可产生慢性高碳酸血症呼吸衰竭。“结构型”的中枢神经系统异常所产生的高碳酸血症，其常见疾病有脑膜脑炎、局部的肿瘤或髓质的血管异常或影响髓质控制系统的卒中。通常呼吸衰竭伴有其他神经系统的异常临床表现。各种代谢异常通过抑制呼吸中枢而产生高碳酸血症。常见原因有：黏液性水肿、肝功能衰竭和晚期尿毒症。除此之外，中枢神经系统的 $PaCO_2$ 升高可使中枢神经系统进一步抑制，并促使 CO_2 潴留。例如，慢性代谢性碱中毒时，常有 $PaCO_2$ 的升高，其原因常与利尿剂的应用有关。

2. 周围神经系统或胸壁的异常　各种周围神经系统疾病，神经肌肉疾患和胸壁的异常，常伴有高碳酸血症和低氧性呼吸衰竭。这类疾病主要特征是患者不能维持适当的每分通气量水平以排出机体所产生的 CO_2，且常伴随有呼气肌群的损害，肺不张和吸入性肺炎。神经肌肉疾病所致高碳酸血症呼吸衰竭的常见原因是吉兰－巴雷综合征、重症肌无力、多发性肌炎、肌萎缩和代谢性肌肉疾病。除此之外，急性脊髓灰质炎和创伤性脊髓损伤也常伴有高碳酸血症。药物所致的高碳酸血症，其原因包括应用去极化和非去极化的麻醉制剂，尤其在应用皮质激素时，（如处理哮喘持续状态）、重症肌无力治疗时出现胆碱能危象，肌无力的患者应用氨基糖苷类抗生素等。胸壁异常是呼吸衰竭另一类常见的呼吸衰竭原因。常见有：严重的脊柱侧弯、连枷胸、广泛的胸廓成形术和重度肥胖等。

上述各种原因所致的呼吸衰竭，其共同特点为吸气肌群的衰弱或胸廓活动程度受限制，从而造成潮气量的降低。患者最初可通过增加呼吸频率来代偿潮气量的降低，以维持一定的每分通气量，但随着病情进展，最终仍导致每分通气量降低。此外，患者的叹气功能也受损，加上潮气量的减少，导致肺不张的发生和肺顺应性的降低。肺顺应性的下降则使潮气量进一步减少和呼吸功的增加。因此造成通气量下降，而另一方面由于 VD/VT 的增加（原因为肺不张等），使患者的通气需要增加。通气供应和通气需要之间产生了明显的失衡，从而造成高碳酸血症更进一步，由于延髓反射机制受损及呼吸肌群的受累，造成咳嗽功能障碍，造成吸入性肺炎和继发性的低氧血症。

除上述原因外，由于胸廓形态异常（如脊柱侧凸等）可造成呼吸功增加，造成呼吸肌群氧耗量增加，呼吸肌群的总氧耗量比例也增加。

3. 气道的异常　上气道或下气道的阻塞性疾病，均为慢性高碳酸血症的常见原因。上气道阻塞的病因有：急性会厌炎、异物吸入、气管内肿物和气管狭窄等。引起下气道阻塞的疾病有：慢性阻塞性肺疾病（COPD）、哮喘和晚期囊性肺纤维化。气道的狭窄可导致跨胸壁压力梯度的增加，从而需要吸气气流的增加。呼吸功的阻力成分增加，并伴有氧耗量的增加。此外，潮气量下降和无效腔通气增加可发生呼气肌群衰竭，其结果产生浅而速的呼吸类型。最后某些疾病中（如哮喘或 COPD 加重期），可发生气体陷闭和肺过度充气，导致膈肌扁平和膈肌功能受损。

4. 肺泡异常　这类疾病中，常见临床病因有心源性和非心源性肺水肿，弥漫性肺炎、广泛的肺出血、胃内容物吸入和溺水。弥漫性肺泡内充填，造成了一个大量的右向左分流，如同肺血流通过一个无通气或通气不佳的肺区。此外，伴随存在的肺间质水肿可损害肺－毛细血管膜的弥散功能，进一步损伤混合静脉血的氧合。

以肺泡内充填为特征的急性、广泛的肺疾病，通气需要明显增加，其原因有低氧血症、VD/VT 的增加、呼吸功的弹性成分增加（因肺顺应性降低）、呼吸功的阻力成分也增加（因气道狭窄和气道反应性的增加），呼吸中枢的神经驱动增加（由于肺实质迷走神经纤维的调节）。一方面是通气需要的增加，另一方面却由于肺泡内充填、肺弹性降低、呼吸肌疲劳、膈肌功能受损而造成了通气供应的下降，这种失衡造成了高碳酸血症。

二、呼吸衰竭的分型

“呼吸衰竭”是一病理生理学诊断术语，随病因、病变性质及病程的发展阶段不同，其主要病理生理改变和血气特点有所不同。临床上根据病理生理的不同类型、有无二氧化碳潴留等，将需要机械通气治疗的呼吸衰竭患者，划分为四大类型：①低氧性呼吸衰竭，主要或全部表现为低氧血症，通常为肺内分流（Qs/Qt）增加和肺泡通气/血流（V/Q）比例失调所致。②通气衰竭，主要表现为高碳酸血症，主要是呼出 CO_2 障碍，是一种肺泡通气（VA）降低所致。③肺不张型呼吸衰竭，是一种围手术期呼吸衰竭。④低灌注型呼吸衰竭，即休克型呼吸衰竭。实际上，将呼吸衰竭划分为这四种类型的呼吸衰竭，完全是人为的，但是有利于临床医师了解其相应的病理生理和常见的临床表现。也利于掌握相应的临床措施。

1. 低氧性呼吸衰竭（hypoxic respiratory failure，HRF） 通常也称Ⅰ型呼吸衰竭或换气性呼吸衰竭，血气特点是 PaO_2 <60mmHg，$PaCO_2$ 正常或降低。主要病理生理机制是肺内分流（Qs/Qt）增加和肺泡通气/血流（V/Q）比例失调。重症急性呼吸衰竭患者则往往存在明显的右向左的肺内分流增加，称为急性低氧性呼吸衰竭（acute hypoxic respiratory failure，AHRF）。其原因主要是肺泡腔内充满水肿液或者肺泡塌陷所致，因而对氧气治疗效果不佳。弥散功能障碍只是在 PaO_2 <50mmHg 时才参与作用。其总肺泡通气量正常或增加。常见于支气管炎、肺气肿、肺泡纤维化、支气管哮喘、肺炎、心源性肺水肿、ARDS、肺泡出血综合征及肺不张等疾病。这种难治性低氧血症常常伴有肺泡通气和每分通气量（VE）的增加以及 $PaCO_2$ 降低。但是，随着病情的进展或者持续，可以发生呼吸肌群的衰竭，从而导致肺泡通气量的下降和 $PaCO_2$ 增加。

2. 高碳酸－低氧性呼吸衰竭（hypercapnic－hypoxic respiratory failure，HHRF） 也称Ⅱ型呼吸衰竭，主要是有效肺泡通气量不足，血气特点除低氧血症外，$PaCO_2$ >45mmHg。进一步可分为两个亚型：①总肺泡通气量下降，多发生于神经肌肉系统所致呼吸动力障碍而肺实质正常的患者。②净肺泡通气下降，两上肺区灌注进一步减少，形成类似无效腔效应，不能进行正常的气体交换，尽管总肺通气量无改变，但有效肺泡通气量却明显减少。常见病因是慢性阻塞性肺部疾病。

3. 肺不张型呼吸衰竭 即围手术期呼吸衰竭（perioperative respiratory failure），现称为Ⅲ型呼吸衰竭，围手术期呼吸衰竭通常是肺不张所致。一般而言，这些患者中，由于异常的腹部情况使呼出气的肺容积（功能残气量，FRC）低于增加的关闭容积，因而导致肺下垂部位的肺泡出现进行性塌陷。其结果常常导致Ⅰ型急性低氧性呼吸衰竭（AHRF）。

把这一肺不张类型的呼吸衰竭，作为临床上一种特殊的呼吸衰竭类型来处理，其主要目的是为了引起临床的注意，预防在手术后发生肺泡塌陷、FRC 降低以及在肺容积增加的情况下发生气道的异常关闭，从而产生呼吸衰竭。由于许多Ⅰ型和Ⅱ型呼吸衰竭患者也可能存在这一类似情况，所以设法减少肺不张所致的呼吸衰竭发生，是临床上处理所有呼吸衰竭患者时所必须考虑的问题之一。临床上常常需要采取的处理措施如下：①每1～2小时改变体位，从仰卧位转换为侧卧位；积极采取胸部理疗，勤从气道内吸痰。②保持35°～45°的端坐体位，以减少腹部的压迫。③机械通气时加用叹气（sighs）、CPAP、PEEP 等模式，使呼气末肺容量高于关闭容量（CV）。④特别关注切口疼痛以及腹痛的处理，镇痛和降低腹压。

4. 低灌注状态所致的Ⅳ型呼吸衰竭 临床上某些机械通气治疗的患者并不属于上述3种类型的呼吸衰竭分类，尤其是低灌注状态的患者。Ⅳ型呼吸衰竭常见于心源性休克、低容量休克或脓毒性休克患者，而并未发生肺部病变。对这些呼吸困难的患者进行通气治疗的原因往往是为了稳定气体交换和通过减少呼吸肌群做功来降低心排出量的消耗，直到低灌注状态得以纠正为止。Ⅳ型呼吸衰竭患者的撤机相对较为简便，当休克纠正，患者恢复自主呼吸并且拔除气管插管后，即可撤机。

根据临床经过，呼吸衰竭又可分为3种情况：

1. 急性呼吸衰竭 既往无慢性呼吸道疾病患者，从中枢神经系统到肺泡之间任何急性损伤和功能障碍均可致急性呼吸衰竭，通常在数分钟到数小时内发生。同样可分为Ⅰ型和Ⅱ型。

2. 慢性呼吸功能不全发展的慢性呼吸衰竭 早期可呈Ⅰ型特点，为低氧血症和呼吸性碱中毒；晚期发展到Ⅱ型，但进展缓慢，发生在几日或更长的时间内，体内已充分代偿。除 PaO_2 进一步下降外，$PaCO_2$ 升高，HCO_3^- 增加。

3. 慢性呼吸衰竭的急性发作 多见于慢性阻塞性肺部疾病患者，在低氧血症或低氧血症并发高碳酸血症的基础上，PaO_2 进一步下降，$PaCO_2$ 明显升高，酸碱代偿机制不充分，pH 改变明显，常伴有复合性酸碱紊乱。

三、呼吸衰竭的诊断

（一）呼吸衰竭的临床表现

早期轻症呼吸衰竭不易发现，中、重度呼吸衰竭诊断比较容易。根据呼吸衰竭的定义，临床表现并结合动脉血气分析，在综合判断的基础上，可以作出确切的诊断。最好包括其病因、类型和程度以及相关的肺功能、酸碱改变和氧运输等情况，以便指导治疗和估计预后，以下几方面可作为临床诊断的参考。

1. 低氧血症的表现　主要为呼吸困难和发绀。呼吸困难是最早出现的临床症状，随呼吸功能的减低而加重，可以有呼吸频率及节律的改变，辅助呼吸肌参与时可有“三凹征”，也可表现为呼吸浅速、点头样呼吸等。进入二氧化碳麻醉后，呼吸困难表现可能不明显。发绀是缺氧的典型症状。

2. 神经精神症状　缺氧和二氧化碳潴留均可引起神经精神症状，急性缺氧可出现精神错乱、狂躁、昏迷、抽搐等。慢性缺氧只表现为智力、定向力障碍。二氧化碳潴留主要表现为中枢神经系统抑制。$PaCO_2 > 80mmHg$（10.7kPa）时，患者有表情呆滞、精神错乱。$PaCO_2 > 120mmHg$（16kPa）时，患者进入昏迷，对各种反射均无反应。“肺性脑病”为二氧化碳潴留的典型临床表现。

3. 循环系统症状　有心率增快、心排出量增加，血压上升，心律失常。如缺氧加重，心肌可受累，此时心排出量减少、血压下降，可导致循环衰竭。另外，二氧化碳潴留使血管扩张，皮肤温暖、红润、多汗。

4. 消化系统和肾功能的改变　缺氧可使肝细胞变性坏死，导致血清谷－丙转氨酶升高；严重缺氧和二氧化碳潴留可导致胃肠道黏膜充血、水肿或应急性溃疡，可发生呕血、便血。严重的缺氧可损害肾功能，出现少尿、无尿，甚至急性肾衰竭。

5. 值得警惕的呼吸衰竭的早期表现　①睡眠规律倒转。②头痛，晚上加重。③多汗。④肌肉不自主的抽动或震颤。⑤自主运动失调。⑥眼部征象：球结膜充血、水肿，是反映 $PaCO_2$ 升高的敏感征象。

动脉血气测定：动脉血气和酸碱指标的测定是确定诊断、判断病情轻重呼吸衰竭和酸碱紊乱类型及指导治疗的重要依据。

（二）呼吸衰竭诊断的临床途径

临床上处理呼吸衰竭患者时首先应该明确以下几个方面的问题：临床上患者有无呼吸衰竭、呼吸衰竭分型、呼吸衰竭的病情程度、呼吸衰竭的基础疾病是什么、本次发生呼吸衰竭的诱发因素是什么、患者有无伴发症和并发症及其已经进行的治疗和对治疗的反应如何等等。故临床医师必须对患者的病史、症状和实验室检查结果作一详尽分析。

1. 病史和症状

（1）现病史：从现病史中可发现呼吸衰竭的临床表现：如呼吸困难、发绀、烦躁不安、嗜睡或昏迷等。同时也能了解患者原发病的情况：如发热伴咳嗽、咳痰、气急，要考虑肺部炎症引起的呼吸衰竭；如果出现突发昏迷，一侧肢体偏瘫伴呼吸障碍，应考虑脑血管意外引起的急性中枢性呼吸衰竭；进食时突然呛咳、颜面发紫、呼吸困难、意识障碍，应考虑食物窒息导致急性呼吸衰竭等。病史有助区分急、慢性呼吸衰竭。如为慢性呼吸衰竭，还需了解患者缓解期的临床表现，如气急程度、活动范围、肺功能以及动脉血氧分压和二氧化碳分压值，以判断是慢性呼吸衰竭稳定期或者急性加重。还可以根据患者并发症的表现：如有无呕血、黑便等消化道出血症状，尿少、水肿等肾脏功能不全表现，以判断病情轻重。通过病史可显示诱发因素，如肺部感染诱发 COPD 加重，接触过敏原导致支气管哮喘发作，手术诱发 COPD 急性发作等。现病史还应注意经过何种治疗、治疗反应如何。

（2）既往史：既往史可显示基础疾病，详细询问患者的既往病史往往可以给呼吸衰竭的诊断带来意想不到的结果。作者既往曾经处理过一例急性呼吸衰竭的患者，患者在其他医院一直按“支气管哮喘”治疗，但疗效不佳。来急诊室时患者由于二氧化碳严重滞留，已经处于昏迷状态。仔细向家属询问病史，得知患者每次“哮喘”发作均与体位有关，故对“哮喘”的诊断发生疑问。此外查体也发现患者有典型的吸气性呼吸困难，提示上气道阻塞。后来影像学检查证实患者在气管正上方有一肿物，肿物带蒂，并可随体位活动。患者经急诊手术患者完全康复。仔细询问过去史也可发现患者伴发病的一些情况，如糖尿病、冠心病、高血压及贫血等。

（3）个人史：个人史资料可提供诊断和鉴别诊断的临床资料，如长期吸烟史要考虑 COPD 的可能，有过敏史者要想到支气管哮喘诊断的可能，接触粉尘史要考虑职业性肺病，有酗酒史要注意与肝性脑病鉴别。

2. 体征　临床上处理呼吸衰竭患者时，除了观察呼吸衰竭的体征外还要注意患者基础疾病的体征及并发症和伴发症的体征。①呼吸衰竭体征：要注意观察患者的神志改变、呼吸频率和节律，有无发绀，有无端坐呼吸、三凹征、张口抬肩等呼吸困难的表现，胸腹矛盾呼吸提示呼吸肌疲劳，呼吸不规则提示中枢性呼吸衰竭。②基础疾病体征：桶状胸常常提示患者可能患有 COPD，两肺哮鸣音则表明患者可能是支气管哮喘或喘息性支气管炎患者，一侧肢体偏瘫提示脑血管意外，下肢软瘫考虑吉兰 - 巴雷综合征。③诱发因素体征：发热伴肺部湿性啰音往往提示肺部感染，一侧胸廓饱满、叩诊为鼓音伴呼吸音低下或消失则提示气胸。④并发症体征：有无休克、心律失常、心力衰竭和肺性脑病，有无黄疸、水肿、皮肤瘀斑和脏器出血等。⑤伴发症体征：如贫血、高血压、脑梗死后遗症表现等。

3. 实验室和辅助检查　血、尿、粪常规、动脉血气、血电解质、心肝肾功能、痰培养、心电图、胸片等应视为临床上必须检查的项目。肺功能、血培养、细胞免疫、肿瘤标志物测定等可作为酌情选择项目。临床应针对不同的目的，围绕患者的诊断、基础疾病、诱发因素、病情轻重、并发症和伴发症等开展相关必要的检查项目。①为明确临床诊断：首先要明确呼吸衰竭诊断，动脉血气检查是必需的。②为发现患者的基础疾病：如胸片、肺功能检查有助于发现 COPD，而 D - 二聚体、胸部螺旋 CT 或磁共振、肺通气/灌注显像和 CT 肺动脉造影等检查有助于发现或排除肺栓塞，头颅 CT、磁共振或脑脊液穿刺检查有助于脑血管疾病等神经系统疾病的发现。③为明确诱发因素：胸部 X 线可发现肺部炎症或气胸，痰细菌培养和药敏试验可了解细菌感染及其耐药情况。④为判断病情轻重：动脉血气、胸片、血液生化等指标有助于病情轻重的判别。⑤为了解伴发症和并发症情况：酌情选择糖代谢指标、电解质、肝肾功能、出凝血功能、多导睡眠监测和心脏超声检查等。⑥为疗效评估和不良反应监测：复查血气指标、胸片、血常规，进行血药浓度监测和肝肾功能电解质的密切随访等。

（姜　辉）

第二节　通气供应与通气需要

目前有一种有用的理论假设有助于了解高碳酸性呼吸衰竭的病理生理基础，即通气供应和通气需要（ventilatory supply versus demand）的关系。

一、通气供应与通气需要的关系

通气供应是指机体能维持最大的自主通气而不发生呼吸肌群衰竭；通气供应也称之为最大持续通气（maximal sustainable ventilation，MSV）。通气需要是指当通气需要量保持不变时，使 $PaCO_2$ 保持恒定的自主每分通气（假定 CO_2 生成量保持稳定）。

正常情况下，通气供应大大超过通气需要。因而在运动时，虽然每分通气需要量发生巨大变化，但不会产生高碳酸血症。肺部疾病时，在通气需要对 MSV 产生影响之前，已可能存在明显的异常。此后，则会发生高碳酸血症。当通气需要超过 MSV 时，$PaCO_2$ 则增加。通常，MSV 约等于最大自主通气量（maximal voluntary ventilation，MVV）的一半。体重 70kg 的成人，MVV 为 160L/min，则 MSV 为 80L/min，基础情况下，每分通气量为 6 ~ 7L/min［90mL/（kg · min）］。正常情况下，MSV 比静息状态下的每分通气量高 10 ~ 15 倍。疾病状态下，每分通气量的需要可能接近 MSV 的低值。MSV 的进一步降低则可导致通气需要超过通气供应和发生高碳酸血症。

二、通气供应的影响因素

（一）通气供应降低的影响因素

呼吸中枢系统传出神经的任何损伤均能降低通气供应（表 8 - 2）。多种疾病可影响和产生传出途径的异常（如膈神经和呼吸肌群疾病，有些可造成呼吸肌群的衰竭）。

表 8-2 通气供应下降的因素

因素	临床举例
1. 呼吸肌群强度的降低	
呼吸肌群疲劳	急性呼吸衰竭恢复期，呼吸频率增加，吸气时间增加
失用性萎缩	长时期的机械通气，膈神经受损
营养不良	缺乏蛋白热量
电解质异常	血清磷或钾浓度降低
动脉血气异常	$PaCO_2$ 增加，pH 下降，$PaCO_2$ 降低
膈肌脂肪浸润	肥胖
膈肌长度-张力关系的不良变化	因过度充气引起横膈变平
2. 肌肉能量需要增加或肌肉的血流供应降低	
呼吸功的弹性因素增加	肺或胸顺应性降低，呼吸频率增加
呼吸功的阻力因素增加	气道阻塞
横膈的血流供应降低	休克、贫血
3. 运动神经功能下降	
膈神经输出降低	多发性神经病，吉兰-巴雷综合征，膈神经横断或受损，多发性肌炎
神经肌肉传导降低	重症肌无力，应用肌松剂
4. 呼吸功能下降	
气流受限	支气管痉挛，上气道阻塞，气道内大量分泌物
肺容量减少	肺叶切除，大量胸腔积液
其他限制性疾患	疼痛限制吸气，因肠梗阻所致的腹胀，腹腔积液或腹膜透析

（二）通气需要增加的影响因素

通气需要可用下列方程式来表示：

$$VE = K \times (VO_2 \times RQ) / [PaCO_2 / (1 - VD/VT)]$$

式中：V 为每分通气量，VO_2 氧消耗量，RQ 为呼吸商，VD 为无效腔容量，VT 潮气量。任何影响方程式右侧的因素均可能导致通气超过通气供应。

（姜 辉）

第三节 急性低氧性呼吸衰竭

低氧性呼吸衰竭（HRF）为严重的动脉低氧血症（$PaO_2 < 60mmHg$），常常不能用增加吸氧浓度（即 $FiO_2 > 0.5$）来纠正。$PaO_2 < 60mmHg$ 和 $FiO_2 > 0.5$ 两者均为人为的水平，但两者代表了临界生理指标。PaO_2 为 60mmHg 时，只有 80% 的血红蛋白达到饱和，PaO_2 如再稍有下降，动脉血氧含量将显著降低。在这种情况下，患者的氧贮备相当少，且容易出现临床症状。FiO_2 为 0.5，这是患者无需用特殊面罩或气管插管，也是患者无须入 ICU 的最高吸氧浓度，该浓度的氧气能较容易地进入气道。此外，FiO_2 为 0.5 时，通常也能纠正高碳酸-低氧性呼吸衰竭所致的低氧血症，当然在这些病理情况下，右向左的分流并不占主要地位。如果低氧血症能通过 FiO_2 为 0.5 来解决，则患者的治疗就相对简单。然而在急性呼吸衰竭时较低的 PaO_2 是由大量的右向左分流分致，因而增加 FiO_2，PaO_2 的增加相当微小，结果使肺泡-动脉氧分压差 $P_{(A-a)}DO_2$ 显著增加，并且 PaO_2/FiO_2 的比率仍然很低（通常 < 200mmHg）。实际的 PaO_2 依赖于旁路通过气体-交换部分肺血流的量、肺泡内氧分压（FiO_2）和混合静脉血氧分压。在无大量右向左分流的情况下，因心排血量下降所致 PaO_2 的改变或代谢的增加，也可导致 PaO_2 的显著下降。大部分患者中根据计算所得的右向左分流在 25% ~50%。

一、急性低氧血症的病因和发病机制

（一）急性低氧血症的病因和分类

1. 常见疾病 急性低氧性呼吸衰竭的常见疾病如下：①急性呼吸窘迫综合征（ARDS）。②肺炎：大叶性肺炎、多叶性肺炎。③肺栓塞。④肺不张（急性、叶段性肺不张）。⑤心源性肺水肿。⑥肺创伤或肺泡出血、Good－pasture 综合征、系统性红斑狼疮并发急性狼疮性肺炎等。

2. 急性低氧性呼吸衰竭的影像学分类 这些疾病的氧合功能障碍通常可以用其放射学检查发现来进行分类，可以为诊断和处理提供重要的依据。肺部塌陷（肺不张）、弥漫性或斑片状肺实质病变、肺水肿，局部或单侧肺的浸润阴影和胸部 X 线表现正常等可以为常见低氧血症类型。

（1）肺不张：肺不张有多种形态学类型和发生机制。正常人如果在低于潮气量的情况下进行浅表呼吸，局部也可以出现微小肺不张。肺部局部膨胀不全可能加重上述现象，从而造成盘状肺不张，其原因有胸腔积液或者膈肌功能障碍。微小肺不张和盘状肺不张常见于肺部的下垂部位。肺叶的塌陷通常与分泌物滞留造成的气道阻塞、气管插管位置不当或者气管内肿块等因素有关，这些原因可造成肺泡内气体吸收从而产生肺不张。某些患者可能与支气管外压迫或局部低通气相关。患者如果长期卧床以及上腹部手术后，常常可以发生微小肺不张和盘状肺不张。

急性肺不张的潜在后果是气体交换的恶化，易发生肺炎和增加呼吸功。如果支气管突然发生阻塞，则 PaO_2 可以在几分钟到数小时急剧降到最低点，但是通过低氧性血管收缩和增加局部肺血管阻力，数小时至数日后，PaO_2 可逐渐得到改善。患者低氧血症的临床表现取决于低氧性血管收缩的反应、肺不张发生的速度以及累及的肺组织的容积。如果肺不张发生的部位较小、发生速度较慢，则临床上可能无低氧血症的表现。

影像学检查很难发现弥漫性微小肺不张，但是查体可发现这些微小肺不张，肺下垂部位或肺底部听诊有吸气末湿啰音，深吸气或咳嗽后湿啰音可消失。盘状肺不张查体也可以发现湿啰音，此外受累部位还可以有管状呼吸音和羊鸣音。如果由于分泌物所致的支气管阻塞而产生肺叶不张，则查体发现叩诊呈浊音，呼吸音降低。如果中心气道阻塞，往往有管状呼吸音和羊鸣音。这些临床表现与影像学检查相一致。盘状肺不张常常发生于胸膜积液之上，或抬高的一侧横膈上方。肺叶不张常见于分泌物明显增加，而且无力排出的患者。一般而言，急性肺上叶肺不张少见，因为肺上叶容易引流。而左下叶肺不张较为多见，这与左下叶邻近心脏、口径较小、支气管的走向角度较为锐利有关。影像学检查容易发现肺不张，其表现为密度增高的阴影、叶间裂移位、周围肺组织有代偿性肺部膨胀和支气管充气征消失。

（2）弥漫性肺浸润和渗出性病变：肺泡内充满液体或细胞浸润，可导致严重的难治性低氧血症。间质内液体造成低氧血症，与支气管周围水肿、V/Q 比例失调和微小肺不张相关。肺泡充填的影像学改变包括：叶段分布的实变影、融合阴影、绒毛状边缘、气道充气征、玫瑰样病变和正常肺组织结构的轮廓影。通常，弥漫性间质病变的影像学分布主要出现在肺基底部位，肺尖部位很少有间质改变。临床上产生这种肺部弥漫性病变和低氧血症的疾病，主要有：肺炎（肺部感染和吸入性肺炎）、肺水肿、血管内液体过多和 ARDS。单从影像学的观点出发，很难鉴别这些疾病。某些特征有助于鉴别诊断。

1）水肿性肺水肿：周围肺组织浸润，主要分布在肋膈角，是一种血管病变为主要特征的肺浸润，血管分布的特征提示容量负荷增加或心源性肺水肿，水肿的重力分布与左心衰竭密切相关，常常伴有心脏扩大，周围斑片状肺部浸润阴影，如果缺乏重力分布，并且随体位改变则提示 ARDS，此外，支气管空气造影征在水肿性肺水肿的病因中相当少见，而在渗出性肺水肿（ARDS）和肺炎中则常见。

2）急性肺损伤（ALI）和 ARDS：ALI/ARDS 的发生可能与肺部直接损伤有关，如吸入、肺炎、肺淹溺、肺部挫伤和毒气吸入等，这与肺泡上皮直接损伤有关，ALI/ARDS 的发生也可以与肺部间接损伤相关，例如：脓毒血症、输血、胰腺炎伴有系统性炎症反应等产生上皮－肺泡界面创伤，损伤造成肺泡－毛细血管渗出，富有蛋白的液体进入间质和肺泡，并且抑制表面活性物质的功能，造成广泛的肺不张。

3. 低氧血症伴随胸部 X 线片正常 某些患者临床表现为严重的低氧血症，而影像学检查无明显的肺部浸润阴影。这种情况下，最可能的发病机制是隐性的分流和严重的 V/Q 比例失调。心内分流或者肺内分流，哮喘和其他类型的气道阻塞性疾病，闭合容量增加造成的肺容量降低（例如，患有支气管炎的肥胖患者），肺栓塞和隐性微小血管交通（肝硬化并发肝肺综合征）等常常可以伴发这种类型的低氧血症。混合静脉血氧饱和度的降低、应用血管活性药物治疗低氧性收缩（例如，硝普钠、钙通道拮抗剂和多巴胺）、头部创伤后发生严重的 V/Q 失调等都可能加剧低氧血症。

4. 单侧肺部疾病　影像学检查发现肺部有单侧肺浸润阴影或双侧肺部阴影明显的不对称，表明患者肯定存在某种疾病，大部分发生在某些特殊的临床疾病中。此时，应该仔细检查患者低氧血症的原因。

（二）急性低氧性呼吸衰竭的解剖结构分类

按照解剖结构也可以对急性低氧性呼吸衰竭进行分类（表 8－3）。根据原发病变的病理学改变部位，划分为肺泡腔、肺间质、心脏和肺血管、气道和胸膜五类。这一分类能够较容易判断病因，并考虑到某些疾病，例如：肺水肿或肺炎、过敏性肺炎、肺栓塞、支气管痉挛和气胸等。

表 8－3　急性低氧性呼吸衰竭的解剖结构分类

解剖结构	可能诊断举例
肺泡腔	心源性肺水肿、急性肺损伤（ALI）、ARDS、肺出血、肺炎
肺间质	肺纤维化（例如：Hamman－Rich 综合征）、外源性过敏性肺泡炎、病毒性肺炎或非典型肺炎
心脏/肺血管	肺栓塞、心内分流、肺内分流、充血性心力衰竭
气道	支气管哮喘、慢性阻塞性肺疾病（COPD）、黏液栓塞、右主支气管插管
胸膜	气胸、胸膜渗出

（三）急性低氧性呼吸衰竭的发病机制

呼吸生理方面，PaO_2 减低主要有几方面的原因：吸入氧气浓度（FiO_2）降低、通气不足、换气障碍等。

1. FiO_2 降低　环境中氧浓度降低，如在高原上。吸入氧浓度的降低必然引起肺泡氧分压（PaO_2）降低，因而使 PaO_2 下降。通常在高原或井下发生的低氧血症，多与 FiO_2 降低有关。

2. 肺泡通气量下降　肺泡通气量（V_A）是反映肺通气功能的一项基本指标。正常健康成人呼吸空气时，约需 4L/min 的肺泡通气量才能保持有效氧和 CO_2 通过血气屏障进行气体交换的气体分压差。肺泡通气量不足，肺泡氧分压下降，CO_2 分压增加，肺泡－毛细血管分压差减少，即可诱发呼吸衰竭。

每分肺泡通气量与每分通气量（V_E）、每分无效腔通气量（V_D）的关系，可用公式来表示：$V_A = V_E - V_D$。V_A 减低有两个原因，一是当氧耗量增加时，V_E 不能相应增加；二是 V_E 虽然没有减少，但解剖或生理无效腔增大，使 V_A 减低。呼吸频率的变化对 V_A 有很大影响，在同一 V_E 前提下，呼吸频率越快，V_D 越高。因而浅而快的呼吸比深而慢的呼吸 V_A 要小，也就是呼吸“效率”降低。

因二氧化碳的弥散能力是氧的 20 倍，$PaCO_2$ 不受弥散的影响，主要受 V_A 的影响，$PaCO_2$ 升高在二氧化碳产量不变的前提下，提示 V_A 不足。计算 $P_{(A-a)}O_2$，有助于判断 PaO_2 下降的原因。单纯 V_A 不足，不并发弥散功能障碍，通气、血流分布不均，肺内从右向左分流等时，虽 PaO_2 降低，而 $P_{(A-a)}O_2$ 保持在正常范围。V_A 下降的纠正方法是：增加每分通气量或设法减少无效腔，或通过增大潮气量减少呼吸频率的办法，来减少每分无效腔通气量。吸氧可使 PaO_2 升高，可有效地改善 V_A 减低所致低氧血症，但因 V_A 没有增加，无助于同时存在的二氧化碳潴留。机械通气是有效的改善肺泡通气的方法之一。产生肺泡通气不足的常见原因，为阻塞性或限制性通气障碍，临床上以慢性阻塞性肺部病变引起的通气障碍最为常见。

3. 弥散功能障碍　氧从肺泡向血液弥散的速率，主要取决于两个条件：①能进行弥散功能的与毛细血管相接触的肺泡面积，即弥散面积的大小。②构成血－氧屏障的肺泡膜、间质、毛细血管膜、红细胞、血红蛋白的情况，又称为弥散距离。如肺气肿时，大量肺泡、毛细血管破坏，致使弥散面积缩小，而在肺纤维化时，肺泡膜、间质增厚、弥散距离增大，均可使弥散能力下降。另外，如心率过快，使肺泡气与血液接触时间过短，也可能影响到弥散功能。轻度弥散功能下降，在静息时并不表现出明显低氧血症，但稍一活动即可表现出缺氧。因二氧化碳的弥散能力是氧的20倍以上，故弥散功能下降并不引起二氧化碳潴留。

4. 通气/血流分布不均 有效的气体交换除了要有足够的肺泡通气量以外，还需要肺泡通气和血流在数量上的协调、匹配，正常时通气/血流的比值为4L/min与5L/min之比，约为0.8。所以，在理论上每个肺泡通气/血流比值都保持在0.8时，才能发挥肺的最大换气效率。在生理情况下因肺的各微小局部之间气流阻力与肺顺应性不尽相同，充气与排空并不完全相等，再加上重力的影响等，气体与血流在肺内的分布也并不是完全均等的。但是就整个肺部来说，大致保持在这一比例，即为0.8。然而在病理情况下却大不相同，如①血流正常，通气障碍：如果肺叶不张，虽流经这一肺叶的血流正常，但因无气体存在，流经该部分的静脉血得不到气体交换，直接注入左心，产生了右向左血液分流效果。②通气正常，血流障碍：如果肺叶分支动脉栓塞，虽该肺叶通气正常，但进入该肺叶的气体无机会与血液进行气体交换，即产生生理无效腔样效果——“无效腔效应”。

5. 自右向左的血液分流 如某些先天性心脏病、肺血管畸形，ARDS等，存在着自右向左的血液分流，则静脉血不经气体交换，直接混入动脉血，必然会引起PaO_2的下降。

二、急性低氧性呼吸衰竭的临床特征和诊断途径

（一）缺氧对机体的影响

机体的生理活动需要充分的能量供应，食物中的糖类、蛋白质、脂肪借氧分子的氧化磷酸化作用转化为高能磷酸键。无氧代谢的能量转化效率很低，而且形成大量乳酸，因而可引起代谢性酸中毒。故缺氧对机体的危害比二氧化碳潴留更严重，其危害程度不仅与缺氧程度有关，也与其发生速度、持续时间长短有关。心、脑、肺等重要脏器对缺氧极为敏感。

1. 缺氧对细胞代谢、电解质平衡的影响 在缺氧条件下组织细胞释放能量的生物氧化过程无法正常进行，机体的生理功能将不能维持正常，线粒体内氧分压至少应在2mmHg（0.27kPa）以上，氧化磷酸化过程才能正常进行，同时生成酸性代谢产物——乳酸。其结果是能量供应不足，脏器功能失调。另外乳酸的堆积可导致代谢性酸中毒，又因能量供应不足，钠泵功能失调，钾离子到细胞外，钠、氢离子进入细胞内，可产生高钾血症及细胞内酸中毒。

2. 缺氧对神经系统的影响 中枢神经系统对缺氧十分敏感，缺氧的程度和发生的缓急不同，其影响也不同。大脑的耗氧量大约为3mL/（100g·min），较长时间停止供氧，脑组织会发生不可逆损伤。当颈内静脉血氧分压低于2.67kPa（20mmHg）时，患者即可进入昏迷状态。大脑皮质对缺氧十分敏感，轻度缺氧表现为注意力不集中，记忆力减退，定向力差，严重缺氧则可出现烦躁不安，意识蒙眬，昏迷、抽搐等。缺氧引起的脑水肿，与能量供应不足、钠泵功能失调及细胞内酸中毒、多种酶的功能丧失有关。

3. 缺氧对循环系统的影响 心血管系统对缺氧十分敏感。心肌的耗氧量为10mL/（100g·min）。急性缺氧早期通过化学感受器兴奋交感神经，可出现心率增快，血压升高，心排出量增加。但在老年人及原有心力衰竭患者，可不出现上述反应。缺氧早期的心排出量增加也与呼吸代偿性幅度增大，胸腔负压增大，回心血量增多有关。慢性缺氧时心排出量与周围循环变化不明显，但可使肺小动脉收缩，肺动脉压升高导致右心负荷加重，以后可逐渐发展成为慢性肺源性心脏病，右心功能不全。身体不同部位血管对缺氧反应不一，脑与冠状动脉扩张，肺血管、腹腔脏器血管、肾血管收缩，血流重新分布。缺氧对心搏节律的影响可出现较早，原有心脏病患者在PaO_2接近8kPa（60mmHg）时，即可发生心律失常。这种心脏传导系统不稳定所致的心律失常，尤其容易出现在应用洋地黄及排钾利尿剂时。

4. 缺氧对呼吸系统的影响 缺氧主要通过颈动脉窦和主动脉体的化学感受器的反射作用来刺激通气。而呼吸中枢对低氧血症时的通气量增加反应较二氧化碳潴留为低。一般来说，只有当PaO_2降至

8kPa 以下时，通气量才开始增加，当 PaO_2 在 5.3 ~ 4kPa（40 ~ 30mmHg）时通气量增加达高峰。吸入氧气浓度低于 12% 时通气量才会有明显增加。其原因是，化学感受器对低氧血症的敏感性较差，另外，通气量增加后二氧化碳排除增多，$PaCO_2$ 下降反而对呼吸有抑制作用，严重缺氧也可引起不规则呼吸和潮式呼吸。

5. 缺氧对血液系统的影响　慢性缺氧可刺激骨髓造血功能，红细胞体积及数量增加。一方面可增加血液的携氧能力，但另一方面也增高了血液黏滞度，使血流阻力增加，加重心脏的负担。缺氧及血液黏滞度增加也是导致弥散性血管内凝血（DIC）的原因。

6. 缺氧对肾的影响　缺氧可使肾血管收缩，肾血流量减少，如再伴有低血压、DIC 等，很易产生肾功能不全，严重时可引起肾小管变性、坏死以至引起急性肾衰竭。

7. 缺氧对消化系统的影响　低氧血症是呼吸衰竭时产生消化道溃疡与出血的原因之一。肝细胞氧的供应来自氧分压较低的门静脉血，故易受缺氧的影响，缺氧可引起肝细胞水肿，变性，甚至坏死，因而可出现谷丙转氨酶增高，个别还可出现黄疸。多脏器、系统性功能衰竭的出现，是呼吸衰竭、缺氧的最为严重的并发症，可使死亡率大大增加。

（二）临床特征和诊断途径

急性低氧性呼吸衰竭患者的基础疾病不同，其临床表现也千差万别。如果患者的中枢呼吸驱动功能完好，并且患者也无呼吸肌疲劳，低氧血症的患者可表现为呼吸急促和心动过速。当血红蛋白浓度下降（去氧饱和度）大于 5g/100mL 时，患者常有口唇和舌发绀（所谓中心性发绀）。急性低氧性呼吸衰竭的鉴别诊断相当广泛，而且往往需要紧急处理，临床医师必须富有实际经验且理论知识丰富。首先需获得基础病史以鉴别患者的危险因素。例如，心功能不全、肺部感染或吸入性肺炎、静脉血栓栓塞以及阻塞性肺部疾病。如果胸部有创伤，则应该考虑气胸、血胸和肺部挫伤。急性低氧性呼吸衰竭的少见原因也应当考虑到。临床查体的重点是心脏和呼吸系统，以确定患者有无充血性心力衰竭、有无肺实变或胸腔积液。同样，通过仔细的临床查体也能较为迅速和满意地诊断气胸，而不是单单依靠胸部 X 线检查来诊断气胸。

在进行急性低氧性呼吸衰竭鉴别诊断的同时，应该积极治疗。通常可以用“ABC”来表示，即：气道（airway）、呼吸（breathing）和循环（circulation）。一旦“ABC”得以保证，患者应该给予氧疗（如果并发高碳酸血症，则应当仔细调节氧流量）和建立静脉通道，并且应该进行心脏监护和氧饱和度监测。

所有患者都必须进行胸部 X 线、心电图、血常规和血液生化检查，并作血气分析和计算肺泡动脉氧分压差。如果在动脉低氧血症的情况下，而肺泡 - 动脉氧分压差正常，则提示低通气可能是低氧血症的唯一原因。血气分析对诊断酸碱失衡同样也相当重要。根据初步检查，可以考虑进一步的检查，包括支气管镜检查、胸部 CT 和超声心动图等。如果急性低氧性呼吸衰竭患者的胸部影像学检查正常，则其后的鉴别诊断范围大大缩小。此时，临床上应该考虑到肺栓塞和右向左的分流（例如，心内分流或肺动静脉分流）。

三、急性呼吸窘迫综合征的发病机制和病理生理

急性呼吸窘迫综合征（acute respiratory distress syndrome，ARDS）是一种以进行性呼吸困难和顽固性低氧血症为主要特征的急性呼吸衰竭。其实质上是多种原因所引起的急性肺损伤（acute lung injury ALI）。ARDS 是在严重感染、创伤、休克等之后出现的肺实质损伤为主要病因；以顽固的低氧血症、呼吸频速以及胸部 X 线上显示有双肺斑片状阴影为临床特征；以肺内分流增加、肺顺应性下降等肺功能改变为病理生理特征；以肺毛细血管内皮细胞和肺泡上皮损伤而导致的广泛肺水肿、微小肺不张等病理改变为特征的一组临床综合征，详见前述相关章节。

（姜　辉）

第四节　高碳酸－低氧性呼吸衰竭

高碳酸－低氧性呼吸衰竭（HHRF）为一种威胁生命的严重病理状况，伴有CO_2的大量滞留，故也称为通气衰竭（ventilatory failure）。根据方程式：$PaCO_2 = K\ (V_{CO_2}/V_A)$，$PaCO_2$与肺泡通气（$V_A$）成反比关系，而$PaCO_2$与单位时间内二氧化碳产量成正比。引起二氧化碳产生增加的原因有：体温升高、感染、败血症、癫痫等引起的肌肉抽搐以及不适当大量补充高二氧化碳负荷的营养物质（如葡萄糖）。相反，昏迷等致肌肉活动减低，物理降温及人工冬眠后二氧化碳产生减少。肺泡通气量为每分通气量与每分无效腔通气量之差，因而每分通气量减少或生理无效腔增大，均可发生高碳酸血症。

二氧化碳产量（V_{CO_2}）稳定状况下，每分钟生成的CO_2通常由患者的代谢所决定的。因而，$PaCO_2$水平的增加，通常是由肺泡通气的降低或低通气所致。CO_2排出障碍，其机制随病情的不同而变化。在COPD或哮喘中，常常有严重的气流障碍（阻塞）、通气中枢改变（镇静药过量）或神经肌肉疾患。

HHRF通常由$PaCO_2$的水平来定义，然而找到一个绝对正确的数值来表示呼吸衰竭是相当困难的，因为这不仅取决于患者病情恶化的原因，而且与患者原发疾病有关。在COPD中，$PaCO_2 > 55mmHg$，如原先$PaCO_2$正常，即可考虑呼吸衰竭。但是在急性哮喘、药物过量或神经肌肉疾病患者，$PaCO_2 > 45mmHg$就相当重要。对于已知有慢性高碳酸血症的患者，尚没有一个确切的$PaCO_2$来提示病情的恶化。由于肾脏的代偿和剩余碱过量，动脉血pH总不能实际反应$PaCO_2$的上升。25%的急性呼吸衰竭患者在住院时，由于V_A的短暂增加，pH可得到代偿。在低通气期间，$PaCO_2$和PaO_2的水平几乎以相等数量互换位置，而肺泡－动脉氧分压差并无明显增加。

例如，正常情况下：$PaCO_2$（40mmHg）$+ PaO_2$（90mmHg）$=130$。如果$PaCO_2$的改变数量不等于PaO_2的变化数量，除了单纯的低通气外，可能还有其他的低氧血症的原因。继发于COPD和哮喘所致的HHRF，其低氧血症的主要机制为通气障碍的肺区灌注或通气－血流（V/Q失衡）。$PaCO_2$（60mmHg）$+ PaO_2$（40mmHg）$=100$，通过吸入100%的纯氧，可以发现较低的V/Q比值。

一、高碳酸－低氧性呼吸衰竭的病因和分类

（一）高碳酸－低氧性呼吸衰竭的病因

通常，临床上可将$PaCO_2$升高所致的高碳酸血症原因归纳为以下几种：①通气驱动力下降所致的急性通气衰竭。②神经肌肉疾患和呼吸肌疲劳等产生的通气频率减慢、幅度缩小，而致每分通气量绝对不足。③限制性肺疾患所致的急性通气衰竭。④阻塞性通气障碍时，无效腔通气量增加，但因气道阻力增加，呼吸功增大，呼吸肌疲劳，每分通气量得不到足够地代偿性增加，而发生每分通气量相对不足。⑤血管疾患造成的急性通气衰竭。⑥各种原因所致二氧化碳产量增大，而肺泡通气量不能得到相应提高，在呼吸衰竭经机械通气治疗好转，脱离通气机之初，如补充大量高二氧化碳负荷的营养物质，使二氧化碳产量增高，因此时患者通气功能增加有限，往往可发生高二氧化碳血症，又需要机械通气。

（二）高碳酸－低氧性呼吸衰竭的分类

1. 通气驱动降低所致的通气衰竭

（1）药物所致：药物引起的通气驱动的降低相当常见，阿片是最强有力的通气驱动抑制剂，既能抑制缺氧所致的呼吸驱动，又能抑制高碳酸血症所致的呼吸驱动；但其他药物，如各种镇静药物、催眠药和抗焦虑药，只要服用剂量足够大，均可发生通气驱动的抑制。当药物从体内得以清除，患者可以逐渐恢复自主呼吸。

（2）疾病所致：肥胖低通气综合征，其特点为对低氧血症和高碳酸血症反应迟钝，某些情况下，患者首先出现的临床症状是急性通气衰竭，常常并发有严重的高碳酸血症和呼吸性酸中毒。患者典型的临床表现：体重增加、显著的水潴留和肺心病的临床特征。由于胸壁顺应性降低、心脏肥大和大量胸腔积液等因素，患者呼吸功的增加，可进一步加重低氧血症，这些也与呼吸肌群疲劳有关。黏液性水肿、

因性腺功能减退而应用外源性睾丸激素治疗的患者，由于通气功能低下，同样也可以出现低氧和（或）高碳酸血症。急性卒中是引起急性通气衰竭的另一个通气驱动性疾病。

（3）原发性肺泡低通气（primary alveolar hypoventilation，PAH）所致：PAH 为一种原因不明的低通气疾病，其特征为慢性高碳酸血症和低氧血症，诊断原发性肺泡低通气时，需除外各种神经系疾病，呼吸肌衰竭或通气功能障碍所致的低通气。该疾病的发生可能与代谢性呼吸控制系统衰竭有关，使之产生中枢性呼吸驱动作用下降。大多数患者中，在睡眠时低通气更为加重，常有呼吸暂停的表现。因为 PAH 患者的自主呼吸控制系统是完整的，PAH 患者能应用过度通气来降低 $PaCO_2$ 至正常水平。PAH 是一种代谢性呼吸控制系统的病变，往往与化学感受器功能障碍或脑干神经元的功能不全有关，而并不是呼吸肌或通气功能障碍所引起的疾病。

2. 神经肌肉损伤所致的急性通气衰竭

（1）颈脊髓束损伤：颈脊髓束上部损伤可以损伤脑干呼吸中枢的呼吸信息传递到膈肌和其他呼吸肌群。因为供应膈肌的膈神经根起源于 C_3 到 C_5 的脊髓段，在这一水平造成的急性损伤患者，通常需要机械通气治疗。在 $C_1\sim C_2$ 脊髓水平造成的损伤，患者需要终身机械通气治疗；而在 $C_3\sim C_4$ 水平造成的损伤，患者最终可能部分依赖呼吸机。C_4 以下水平的损伤，患者可能不需要机械通气，除非患者还有其他并发症，例如胸内创伤或者精神状态的损伤。

脊髓束损伤的病理效应，在初期有肺容积的丧失，患者不能深呼吸（易产生肺不张），不敢咳嗽（易发生肺炎和其他并发症）和损害低氧性血管收缩，如果伴有肺不张或发生肺炎，易出现严重的和常常为难治性低氧血症。尽管患者的短期内病程与脊髓损伤的部位相关，但是，回顾性研究发现脊髓损伤的患者，如果和脊髓损伤的水平向比较，其死亡率和住 ICU 的时间与发生肺炎以及其他呼吸系统并发症更为相关。

（2）影响膈神经的损伤或疾病：膈神经损伤可以导致膈肌麻痹，其原因大都为膈神经损伤，通常发生在单侧膈神经，往往与心脏手术有关。临床表现差异很大，轻者仅仅在放射学检查时被发现有异常，而无临床症状；重症患者则需要长期机械通气治疗。

双侧膈肌麻痹是急性通气衰竭的罕见原因，某些患者可能既无创伤也无手术治疗的病史，也不能发现系统性疾病或者某些特异的病因。神经肌肉疾病的最初表现可能为通气肌群无力，例如重症肌无力和肌萎缩性（脊髓）侧索硬化。

（3）神经肌肉疾病：急性麻痹和神经肌肉通气衰竭最常见的原因是急性炎症性脱髓鞘性多发性神经病（吉兰－巴雷综合征），患有此综合征的患者，约 1/3 可发生急性通气衰竭。血浆交换免疫球蛋白治疗能改善患者的预后，但仍然有 3%～8% 的患者死亡，存活的患者中，5%～10% 可能仍然并发有严重的残疾。重症肌无力所致的急性通气衰竭相对而言较为少见。肌萎缩性（脊髓）侧索硬化和其他运动神经元疾病可以出现进行性的球麻痹和通气肌群无力，其临床表现和进展情况各有异同。典型肌萎缩性（脊髓）侧索硬化病例在确诊之初，即可有通气肌群的无力。然而，呼吸困难或急性通气衰竭也可能是运动神经元疾病的最初临床表现。此外，肉毒杆菌中毒仍然是急性通气衰竭的重要原因。皮肌炎也可造成呼吸肌群的无力，如病情严重同样会伴发急性通气衰竭。

（4）重症患者伴有神经肌肉无力：重症患者伴有神经肌肉功能不全常常是难以撤离呼吸机的重要原因。以下几种情况常见：①长期使用神经肌肉阻断剂：机械通气患者中有时在应用镇静剂的同时，还应用神经肌肉阻断剂以降低氧耗量，如果患者有肝功能不全，尤其存在肾功能不全，则大部分神经肌肉阻断剂排出会变慢，这种清除延缓的后果常常可以造成长期的肌无力。②危重症疾病并发多发性神经病变和肌病：住入 ICU 的患者常常并发全身性炎症反应综合征（SIRS），如果进行神经生理检查可以发现患有危重症疾病并发多发性神经病变和肌病，临床上患者表现为严重的神经肌肉无力，并长期依赖呼吸机治疗，这种情况在没有控制的高血糖症患者中更易发生，神经传导试验或肌电图检查可以明确这一疾患。③急性四肢瘫痪性肌病：发生急性肌病后，患者表现为严重的衰弱，需要长期机械通气治疗，这种情况见于重症哮喘患者在使用皮质激素治疗的同时，也应用神经肌肉阻断剂，通常患者应用较大剂量的皮质激素，但是也可见于没有使用皮质激素和神经肌肉阻断剂的患者，这些患者的近端和远端肌群均可受到影响，包括膈肌，肌电图或肌活检可协助诊断。④呼吸机诱发膈肌功能不全：机械通气本身可以诱发膈肌功能不全，动物实验表明：3～10 日的控制机械通气，如果无自主呼吸则膈肌的收缩能力会发生时间相关性降低。

3. 限制性通气功能障碍所致的急性通气衰竭

（1）胸壁和胸膜疾病：严重的脊柱后侧凸所致的肺部受限和通气肌群功能不全，常常可导致进行性呼吸功能障碍，可以表现为急性或慢性通气功能障碍急性发作。脊柱后侧凸的患者并发急性呼吸衰竭时，其肺和胸壁的功能均有功能不全的表现。胸腔积液或气胸也可能参与急性呼吸衰竭的发作，但患者往往存在限制性或阻塞性通气功能障碍。肥胖低通气综合征伴有失代偿性肺心病是慢性呼吸衰竭急性发作的另一种类型，常常表现为限制性通气功能障碍。

（2）肺实质疾病：特发性肺间质纤维化（IPF）和其他肺实质限制性疾病往往伴有高通气，而不是低通气。但是，在这些疾病的晚期阶段可并发急性通气衰竭，可以为原发疾病过程的临床表现，或者是并发肺炎，也可能是外科手术及患有其他伴随疾病的缘故。晚期 IPF 患者可以出现严重的肺部僵硬和阻力增加的表现，伴有急性通气衰竭和低氧血症，往往需要机械通气治疗。这些晚期肺间质疾病患者，如果出现通气衰竭，则预后相当差。

4. 气道阻塞所致的急性通气衰竭

（1）上气道阻塞：上气道阻塞偶尔可以引起急性通气衰竭。患者发病常常急剧发生，例如：外来异物阻塞声门，急性会厌炎造成会厌水肿等。病程亦可呈隐匿性，发病过程需要数月，例如：气管内肿物。进行性上气道狭窄，患者往往在静息时尚可以耐受，但是当气道直径狭窄至 5mm 时，为狭窄的最低限度，则易发生急性通气衰竭。当然，狭窄的部位和狭窄的变异程度也决定其临床表现。病理生理上，上气道阻塞引起急性通气衰竭的主要原因是气道阻力的增加，此时呼吸肌群不能再维持适当的每分通气量和二氧化碳的动态平衡。

（2）慢性阻塞性肺疾病（COPD）：COPD 急性加重是急性通气衰竭的最常见原因，细菌感染或病毒感染是最为常见的诱因，其他原因还有急性肺炎、充血性心力衰竭、肺栓塞、气胸和环境因素等。诱因破坏了呼吸系统通气储备与代谢需要之间的平衡，将导致 COPD 患者急性通气衰竭的发生。急性通气衰竭是呼吸肌群承受的高吸气负荷与既已存在的解剖和（或）生理异常相互作用的结果，是神经肌肉代偿能力与呼吸系统所承受的机械负荷之间的一种失衡，这种失衡触发了继发于呼吸肌疲劳的通气衰竭。其病理生理如下：

1）呼吸系统所承受的负荷增加：急性通气衰竭的各种诱因可通过减少胸壁和（或）肺的顺应性而增加弹性负荷，也可通过引起气道病变而增加非弹性负荷。另外，中枢驱动力的降低或神经肌肉的异常可降低呼吸泵功能，从而造成肺泡通气不足。

2）呼吸系统力学异常：气道阻力增加是 COPD 最重要的特征，所有其他病理生理异常都起因于气道阻力的增加。COPD 患者在呼气相时气道阻力增加明显，在高肺容量时，呼气相阻力与吸气相阻力之比为 2 ：1，而在低肺容量时上升到 10 ：1。低肺容量时气道阻力的显著增加与呼气时小气道的塌陷有关，其原因主要是肺泡壁和周围支持结缔组织结构的破坏。这些支持结缔组织可在呼气时，当周围压力超过气道内压力时，维持气道的开放。这些结构的丧失使气道在呼气相时发生塌陷，甚至在较高肺容量时也可发生，从而造成气流阻塞和气体陷闭。如果呼气时增加呼气力量，只能使已塌陷的气道更趋于闭塞，并不能增加呼气流速，这种现象有时被称为气流限制性“阻塞点”。COPD 急性加重期的机械通气治疗原则正是基于呼气气流受限这一概念。气道阻力的增加及呼气气流受限会妨碍肺泡充分排空，从而增加动态过度充气及内源性 PEEP（PEEPi）。PEEPi 是指呼气末肺泡内所产生的正压。肺脏不能回到功能残气位—对抗弹性力量的平衡点，于是肺的弹性回缩力就产生了一种正压。“动态过度充气”是指肺部气体排空延缓而引起呼气末肺容量增加，是产生 PEEPi 的原因。从本质上看，PEEPi 的发生与肺部完全排空所需时间超过呼气时间有关。产生肺部排空延缓或呼气时间缩短的因素见表 8－4。在呼气末，如果呼气肌群持续收缩，也可发生 PEEPi。这与腹内压升高传递到肺部有关。PEEPi 与外源性 PEEP 不同，并不能从外界随意调节，但是 PEEPi 对呼吸功和血流动力学的影响与外源性 PEEP 类似。在机械通气时，PEEPi 也称为隐性 PEEP，因为 PEEPi 的存在不能为常规压力测定技术所检测到。

急性通气衰竭患者气流受限和被动性及动态性过度充气的总的结果是：维持正常肺泡通气所需的呼吸功将增加 2～3 倍，这使吸气肌负担加重。有人对机械通气的 COPD 患者吸气功的增加成分进行了分析，并与健康人比较，发现吸气功的静态成分和动态成分均增加，吸气功中所有的静态成分及吸气功总增加量的 57% 是由 PEEPi 引起的。COPD 患者在自主呼吸时，PEEPi 为 13～15cmH_2O，而在机械通气时，可高达 20cmH_2O。大部分动态功的增加是由高气道阻力引起，肺和胸壁的黏弹性行为以及时间常数的不等在动态功的增加中也起一定作用。

表 8-4　PEEPi 的产生原因：肺部排空延缓或呼气时间缩短

排空延迟	呼气时间缩短
气道阻力增加	呼吸急促
动态萎陷	吸气时间延长
支气管痉挛	反比通气
气道水肿	
分泌物增多	
肺顺应性增加	
气管插管口径小	
外源性 PEEP（无动态过度充气时）	
较高的 VT	
呼气时吸气肌群工作	

3）呼吸肌群功能异常：如前所述，许多诱因可引起呼吸肌群肌力的降低，COPD 患者呼吸系统的异常也能改变吸气肌的功能。肺容量增加使膈肌低平，肌小节平均长度变短、产生最大收缩力的能力下降。按照 Laplace 定律，横膈的曲度半径增加时，肌张力变大，使血流受阻。横膈和胸壁之间的并行空间缩小，使横膈对肋骨的束缚作用受限。由于胸壁的过度膨胀，使辅助吸气肌参与呼吸，增加了呼吸氧耗，与增加的血流阻力一起，使能量供求失衡，导致呼吸肌疲劳。

COPD 急性加重期，气道阻力增加，在特定肺容量时的气流下降。由于呼出气流在急性加重期之前已处于最高水平，患者只能在更高的肺容量下进行呼吸以维持气流。这样进一步加重了呼吸肌疲劳，导致急性呼吸衰竭。

4）血气异常：COPD 患者并发急性通气衰竭时，低氧血症是一个普遍的现象，高碳酸血症也很常见，尤其在严重急性通气衰竭时更为显著。V/Q 比例失调是引起低氧血症的主要因素，心排出量改变导致的混合静脉血氧分压的改变也是引起 PaO_2 降低的原因之一。肺泡水肿或肺炎时肺内分流的存在，使生理无效腔与潮气容积比（V_D/V_T）增加，机体通过增加每分通气量以使静息时 $PaCO_2$ 接近正常。当 V_T 保持不变时，每分通气量的增加是通过增加呼吸频率（RR）实现的，与正常人相比，RR 增加了 50%～100%。V/Q 分布的不均一性也会导致高碳酸血症。浅快呼吸、氧疗、使用镇静剂及呼吸肌群的疲劳都能引起肺泡通气不足，从而引起高碳酸血症。

呼吸力学的异常、血气的改变、呼吸肌群过度负荷及呼吸肌功能异常之间相互作用，形成恶性循环，使呼吸功增加，呼吸泵的有效性丧失。纠正这些异常的唯一办法是治疗病因以减少呼吸肌群的负荷，或进行通气辅助治疗使呼吸肌群暂时处于无负荷状态。

5）心血管系统功能异常：肺气肿可造成肺毛细血管床丧失、肺血管横断面积减少。持续性低氧血症和呼吸性酸中毒可引起肺血管收缩。两者共同作用导致肺动脉高压的发生。血液黏稠度的增加和呼气气流阻塞所造成的胸内压增加在促进肺动脉高压的发生中也起一定作用。长期肺动脉高压可引起右心结构和功能紊乱。尸检发现约 50% 的 COPD 患者存在右心室肥厚。右心室射血分数有明显下降者达 53%。即使在静息状态下右心室功能正常者，活动后也会出现心功能的异常。COPD 患者左心室功能也受到影响，这是由于右心房压力增加和胸内压增加使静脉血回流减少以及右心室的扩张效应使左心室射血功能降低所致。肺脏的过度充气也会对心脏产生直接压迫作用。

6）睡眠－病态呼吸：重症COPD患者有很高的睡眠－病态呼吸发生率，估计阻塞性睡眠呼吸暂停在COPD患者中的发生率为10%～15%，高于一般人群的3%～4%。而且COPD患者经常出现与呼吸暂停无关的氧饱和度下降，有时非常严重，这在快速眼运动（REM）睡眠期间最易发生。醒时较低的PaO_2可提示这一点。这种现象至少部分是由于低通气所致，因为据报道氧饱和度下降时经皮$PaCO_2$升高。部分患者的氧饱和度下降被认为与通气血流比例失调有关，因为不是所有的病例均能以低通气解释。这种夜间气体交换紊乱扰乱了COPD患者的睡眠，使REM睡眠减少，总睡眠时间缩短，睡眠质量差。

（3）哮喘：哮喘所致的急性通气衰竭不常见。一般而言，只要哮喘患者坚持应用糖皮质激素吸入治疗、监测峰流速和按照峰流速率选择治疗方案，患者不会发生呼吸衰竭。但是，如果哮喘触发因素持续存在，呼吸道感染，糖皮质激素使用不当，水、电解质紊乱和酸中毒，精神因素，阿司匹林或其他非甾体类抗炎药物的不适当使用或出现严重的并发症，患者可以出现重症哮喘。通常，重症哮喘是指哮喘患者虽经吸入糖皮质激素（≤1 000μg/d）和应用长效β_2受体激动剂或茶碱类药物治疗后，哮喘症状仍持续存在或继续恶化，或哮喘呈爆发性发作，从哮喘发作后短时间内即进入危重状态。这类哮喘患者可能迅速发展至急性呼吸衰竭并出现一系列的并发症，既往也称之为“哮喘持续状态”。重症哮喘对常规治疗反应较差，与其特异的病理生理机制有关。重症哮喘发病机制中，支气管黏膜水肿和黏液栓塞比支气管痉挛起了更为重要的作用，因而其哮喘症状难以缓解且对支气管扩张剂反应欠佳，故哮喘持续状态是支气管哮喘临床上的危重症，可严重地影响气体交换，如病情不能得到有效的控制，可危及患者的生命。重症哮喘临床上可以分为两种类型：急性重症哮喘和急性窒息性哮喘。

1）急性重症哮喘：本组女性最为常见，约70%的患者发展为呼吸衰竭。患者病情往往难以控制而导致中到重的气流受阻。还有部分患者由于呼吸困难的主观感觉下降，对于慢性的气流阻塞有很大的耐受性，因而这部分患者发生重症哮喘甚至致死性哮喘的危险性更大。此外，由于这部分患者常规使用β_2受体激动剂，较少发生支气管痉挛，然而治疗反应慢，即使系统使用糖皮质激素效果也不好。但清除气道分泌物可大大改善患者的病情。

2）急性窒息性哮喘：有少数年轻重症患者从首次哮喘发作到呼吸停止往往不到3小时，发作前症状很轻甚至无症状，但气道反应性很高。该类型哮喘可能与某种特异性变应原刺激有关，但具体是何种过敏原目前尚不明了。此种哮喘发作与急性支气管痉挛和中性粒细胞浸润有关，而与嗜酸性粒细胞无关。对于这部分患者若积极地使用支气管扩张剂往往能收到很好的效果。即使需要气管插管或机械通气治疗，也可能在短时间内改善病情。

重症哮喘的病理和病理生理机制：重症哮喘的气体交换、血流动力学均有明显的异常，气道的阻力明显升高。重症哮喘的组织学特点是气道壁水肿、黏液腺肥大、黏稠的分泌物广泛地阻塞大小气道。分泌物的成分包括黏液、脱落的上皮细胞、嗜酸性粒细胞、纤维蛋白原和其他血浆蛋白。黏液的嵌顿、细胞浸润、支气管黏膜和黏膜下水肿以及气道平滑肌的收缩导致了气道阻力在吸气和呼气时均大大增加。以上气道的病理学改变也引起了肺泡通气/血流比例的失调（在某些肺泡区V/Q比值降低）以及氧的弥散距离增大。在重症哮喘患者常见中度低氧血症，但此种低氧血症易被高流量的氧疗所纠正。采用多价惰性气体研究重症哮喘患者低氧血症的原因，结果表明低氧血症的发生并非真性分流所致，而是由于肺的大部分灌注区域V/Q比例失调，低氧血症的严重程度与肺活量异常的严重程度的关系不大。

小气道阻塞可导致肺泡过度充气以及相应区域毛细血管的灌注减低；灌注减低而通气正常会导致无效腔的增大，使有效通气量降低。哮喘急性发作时，多数患者表现为过度换气，通常动脉血$PaCO_2$降低。若动脉血$PaCO_2$正常或增高，临床医师应高度警惕呼吸衰竭的可能性或是否已经发生了呼吸衰竭。

气道阻塞可大大增加呼吸功。哮喘急性发作时，吸气相跨肺压可达50cmH_2O（正常呼吸时吸相跨肺压为5cmH_2O），此时呼气相也变成主动过程，患者用力呼气，将肺内残气排出狭窄的气道，但是此时的呼气流率明显降低，呼气时间延长，肺内残气量增加。肺的代偿性变化为过度充气，在这种情况下，呼出气流量超过肺容量，但最终可造成吸气肌肉起始收缩时的静息长度变短，吸气肌肉的收缩力下降。在肺内残气不能完全排空时，内源性呼气末正压（PEEPi）增大，导致吸气功耗增大。

哮喘持续状态时，也存在血液循环的紊乱。胸内压增高可降低静脉回流，虽然静脉回流的降低可通过增强吸气来代偿，但是随着右室充盈的增加，室间隔移向左室，导致舒张功能受损以及充盈不完全。吸气时胸内负压的增大可降低心室肌肉的收缩力，进而增加左心室的后负荷，肺动脉压力可因肺的过度充气而增高，肺动脉压的增高又可增加右心室的后负荷。以上病理生理改变最终将导致每搏量和收缩压的下降（收缩压在吸气和呼气末的变化更为明显）。重症哮喘时，若脉搏反常超过 10mmHg 提示 $FEV_1 < 1L$。

肺过度充气会加重吸气肌的负荷，降低肺的顺应性。PEEPi 也是增加呼吸肌肉负荷的一个重要因素，肺过度充气时膈肌血流减少。哮喘持续状态患者若血清肌酐和乳酸水平升高可能提示呼吸肌的疲劳，此时若气道阻塞不迅速解除，潮气量将进行性下降，最终将会发生呼吸衰竭。

5. 血管疾病所致的急性通气衰竭　患有肺血管疾病时，由于生理无效腔的增加，相对于每分通气量而言肺泡通气量是下降的。在这种情况下高碳酸血症可能发生，但是稍增加总通气量即可预防，肺血管疾病患者很少发生急性通气衰竭。例如，肺血栓栓塞时，患者如果没有并发其他疾病（重症 COPD 或药物诱发的通气驱动低下），高碳酸血症很少见。肺循环疾病，如肺静脉空气栓塞，可能发生急性通气衰竭，但这种情况很罕见。此时，患者有高碳酸血症，动脉血二氧化碳水平和呼出气二氧化碳水平之间可有显著差异。

二、高碳酸－低氧性呼吸衰竭的临床特征和对机体的影响

（一）高碳酸－低氧性呼吸衰竭的临床特征

如果通气需要超过患者的通气供应能力（泵衰竭）或者由于患者的呼吸驱动不足，肺泡通气与二氧化碳生成相比较，就显得不足。尽管急性通气衰竭是一种肺泡通气衰竭，也常常存在低氧血症。按照气体交换方程式：$PaO_2 = PIO_2 - (PaCO_2/R)$，可以解释肺泡低通气时出现动脉血氧分压下降的机制。应用方程式也能获得肺泡 PO_2，从而计算肺泡－动脉氧分压差。通过计算，能够分辨两种不同的低通气，一种为单纯的低通气，其肺泡－动脉氧分压差正常；其二是通气－灌注比例降低和右向左的分流。

如果气体交换严重恶化，高碳酸血症也可为低氧性呼吸衰竭的一个临床表现。ARDS 患者右向左的分流和通气－灌注比例降低，根据 Bohr 方程式，V_D/V_T 可以增加，从而影响二氧化碳的排出并造成高碳酸血症。急性 HHRF 可见于原先健康的正常人或原有基础肺部疾病的患者，常见原因见表 8－5。

表 8－5　低氧性和高碳酸－低氧性急性呼吸衰竭的临床特征

	低氧性呼吸衰竭	高碳酸－低氧性呼吸衰竭
生理	大量的右向左分流，低通气	COPD：因显著无效腔通气所致的低通气，V/Q 失衡伴 $P_{(A-a)}O_2$ 增加 神经肌肉疾患：每分通气量降低所致，$P_{(A-a)}O_2$ 正常
解剖	广泛的肺水肿、肺不张或肺实变	支气管炎：黏液腺增生；肺气肿：肺泡壁破坏；哮喘：支气管平滑肌增厚和黏液栓塞；上气道阻塞
年龄	任何年龄	任何年龄，COPD 通常大于 55 岁
既往病史	无心脏病和高血压等病史	慢性气短、喘、憋气史
现病史	与目前严重病情（如：休克、败血症、创伤、胸痛等）有关的急性呼吸困难	近期上呼吸道感染，逐渐加重的气短、咳嗽、多痰、喘息，新近发生或逐渐增加的肌无力
查体	急性疾病的表现，呼吸急促（＞35 次/分），低血压，弥散性啰音（crackle），肺实变的表现	呼吸急促（＜30 次/分），心动过速，呼气延长，呼吸音降低，喘息，下肢肿，肌力下降，意识改变
胸部 X 线	肺容量降低，白肺，多发性斑片状阴影，弥漫性浸润，肺不张或实变	肺过度充气，肺透光度增加，肺大疱，肋间隙增宽，COPD 或哮喘常伴有肺纹理增加，药物过量或神经肌肉疾病：肺低通气，“小而黑”的肺

续 表

	低氧性呼吸衰竭	高碳酸-低氧性呼吸衰竭
心电图	窦性心动过速，急性心肌梗死；左心室肥厚	右心室肥厚，肺性"P"波，低电压
实验室检查	非特异，血红蛋白低于正常，呼吸性碱中毒，代谢性酸中毒，BUN上升	血红蛋白正常或升高，呼吸性酸中毒，混合性代谢和呼吸性酸中毒，低钾

1. HHRF继发于每分通气量的下降　继发性的每分通气量下降所致的HHRF见于多种情况和疾病。每种疾病或病情情况，从症状、体征到基本病理改变都有其本身的特征。

呼吸衰竭可表现为急性发作，如高位脊髓受损伤或肉毒中毒；亚急性发作可见于：多发性神经炎或重症肌无力；缓慢发生的呼吸衰竭常见于甲状腺低下和呼吸肌群的萎缩。脊柱侧突所致心肺疾病和肥胖-低通气综合征、睡眠-呼吸暂停综合征，到发生呼吸衰竭，常需数十年的时间。许多慢性神经肌肉或骨骼肌肉疾病中，一些微小的呼吸系统病变也许就能加重呼吸衰竭，如重症肌无力患者，发生吸入性肺炎等。

呼吸中枢受影响时，呼吸衰竭的程度与患者的意识水平并不一定相平行。这里最好的例子就是巴比妥和吗啡过量，巴比妥常导致昏迷，但并无CO_2的潴留，而吗啡中毒时，常常有明显的高碳酸血症而只有中等程度的意识障碍。对于所有患意识障碍和感觉迟钝的患者，都应怀疑呼吸衰竭的可能性，对于患有神经肌肉疾患的患者也如此。诊断呼吸衰竭应该依靠动脉血气分析的数据。所有患神经肌肉疾病的患者，都应定期测定其肺活量和负压吸气力。如当肺活量小于1L或吸气力不能超过15cmH_2O，应该考虑到急性呼吸衰竭，应将患者转移到ICU密切观察。

2. HHRF继发于下呼吸道疾病　COPD和哮喘是急性HHRF的主要原因。许多患者常有急性发作的病史或过去曾有急性呼吸衰竭的病史。查体可发现患者有呼吸困难、焦虑和呼吸频率增加，发绀明显，但如无明显发绀也不能排除严重的低氧血症。偶可有视神经乳突水肿，球结膜水肿，多见于昏迷的患者，但是也可为呼吸衰竭的突出症状。严重的COPD患者常见室性心律失常和右心衰竭的症状。胸像可以发现慢性肺部病变或急性肺部浸润性改变，然而，许多HHRF患者的胸像帮助不大，白细胞增多意味着感染。

（二）高碳酸血症对机体的影响

$PaCO_2$升高对机体的危害程度与$PaCO_2$的绝对值有关，但主要与$PaCO_2$增高的速度有关。如COPD患者长期逐步形成的二氧化碳潴留，机体通过各种代偿机制已慢慢耐受，并不对机体产生大的危害。相反，如在短时间内$PaCO_2$迅速升高，则对机体危害更大。高碳酸血症对机体的影响来自二氧化碳本身的直接作用及氢离子浓度升高两个方面，慢性二氧化碳潴留因机体代偿，pH往往在正常范围，故对机体影响较少。

1. 对神经系统的影响　高碳酸血症对神经系统的影响包括以下几方面。

（1）对脑血流的影响：$PaCO_2$的升高可引起脑血管扩张，因而脑血流量增加，$PaCO_2$每升高0.133kPa（1mmHg），脑血流量增加约4%。脑血流过度增加可产生头痛、颅内压升高。

（2）对脑脊液的影响：与H^+、HCO_3^-相比二氧化碳较容易透过血脑屏障，在急性通气衰竭时，数秒钟内脑脊液pH即可发生改变。再加上二氧化碳本身的作用，呼吸中枢兴奋，通气量增加，并产生相应的细胞代谢改变。

（3）对意识的影响：二氧化碳潴留对中枢神经有类似氧化亚氮（笑气）的麻醉作用，出现所谓的"二氧化碳麻醉"，患者可出现嗜睡、昏迷，但也可表现为扑翼样震颤、抽搐等。

（4）对周围神经的影响：刺激交感神经，肾上腺、神经末梢，使儿茶酚胺分泌增多。

2. 对循环系统的影响　$PaCO_2$升高可使心率减慢、心肌收缩力下降，但这些作用可被儿茶酚胺的释放作用所掩盖，其结果是血管阻力轻度下降，心排出量增加，血压轻微升高。$PaCO_2$升高使血管平滑肌松弛，血管扩张，而继发的儿茶酚胺增多则引起血管收缩，其结果与单纯缺氧相类似，心、脑、皮肤血管扩张，血流量增加，肺、肾、腹腔脏器血管收缩，血流量减少。急性二氧化碳潴留也可引起心律不齐，有的呼吸衰竭患者在行气管插管时，偶可发生心脏骤停，可能与 $PaCO_2$ 升高加强了迷走神经对心率的抑制作用有关。

3. 对呼吸系统的影响　二氧化碳是强有力的呼吸兴奋剂 $PaCO_2$ 增高兴奋呼吸中枢，增加通气量，吸入 15% 以下二氧化碳时，$PaCO_2$ 每增高 0.133kPa（1mmHg）每分通气量可增加 2L，但 COPD 患者因长期二氧化碳潴留，中枢对二氧化碳反应并不敏感。$PaCO_2$ 升高引起肺小动脉轻度收缩，二氧化碳对支气管平滑肌的直接作用是使其松弛，但它也通过刺激迷走神经使平滑肌收缩。因 $PaCO_2$ 升高肺泡气二氧化碳分压（$PaCO_2$）相应升高，$PaCO_2$ 相应下降，PaO_2 亦可有一定程度下降。$PaCO_2$ 升高使血红蛋白氧解离曲线右移，有利于组织细胞对氧的利用。

4. 对肾及电解质的影响　轻度高碳酸血症对肾小球滤过率影响不大，当 $PaCO_2$ 大于 60mmHg（8kPa），pH 明显下降时，肾血流量可减少，引起少尿。为代偿呼吸性碱中毒近端肾小管回收碳酸氢钠增多，但当二氧化碳高度潴留时，这种能力可能会减弱。$PaCO_2$ 升高直接影响到 pH，可产生呼吸性酸中毒，继而钠离子和氢离子进入细胞内，钾离子转到细胞外，肾代偿性减少碱的排出，使碳酸氢根增多，并可因此产生低氯血症。

（姜　辉）

第五节　急性呼吸衰竭的并发症

急性呼吸衰竭的并发症大致分为呼吸系统、心血管系统、胃肠道、肾脏、感染、营养和其他几个方面。

1. 呼吸系统　急性呼吸衰竭时的肺部并发症包括：肺栓塞、肺部气压伤、肺纤维化和应用机械通气后产生的直接并发症。监护病房中 1/4 以上的急性呼吸衰竭患者可发生肺栓塞，这种情况下，诊断较为困难，因为患者有广泛的肺部疾病，异常的气体交换，其临床表现、影像学检查以及病理生理改变，与肺栓塞有相似之处。肺部气压伤，是指患者接受机械治疗之后，正常情况下不含有气体的组织结构内，出现了肺泡以外的气体。常见于 ARDS 的患者。肺部气压伤的表现有肺间质气肿、气胸、纵隔气肿、气腹、皮下气肿和胸膜下含气囊肿等。急性肺损伤伴发 ARDS 之后，常出现肺纤维化。此外，应用高浓度氧吸入之后可加速肺纤维化的发生。临床上常用的检查方法，如肺动脉漂浮导管、气管插管和气管切开等也可产生某些肺部并发症。

2. 心血管系统　ARDS 患者的心血管系统并发症，包括高血压、心排出量下降、心律失常、心包炎和急性心肌梗死等。这些并发症常常与患者的基础疾病过程、机械通气或应用肺动脉漂浮导管有关。

3. 胃肠道　急性呼吸衰竭时主要的胃肠道并发症有：胃肠道出血、腹胀、肠梗阻、腹泻和气腹。急性呼吸衰竭时“应激性”溃疡相当常见，其相关的危险因素有创伤、各种原因所致的休克、脓毒血症、肾衰竭和肝病。

4. 感染　医院内感染是急性呼吸衰竭的一个常见并发症。其中以肺炎、脓毒血症和泌尿系统感染最为常见。这些感染常发生在应用某些医疗器具之后，包括气管插管和气管切开，应用中心静脉和肺动脉导管和导尿管等。医院内获得性肺炎在 ICU 内的发生率为 70%，尤其好发于 ARDS 患者。长时期机械通气往往是发生医院内获得性肺炎的先兆因素。呼吸衰竭患者如长期住在内科 ICU 也易发生医院内获得性肺炎，且有较高的死亡率。

5. 肾脏　10% ~20% 的急性呼吸衰竭患者可发生急性肾衰竭。急性呼吸衰竭患者如发生急性肾衰竭，其预后较差且病死率较高。发生急性肾衰竭的原因相当多，其中包括因低血压和应用肾毒性药物所致的肾前性氮质血症和急性肾小管坏死。

6. 营养　急性呼吸衰竭患者营养方面的并发症，包括营养不良及应用经肠营养或肠外营养的各种并发症。经肠营养的并发症有经鼻胃管所致的鼻窦炎和吸入性肺炎。此外，呕吐、腹胀和腹泻也较为常见。肠外营养的并发症有静脉插管时发生气胸、感染（如导管相关的脓毒血症）或代谢的异常（如代谢性酸中毒、高血糖、高渗性昏迷和低磷血症等）。经肠营养或肠外营养所诱发的高碳酸血症可使通气储备受限的患者治疗更为困难。

（姜　辉）

第六节　急性呼吸衰竭的抢救处理

急性呼吸衰竭是一种生命功能极不稳定的紧急状态，一旦发现患者处于呼吸衰竭，即须对患者作出准确、迅速的抢救处理。急性呼吸衰竭的抢救措施包括对通气、氧合等基本生命功能的紧急支持和对其原发病的治疗处理；在抢救节奏上则可分成三个层次，即紧急建立人工气道以尽可能确保通气安全、积极提供适当的呼吸支持以纠正通气和氧合障碍以及确定和处理造成呼吸衰竭的病理原因。

在现代的抢救监护中心，虽然不乏血气分析、血液生化、X线胸片和肺功能测量等实验室检查手段可为急性呼吸衰竭患者的病理生理和胸肺病变提供详细的诊断资料，但是面对紧急多变的病情，要把握时机、力挽狂澜，仍须依靠对患者情况的床边观察，可以说，在急性呼吸衰竭的处理中，对患者体征表现的评估是最关键的决策依据。

急性呼吸衰竭患者的体征评估应该聚焦于其意识状态、呼吸状态、皮肤黏膜发绀情况和胸肺听诊的仔细检查上。通常，根据这些信息，可以得出关于呼吸衰竭的大致状况、呼吸衰竭的基本原因以及抢救处理的重点方向等关键问题的判断，避免因为等待实验室检查程序和结果而延误抢救的开始。

在急性呼吸衰竭抢救开始时，临床上需要作出的最重要决定是，是否需要立即实施气管插管和通气支持。气管插管不仅为呼吸机治疗所必须，而且还在于对意识障碍患者提供气道保护，避免因为气道保护机制受损而造成的气管吸入和后继的呼吸道感染问题。一般，紧急气管插管的指征如下：

（1）意识障碍，特别是进入昏迷；

（2）呼吸浅表，呼吸频率极度减慢；

（3）严重呼吸困难；

（4）胸腹壁反向呼吸运动等呼吸肌疲劳征象；

（5）皮肤、黏膜和甲床的严重发绀；

（6）呼吸、心跳的停止随时可能发生。

临床上出现这些情况时，必须立即把气管插管作为必须立即执行的最优先的抢救措施；人工气道的建立是所有其他基本抢救的基础，只有建立了可靠的气道通路，才谈得上对通气和氧合的进一步抢救。

在进行每一例急性呼吸衰竭的抢救处理时都需要回答两个基本问题，即其基本或主导的病理生理变化是通气障碍还是氧合障碍，其是否已经处于中枢抑制，因为这两个问题决定着急性呼吸衰竭抢救的紧迫程度和基本方向。按这两条界线可以根据临床表现把紧急、复杂的急性呼吸衰竭患者分成三类，而给予重点不完全相同的抢救处理。

一、患者有意识障碍而且呼吸浅表而缓慢，呼吸困难不明显

1. 基本表现　患者神志淡漠、嗜睡以至昏迷乃是皮层抑制的表现；如果呼吸变得浅表而缓慢则更表明中枢抑制加重，已经进一步抑制到皮层下呼吸中枢。中枢抑制不仅是严重呼吸衰竭的标志，而且由其造成的呼吸道保护性反射的抑制使得患者有气道吸入的高度危险。因此，为确保通气安全，插管是这类患者抢救的最紧迫需要。

由于通气水平的下降，急性呼吸性酸中毒为这类患者动脉血气分析结果的基本表现，即pH下降和二氧化碳分压的明显升高，如果还伴随有肺内分流的病理变化则同时有动脉血氧分压的严重下降。

临床上，急性呼吸衰竭并发中枢抑制者较常见于：

（1）颅内病变；

（2）药物过量或中毒；

（3）COPD并发二氧化碳麻醉。

2. 呼吸治疗抢救原则　原则上这类患者需要立即插管，以保护气道和实施通气支持。

二、患者意识清楚，表现为以浅促呼吸为特征的呼吸困难

1. 基本表现　患者烦躁、焦虑，但是意识清楚、无定向障碍；呼吸急促用力和颈及上胸部辅助呼吸肌的过度运用，这些征象都意味着呼吸中枢尚未受到抑制，也可排除存在着直接损害呼吸中枢的原发病因。但是，呼吸变浅、胸腹壁反向呼吸运动的出现，则提示患者已有呼吸肌疲劳和肺泡通气的明显下降，即已进入到通气障碍的失代偿阶段，因此需要考虑对患者提供通气支持。

这类患者的血气分析一般表现为急性呼吸性酸中毒或失代偿性慢性呼吸性酸中毒的共同特征，即pH下降和动脉血二氧化碳分压的提高，而且一般都并发有不同程度的低氧血症。

这类患者的病因常为：

（1）呼吸肌神经-肌肉疾患；

（2）COPD急性发作；

（3）支气管哮喘；

（4）胸廓病变。

2. 呼吸治疗处理原则　除了病因治疗外，提供通气支持、纠正呼吸衰竭，是帮助这类患者渡过急性发作期的主要手段。

多数情况下通气支持需要借助人工气道即气管插管或气管切开。但是，如果患者意识清楚而且咳嗽、吞咽等反射良好，估计患者发生气管吸入的风险较小；或者患者仍有控制呼吸动作以配合机械通气的能力；甚至，某些患者拒绝插管等人工气道，在这些情况下都可暂缓气管插管或气管切开，而先试行非侵入性的正压通气，即通过面罩提供正压通气支持。如果效果不佳或情况恶化，可再改行常规的侵入性呼吸机治疗。

某些程度较轻的慢性呼吸衰竭急性发作的患者，特别是有睡眠呼吸紊乱背景而以夜间加重者，可以仅在夜间接受呼吸机支持。只要置于密切的观察之下，这些患者可以在家中，也可以应用CPAP或Bi-PAP的非侵入性正压通气方法。

急性失代偿性通气障碍或COPD急性加重的患者一般都有缺氧存在，但是多数程度较轻，经低流量给氧或通气水平恢复后缺氧多能纠正。不过部分患者如果发生肺炎或痰栓所致的阻塞性肺不张等并发症时，缺氧可以相当严重，在这种情况下必须将缺氧的纠正列为治疗上最优先的目标，而且要采取有效的措施尽快将其纠正。这在观念上必须突破不敢积极纠正缺氧的误区。必须认识到，严重缺氧对组织损伤和重要脏器的功能衰竭是最主要和紧急的威胁；而且在现代技术条件下，即使因纠正缺氧而发生呼吸抑制，完全可以依靠气管插管和人工通气手段对其提供通气保障。所以现在一般都要求在脉氧饱和度仪的连续监护下，以适当的吸入氧浓度尽快将患者的氧饱和度提高到90%上。

3. 各别病变诊断和处理特点

（1）COPD急性发作：COPD的基本病变包括支气管树的慢性炎性病变和阻塞性肺气肿。主要由于肺组织的破坏和肺弹性回缩特性的减退，致使细小支气管处于不可回逆的塌陷、阻塞状态。当吸烟、气候、环境、过敏和呼吸道感染等因素引起支气管的急性炎症时，支气管内膜水肿和管腔内分泌物的增多，以及支气管平滑肌的痉挛即成为造成气道阻塞性病变明显加重和病情恶化的两大病理原因。如果呼吸肌过度疲劳不堪承受过重的通气负荷而导致通气水平急剧下降时，则可发生失代偿性的高碳酸血症性呼吸衰竭。

鉴于COPD长期反复发作的特点和发作时的病理改变，其急性呼吸衰竭的抢救处理虽然须受制于总的治疗原则，但在具体处理上则也因此而有某些相应的特点：

支气管痉挛和分泌物增多是COPD伴有急性呼吸衰竭时导致肺泡通气下降原因，所以在抢救处理时，抗呼吸道感染和解除支气管痉挛及促进咳嗽排痰等治疗措施极为重要。如果患者意识清楚、一般情况不是太弱，可以暂缓插管和通气支持，而先观察支气管扩张药物的雾化吸入或引流排痰的效果；常有COPD患者经过短暂的积极治疗后通气和呼吸衰竭有明显改善，而不再需要通气支持。在检查患者时须

注意，COPD时严重的支气管痉挛不一定表现为哮鸣音，肺内通气的极度减少可反使呼吸音明显降低甚至消失，有时可能造成疏漏；这类患者对支气管扩张药物的雾化吸入常有较好的治疗反应，及时检出和积极处理，有相当部分可能避免机械通气。

COPD患者对高碳酸血症常有更高的耐受性，虽然有时动脉血气分析的变化相当严重，但是患者仍有较多暂不插管的机会通过非侵入性的面罩正压通气获得通气的改善。决定是否立即需要气管插管的主要是患者的临床表现而非单独的血气分析结果。

COPD患者的高碳酸血症多数是慢性的，在最近情况恶化之前，体内的各种代偿机制一般早已发动。因此，以人工呼吸机来增加患者的通气时，如果体内积聚的二氧化碳排出过快，而体内作为代偿所增加的碱性物质则不可能相应地很快由代谢途径排泌，则将造成新的紊乱，使病情复杂化。所以呼吸机治疗与其他有关的内环境调整措施一样，必须非常注意治疗节奏，要为患者本身的代偿机制留有余地，尽可能避免内环境大起大落的变动。同理，呼吸机治疗的目标也不能定在使患者的动脉血二氧化碳分压完全恢复正常，这样的话患者体内的碱储将被调整到正常水平，在尝试脱机的阶段，将与患者固有的不可回逆性气道阻塞病变和相应的轻度高碳酸血症的基础状态不相适应，而立即重新出现失代偿性的呼吸性酸中毒，以至于造成脱机的困难。

总体而言，对COPD患者，呼吸机工作参数的设定宜稍保守。除了治疗节奏的考虑之外，避免在机械通气过程中因为形成内源性PEEP或者称肺过度充气而造成肺压力性损伤也是重要的原因。尽可能地选择使患者有更多自主调节余地的呼吸机工作方式如SIMV或CPAP + PSV、将指令通气的潮气量、呼吸频率和最大流量都尽量控制在较低的水平、以多种努力尽量延长患者的呼气相，都是有效降低胸肺内压的技术措施。

（2）神经肌肉疾患：侵及呼吸肌的神经肌肉疾患可以因为运动神经纤维的损伤、神经－肌肉接点上冲动的传导障碍或肌肉本身的病变而减低呼吸肌的收缩力量，使通气下降并造成高碳酸血症。这些疾病包括多发性神经根炎、重症肌无力、肌硬化等，许多毒物如有机磷和其他的神经药物也多因阻滞终板的冲动传导而造成呼吸的抑制。

凡涉及神经肌肉疾病的诊断，都应意识到有呼吸问题发生的可能。对于多数中毒病因，呼吸衰竭要在昏迷之后，发生昏迷后一般即应以气管插管来实施气道保护和呼吸支持，而不待呼吸衰竭的实际发生。神经肌肉疾患的起病则多以肢体无力开始，然后再累及呼吸肌。所以，一旦诊断明确或者怀疑这方面的诊断，即使尚无呼吸问题，也应开始对呼吸情况进行密切的观察。在发现呼吸明显加快或患者有呼吸费力的主诉后，两小时一次的肺活量和最大吸气压测定应该作为对病情发展的监护常规。必须意识到，在多发性神经根炎（Guillian－Barre综合征）、破伤风及肉毒症等疾病中，一旦呼吸肌受侵犯将没有任何办法阻止病变的发展，所以在不等情况进一步恶化之前即应开始积极的通气支持。

在神经肌肉疾病呼吸衰竭的急性期，须对患者提供完全的呼吸支持，以使呼吸肌得到充分的休息而有助于病变的恢复。一般而言，神经肌肉疾病患者的气道情况较为单纯，因此呼吸支持和脱机时都不会有太多的困难。也正因如此，可以无须顾虑过度的通气支持有造成脱机困难的可能；尽可能让呼吸肌充分休息以等待其病变的恢复，应是神经肌肉疾病急性呼吸衰竭通气支持的基本考虑。

（3）胸廓异常：正常的通气有赖于正常的胸廓扩张。凡胸廓的异常都可造成胸廓扩张受限而成为限制性通气障碍的部分原因。潮气量、肺活量和功能残气量的明显减少是胸廓扩张受限时肺功能下降的基本表现；也正因为肺活量的低下，使这些患者容易发生肺不张、肺炎等肺部病变，造成肺功能的进一步损害而形成急性呼吸衰竭。脊柱畸形便是体现这类胸廓异常呼吸衰竭发生规律的典型。

现代社会中常有发生高碳酸血症的过度肥胖者，由于其突出的问题系因肥胖通气水平低下所导致的动脉血二氧化碳分压增高和氧分压下降，所以临床上又称肥胖性低通气综合征（obesity－hypoventilation）。其发病机制可以简单地归结为由于厚实的胸壁造成扩张时的异常负荷；不过，有资料证明，这些患者吸入二氧化碳时刺激通气增加的反应性有明显的下降，因此其发病机制可能并不止于单纯的吸气时通气负荷的增加。在某些肺底部位通气特别低下者，可能由于肺不张的形成，低氧血症可以成为突出的问题；有些患者则同时并发有睡眠呼吸紊乱。对于这类患者的治疗，减肥应该成为增加肺活量和通气水平的重要措施。辅助性机械通气只限于有明显呼吸性酸中毒临床表现的患者，仅有血气改变而无明显症状者并不需要辅助通气；而且，呼吸机治疗的目标不应定于将二氧化碳分压完全恢复正常，而只宜让其恢复到急性呼吸性酸中毒前的基础水平。

胸廓受挤压而发生多发性复合性胸骨骨折时，由于局部胸壁失去与胸廓整体的骨性连接，如果软化的胸壁面积较大，呼吸时便可与胸廓主体呈反向运动，以致在吸气相胸内压不能有效地下降、肺脏的充盈因而受到限制，临床上可以出现呼吸窘迫和严重的限制性通气障碍。出现胸壁软化征象的多发性复合性胸骨骨折又称连枷胸（flail chest）。

复合性肋骨骨折的一端常发生在肋软骨结合处，由于X线片一般不能显示肋软骨的变化，因此不能因为在X线胸片上仅见肋骨体的骨折而轻易排除复合骨折的诊断，此时应特别对相应的肋软骨部位进行仔细的触诊检查。要高度警惕，某些患者在受伤初期由于胸壁肌肉的紧张，肋骨软化可以暂不出现或程度较轻，而迟至8～24小时后才出现呼吸窘迫，甚至突然出现呼吸或心搏骤停。因此，凡有多发性复合性胸骨骨折而暂时无明显呼吸困难表现者，应对其呼吸作密切的观察；通常，对这些患者须以肺活量和血气分析作为监护指标，肺活量特别是血气的进行性恶化是早期插管和正压通气的指征。

对于呼吸困难轻微者，处理的原则是，在密切观察的同时鼓励患者保持支气管的净化和防止肺部并发症的发生。加压包扎或胶布固定局部胸壁后，应给予积极的止痛措施，在此基础上鼓励患者深呼吸和咳嗽排痰，如有必要还须给以支气管扩张药物的雾化吸入治疗。不过，胸壁的过度活动有可能使肋骨断面损伤胸膜，应注意避免。

对于有胸壁软化、出现呼吸窘迫者，需要对软化的胸壁进行固定，以恢复肺泡的有效通气并为骨折的愈合提供条件。现时，呼吸机正压通气已经完全取代传统的骨科手段而成为固定软化胸壁的标准方法。正压通气替代自主呼吸后，自主的胸廓运动消失，这样既可以恢复有效的通气又可使胸壁获得固定，所以连枷胸的呼吸机治疗又称呼吸机的内固定。有呼吸窘迫、肺活量降低到15mL/kg（正常者约在60～70mL/kg）或者动态的血气分析监护显示通气受损趋势者，都须及时插管、接受通气支持。连枷胸内固定时，必须从各个方面包括呼吸机工作参数的设定来消除自主呼吸所造成的胸廓运动。选择指令通气时，吸气触发敏感度不能过低、潮气量和吸气流量都必须足够大；而如选择压力支持通气，则必须有足够的压力高度。呼气末气道正压力（PEEP或CPAP）对维持必要的功能残气量、改善氧合状态和稳定胸壁有着良好的效应，所有患者都需应用5cmH$_2$O左右的PEEP或CPAP。大部分患者需要10到21天左右的呼吸机支持，如果患者不能耐受气管插管可改行气管切开。

三、患者意识清晰，以严重的呼吸困难和周围缺氧为突出表现

1. 基本表现　患者神色焦虑、烦躁不安，有程度不同的皮肤湿冷、脉搏细弱等交感兴奋的表现，严重者有皮肤、黏膜和甲床处的明显发绀，呼吸困难突出，并以快而深的呼吸为特征。

这类患者的血气变化以低氧血症为特征，故多表现为动脉血氧分压和氧饱和度的明显下降，除非到晚期出现继发性的呼吸肌疲劳，否则动脉血二氧化碳分压一般都在正常范围，甚至还可能因为代偿性通气过度而有降低。

临床上，造成以氧合障碍为主的急性呼吸衰竭的常见原因有：

（1）充血性心力衰竭、急性心源性肺水肿；

（2）各种原因的休克；

（3）肺炎；

（4）肺不张；

（5）肺栓塞；

（6）ARDS。

2. 呼吸治疗抢救原则　对动脉血氧分压降低而二氧化碳分压尚未有升高、即暂时还属低氧血症性呼吸衰竭者，须在氧疗的同时根据其病因给予相应处理。

凡动脉血氧分压低于60mmHg者应积极纠正其缺氧、尽快使其动脉血氧分压恢复到60mmHg以上，

或搏动氧饱和度恢复到90%以上。由于动脉血氧分压大致与氧的吸入浓度成正比，因此在氧疗开始时可以据此大致估算出将其动脉血氧分压提高到60mmHg而须对患者提供的氧吸入浓度，并据此作出后续的调整。

不同给氧器具的供氧性能是不同的，临床上常需根据患者所需的不同氧吸入浓度来选择适当的给氧器具。通常，鼻氧导管所能提供的氧吸入浓度最高达40%左右，氧气面罩在35%～55%，而非重复呼吸面罩则为70%以上。

如果低氧血症不能通过给氧而获得纠正，则须加用CPAP和PEEP即呼气末气道正压。呼吸机指令通气时造成的呼气末气道正压称PEEP，PEEP时呼气末正压由限制气流的被动呼出所形成，吸气时指令通气使气道内压在呼气末正压的基础上有进一步的增高；而CPAP的呼气末气道正压则由自主呼吸时通过外加连续气流和限制气流的呼出所形成，CPAP时的自主呼吸使吸气相要较呼气相时的气道正压有所回落。由于BiPAP可借加压面罩分别控制气道开口处吸气相和呼气相的正压高度，因此现在已经越来越广泛地尝试用作PEEP治疗的非侵入性方法。吸氧不能纠正的低氧血症，其病理基础为肺内存在通气低下或失去通气并因此造成通气－血流比例失调的局部病变，如肺不张、肺炎和肺水肿等；呼气末的气道正压可以逆转这些病变肺泡的萎陷状态而迫使其在呼气末有一定的充盈容量，从而增加其顺应性，收到增加通气、减少呼吸功消耗、改善气体交换和纠正缺氧的效果。在一定范围内，PEEP的高度是大致与氧合的改善成正比的，因此只要不出现不良反应，通常可逐步提高PEEP，直至取得满意的氧合状态。

另一方面，呼气末气道正压必然伴随着肺泡内压和胸内压的升高，因而除了增加肺压力性损伤的机会外，还可能危及循环的稳定而引起心输出量和血压的下降。在实施PEEP要注意避免这些后果严重的不良反应。实施PEEP时，起码要有脉氧饱和度和血压的监护。原则上只要没有出现脉氧饱和度的逆转下降或血压的降低PEEP就还有进一步提高的余地，要在密切的监护下逐步把PEEP提高到既最大限度地改善了缺氧又没有不良反应出现的较为理想的状态。

为了支持呼气末气道正压的实施，须要注意全身情况的调整。如对病史和体征表现上出现有效循环血量不足的患者，在实施PEEP前应尽量补足血容量；而在PEEP治疗中出现血压下降，积极的血容量补充常可纠正心输出量不足的表现，而不一定需要降低或中止PEEP。

在采用PEEP或CPAP治疗时，最好还需采取其他的呼吸机技术措施来配合呼气末的气道正压。首先，尽可能以压力支持通气（PSV）或压力控制通气（PCV）等定压型通气方式来取代定容型通气；在取得同样通气效果的前提下，定压型通气方式的平均胸内压要较定容通气明显为低，这也就增加了提高CPAP和PEEP的可能性。其次，递减型的吸入流量往往能提供较均匀的肺内气体分布，对于改善肺内气流分布不均和纠正难治性缺氧是适当的选择；压力型通气以递减型气流输入为特征，因而也为其另一优点。吸气相的延长常因缩短肺泡排空时间而造成内源性PEEP，在难治性缺氧时有与PEEP同样的治疗效应，而且效果更好；正因为如此，吸气时间长于呼气时间的PCV即PCIRV常常作为ARDS时常规PEEP治疗无效时纠正难治性缺氧的最重要手段。

四、各别病变诊断和处理特点

1. 肺炎　通常，肺炎病变累及一叶以上便有发生急性低氧性呼吸衰竭的可能。就病原而言，肺炎球菌、流感嗜血杆菌、金黄色葡萄球菌等化脓所致的急性肺部感染则最常发生呼吸衰竭；但是，流感病毒、呼吸道融合病毒及腺病毒等所致的肺炎有时也可发生呼吸衰竭。值得注意的是，结核杆菌肺部感染有时也可产生呼吸衰竭，而且其临床表现与ARDS非常相似，有相当高的死亡率。

有效抗生素的应用对细菌性肺炎的治疗极为关键。由肺炎所致的低氧血症多可由吸氧纠正；但是大面积的肺炎可能需要加用低度即5～10cmH_2O的PEEP；不过，PEEP对肺实变无效，过高的PEEP不仅不能进入实变肺泡而纠正其肺内分流，反可造成正常部位的无效腔效应而使缺氧加重，所以在肺实变存在时必须避免加用较高的PEEP。

2. 肺栓塞　在急性呼吸衰竭的尸检中，肺栓塞的检出率在8%～27%，因此在急性呼吸衰竭的鉴别诊断中必须经常考虑肺栓塞的可能。下肢深静脉血栓脱落是肺内栓塞最常见的来源，长期病卧、血管缺陷都是造成深静脉血栓形成的常见原因。突起的剧烈胸痛并发急促的呼吸，而胸部体征相对缺乏，常为肺栓塞的典型表现；如果栓塞范围较大，则可出现严重的缺氧、低血压或右心衰竭征象，酷似急性心肌梗死。

如果患者系风湿性心脏病或慢性肺源性心脏病，并有明显右心扩大和心房颤动的证据时，则较为明确地提示右心血栓脱落和肺栓塞的可能。

肺栓塞典型的血气分析结果表现为低氧血症和呼吸性碱中毒，这是由于栓塞后无效腔样通气造成的通气 - 血流比例失调和代偿性的过度通气所致。肺栓塞时可伴有支气管痉挛和肺不张，此时可导致更严重的缺氧。

肺栓塞的诊断大约可分三个层次。首先，对有急起的胸痛、呼吸困难和缺氧的患者要想到有肺栓塞的可能，从而开始收集有关的实验室检查证据。其次，应用某些非创伤性的手段来对肺栓塞存在的可能作出评估。这些手段包括超声多普勒的下肢深静脉探查和胸部通气 - 血流的放射性核素扫描。如果放射性核素扫描显示肺内某一区域有正常的通气而缺乏血流灌注，自然对肺栓塞的诊断颇有价值。非创伤检查多非直接证据，所以对其结果所作肯定或否定的解释和推断都要客观、合理。最后，肺动脉造影有着相当确切的诊断价值，不过这种创伤手段相对来说有一定风险，所以在作出造影决定时要有值得一冒风险的需要。通常，如果患者的血流动力学情况不稳定、患者需要尽快作出诊断以进行有关治疗或者临床上高度怀疑但同位素扫描难以决定而深静脉多普勒检查为阴性者，都值得通过造影以获得确诊而开始溶栓治疗。

肺栓塞的治疗一般包括抗凝和溶栓，有时根据栓塞情况也有采取手术去除。

除非大面积栓塞，否则其缺氧多可由吸氧获得纠正；如果高浓度氧疗不能提供适当氧合，也可考虑正压通气支持，以减轻其呼吸功耗。由于其基本病变并非产生肺内分流，所以一般并无 PEEP 的需要，除非并发肺不张或肺梗死。

3. 肺不张　肺不张在监护病房中相当常见。咳嗽无力、卧床不动、潮气量小而固定的机械通气等，都可因为通气下降而常在肺底形成区域性的肺泡萎陷，这类微细肺不张可在 X 线胸片上表现为下肺野大致呈水平走向的线状或碟状阴影，又称亚肺段性肺不张（sub - segmental atelectasis）；而如因痰栓或异物堵塞主支气管或较大分支，则称小叶性肺不张（lobal atelectasis），在体征上可能表现为相应部位的呼吸音下降，而在 X 线片上则表现为片状阴影，并可能有邻近结构向其偏移的征象。由于不张肺组织通气下降或完全丧失所形成的肺内分流，患者甚至可能出现严重的低氧血症。

除了相应的吸氧措施外，无论对因痰栓或是呼吸浅表而造成的肺不张，包括使用肺活量锻炼器来鼓励或促使患者深呼吸和用力咳嗽、支气管扩张药物的雾化吸入、胸背拍打、体位变动以及积极吸痰，都是加强支气管内痰液清除、从根本上纠正肺不张和缺氧的主要措施。如果患者自主呼吸过浅、肺不张面积过大、其较为严重的缺氧不能通过吸氧而纠正者都需要加用正压辅助通气和中等高度即 10 ~ 12cmH_2O 左右的呼气末气道正压，以加大潮气量和肺功能残气量，从而改善通气 - 血流比例的失调。

4. 肺水肿　急性肺水肿是最常见的心肺急诊之一。临床上，除了程度不同的缺氧表现以外，以呼吸困难和两侧性的肺部湿啰音或水泡音为其特征，表明大量液体在肺泡内的积聚。

肺水肿的实质就是肺毛细血管内液体向肺泡内的转移。以形成机制而言，急性肺水肿可以由左室心肌顺应性下降或二尖瓣狭窄所致肺毛细血管内静水压的升高、低蛋白血症所致的血浆胶体渗透压的下降或者各种原因所致的肺毛细血管壁通透性的增高等三类原因所造成。临床上这三类不同性质肺水肿的治疗原则有不同，呼吸治疗的应用也有差异，这就需要对其性质作出鉴别。除了病史、体征外，肺楔压与血浆胶体渗透压测定结果的配比有鉴别诊断上的决定意义。肺楔压高于 20mmHg 以上者为心源性，足够剂量的血管扩张药物常使可肺水肿得到快速有效的控制；血浆胶体渗透压明显低于正常者，肺水肿的控制必须有赖于血浆白蛋白的补充；而如肺楔压与胶渗压均属正常则为肺毛细血管通透性增高所致，通常希望以大剂量激素来使通透性得到改善而有助于肺水肿的控制。

不同性质肺水肿的呼吸治疗也与一般治疗相似，心源性肺水肿的缺氧较易得到控制，如有得当的血管扩张疗法，通常并不需要正压通气；而非心源性肺水肿就不易控制，如果缺氧和困难严重或有呼吸肌疲劳征象，须加用正压辅助通气，吸气相的正压和 $10cmH_2O$ 左右的 PEEP 都有助于肺间质内的液体从膜部转移到结合部，使得氧在膜部的弥散和肺的顺应性都可得到增加，缺氧和呼吸困难因为通气 - 血流比例的恢复和呼吸功耗的降低而获得有效改善。在插管前可先积极考虑以非侵入性的经面罩方式来提供正压辅助通气；如果呼吸窘迫不是太严重，非侵入性通气配合一般治疗可使多数患者的缺氧得到纠正而避免插管。

5. 急性呼吸窘迫综合征　急性呼吸窘迫综合征（ARDS）以呼吸窘迫和严重缺氧为临床特征，其主要的病理基础为广泛的肺间质水肿和肺泡萎陷，由此造成的肺内分流是难治性缺氧的根本原因。

ARDS 的呼吸支持包括四个层次：

第一步，由于肺泡萎陷造成的肺内分流是缺氧的病理生理基础，而且不可能以吸氧来纠正，这就需要以呼气末气道正压为手段来使部分萎陷的肺泡重新得到开放，其结果可以减少肺内分流和增加肺损顺应性，从而取得改善缺氧和降低呼吸功消耗的治疗效果。如果血气分析显示单纯缺氧，同时尚未有呼吸肌疲劳的征象，可先尝试以面罩提供 CPAP。

第二步，如果呼吸窘迫明显，或者已经出现呼吸肌疲劳的表现，原则上应提供正压通气支持。由于 ARDS 时肺容量明显减小、肺顺应性也明显降低，正压通气很容易造成胸肺压力的异常增高，并且容易因此而造成进一步的肺损伤，因此在应用定容型通气方式时，应以较低的通气水平来换取较低的胸肺内压。

（1）潮气量宜定在 4 ~ 6mL/kg，控制吸气峰压（PIP）不高于 $35 \sim 40cmH_2O$；

（2）呼吸频率 16 ~ 20 次/分；

（3）容许一定程度呼吸性酸中毒的存在，pH 可不低于 7.2；

（4）氧吸入浓度不应高于 0.50，PEEP 可从 $5cmH_2O$ 逐步提升，至动脉血氧饱和度高于 85%。

第三步，如果应用定容型通气方式不能将吸气峰压控制在 $35 \sim 40cmH_2O$，即有必要改成定压型呼吸，即 PSV 或 PCV。

（姜　辉）

第九章

循环系统急危重症

第一节　急性心力衰竭

一、概述

（一）定义

急性心力衰竭（acute heart failure，AHF）指由于急性发作的心功能异常而导致的以肺水肿、心源性休克为典型表现的临床综合征。发病前可以有或无基础心脏病病史，可以是收缩性或舒张性心力衰竭，起病突然或在原有慢性心力衰竭基础上急性加重。AHF 通常危及患者的生命，必须紧急实施抢救和治疗。

（二）病因和发病机制

任何原因导致的血流动力学负荷增加（如过多补液、过度劳力等）或心肌缺血、缺氧，导致心肌收缩力急性受损均可引起急性心力衰竭。急性心力衰竭可突然发作，也可以在原有心血管疾病基础上发生和（或）在慢性心力衰竭基础上急性失代偿。通常，冠心病、高血压是高龄患者发生 AHF 的主要病因，而年轻人中急性心力衰竭多是由扩张型心肌病、心律失常、先天性心脏病、心脏瓣膜病或心肌炎引起。同时，应特别注意甲状腺疾病、结缔组织疾病、中毒（包括药物、乙醇、重金属或生物毒素）等病因。由于心脏血流动力学短期内快速异常，肺毛细血管压短期内急速增高，机体没有足够的时间发挥代偿机制，血管内液体渗入到肺间质和肺泡内形成急性肺水肿。肺水肿早期可因交感神经激活血压升高，但随着病情进展，血管反应减弱，血压逐步下降。

（三）临床表现

1. 症状　典型的临床表现为严重呼吸困难，如端坐呼吸，甚或站立、平卧后诱发或加重的咳嗽，干咳或有多量白痰、粉红色泡沫痰、咯血，吸气性肋间隙和锁骨上窝凹陷。情绪紧张、焦虑、大汗淋漓，极重的患者面色苍白、口唇青紫、四肢湿冷、末梢充盈不良、皮肤苍白和发绀。初起血压升高、脉搏快而有力，若未及时处理，20～30min 后则血压下降、脉搏细速，进入休克而死亡，部分患者表现为心搏骤停。

2. 体征　肺部听诊早期可闻及干性啰音和喘鸣音，吸气和呼气相均有窘迫，肺水肿发生后闻及广泛湿啰音和哮鸣音；心率增快、舒张期奔马律、可闻及第三心音和肺动脉瓣第二音亢进。

（四）严重程度的评估

1. Killip 分级　用于急性心力衰竭严重性评价。分Ⅰ～Ⅳ级。Ⅰ级：无心力衰竭。无心功能失代偿症状。Ⅱ级：心力衰竭。有肺部中下野湿啰音、心脏奔马律，X 线片示肺瘀血。Ⅲ级：严重心力衰竭。明显肺水肿，满肺湿啰音。Ⅳ级：心源性休克。低血压（收缩压 <90mmHg）、面色苍白和发绀、少尿、四肢湿冷。

2. Forrester 分级　以临床特点和血流动力学特征分4级。见图9-1。

3. 临床严重程度分级　根据末梢循环和肺部听诊分4级。见图9-1。

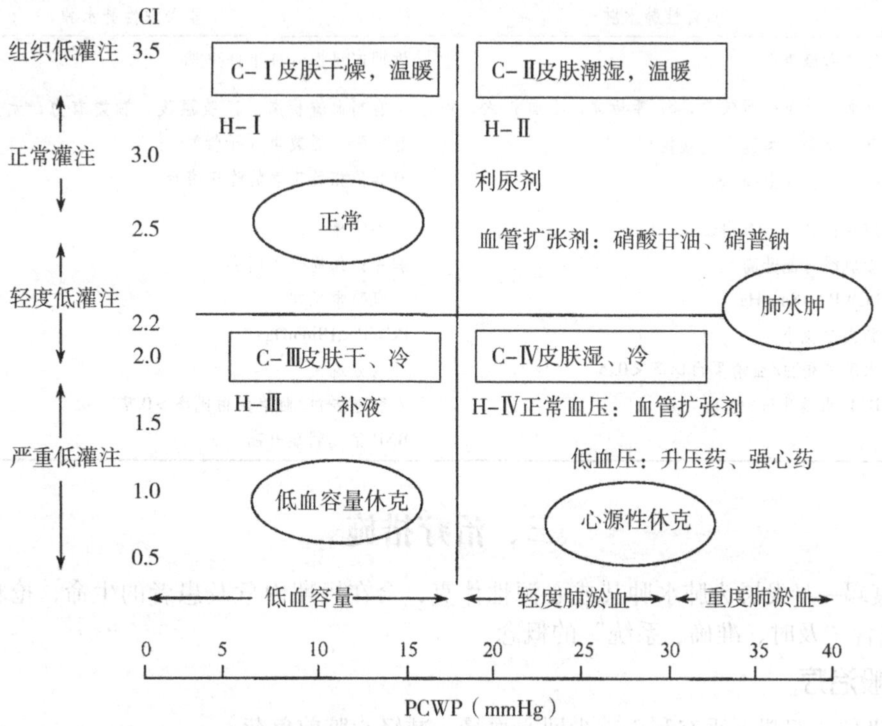

图9-1　急性心力衰竭临床严重程度分级

CI：心脏指数；HⅠ~Ⅳ：血流动力学变化的程度；

CⅠ~Ⅳ：临床严重程度；PCWP：肺毛细血管楔压

二、诊断思路

（一）急性心力衰竭与慢性心力衰竭的区别

见表9-1。

表9-1　急性心力衰竭与慢性心力衰竭的比较

特征	急性心力衰竭	失代偿性慢性心力衰竭	慢性心力衰竭
症状严重性	显著	显著	轻至重
肺水肿	常见	常见	罕见
外周水肿	罕见	常见	常见
体重增加	无到轻	常见	常见
总的体液容量负荷	不变或轻度增加	显著增加	增加
心脏扩大	不常见	多见	常见
心室收缩功能	降低正常或升高	下降	下降
室壁应力	升高	显著升高	升高
交感神经系统激活	明显	明显	轻到明显
RAAS 的激活	常增加	明显	轻到明显
可修复可纠正的病因病变	常见	偶见	偶见

（二）肺水肿的鉴别诊断

急性心源性肺水肿应与其他原因导致的肺水肿相鉴别（表9-2）。常见的非心源性肺水肿有成人呼吸窘迫综合征（ARDS）、高原性肺水肿（HAPE）、神经源性肺水肿、麻醉剂过量引起的肺水肿、电复律后肺水肿等。

表9-2 心源性肺水肿与非心源性肺水肿的鉴别

	心源性肺水肿	非心源性肺水肿
病史	急性心脏事件	近期内急性心脏事件少见
临床检查	低血流状态：四肢冷，S_3 奔马律，心脏扩大，颈静脉怒张，爆裂声（湿性） 心电图：缺血/梗死	常有高血流状态：四肢温暖，脉搏有力，无奔马律，无颈静脉怒张、爆裂声（干性） 有其他相关疾病的临床表现
实验室检查	胸片：肺门分布阴影 心肌酶可能升高 PCWP >18mmHg 肺内分流小 水肿液蛋白/血清蛋白比率 <0.5 BNP 明显升高	常不明显 胸片：外周分布阴影 心肌酶常正常 PCWP <18mmHg 肺内分流大 水肿液蛋白/血清蛋白比率 >0.7 BNP 常无明显升高

三、治疗措施

急性心力衰竭一旦发展为肺水肿甚或心源性休克，会在短期内危及患者的生命，抢救治疗要突出“急”字，其包含“及时、准确、系统”的概念。

（一）一般治疗

1. 体位　坐位，双腿下垂有利于减少回心血量，减轻心脏前负荷。

2. 氧疗　目标是尽量保持患者的 SaO_2 在 95% ~98%。方法：①鼻导管吸氧。②开放面罩吸氧。③CPAP和 BiPAP：无创通气治疗能更有效地改善肺水肿患者的氧合，降低呼吸做功，减轻症状，减少气管插管的概率，降低死亡率。④气管插管机械通气治疗。

3. 镇静　AHF 时早期应用吗啡对抢救有重要意义。吗啡有强大的镇静作用，能够轻度扩张静脉和动脉，并减慢心率。多数研究表明，一旦建立起静脉通道，则立即静脉注射吗啡 3 ~5mg/次，视患者的症状和情绪，必要时可重复。但昏迷、严重呼吸道疾病患者不用。

（二）静脉注射血管扩张剂的应用

1. 硝普钠　应用于严重心力衰竭，特别是急性肺水肿，有明显后负荷升高的患者。如高血压性AHF、急性二尖瓣反流等，建议从小剂量起始静脉注射［0.3μg/（kg·min)］逐渐滴定上调剂量，可达5μg/（kg·min）甚或更高。应用时作好避光保存（用棕色或黑色管），以免化学分解产生氰酸盐，对严重肝、肾功能异常的患者更要小心。

2. 硝酸甘油　更加适用于有急性冠状动脉综合征的重症心力衰竭患者，没有硝普钠对于冠状动脉血流的“窃血效应”。建议起始剂量为 0.14μg/（kg·min）静脉注射，逐渐滴定上调可达 4μg/（kg·min)。紧急情况下，亦可先舌下含服或喷雾吸入硝酸甘油 400 ~500μg/次。

3. 重组人 B 型利钠肽　是一种内源性激素，具有扩张血管，利尿利钠，有效降低心脏前后负荷，抑制 ARRS 和交感神经系统等作用，可以有效改善 AHF 患者的急性血流动力学障碍。通常的剂量为 1 ~2μg/kg 负荷量静脉注射，然后 0.01 ~0.03μg/（kg·min)，持续静脉注射。

血管扩张剂能有效地扩张血管，增加心脏指数，降低肺动脉楔压，改善患者的症状。然而，静脉使用以上血管扩张剂特别应注意其降低血压的问题，特别是在主动脉瓣狭窄的患者。通常 AHF 的患者的收缩压低于 90 ~100mmHg 时，应慎重使用，对已使用者血压下降至此时，则应及时减量，若进一步下降，则需停药。通常来说，患者的用药后平均血压较用药前降低 10mmHg 比较合适。对于肝肾功能不全、平时长期高血压的患者，更需注意血压不可较平时降低过多。

（三）静脉注射利尿剂的应用

强效利尿剂（襻利尿剂）是 AHF 抢救时改善急性血流动力学紊乱的基石。常用的襻利尿剂有：呋塞米、布美他尼、托拉塞米，具有强大的利尿利钠作用，能减轻心脏前后负荷，静脉注射还能够扩张血管，降低肺动脉楔压。肺瘀血时，呋塞米 20～40mg/次口服，若症状改善不好，利尿效果不佳，增加剂量或静脉注射。肺水肿时，呋塞米 40～100mg/次负荷量静脉注射或 5～40mg/h 持续静脉滴注，每日总量小于 500mg。依据患者症状改善，调整剂量和用法。若有利尿剂抵抗，可合用小剂量多巴胺或合用氢氯噻嗪。

利尿剂抵抗指达到水肿完全消除前，利尿剂作用下降和消失的现象。利尿剂效果不佳可能与血容量不足、血压较基础水平下降过多、低钠低氯血症、低氧血症、低蛋白血症等有关，可通过纠正这些诱发因素，改变用药途径等纠正。还要注意过度利尿后引起的电解质紊乱、低血容量综合征。

（四）β 受体阻滞剂

目前，尚无在急性心力衰竭中应用 β 受体阻滞剂治疗能够迅速改善症状的研究，通常认为是禁忌证。但是，一些研究证明，AMI 时应用 β 受体阻滞剂能够缓解缺血导致的胸痛，缩小心梗面积。实际应用中对于严重 AHF，肺底部有啰音的患者应慎重使用 β 受体阻滞剂。目前比较公认的药物有美托洛尔、比索洛尔、卡维地洛。

（五）正性肌力药物

1. 强心苷　强心苷（包括洋地黄苷、地高辛和毛花苷 C），主要有正性肌力、降低交感神经活性、负性传导和频率的作用。一般而言，急性心力衰竭并非其应用指征，除非快速心房颤动。急性心力衰竭应使用其他合适的治疗措施（常为静脉给药），强心苷仅可作为长期治疗措施的开始阶段而发挥部分作用。AHF 时，若患者心率快、血压偏低，可静脉注射毛花苷 C 0.2～0.4mg/次，若患者为快速心房颤动，则可用 0.4mg/次，总量不宜超过 1.2mg。口服最常用的是地高辛 0.125～0.25mg/d。

2. 儿茶酚胺类　多巴酚丁胺起始剂量为 2～3μg/（kg·min）持续静脉注射，根据血流动力学监测可逐渐增加至 15～20μg/（kg·min）；患者病情好转后，药物应逐渐减低剂量［每两天减少 2μg/(kg·min)］而停药，不可骤停。AHF 伴有低血压时，更宜选用多巴胺，起始剂量为 2～3μg/（kg·min），有正性肌力、改善肾血流和尿量的作用。

3. 磷酸二酯酶抑制剂（PDEI）　PDEI 具有正性肌力和外周血管扩张作用，可降低肺动脉压、肺动脉楔压和增加心排血量。可增加室性心律失常的发生，且与剂量相关。通常有米力农和依诺昔酮。

4. 钙离子增敏剂　左西孟旦是钙浓度依赖的钙离子增敏剂，半衰期达 80h，可增加心排血量，降低 PCMP，降低血压。在与多巴酚丁胺的双盲对照试验中，北京阜外心血管病医院的经验显示，该药在 AHF 中应用时，应注意其降低血压的作用。通常不建议用于收缩压 $<$85mmHg 的患者。

5. 心肌糖苷类　此类药物不宜用于 AMI 心力衰竭的患者。应用指征是心动过速引起的心力衰竭，如通过应用 β 受体阻滞剂未能控制心率的心房颤动患者。

（六）机械辅助治疗

1. 动脉内气囊反搏（IABP）　尽早的应用 AMI 严重低血压，甚或心源性休克的患者。IABP 可延长收缩压时间，增加动脉舒张压和冠状动脉灌注压，增加冠状动脉血流量 22%～52%，可起到辅助心脏功能的作用。

2. 体外膜氧合器（extracorporeal membrane oxygenation，ECMO）　是一种临时性的部分心肺辅助系统，通过引流管将静脉血引流到体外膜氧合器内进行氧合，再经过另一根引流管将氧合血泵入体内（静脉或动脉），改善全身组织氧供，可以暂时替代肺的气体交换功能和心脏的泵功能。北京阜外心血管病医院已经对晚期终末期心力衰竭、心源性休克，内科治疗无效的患者，成功应用该技术进行支持治疗，有效地维持了患者的心脏功能和血流动力学稳定，部分患者度过了危险期，成功撤机并逐渐恢复心脏功能，部分患者赢得了心脏移植的时间。

3. 左心辅助　适用于晚期终末期心力衰竭、心源性休克的患者。

4. 心脏移植　终末期心力衰竭，内科药物治疗效果不佳或无效，心源性休克内科治疗无效，在 ECMO 或左心辅助循环支持下，等待合适供体，尽早心脏移植。

（七）其他

1. 饮食和休息　急性期卧床休息，尽量减少体力活动，缓解后逐渐增加运动量。急性期若血压偏高或正常，则应保持液体出量大于入量，根据胸片肺水肿或瘀血改善的情况调整。饮食不宜过多，不能饱餐，控制在6～7成饱便可，必要时可静脉补充营养，意即“质高量少”。缓解期亦严格控制液体的摄入和出入量的平衡。

2. 预防和控制感染　感染是AHF发生，特别是慢性心力衰竭急性失代偿的重要原因和诱因，应积极预防和控制。

3. 保持水、电解质和酸碱平衡　内环境的稳定对于患者AHF的纠正，防止恶性心律失常的发生具有重要的意义，应特别注意。不仅要重视钾的变化，同时要重视低钠血症，限钠是有条件的，不要一味强调。

4. 基础疾病和并发疾病的处理　例如对缺血性心脏病应重视β受体阻滞剂的正确使用，积极改善缺血发作是治疗的关键。对高血压引起的AHF一方面要积极降低血压，同时还应注意平时血压水平高的患者，不宜突然过度降压，一个“正常”的血压，可能对特定的患者就是低血压，导致肾灌注不足，发生肾衰竭。

（八）缓解期的治疗和康复

（1）加强基础心脏病治疗，如冠心病、高血压等的治疗。

（2）对于慢性心力衰竭的患者，要重视诱因的预防，防止反复发生急性失代偿。

（3）有计划地逐步康复锻炼。

总之，急性心力衰竭作为一种最严重的心血管综合征，其诊断和治疗必须强调整体观念，要系统的考虑患者的机体状况，这样才能获得良好的疗效。

（魏　琴）

第二节　严重心律失常

心律失常（Cardiac arrhythmia）临床极为常见，其临床意义依其发生原因、伴随临床情况、有无器质性心脏病和血流动力学障碍等因素而异。严重心律失常通常指可引起严重血流动力学障碍、短暂意识丧失或猝死等危急状态的心律失常。因此，如何早期识别和及时处理则有十分重要的临床意义。

标准12导联心电图及持续心电监测（Holter monitoring）是诊断心律失常最重要的方法。通过确定有无P波，分析P波和QRS波的形态、频率、节律、振幅，以及P－R间期或R－P间期和P波和QRS波的互相关系做出相应诊断。

梯形图是表示心脏除极与传导顺序的模式图，可以显示起搏点的位置和传导情况，临床常用来检验和解释复杂心律失常的诊断是否正确、合理。其表示方法是在心电图的下方以横线分隔成3～5区以代表窦房结、心房、房室交界区和心室，以直线和斜线代表各种心脏结构中发生的电活动，始于P波和QRS波的直线分别表示心房与心室的除极，斜线表示传导，连接A、V的斜线代表房室传导时间，斜线的角度代表传导的速度，与斜线垂直的短线表示传导阻滞（图9－2），其中窦房结除极和窦房传导时间以及房室交界区或心室起搏点逆行传导的时间仅仅是假设。

一、快速型心律失常

快速型心律失常按其起源可分为室上性和室性两类，前者包括室上性期前收缩、室上性心动过速、心房扑动、心房纤颤；后者包括室性期前收缩、室性心动过速、心室扑动和心室纤颤。

（一）阵发性室上性心动过速

阵发性室上性心动过速（paroxysmal supraventricular tachycardia，PSVT）简称室上速，系指希氏束分叉以上的心脏组织参与和由不同机制引起的一组心动过速。通常包括窦房结折返性心动过速（sinus node reentrant tachycardia. SNRT）、房内折返性心动过速（intra - atrial reentrant tachycardia，IART）、房室结折返性心动过速（atrial - ventricular node reentrant tachycardia，AVNRT）、房室折返性心动过速（atrial - ventricular reentrant tachycardia，AVRT），其中房室结折返性心动过速和房室折返性心动过速约占全部室上速的90%以上。自律性房性心动过速（automatic atrial tachycardia，AAT）、紊乱性房性心动过速（chaotic atrial tachycardia，CAT）以及房内折返性心动过速。

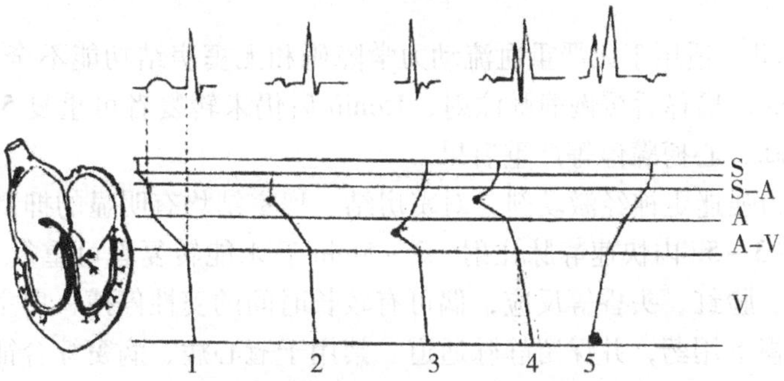

图9-2 梯形图示起搏点及传导情况

S：窦房结；S-A：窦房传导；A：心房除极；A-V：房室传导；V：心室除极；
梯形图解释：1. 正常心电图；2. 房性期前收缩；3. 交界性期前收缩；4. 房性期前收缩伴室内差异性传导；5. 室性期前收缩

1. 临床表现 器质性心脏病和全身性疾病均可发生室上速，但大多数患者无肯定的器质性心脏病。表现为心动过速突然发作、突然终止，持续时间长短不一，短则数秒钟，长则数小时，甚至数天。发作时患者有心悸、焦虑、恐惧、乏力、眩晕、甚至昏厥，并可诱发心绞痛、心功能不全或休克等。症状的轻重与发作时患者的心室率、持续时间和是否有器质性心脏病等有关。

2. 心电图特点

（1）连续3个以上快速QRS波，频率150~250次/分，节律规则。

（2）QRS波形态和时限正常，当伴室内差异性传导时，QRS波增宽。

（3）若可见P′波，P′波呈逆传型（Ⅱ、Ⅲ、aVF导联倒置），可位于QRS波前，QRS波中或QRS波后，P′波与QRS波有恒定关系。AVNRT时R-P′间期<60~70ms，AVRT时R-P′间期>110~120ms。由于心室率极快，P′波常重叠于QRS-T波群中而不易被识别。

（4）ST-T有继发性改变。心电生理检查证实有房室结双径路或房室旁路，心房、心室程序刺激可诱发或终止心动过速。

3. 治疗

（1）迷走神经刺激法：适用于无明显血流动力学障碍的年轻患者，可作为室上速急诊治疗的第一步，常用的方法有颈动脉窦按摩（患者仰卧位，先按摩右侧，无效时再按摩左侧，切莫双侧同时按摩）、Valsalva动作（深吸气后屏息，再用力作呼气动作）、刺激咽喉部诱导恶心等，刺激过程中应监测心音或脉搏，一旦心动过速终止即停止刺激。

（2）药物治疗：减慢房室结和旁路传导和延长不应期的药物因能阻断折返激动通常都能终止室上速。其中洋地黄类、钙通道阻滞剂、β受体阻滞剂和腺苷主要抑制房室结慢通道的前向传导，而ⅠA和ⅠC类药物可抑制快通道的逆向传导（表9-3）。

表9-3 减慢房室结及旁道的传导和延长其不应期的药物

影响部位	药物
旁道	ⅠA类（普鲁卡因胺）
	Ⅱ类（艾司洛尔，普萘洛尔）
房室结	Ⅳ类（维拉帕米，地尔硫草）
	腺苷类

续 表

影响部位	药物
旁道和房室结	洋地黄类 ⅠC类（普罗帕酮） Ⅲ类（胺碘酮）

维拉帕米（Verapamil）适用于无严重血流动力学障碍和无窦房结功能不全者，对正常QRS波型室上速效果较好。首剂5mg，稀释后缓慢静脉注射，15min后仍未转复者可重复5mg。静注剂量过大或速度过快时可引起血压骤降、心搏骤停等严重后果。

三磷腺苷（ATP）为强迷走神经激动剂，对窦房结、房室结均有明显的抑制作用，起效快，半衰期短。首剂10～20mg，在3～5s内快速静脉注射，3～5min后未能转复者可重复20～30mg。注射时，患者一般都有一过性胸闷、脸红、头昏等反应，偶可有较长时间的窦性停搏、房室传导阻滞、室性心律失常等。故应在心电图监视下用药，并保留静脉通道。禁用于冠心病、病窦综合征、传导系统病变、支气管哮喘或老年患者。

普罗帕酮（Propafenone）可抑制房室结及房室旁道的传导，故对室上速有较好的转复作用。首剂70mg，缓慢（5～10min）静脉推注，如无效，30min后再给35～70mg。心功能不全和室内传导障碍者相对禁忌或慎用。

毛花苷C（西地兰）仅用于房室结折返性心动过速并发心功能不全者，首剂0.4～0.8mg，稀释后静脉注射，无效者2～4h可再给0.2～0.4mg，24h总量可达1.2～1.4mg。但起效慢，转复有效率仅50%左右。

逆向型房室折返性心动过速其折返环路经旁道顺传，经房室结逆传，故呈宽QRS波型心动过速，部分患者易演变为经旁道前传的房颤。洋地黄、维拉帕米因缩短房室旁道不应期、加快旁道前传而加快心室率，从而导致严重血流动力学障碍和诱发致命性心律失常，故应禁用。而宜选用延长旁道不应期的药物如普罗帕酮、普鲁卡因胺或胺碘酮等。

（3）电复律：药物治疗无效或有严重血流动力学障碍（并发心绞痛、低血压、心力衰竭）表现者应立即电复律治疗，能量50～100J。由洋地黄中毒引起的室上速或已用洋地黄者，则不宜电复律治疗。可选用经食管心房调搏或体外无创起搏或经静脉心腔起搏。

（4）经导管射频消融（radiofrequency catheter ablation，RFCA）：对反复发作或药物难以奏效或不能长期服药的房室结折返性心动过速或房室折返性心动过速宜作射频消融术，以期根治。

（二）房性心动过速

房性心动过速（atrial tachycardia）简称房速。按发生机制分为自律性房速（automatic atrial tachycardia，AAT）、房内折返性心动过速（intra－atrial reentrant tachycardia，IART）、和紊乱性房性心动过速（chaotic atrial tachycardia，CAT）三种。

1. 临床表现　常发生于有明显器质性心脏病的患者，如冠心病（伴或不伴心肌梗死）、心肌病、慢性阻塞性肺病、心脏瓣膜性病变、急性感染、饮酒过度、低血钾、低氧血症及洋地黄中毒。主要症状是心悸不适和相应的心脏病症状，可呈阵发性或持续性发作。无休止发作者可致心动过速性心肌病。

2. 心电图特点

（1）自律性房性心动过速：①P′波电轴和形态与窦性P波不同。②P′波频率100～180次/分，发作起始时P′波频率逐渐加速（温醒现象）。③P′－R间期受心动过速频率的影响，发生房室传导阻滞时不能终止发作。④心动过速不能被房性期前刺激诱发或终止。

（2）房内折返性心动过速：①P′波电轴和形态与窦性P波不同。②P′波频率100～240次/分，节律匀齐。③P′－R间期受心动过速频率的影响，发生房室传导阻滞时不能终止发作。④心动过速能被房性期前刺激诱发或终止。

（3）紊乱性房性心动过速：①3种或3种以上不同形态的P波，P′－P′间期和P′－R间期不规则。

②P′波频率 100～130 次/分。③P′－P′之间有等电位线，大部分 P′波能下传心室，部分 P′波有下传受阻。

3. 治疗 房性心动过速的治疗主要是针对基础疾病和诱发因素的治疗，短阵房速通常不引起严重血流动力学障碍，如患者有不能耐受的症状时则需治疗。正在接受洋地黄治疗的患者如发生房性心动过速，首先应排除洋地黄中毒。非洋地黄引起者，则可选用洋地黄、β 受体阻滞剂、维拉帕米、胺碘酮、普罗帕酮等治疗。

（三）心房扑动

心房扑动（atrial flutter）简称房扑，是一种快速而规则的心房电活动引起快而协调的心房收缩，并以不同比例传入心室。阵发性房扑可发生于无器质性心脏病者，持续性房扑几乎均发生于器质性心脏病患者。

1. 临床表现 症状与患者的基础心脏病和心室率有关，心室率不快者可无症状，伴极快心室率时可有黑矇、昏厥、低血压并可诱发心绞痛或充血性心力衰竭。体格检查时可见快速的颈静脉扑动，心尖冲动规则或不规则，第一心音强度随房室传导比例不同而改变。

2. 心电图特点 以房扑的房率和扑动波方向分为两型。Ⅰ型较常见，约占 95%。

（1）Ⅰ型房扑：①P 波消失，代之以 250～350 次/分波形和振幅相同、间隔匀齐的锯齿样心房扑动波（F 波），F 波间无等电位线。②F 波在Ⅱ、Ⅲ、aVF 导联呈负向，V_1 导联呈正向。③房室传导比例（2～4）：1，以 2：1 传导最常见，心室率 150 次/分左右。④QRS 波形态与窦性相同，如发生室内差异性传导时，QRS 波增宽。

（2）Ⅱ型房扑：①F 波频率 340～430 次/分，F 波间无等电位线。②Ⅱ、Ⅲ、aVF 导联 F 波正向，V_1 导联 F 波负向。③QRS 波呈室上性。

3. 治疗 心房扑动的急诊治疗包括减慢心室率和复律治疗，Ⅱ型房扑的治疗同心房纤颤。房扑伴血流动力学障碍者宜选择低电能（10～50J）同步电复律或快速心房起搏。药物治疗用于血流动力学尚稳定的患者。钙通道阻滞剂和 β 受体阻滞剂能有效减慢心室率，快作用洋地黄制剂则用于心功能不全者，但房扑患者对洋地黄的耐量较大，可能需要较大剂量才能达到减慢心室率目的。

ⅠA 类、ⅠC 类和Ⅲ类抗心律失常药物有恢复窦性心律和预防复发的作用。但需在洋地黄、β 受体阻滞剂、钙通道阻滞剂减慢心室率的基础上应用。因Ⅰ类药物能减慢房扑波的频率，使房室传导加快，可造成扑动波 1：1 下传心室的严重后果。

（四）心房纤颤

心房纤颤（atrial fibrillation）简称房颤，是临床常见的心律失常。阵发性房颤可见于正常人，持续性房颤多见于器质性心脏病患者。

1. 临床表现 房颤的主要危害是：①引起心悸不适。②引起或加重心功能不全。③血栓栓塞。房颤初始，患者恐惧不安、心悸不适，心室率极快时可出现心绞痛、昏厥或心功能不全的表现。慢性持续性房颤的症状因心室率、有无器质性心脏病和血栓栓塞并发症而异，心音强弱不等，心律极不规则和脉搏短绌是房颤的主要体征。

2. 心电图特点 ①P 波消失，代之以形态、振幅、间距不规则的心房颤动波（f 波），频率 350～600 次/分。②QRS 波形态与窦性相同，R－R 间期绝对不匀齐，心室率一般为 100～160 次/分。心房纤颤并发有房室旁道前传、束支阻滞、室内差异性传导时 QRS 波增宽，应与室性心动过速鉴别。

3. 治疗 心房纤颤的急诊治疗包括治疗基础心脏病和纠正诱发因素、控制心室率、恢复窦性心律和预防血栓栓塞。各类房颤的治疗选择略有不同（表 9－4）。

表 9－4 心房纤颤的分类和治疗

类型	临床特点	治疗
阵发性房颤	持续通常 <48h（2～7d）能自行转回窦性心律 > 2～7d，不能自行转回	应用ⅠC 类或Ⅲ类抗心律失常药转复和（或）在发作期采用控制心室率的方法

续 表

类型	临床特点	治疗
持续性房颤	窦性心律，药物或其他复律术能转回窦性心律	抗心律失常药+电复律术+华法林
永久性房颤	不能转复为窦性心律	控制心室率+华法林或阿司匹林

阵发性房颤发作时常有心室率过快而致血流动力学不稳定，每需紧急处理，因房颤持续时间越长，越容易导致心房电重构而致不易转复为窦性节律。如房颤伴快速心室率引起低血压、心功能不全、心绞痛或预激综合征经旁道前传的房颤，宜紧急施行电复律。

药物转复常用ⅠA、ⅠC及Ⅲ抗心律失常药，有器质性心脏病、心功能不全的患者首选胺碘酮（Amiodarone），无器质性心脏病者可首选Ⅰ类抗心律失常药。伊布利特（Ibutilide）、多非利特（Dofetilide）及阿米利特（Azimilide）终止持续性房颤也有一定效果，必要时可供选用。

控制房颤的心室率常用洋地黄、钙通道阻滞剂及β受体阻滞剂静脉注射。其中洋地黄主要用于慢性房颤。具有预激综合征的房颤患者则禁用洋地黄和钙通道阻滞剂。

慢性持续性房颤有较高的栓塞并发症，故超过48小时未自行复律的持续性房颤，应使用华法林（Warfarin）等抗凝药物，并使凝血因子时间国际标准化比值（international normal ratio，INR）维持在2.0~3.0之间。不适宜用华法林或属血栓栓塞事件的极低危人群如较为年轻、无高血压、糖尿病、脑血管疾病、瓣膜病或充血性心力衰竭病史者，则选用阿司匹林。

（五）室性心动过速

室性心动过速（ventricular tachycardia，V_T）简称室速，是指发生于希氏束分叉以下的快速连续性室性异位激动。可由自律性异常、折返激动或触发活动等不同机制所引起。按心动过速持续时间分为持续性（>30s）和非持续性（30s内自行终止）。按心电图表现分为单形性、多形性、双向性、并行心律性、分支阻滞性、自主性和尖端扭转性室速等，其中以单形性室速最为常见。

90%以上室性心动过速患者有器质性心脏病或明确诱因。主要见于冠心病、心肌病，其他原因包括电解质紊乱、二尖瓣脱垂、药物中毒、Q-T间期延长。少数室速无器质性心脏病证据，称为特发性室性心动过速。

1. 临床表现　室性心动过速因发作时心脏基础病变、心功能状态、室速的频率和持续时间不同，其临床表现和预后迥异。非持续性室速患者症状轻微，持续性室速者则常有血流动力学障碍的表现，常见的有心慌、胸闷、气促、眩晕和低血压等，严重者可出现昏厥、休克、急性左心衰竭或心室纤颤而猝死。

室性心动过速时由于房室分离，第一心音强弱不等，有时可闻及大炮音，颈静脉搏动强弱不一，间歇出现较强的颈静脉搏动波——α波。

2. 心电图特点

（1）连续出现3个或3个以上宽大畸形QRS波，频率≥100次/分，节律基本规则，T波与QRS主波方向相反（图9-3）。

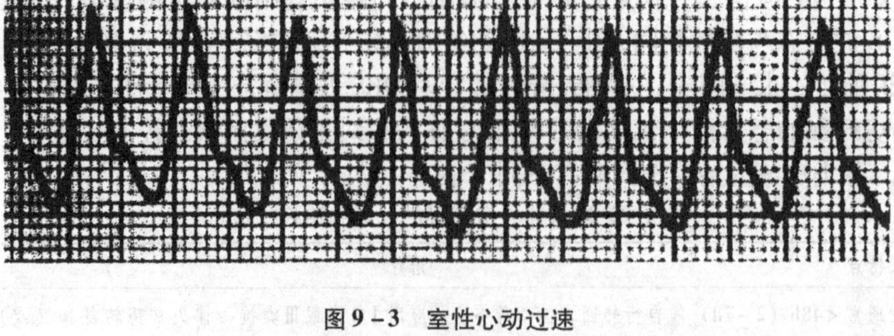

图9-3　室性心动过速

(2) P波与宽大畸形的QRS波无固定关系，形成房室分离，房率小于室率。但因P波常融于畸形的QRS波中，故难以辨认。

(3) 完全或部分心室夺获：室性心动过速时，有时窦性激动可下传完全夺获心脏，表现为窄QRS波，其前有P波，P-R间期>0.12s。窦性激动与异位激动同时兴奋心肌时表现为部分夺获，图形介于窦性和室性之间，称为室性融合波。室性心动过速与室上性心动过速伴室内差异性传导的心电图表现十分相似，两者的临床意义和处理完全不同，故需注意鉴别（表9-5）。

表9-5 室速和室上速伴室内差异性传导的心电图鉴别

鉴别要点	室速	室上速
发作时有提前的P波	(-)	(+)
心室夺获	(+)	(-)
室性融合波	(+)	(-)
房室分离	(+)	(-)
QRS波时限	>140ms	<140ms
QRS波电轴	左偏（RBBB型右偏）	正常
胸前导联主波同一性	(+)（正向同向性更有意义）	不定
QRS波形态		
RBBB型		
V_1导联：三相波（r<R'）	(-)	(+)
三相波（R>r'）	(+)	(+)
单相R波	(+)	(-)
双相qR波	(+)	(-)
V_6导联：R<S型	(+)	(-)
R或Rs型	(-)	(+)
LBBB型		
V_1或V_2导联：r波>30ms	(+)	(-)
S波顿挫或切迹	(+)	(-)
R波至S波谷时间>60ms（+）	(-)	(-)
V_6导联：qR或QR	(+)	(-)
单相R波	(-)	(+)
迷走刺激可减慢或终止心动过速	(-)	(+)
长-短周期顺序现象	(-)	(+)

3. 治疗　大多数室性心动过速发作时症状较重，持续性室性心动过速，特别是心室率极快的无脉性室速，临床表现凶险，常可转为心室纤颤而发生猝死，故必须及时有效地终止。室性心动过速的急诊治疗包括：立即中止室速发作；寻找和消除诱发因素；积极治疗原发病；预防室速复发和心脏性猝死。

直流电复律是终止室性心动过速安全和有效的治疗措施。持续性室速伴严重的血流动力学障碍而出现低血压、休克、心绞痛、心力衰竭，脑血流灌注不足等症状时，电复律可作为首选的治疗措施。复律电能50~100J。洋地黄中毒引起的室性心动过速则不宜电复律。

室性心动过速如无显著血流动力学障碍或伴有昏厥的非持续性室性心动过速可选药物治疗。常用利多卡因、普罗帕酮、普罗卡因胺，无效可选用胺碘酮。

利多卡因（Lidocaine）：首剂50~100mg，静脉注射，必要时5~10min后可重复静注50~100mg，但1h总量不超过300mg，有效后可用1~3mg/min静脉滴注维持。

普罗帕酮（Propafenone）：一般用1.0~1.5mg/kg（多用35~70mg），稀释后缓慢静脉注射，无效时可在10~20min后重复一次；必要时以0.5~1.0mg/min静滴维持，总量不超过280mg。

普鲁卡因胺（Procainamide）：稀释后静脉滴注，每 5min 静注 100mg，直至有效或总量达 1 000mg。有效后继以 1 ~4mg/min 静脉维持。

胺碘酮（Amiodarone）：负荷量 2.5 ~5mg/kg，常用 150mg 稀释于 5% 葡萄糖液 100mL 中缓慢静脉注射 10min，或以 15mg/min 由输液泵注入，有效后 0.5 ~1mg/min 静脉滴注维持 24h，总量不宜超过 1 000mg。

对各种抗心律失常治疗无效的持续性单形性室性心动过速，可采用导管射频消融治疗或植入心律复律除颤器（ICD）。

（六）心室扑动和心室纤颤

心室扑动（Ventricular flutter）和心室纤颤（Ventricular fibrillation），简称室扑和室颤。心室扑动时，心室率极快但收缩无效；室颤，心室律更快且不规则。因此，室扑、室颤时，心脏已丧失了射血功能，体内血液循环已中断。各种严重器质性心脏病及其他全身性疾病的晚期都可以出现室扑和室颤，也可见于心脏手术、麻醉、触电、雷击及药物中毒时。

1. 临床表现　室扑和室颤时，患者意识丧失、抽搐、呼吸缓慢不规则或停止，心音和大血管搏动消失、血压无法测出以及瞳孔散大、对光反射消失。如不及时抢救，迅即死亡。

2. 心电图特点

（1）心室扑动：P 波消失，出现连续宽大和比较规则的正弦波状的心室扑动波，QRS 波与 T 波难以分辨；心室扑动波频率 150 ~300 次/分，通常为 200 次/分。

（2）心室纤颤：P – QRS – T 波消失，代之以形态、振幅和间隔完全不规则的小波、波幅常 < 0.2mv；纤颤波频率 250 ~500 次/分。

3. 治疗　室扑和室颤的诊断一旦确立，应立即按心肺脑复苏的原则建立有效呼吸和人工循环，并尽快非同步直流电除颤，必要时可连续 3 次，依次电能为 200J、300J、360J。无效者可在持续胸外按压和人工通气的同时静脉推注肾上腺素 1mg，每 3 ~ 5min 一次，每次给药后 30 ~ 60s 内再次电除颤（360J），必要时辅以利多卡因，溴苄胺等。

二、缓慢型心律失常

缓慢性心律失常主要发生部位是窦房结、房室结和心室内。发生于窦房结的缓慢型心律失常包括窦性心动过缓、窦性停搏和窦房传导阻滞。发生于房室结者则为房室传导阻滞；室内传导阻滞包括右束支、左束支、左前分支和左后分支阻滞。

（一）窦性心动过缓

窦性心动过缓（Sinus bradycardia）简称窦缓。常见于健康人睡眠状态或训练有素的运动员。病理性见于病态窦房结综合征、颅内压增高、阻塞性黄疸、甲状腺功能减退及药物影响，如 β 受体阻滞剂、钙通道阻滞剂、洋地黄、胺碘酮、奎尼丁、利血平等。显著窦缓者有头晕、乏力，严重者可有晕厥、低血压、心绞痛和心功能不全等。

1. 心电图特点

（1）窦性 P 波，频率 <60 次/分。

（2）P 波与 QRS 波关系恒定，P – R 间期 0.12 ~0.20s。

（3）常有窦性心律不齐。

2. 治疗　无症状者不需治疗，病理状态发生的窦缓主要针对病因治疗，必要时适当应用阿托品、麻黄碱等，严重而持久的窦性心动过缓则需要起搏治疗。

（二）窦性停搏

窦房结在一段时间内不发放冲动被称为窦性停搏（Sinus arrest），又称窦性静止（Sinus standstill）。

1. 临床表现　窦性停搏可见于迷走神经张力突然升高，如按摩颈动脉窦、按压眼球、刺激咽喉引起呕吐时，但多数系由病态窦房结综合征、冠心病及抗心律失常药如奎尼丁、胺碘酮等引起。停搏时间较长者可致眩晕、黑矇或短暂意识丧失，严重者甚至抽搐。

2. 心电图特点

(1) 在正常窦性心律，突然出现显著的长间歇。

(2) 长间歇中无 P - QRS - T 波。

(3) 长间歇与基本的 P - P 间期无倍数关系。

(4) 长间歇中可见房室交界性或室性逸搏。

3. 治疗 有症状的窦性停搏，治疗主要针对病因，如纠正高钾血症、停用可能引起窦性停搏相关药物。症状明显者在病因治疗的同时可短时应用阿托品、异丙肾上腺素等药物治疗。有昏厥发作者，则应予心脏起搏治疗。

(三) 窦房阻滞

窦房阻滞 (Sinoatrial block) 指窦房结的冲动向心房传导时发生延缓或阻滞。

1. 临床表现 正常人迷走神经张力过高或颈动脉窦过敏者，可发生窦房阻滞，但多为累及窦房结或窦房结周围组织的病变所致，如冠心病、心肌病、心肌炎及退行性病变等，高钾血症和药物影响如奎尼丁、洋地黄等亦可致窦房阻滞。临床症状依窦房阻滞程度而异，轻者有心悸、停搏感，若有长间歇者，可出现头晕、黑矇或昏厥等症状。

2. 心电图特点

(1) 一度窦房阻滞：由于常规心电图无法记录到窦房结的电活动，因此常规心电图难以诊断。

(2) 二度Ⅰ型窦房阻滞：①P - P 间期逐渐缩短，直至 P 波“脱落”，出现长 P - P 间期。②P 波脱落前的 P - P 间期最短。③P 波脱落后的 P - P 间期大于脱落前的 P - P 间期。④有 P 波脱落的长 P - P 间期小于基本 P - P 间期的两倍。

(3) 二度Ⅱ型窦房阻滞：①P - P 间期规则。②突然出现长 P - P 间期。③长 P - P 间期是基本 P - P 周期的倍数。④长 P - P 间期内无 P - QRS - T 波。

(4) 三度窦房传导阻滞很难与窦性停搏鉴别。

3. 治疗 由短暂的迷走神经张力增高引起的窦房阻滞，通常不需处理。由心脏病变引起者则应针对原发病治疗，阿托品和异丙肾上腺素可短期改善症状，若为病态窦房结综合征患者则应考虑心脏起搏治疗。

(四) 房室传导阻滞

房室传导阻滞 (atrioventricular block, AVB) 是指激动从心房传至心室过程中发生传导延迟或阻断。按阻滞程度，可分为一度、二度和三度房室传导阻滞。

1. 临床表现 房室传导阻滞多由器质性心脏病引起，如冠心病、心肌病、心肌炎、结缔组织病和原发性传导束纤维化或退行性变等，也可由风湿热、电解质紊乱和药物中毒引起。一度或二度Ⅰ型房室传导阻滞偶见于迷走神经张力增高的健康人。临床症状和严重度因房室传导阻滞的程度和原发病而异。一度房室传导阻滞常无症状；二度房室传导阻滞常有心悸、疲乏；二度Ⅱ型、高度或三度房室传导阻滞心室率缓慢者则常有眩晕、黑矇、昏厥、心绞痛、甚至发生阿 - 斯综合征 (Adams - Stokes syndrome) 或猝死。第一心音减弱常是一度房室传导阻滞的体征；二度房室传导阻滞则有间歇性心搏脱漏；三度房室传导阻滞时，第一心音强弱不等，可闻及“大炮音”，并见颈静脉间歇性巨大搏动波。

2. 心电图特点

(1) 一度房室传导阻滞：P - R 间期 >0.20s，无 QRS 波脱落。

(2) 二度Ⅰ型房室传导阻滞：又称莫氏Ⅰ型 (Mobitz type Ⅰ AV block) 或文氏型 (Wenckebach block)：①P - R 间期逐渐延长，直至 P 波后脱落 QRS 波。②R - R 间期逐渐缩短，直至 P 波受阻。③包含受阻 P 波在内的长 R - R 间期小于正常窦性 P - P 间期的两倍。

(3) 二度Ⅱ型房室传导阻滞：又称莫氏Ⅱ型房室阻滞 (Mobitz type Ⅱ AV block)：①P - R 间期恒定 (可正常也可延长)。②间断或周期性出现 P 波后 QRS 波脱落，可呈 2 ∶ 1、3 ∶ 1 脱落。③含未下传P波的长R－R间期为短R－R间期的两倍。④发生在希氏束内的Ⅱ型阻滞QRS波大多正常，发生于希氏束远端和束支的Ⅱ型阻滞，则QRS波宽大、畸形，呈束支传导阻滞型。

（4）三度房室传导阻滞：又称完全性房室传导阻滞，即心房的激动完全不能下传至心室，心室由阻滞部位以下的逸搏点控制。心电图表现为：①房室分离，P－P间期和R－R间期有各自规律，P波与QRS波无关。②P波频率＞QRS波频率。③QRS波缓慢，若阻滞水平高，心室起搏点位于希氏束分叉以上，QRS波不增宽，频率40～60次/分；若心室起搏点位于希氏束分叉以下，则QRS波宽大、频率＜40次/分。

3. 治疗

（1）病因治疗：急性发生的房室传导阻滞，最常见于急性心肌梗死、心肌炎、药物（β受体阻滞剂、钙通道阻滞剂、洋地黄和抗心律失常药）、电解质紊乱（高钾血症和高钙血症）等，应针对原发病作相应治疗。

（2）增快心室律，促进房室传导：一度房室传导阻滞和二度Ⅰ型房室传导阻滞心室率不太慢和无症状者，通常无须应用抗心律失常药物，必要时可选用阿托品口服或肌内注射。二度Ⅱ型以上房室传导阻滞心室率缓慢，可选用异丙肾上腺素1～2mg加入5%葡萄糖液500mL中缓慢静滴，或1～2μg/分由输液泵注入，依治疗反应调整剂量，以使心室率提高至50～60次/分，剂量过大可诱发室性心动过速，甚至室颤。

阿托品适用于阻滞部位在房室结的房室传导阻滞，能增加高部位心室起搏点的自律性，从而增加心室传导阻滞的心室率，常用0.5～2.0mg静脉注射，若能终止传导阻滞或将心室率提高至50次/分，可继续给药，但不宜超过48小时，以免发生阿托品毒性反应。二度Ⅱ型房室传导阻滞伴QRS波增宽者，则不宜用阿托品。

肾上腺皮质激素通过减轻传导系统的炎症和水肿常用于治疗手术、急性心肌炎和其他感染所引起的急性三度房室传导阻滞，临床常用氢化可的松100～200mg或地塞米松10～20mg加入葡萄糖液中短期静脉滴注。

（3）心脏起搏：三度房室传导阻滞或二度Ⅱ型房室传导阻滞药物治疗无效或有血流动力障碍及晕厥者应立即临时性或永久性心脏起搏治疗。

（魏　琴）

第十章

冠心病

第一节　不稳定型心绞痛

缺血性心脏病分为两大部分：稳定型冠心病和急性冠状动脉综合征（acute coronary syndrome，ACS）。急性冠状动脉综合征有ST段抬高型心肌梗死、不稳定型心绞痛（unstable angina，UA）和非ST段抬高型心肌梗死（non - ST - segment elevation，MI NSTEMI）。不稳定型心绞痛和非ST段抬高型心肌梗死有共同的病理机制，两者之间的过渡是不稳定斑块破裂、血栓聚集以致由仅发生心肌缺血发展到心肌细胞梗死的过程。对不稳定型心绞痛的早期发现与治疗可改善患者预后。

一、定义

不稳定型心绞痛是新发心绞痛、近2个月来症状逐渐加重或心梗后心绞痛加重。出现不稳定型心绞痛的临床症状伴肌钙蛋白升高达正常范围（正常上限）第99百分位以上时可以诊断非ST段抬高型心肌梗死。

二、分类

临床诊断中需要区别原发和继发性不稳定型心绞痛。急性冠状动脉闭塞加重血流受限导致原发性不稳定型心绞痛。在原有冠状动脉病变的基础上心肌耗氧量增加导致继发性不稳定型心绞痛。可引发继发性不稳定型心绞痛的原因有心动过速、发热、低氧、贫血、高血压危象和甲状腺功能亢进等。治疗基础疾病能够成功改善继发性不稳定型心绞痛。对于原发性不稳定型心绞痛根据表现症状也有多种分类方法。目前临床上广泛采用的Braunwald分型包括三个危险等级和三种临床情况（表10 - 1）。

表10 - 1　不稳定型心绞痛Braunwald的分型

严重程度分级	
Ⅰ级	新发，严重或恶化的心绞痛（心绞痛病程少于2月，严重心绞痛或每日胸痛发作超过3次，或者心绞痛发作较前频繁、劳动耐力下降；2个月内没有静息性心绞痛发作）
Ⅱ级	静息心绞痛，亚急性（1月内发作静息心绞痛，但近48h内未发作）
Ⅲ级	静息心绞痛（近48h内发作过静息心绞痛）
临床情况	
A型	继发性不稳定型心绞痛（冠状动脉血管床病变外有明确临床情况导致心肌缺血加重，例如贫血、低血压、心动过速）
B型	原发性不稳定型心绞痛
C型	心梗后不稳定型心绞痛（明确心梗2周内心绞痛发作）

三、病理

不稳定型心绞痛与NSTEMI有共同的病理基础。不稳定斑块的破裂导致心肌缺血时产生不稳定型心绞痛；当持续心肌缺血以致心肌细胞坏死时就发生了 NSTEMI。两者之间由量变达到质变并没有截然分界，因此就需要早期临床药物干预，阻断病程发展的过程。

除了系统应激导致的 NSTEMI，覆盖血栓的斑块破裂或斑块侵蚀是导致非 ST 段抬高型心肌梗死及不稳定型心绞痛的始动机制。导致斑块破裂的影响因素有多种。薄纤维帽的斑块更易破裂，并且破裂通常发生于斑块与血管壁相接处。斑块侵蚀和斑块破裂能够诱发一次 ACS 的发作。斑块侵蚀破裂更易发生于薄纤维帽的中心部位。

导致 UA/NSTEMI 发展的三种因素已经被证实：①斑块破裂或侵蚀叠加非阻塞性血栓，被认为是 NSTEMI 最常见的原因。NSTEMI 通常伴有下游血管血小板栓塞和（或）粥样硬化碎片；②进展性机械性阻塞（如快速进展的冠状动脉粥样硬化病变或 PCI 术后再狭窄）；③因心肌耗氧量增加和（或）血供下降导致的继发性不稳定型心绞痛（例如心动过速、贫血）。UA/NSTEMI 的发作可能是由不止一种因素作用导致。此外以往曾认为冠状动脉痉挛等动力学因素是导致 UA/NSTEMI 的原因之一，但根据《2013 年 ESC 稳定型心脏病指南》（以下简称 2013 ESC 指南），冠状动脉痉挛导致心绞痛已成为稳定型冠心病的原因之一。

在冠状动脉造影中犯罪病变可能表现为扇形或边缘突出和窄颈等奇怪形状。血管内镜可能表现为“白色”（富血小板）血栓。UA/NSTEMI 的患者通常有多种易损斑块。当易损斑块发展导致冠状动脉阻塞，就成为 STEMI。血小板聚集在暴露于血栓源的破损斑块表面是 ACS 发生的重要阶段，但是只有一小部分破裂斑块导致 UA/NSTEMI 症状的发生。与正常对照组相比有冠状动脉病变或周围血管病变的患者血小板反应性较高。健康的血管内皮释放一氧化氮，可以抑制血小板的聚集，在动脉粥样硬化的患者中这一保护机制减弱。

四、流行病学

虽然病理生理基础相同，NSTE - ACS 需进一步区分不稳定型心绞痛或非 ST 段抬高型心肌梗死。现有的注册性研究表明非 ST 段抬高型 ACS 发病率高于 ST 段抬高型 ACS。发病率为 0.3%，各国的发病率不同。住院患者死亡率在 ST 段抬高型心梗的患者中要高于非 ST 段抬高型 ACS（7% vs 3% ~5%），但 6 月后两者的死亡率近似（12% vs 13%）。长期随访结果表明非 ST 段抬高型 ACS 患者的死亡率高于 STEMI，4 年后两者死亡率有 2 倍的差距。

五、临床表现

1. 症状　心肌缺血的感觉通常位于胸骨后区但是可能仅感觉为上腹部、背部、上肢或下颌区不适。症状多形容为烧灼样感、压榨样感，其次有尖锐，针刺样和刀割样表现。有时患者只感觉有不适等不典型症状，需要临床医生注意。

所谓的不稳定是与稳定相较而言，稳定通常只在同一时间、同样劳力下发生心绞痛。从病因而言斑块的稳定性是决定因素，急性冠状动脉闭塞可以引起缺血症状。因此无论是静息或劳力情况下不稳定型心绞痛都可以发生。如果缺血症状在诱因（如劳力下降等）、频率、持续时间（超过 15min）或症状严重程度上出现恶化，更可能为不稳定型心绞痛。

根据 2013 ESC 指南，非 ST 段抬高型 ACS 被分为以下四种情况：①静息心绞痛持续超过 20min；②新发心绞痛（达到 CCS 分级Ⅱ级或Ⅲ级）；③劳力恶化性心绞痛（$CCS_{Ⅲ}$ 级以上的劳力性心绞痛）；④心梗后心绞痛。

2. 体格检查　心肌缺血通常没有明显的体征。一旦由于心肌缺血范围过大造成严重左心功能受损，可表现为暂时的急性左心力衰竭或血压下降等。体格检查时，短暂左心功能不全的表现（例如肺部啰音、室性奔马律、心率增加、血压下降）可能在不稳定型心绞痛发作同时或短期内出现。更多严重的一过性左室功能不全显著表现（例如低血压或周围血运低灌注）通常发生于有心肌坏死的情况下。但是如果已经诊断为 NSTEMI，临床症状和体征可能与 STEMI 的表现相似，这取决于心肌损伤的范围和部位。体格检查同时可以发现导致加重不稳定型心绞痛的诱因等，例如贫血患者可出现相关的体貌特征，肺部感染加重心肌耗氧时在肺部听诊可以发现肺内啰音等。

3. 心电图 在胸痛发作时的心电图表现可以协助诊断，出现一过性 ST 段压低至少 1mm 或在症状改善时 ST 段压低也是一过性心肌缺血的支持证据。也可以出现 ST 段一过性抬高和（或）T 波改变，但如果 ST 段抬高持续超过 20min 表明为 ST 段抬高型心梗。胸痛发作时心电图表现正常不能除外不稳定型心绞痛，可能缺血程度较小没有引起心电图动态演变，并且预后较好。出现症状时立即、15~30min（或症状缓解后）、6~9h 和 24h 复查心电图。回旋支病变或单纯的右室缺血在常规 12 导联心电图中可能没有明显 ST-T 演变。就诊时能够记录到心电图心肌缺血改变提示患者属于高危情况。

发病之初的心电图表现也对早期预后情况有一定的预示作用。心电图正常比出现 T 波倒置的预后较好，出现 ST 段压低的预后更差，而且 ST 段压低程度与患者的预后呈正相关。出现 ST 段压低的导联数目和幅度提示心肌缺血的范围和严重程度。ST 段压低超过 0.1mV 的 1 年内死亡率及心梗发生率可达 11%，ST 段压低超过 0.2mV 的死亡风险将提高 6 倍。ST 段压低并发一过性 ST 段抬高的预后差。aVR 导联 ST 段抬高伴有其他导联 ST 段压低提示左主干或三支病变，危险等级可能会更高。

4. 实验室指标 如下所述。

（1）心肌损伤标志物：心肌损伤标志物是由心肌细胞坏死后释放入血的。心肌损伤标志物增高水平与心肌坏死范围及预后明确相关。目前常用的心肌损伤标志物有肌红蛋白、肌钙蛋白（cTnI 或 cTnT）、肌酸激酶同工酶（CK-MB）。以往用于诊断心梗的心肌酶还有肌酸激酶（CK）、谷草转氨酶，以及乳酸脱氢酶（LDH），目前已较少使用。

1）肌钙蛋白：肌钙蛋白 I（cTnI）与肌钙蛋白 T（cTnT）没有本质区别。肌钙蛋白（cTnI 或 cTnT）及 CK-MB 是鉴别不稳定型心绞痛和心肌梗死的标准。肌钙蛋白比 CK 及 CK-MB、肌红蛋白特异性更强。肌钙蛋白在心梗症状发作至发作后 4h 后开始逐渐提高，持续升高可维持 2 周左右。高敏或超敏感度肌钙蛋白检测方式可以检测到不稳定型心绞痛出现的轻度肌钙蛋白水平升高，提示少量心肌损伤。肌钙蛋白对不稳定型心绞痛患者 30 天及 1 年以后的死亡及心梗发生风险有一定的预测作用。

胸痛同时并发肌钙蛋白升高的情况还包括主动脉夹层或肺栓塞，这两种疾病与心梗的治疗方式不同但都有致命风险。肌钙蛋白升高也可能与非冠状动脉相关的心肌损伤相关。骨骼肌病或慢性肾功能不全可以出现肌钙蛋白升高的“假阳性”表现。当血肌酐水平升高超过 221μmol/L（2.5mg/dl）且没有 ACS 症状及心电图表现时可以出现肌钙蛋白升高。

2）磷酸激酶同工酶（CK-MB）：急性心肌梗死起病后 4h 内增高，16~24h 达高峰，3~4 天恢复正常，其增高程度能够反映梗死范围。在 2000 年，欧洲心脏病学会/美国心脏病学会推荐将出现 CK-MB 升高的患者统一诊断为急性心肌梗死/非 ST 段抬高型心肌梗死。

（2）钠尿肽：钠尿肽中的 BNP 及 NT-proBNP 是心力衰竭患者诊断与观察中常用的实验室指标。最常检测用的钠尿肽为 BNP 和 NT-proBNP，两者的意义相同。心肌缺血事件可引起钠尿肽水平的变化，虽然没有发生心力衰竭。BNP 和 NT-proBNP 在 ACS 发作 7 天内的水平对患者短期及长期死亡、再梗死和新发充血性心力衰竭的风险有一定预示作用。非 ST 段抬高型 ACS 患者发病时血 BNP 升高超过 80pg/mL 且 cTnI 水平升高者死亡及心力衰竭风险都将明显上升，而且若 ACS 患者 BNP 水平较低，死亡率及心力衰竭发生风险较低。

5. 诊断 由于非 ST 段抬高型心肌梗死与不稳定型心绞痛的病理过程相同，当缺血严重，出现心肌细胞坏死时就已经发展成为非 ST 段抬高型心肌梗死。通过监测心肌标志物出现肌钙蛋白和肌酸激酶同工酶升高，在临床上就可以诊断非 ST 段抬高型心肌梗死。如果不稳定型心绞痛未得到有效的控制而发展成为非 ST 段抬高型心肌梗死，患者死亡风险、心血管事件等不良事件的发生率将大大升高，直接影响预后。临床医生需要对不稳定型心绞痛的早期识别提高警惕，尽早治疗以减少心梗事件的发生。当确定患者所出现症状是由心肌缺血导致后需要进行危险程度的分级。根据患者危险等级的不同进一步决定治疗强度及方案的选择。

由于缺乏典型鉴别症状，不稳定型心绞痛更难和稳定型心绞痛相鉴别。稳定型心绞痛的特征是在特定程度的体力活动或劳力应激下发生。不稳定型心绞痛患者胸痛发生时持续时间较长，发生背景多样。

6. 不稳定型心绞痛的危险程度分级　冠状动脉病变不稳定容易出现缺血事件的反复发作，随缺血程度不同而出现不稳定型心绞痛的不同表现，需要根据不同表现进行危险程度分级并根据患者危险程度指导治疗（如抗缺血、抗血栓治疗、冠状动脉血运重建治疗）的时机和强度。

除了高龄、糖尿病、肾衰竭和其他的共患疾病，最初的临床表现对早期预后有重要的预示作用。静息心绞痛比劳力性心绞痛更能提示较差的预后。胸痛症状间断发作的患者发作次数越多提示预后越差。心动过速、低血压或发病时出现心力衰竭也提示预后不良及必须尽早给予诊断及治疗。

进行危险程度量化评分可以有效评估缺血、预后及出血风险。目前使用最多的是 GRACE（global registry of acute coronary event）评分和 TIMI 评分系统（评分具体内容见表10－2）。由于 GRACE 风险评分的识别性较高，所以可以对患者入院及出院时的风险进行充分评估。但是该系统评分过程较为复杂，需要电脑软件进行计算。其他生物指标（例如 BNP 或 NT－proBNP 等）能够进一步提高 GRACE 评分的识别能力和远期风险预测能力。TIMI评分系统的风险分级变量较少更方便操作，不包括 Killip 分级、心率以及收缩压等，但其识别性不如 GRACE 评分更强。

表 10－2　不稳定型心绞痛危险程度分层 TIMI 分级

年龄≥65 岁	1
3 个及 3 个以上冠心病危险因素	1
已知冠心病（狭窄≥50%）	1
24h 内静息心绞痛发作超过 1 次	1
心电图 ST 段动态演变	1
心肌标志物升高	1

目前我国临床常用的不稳定型心绞痛危险度分层非量化的分层标准是 ACC/AHA 的非 ST 段抬高型 ACS 危险性分层（表 10－3），其中已经包括非 ST 段抬高型心肌梗死。根据该危险分层指导抗凝、抗血小板及血运重建治疗的方案决策。

表 10－3　非 ST 段抬高型急性冠状动脉综合征患者早期危险分层

	高度危险性（至少具备下列 1 条）	中度危险性（无高度危险特征，但具备下列任何 1 条）	低度危险性（无高度、中度危险特征但具备下列任何一条）
病史	缺血症状在 48h 内恶化	既往心肌梗死或脑血管疾病或冠状动脉旁路移植术或使用阿司匹林	
疼痛特点	长时间（>20min）静息性胸痛	长时间（>20min）静息胸痛目前缓解，并有高度或中度冠心病可能。静息胸痛因休息或含服硝酸甘油缓解（<20min）	过去 2 周内新发 CCS 分级Ⅲ>Ⅳ级心绞痛，但无长时间（>20min）静息性胸痛，有中度或高度冠心病可能
临床表现	缺血引起的肺水肿，新出现二尖瓣关闭不全杂音或原杂音加重，S3 或新出现啰音或原啰音加重，低血压，心动过缓，心动过速，年龄>75 岁	年龄>70 岁	
心电图	静息性心绞痛伴一过性 ST 段改变（>0.05mV），新出现束支传导阻滞或新出现的持续性心动过速	T 波倒置>0.2mV，病理性 Q 波	胸痛时心电图正常或无变化
心肌标志物	明显增高（cTnT>0.1μg/L）	轻度增高（即 cTnT>0.01μg/L 但<0.1μg/L）	正常

六、治疗

不稳定型心绞痛与非 ST 段抬高型心肌梗死的标准强化治疗包括：抗血小板、抗凝治疗、抗缺血治疗和他汀类药物调脂治疗。一些患者可能需要进一步接受冠状动脉血运重建治疗。根据患者不稳定型心绞痛的不同危险等级，从而进一步决定标准化治疗的强度。

1. 抗血小板治疗　血小板活化和聚集在动脉血栓形成中起了主导作用，抗血小板治疗是急性冠状动脉综合征治疗中的关键。目前抗血小板药物包括3种：阿司匹林（水杨酸类药物）；P2Y12受体拮抗剂（噻吩并吡啶类和非噻吩并吡啶类药物）；静脉药物血小板糖蛋白Ⅱb/Ⅲa受体拮抗剂（阿昔单抗、依替巴肽、替罗非班）。

（1）阿司匹林：阿司匹林不可逆性抑制血小板环氧化酶－1的活性。最终导致血小板无法释放血栓烷 A_2（TXA_2）及前列环素，从而减少 TXA_2 引发血小板聚集。随机临床试验证明阿司匹林可以将不稳定型心绞痛患者的心梗发生率降低50%～67%。

阿司匹林负荷剂量300mg，维持剂量100mg，可以最大程度抑制血小板环氧化酶途径，减少不良反应发生。阿司匹林的主要不良反应是消化道溃疡、出血，与剂量相关。

（2）P2Y12受体拮抗剂

1）氯吡格雷：氯吡格雷是一种噻吩并吡啶类药物，可以抑制腺苷双磷酸途径介导的血小板活化。它的抗血小板活性与阿司匹林起到协同作用。初始负荷剂量为300mg，此后每日75mg联合阿司匹林服用。

氯吡格雷在肝内经细胞色素酶P450同工酶活化为活性产物才能起作用，因此受代谢影响。导致细胞色素酶抑制的药物最常见的为质子泵抑制剂类药物，特别是奥美拉唑，但没有临床证据表明合用氯吡格雷与质子泵抑制剂导致缺血事件发生的风险增加。索美拉唑、西咪替丁、氟康唑、酮康唑、伏立康唑、依曲韦林、非尔氨酯、氟西汀、氟伏沙明和噻氯匹定也可显著降低氯吡格雷的作用，而利福平等药可以提高氯吡格雷的作用。

2）普拉格雷：普拉格雷的代谢途径与氯吡格雷相似，但其抗血小板作用产生更快，影响因素更少，质子泵抑制剂或细胞色素酶P2C19基因变异不影响普拉格雷代谢。普拉格雷的负荷量为60mg，维持剂量10mg/d。

TRITON－TIMI38研究显示，与氯吡格雷相比，普拉格雷能降低主要心血管事件（心血管性死亡、非致死性心梗或卒中）的发生率（9.3% vs. 11.2%，$P=0.002$）。但脑梗死、高龄和低体重患者出血的发生率增加。

3）替格瑞洛：替格瑞洛是一种新型的非噻吩并吡啶类口服药物，它能够可逆性结合抑制P2Y12受体，血浆半衰期达12h。与普拉格雷相似，替格瑞洛更快而且起效后作用持续稳定，此外该药失效作用也快，血小板功能可以很快恢复。

PLATO研究显示，中高危非ST段抬高型ACS及ST段抬高型心肌梗死行急诊PCI的患者，替格瑞洛组主要终点事件的发生率（9.8% vs. 11.7%，$P<0.001$）、支架内血栓的发生率（1.3% vs. 1.9%，$P<0.01$）以及总体死亡率（4.5%，5.9%，$P<0.001$）明显低于氯吡格雷组，但两组总体出血并发症发生率相似（11.2% vs. 11.6%；$P=0.43$）。

（3）血小板糖蛋白Ⅱb/Ⅲa受体拮抗剂：血小板膜有血小板糖蛋白（GP）受体。在激动剂或其他血小板激活下血小板糖蛋白GPⅡb/Ⅲa受体从静息状态转换为活性状态并进一步成为纤维蛋白原和vW因子的激活受体。纤维蛋白原结合是动脉循环系统中血小板聚集和血栓形成的中心因素。与阿司匹林和氯吡格雷相比，GPⅡb/Ⅲa受体拮抗剂阻滞所有潜在的激动剂引起的血小板聚集。

目前指南推荐伊替巴肽或替罗非班联合阿司匹林和肝素治疗不稳定型心绞痛高危型或难治性缺血的患者。这些药物使用需要在PCI术中持续使用及术后持续使用12～24h，替罗非班0.4μg/（kg·min）持续30min，然后0.1μg/（kg·min），并且术后持续24～72h，伊替巴肽术后180μg/kg静脉注射，然后2μg/（kg·min）直到72h。当阿司匹林和普通肝素与GPⅡb/Ⅲa受体拮抗剂联合使用，可能会增加出血并发症，冠状动脉介入术中肝素剂量需减少。如果是简单病变，术后不再使用肝素。建议采用比伐卢定代替肝素＋替罗非班。表10－4为2013 ESC指南对GPⅡb/Ⅲa受体拮抗剂在ACS人群中的推荐。

表 10-4　GPⅡb/Ⅲa 受体拮抗剂使用推荐

指南推荐	推荐级别	证据级别
根据患者缺血及出血风险联合口服抗血小板药物及一种 GPⅡb/Ⅲa 受体拮抗剂	Ⅰ	C
如果患者出血风险低，已接受双联抗血小板药物治疗，对高危 PCI 患者（肌钙蛋白升高，可见血栓）可联合使用 GPⅡb/Ⅲa 受体拮抗剂	Ⅰ	B
没有使用负荷剂量 P2Y12 抑制剂的高危患者，在冠状动脉造影之前联合阿司匹林使用依替巴肽或替罗非班	Ⅱa	C
若有现行缺血且出血风险较低，高危患者在使用双联抗血小板的基础上冠状动脉造影前使用依替巴肽或替罗非班	Ⅱb	C
GPⅡb/Ⅲa 受体拮抗剂在有创治疗前不推荐常规使用	Ⅲ	A
GPⅡb/Ⅲa 受体拮抗剂在已进行双联抗血小板保守治疗的患者中不推荐使用	Ⅲ	A

2. 抗凝药物　所有不稳定型心绞痛及非 ST 段抬高型心梗患者在抗血小板治疗基础上均应尽快使用抗凝药物，可以抑制纤维蛋白聚集和（或）活化，减低血栓事件的发生。联合使用抗凝药物与抗血小板药物比单纯使用任何一种药物效果更好。不同的抗凝药物作用于凝血级联反应中不同的层面。间接凝血酶抑制剂：普通肝素（UFH）、低分子肝素（LMWH）；间接Ⅹa 因子抑制剂：低分子肝素（LMWH）、磺达肝癸钠。直接Ⅹa 因子抑制剂：阿哌沙班、利伐沙班、奥米沙班；直接凝血酶抑制剂：比伐卢定、达比加群等。以下为 2013 年 ESC 对 ACS 抗凝药物的推荐（表 10-5）。

表 10-5　2013 年 ESC 对抗凝药物的推荐（ACS 患者人群）

推荐	推荐级别	证据水平
推荐对所有患者在抗血小板治疗基础上加用抗凝治疗	Ⅰ	A
选择抗凝治疗时需权衡缺血和出血风险以及所选药物的有效性和安全性	Ⅰ	C
推荐使用磺达肝癸钠（日剂量 2.5mg 皮下注射），其抗凝的有效性和安全性最佳	Ⅰ	C
若初次采用的抗凝剂是磺达肝癸钠，PCI 时应快速推注 1 次普通肝素（根据 ACT 采用 85U/kg 的剂量，联用 GPⅡbⅢa 受体拮抗剂患者剂量为 60U/kg）	Ⅰ	B
没有磺达肝癸钠的话，推荐使用依诺肝素治疗（1mg/kg，1 天 2 次）	Ⅰ	B
没有磺达肝癸钠或依诺肝素的话，推荐使用普通肝素（目标 APTT 50～70s）或其他特定剂量低分子肝素	Ⅰ	C
对拟行紧急或早期介入治疗的患者，尤其是具有高出血风险的患者，推荐采用比伐卢定治疗，替代普通肝素联合 GPⅡbⅢa 受体拮抗剂	Ⅰ	B
单纯保守治疗策略中，需维持抗凝治疗直到出院	Ⅰ	A
进行介入治疗后应考虑停止抗凝治疗，除非存在其他指征	Ⅱa	C
不推荐交叉使用肝素制剂（普通肝素和低分子肝素）	Ⅲ	B

注：ACT：活化凝血时间；APTT：活化部分凝血活酶时间。

（1）肝素：肝素对凝血系统的主要抑制作用可能是通过抑制凝血酶引发的Ⅴ因子和Ⅷ因子的活化。肝素和阿司匹林联合使用可以降低不稳定型心绞痛患者心脏事件的发生率。一项包括若干小样本临床试验的 meta 分析表明肝素可以将不稳定型心绞痛患者心脏事件发生率降低近 1/3。

（2）低分子肝素：低分子肝素是一组分子量由 2 000Da 到 10 000Da 的肝素片段。因分子量不同有一部分抗Ⅹa 因子作用，一部分抗Ⅱa 因子活性，随着分子量增加抗Ⅱa 因子活性逐渐增大。与肝素相比，低分子肝素皮下注射后吸收较完全，导致肝素诱导血小板减少相对较少，最终经肾部分代谢，当肾功能不全时低分子肝素蓄积的风险增大，肌酐清除率低于 30mL/min 时禁用低分子肝素（依诺肝素），当肌酐清除率低于 30mL/min 时可以调整剂量（1mg/kg 每日 1 次）。临床使用中不必监测Ⅹa 因子活性，除非患者肾功能不全或者肥胖需要调整低分子肝素剂量。

（3）磺达肝癸钠：磺达肝癸钠是目前临床中唯一使用的Xa因子抑制剂。它是一种人工合成的戊糖结构，它通过与Xa因子高亲和力、可逆性结合，催化抗凝血酶介导的Xa因子抑制作用，不会影响活化部分凝血活酶时间、活化凝血时间，凝血酶时间，不会诱导血小板减低。磺达肝癸钠皮下注射后生物利用率达100%，半衰期17h，可以每日1次用药。在急性冠状动脉综合征中推荐使用磺达肝癸钠2.5mg/d。它主要通过肾代谢，当肌酐清除率低于20mL/min时禁用。

3. 抗缺血治疗　抗缺血药物可以降低心肌耗氧（降低心率、血压、前负荷或心肌收缩力）或提高心肌氧供（通过冠状动脉扩张）。常用的药物有硝酸酯类药物、β受体阻滞剂和钙通道阻滞剂。

（1）硝酸甘油和硝酸酯类药物：硝酸酯类药物可以降低心脏的前后负荷以及心肌耗氧量。药物直接扩张冠状动脉狭窄部位增加缺血部位的氧输送，增加侧支血管血流并且改善局部冠状动脉血流重分布，而不会造成冠状动脉窃血。

不稳定型心绞痛的患者舌下含服硝酸甘油（间隔5min 0.4～0.5mg，15min内不超过3次）通常可以有效解除症状。使用静脉硝酸甘油可预防心绞痛再发，通常起始剂量是10μg/min，可以以10μg/min的速度递增，直到症状控制或出现不良反应。最常见的不良反应是头痛、恶心、眩晕、低血压和反跳性心动过速。

（2）β受体阻滞剂：β受体阻滞剂可以竞争性抑制血液中儿茶酚胺对心肌细胞的作用，通过降低心室率、血压及心肌收缩率降低心肌氧耗。在ACS中若无禁忌证需要尽早使用β受体阻滞剂。一种方法是开始口服美托洛尔12.5～25mg，每6～8h服用一次以达到控制心室率、血压、症状的目的。目标心率是安静状态下50～60次/分。

β受体阻滞剂在不稳定型心绞痛中的主要禁忌证是高气道反应性疾病、窦房结功能不全或房室传导阻滞和严重心力衰竭。很多慢性阻塞性肺疾病（COPD）的患者可以耐受$β_1$受体阻滞剂。有心脏传导阻滞的患者，需要在植入永久起搏器基础上使用。如果不能使用β受体阻滞剂，应该考虑使用地尔硫䓬或维拉帕米。

（3）钙通道阻滞剂：钙通道阻滞剂可以全面增加冠状动脉内血流和缺血区域血流。地尔硫䓬和维拉帕米降低心室率、减轻后负荷、降低心肌收缩力；它能够降低心肌氧需求从而有效控制缺血症状。在预防心绞痛再发上地尔硫䓬和维拉帕米的效果与β受体阻滞剂等同。

多数二氢吡啶类钙通道阻滞剂在扩张动脉血管的同时可以引发反射性心率增快，会降低该药物对心肌缺血方面的益处，因此常与β受体阻滞剂合用。

当不稳定型心绞痛患者有使用β受体阻滞剂的禁忌证时，可以使用地尔硫䓬（每天180～360mg）、维拉帕米（每天240～480mg）。

表10－6是关于ACS抗缺血药物的2013 ESC指南推荐。

表10－6　ACS中抗缺血药物的指南推荐

指南推荐	推荐级别	证据级别
静脉或口服硝酸酯类药物减轻心绞痛；对反复发作心绞痛和（或）有心力衰竭表现的患者使用静脉硝酸酯类	Ⅰ	C
长期使用β受体阻滞剂的患者因ACS入院，如果没有达到心功能Killip分级Ⅲ级以上，患者都应继续使用	Ⅰ	B
没有禁忌证的心功能不全患者都需要使用β受体阻滞剂	Ⅰ	B
已经使用硝酸酯类药物及β受体阻滞剂的患者或有β受体阻滞剂使用禁忌证的患者可以使用二氢吡啶类CCB药物推荐血管痉挛的患者使用CCB类药物	Ⅰ	C
血流动力学稳定的患者（Killip分级＜Ⅲ级）有高血压和（或）心动过速可以静脉使用β受体阻滞剂	Ⅱa	C
除非联用β受体阻滞剂，否则硝苯地平或其他二氢吡啶类钙通道阻滞剂不推荐使用	Ⅲ	B

4. 他汀类药物　具有稳定斑块、抗炎的作用。一些研究也发现冠状动脉疾病的患者使用他汀类药物后远期心脏事件发生率下降。如果调脂治疗可以在住院期间开始将会提高患者日后用药的依从性。对于国人的 ACS，目前多数专家建议使用中等剂量的他汀。目前，作用比较强的他汀有阿托伐他汀和瑞舒伐他汀。

5. 冠状动脉造影和介入治疗的时机　不稳定型心绞痛的高危（例如：难治性心绞痛、严重心力衰竭、致死性室性心律失常或者血流动力学不稳定）患者应该立即进行有创性冠状动脉血流评估（至少 2h 以内）。目前有越来越多的试验证据证明对高危非 ST 段抬高型 ACS 患者在 24h 内进行冠状动脉造影及冠状动脉血运重建获益更多。TIMACS 研究证明对于高危患者（GRACE 评分 >140）早期（24h 内）行血运重建与延迟血运重建（超过 36h）相比可以显著降低 6 个月后患者的死亡率、心梗发生率及卒中发生率；但在中等危险程度以下的患者（GRACE 评分 <140）早期与延迟冠状动脉血运重建治疗相比没有显著差异，但需要 72h 之内行冠状动脉造影及血运重建治疗。高危患者进行早期血运重建的指征如表10－7所示。

表 10－7　高危患者有创治疗（冠状动脉血运重建）的指征

主要
·肌钙蛋白相对升高或降低
·心电图 ST 段或 T 波动态演变（有症状性或无症状性）次要
·糖尿病
·肾功能不全［eGFR <60mL/（min · 1.73m²）］
·左室功能下降（EF <40%）
·早期心梗后心绞痛
·近期曾行 PCI
·既往 CABG 术史
·危险等级评分中到高级（GRACE 评分）

注：PCI：经皮冠状动脉介入术；CABG：冠状动脉旁路移植术。

规范的药物治疗对冠状动脉血运重建治疗的患者同样重要，但是不应该因为进行药物治疗而推迟冠状动脉血运治疗的时间。2013 年 ESC 指南对非 ST 段抬高型 ACS 的冠状动脉造影和冠状动脉血运重建时机的推荐见表 10－8。

表 10－8　冠状动脉造影和冠状动脉血运重建指南推荐

指南推荐	推荐级别	证据级别
当患者出现：①至少 1 项高危因素（表 10－3）；②症状反复发作等上述情况时需要在症状出现 72h 内进行有创性治疗	Ⅰ	A
当患者出现非常高的缺血风险时（难治性心绞痛，相关心力衰竭表现，恶性室性心律失常或血流动力学不稳定）推荐进行争论冠状动脉造影检查（<2h）	Ⅰ	C
如果患者 GRACE 评分 >140 或者有至少上述至少一条主要风险标准，推荐进行早期血运重建治疗（<24h）	Ⅰ	A
在低危患者进行有创检查之前，推荐对患者进行诱发缺血的检查或记录	Ⅰ	A
血运重建治疗决策（针对犯罪血管/多支血管 PCI/CABG）应该根据患者临床表现和疾病严重程度制定，如：冠状动脉造影提示的病变分布及特点（例如 SYNTAX 评分）	Ⅰ	C
不推荐无显著病变的患者进行 PCI	Ⅲ	C
不推荐对低危患者进行常规有创评估	Ⅲ	A

注：PCI：经皮冠状动脉介入术；CABG：冠状动脉旁路移植术。

6. 冠状动脉血运重建方案的选择 冠状动脉血运重建的指征和时机受很多因素的影响：患者临床表现、风险因素、共患病情况、冠状动脉造影所发现的血管病变的严重程度等。冠状动脉血运重建治疗的主要目的是缓解症状，缩短住院日，改善预后。冠状动脉旁路移植术（CABG）和经皮腔内冠状动脉介入术（PCI）是治疗不稳定型心绞痛的冠状动脉血运重建方式。CABG 手术能够缓解近 90% 患者的心绞痛症状，并且在许多年内不会有症状的再发。在进行 PCI 治疗的冠心病患者中，心绞痛也能最大程度改善，但是随访期术后重复率高于 CABG。自从药物涂层支架使用后已经在很大程度上降低支架内再狭窄的发生率，并且降低了支架内血栓的发生率。但是目前还没有临床试验证据证明血运重建可以延长患者的远期寿命和预防不同危险程度的冠状动脉事件的发生率。

回顾近十年来 CABG 对比药物治疗稳定型心绞痛的研究表明外科旁路移植术可以使有左主干病变或三支血管病变的患者最大程度获益。在稳定型心绞痛的低危患者（例如单支血管病变的患者）中做外科旁路移植术没有明显获益。这些结论在不稳定型心绞痛患者中也类似。

七、预后

不稳定型心绞痛和非 ST 段抬高型心肌梗死的预后好坏与其冠状动脉病变的严重程度及左心功能相关，并且其短期的风险性与犯罪病变和斑块的不稳定程度相关，与心梗及其并发症相关，也与不稳定型心绞痛复发情况相关。在症状发作的 1 个月内风险性都是极高的。由于病变不稳定导致的风险递增情况将在一年后完全改善。在系列随访研究中 11% 的不稳定型心绞痛患者出院 1 年后发生心梗，但年心梗发生率低于 2%。

（杨　阳）

第二节 稳定型心绞痛

目前指南将稳定型心绞痛归为稳定型冠心病（SCAD）。SCAD 表现为可逆性心肌耗氧/供氧的不匹配导致的心肌缺氧或缺血。通常诱因为运动、情绪激动或其他打击，以上诱因可以单独或多种因素同时存在。由于不稳定型心绞痛与稳定型心绞痛之间没有明确的界限，目前将冠状动脉痉挛导致的静息心绞痛也涵盖在稳定型心脏病的范畴之内。以往的文献记载冠状动脉痉挛导致的心绞痛发作属于 ACS 范畴之内。近来使用超敏肌钙蛋白监测发现 SCAD 的患者也有低于急性心肌梗死阈值的心肌酶升高并且具有一定提示预后的作用，因此说明在冠心病的各个亚类之间是互相联系、互相转化的。

一、定义

传统的 SCAD 的定义是指冠状动脉左主干狭窄≥50% 或 1 支/多个主要冠状动脉狭窄≥70% 导致的由运动或应激引起的胸部症状。2013 年 ESC 再次推出 SCAD 指南，将包括动脉粥样硬化性狭窄、微血管障碍和冠状动脉痉挛导致的由运动或应激引起的胸部症状统归入 SCAD，也可以表现为无痛性心肌缺血。

心肌缺血是在当心肌耗氧增加和相应心肌供血不足时发生。其表现除了心绞痛也可以从无症状性缺血到不稳定型心绞痛、心肌梗死或猝死。这些情况可能稳定很长时间，也可以快速进展。

二、病理与病理生理基础

SCAD 的潜在机制主要包括：①心外膜下冠状动脉斑块形成导致的固定性堵塞。②正常或已形成斑块的动脉局部或弥漫性痉挛。③微血管功能不良。④既往急性心肌坏死和（或）冬眠心肌（缺血性心肌病）导致左室功能失调。这些机制可能单独或混合存在。稳定型斑块也有可能不会出现缺血症状。

动脉粥样硬化是目前心绞痛最常见的解剖学基础。当血管堵塞严重到一定程度影响冠状动脉血流或在一个不太严重的堵塞上附加一个栓子或冠状动脉痉挛时也可以出现影响冠状动脉血流的情况。缺血可能会被血流动力学、情绪状态或伴发疾病等影响（如贫血、甲状腺功能亢进等）。心肌耗氧过度增加或供血能力的下降都是导致心绞痛的诱因。

三、流行病学

由于SCAD的多样性，其发病率在不同的临床试验中都不一样。出于流行病学研究的目的，稳定型心绞痛的诊断仍是以病史为基础，因此诊断依赖临床医生的主观判断。

目前稳定型心绞痛发病率在整体人群中都有明显的增加，女性45～64岁人群中患病率为5%～7%，65～84岁人群中为10%～12%，男性45～64岁人群中患病率为4%～7%，65～84岁人群中患病率为12%～14%。值得注意的是中年女性患者心绞痛的发病率高于男性，有可能是因为功能性冠心病一例如微血管病性的心绞痛在女性中发病率较高。在75～84岁患者人群不论男性还是女性心绞痛发病率均有明显升高。

四、症状和体征

目前胸痛病史仍是诊断的关键。心肌缺血相关的症状特点通常可以从以下5个特征进行描述：诱因、部位、症状特征、持续时间及缓解方式。心肌缺血导致的不适症状通常位于胸部，胸骨附近，可以放射至上腹部、下颌或牙龈、肩胛间、上肢至手腕及手指。不适症状可通常被形容为压迫感、闷痛、沉重感、紧缩感、灼热样感。问诊时可以直接询问患者是否有胸痛或胸部压迫样感觉。伴胸痛可以出现气短，并且伴随其他不典型症状，例如乏力、虚弱、恶心、灼热感、不安等。气短有可能是稳定型冠心病的唯一症状。与支气管肺病导致的气短很难鉴别。

不适症状的持续时间较短——多数患者不超过10min，最常见的持续时间多为几分钟或更短，但是持续数秒的胸闷痛症状可能不是典型的心绞痛症状。最重要的特点是症状与劳力、情绪激动之间的相关性。经典症状是随着体力活动的增加胸痛症状更加严重——例如上坡行走或寒冷天气中迎风行走，当这些因素都消失后症状在几分钟内很快消失，此外在饱食、晨起行走时发作的胸痛都是心绞痛的典型症状。舌下含服硝酸甘油能够迅速缓解心绞痛。诱发心绞痛的阈值可能每天或在同一天内有不同变化。

加拿大心脏病学会（CCS）根据活动受限的程度对稳定型心绞痛进行分级，虽然已经广泛使用，但只适用于劳力型心绞痛（表10-9）。

表10-9　稳定型心绞痛（劳力相关）CCS分级

Ⅰ级	日常活动如步行、上楼梯等不会引起胸痛。快速、剧烈或持续劳力的工作或娱乐活动时出现心绞痛
Ⅱ级	日常活动轻度受限，快速步行或上楼梯、餐后、寒冷刺激、精神紧张、睡醒后最初一段时间内快走、上楼梯时出现心绞痛。正常情况及步速下，步行可超过1～2个街区（100～200米）并且至少可以上1层楼
Ⅲ级	日常活动显著受限。正常情况及步速下步行1～2个街区100～200米或上1层楼梯即可发作心绞痛
Ⅳ级	任何体力活动都可诱发心绞痛，并可能在静息情况下发生

对胸痛的患者进行体格检查是鉴别诊断的重要手段。单纯因冠状动脉原因导致的稳定型心绞痛发作时可能没有明显的阳性体征。严重缺血发作心绞痛时可出现第三心音、第四心音，甚至奔马律、尖瓣反流杂音及双肺底湿啰音等，当症状缓解后再次对心血管系统进行查体时，可发现上述异常的体征完全消失。说明关于心绞痛出现的心脏系统的变化具有与心绞痛症状发作同时出现的特点，即发作的短暂性。当然，如患者心脏系统本身存在结构异常，心绞痛症状发作及缓解期均可闻及心音、杂音的变化等。除此之外，体格检查可提示一些冠心病危险因素的存在，如黄色瘤、视网膜渗出、高血压等。

如果患者并发其他原因加重心绞痛的症状，例如贫血、高血压病、心脏瓣膜疾病、高动力梗阻性心肌病、心律失常、甲状腺疾病、糖尿病或肾病，可以出现相关疾病的体征。

五、辅助检查

首先，对患者的冠心病危险因素进行评估。除患者年龄、性别、并发其他疾病（如糖尿病、高血压病、周围动脉粥样硬化等），通过实验室生化检查还可评估血脂水平、同型半胱氨酸、BNP、心肌标志物等。静息心电图检查的主要目的是评估静息情况下心电情况，可作为与发作时心电图对比的依据。

其次，使用无创性的检查手段评价心脏缺血的情况。SCAD 不仅包括固定性狭窄病变还有微血管病变、冠状动脉痉挛等因素导致的心绞痛。这些无创性的检查除了可以评价心脏缺血情况，可以在一定程度上确定冠状动脉病变存在的可能性。与静息心电图对比发作时心电图出现 ST－T 动态演变可明确有心肌缺血的发生，并且需要警惕出现心肌梗死的可能。其他无创性检查还有药物或平板运动负荷心电图、心脏核磁、心肌核素以及心肌负荷 PET 等。

再次，心脏结构和功能评价，超声心动图对评价冠心病患者的意义在于评估心脏结构和整体与局部功能。而对于评估心脏的缺血改变，负荷超声心动图更具有意义。负荷超声心动图是指应用负荷超声心动图对比观察负荷状态与静息状态超声显示的左室壁不同节段的运动情况，用于了解受检者心肌对负荷的反应状况。应用较为广泛的是运动与药物负荷。也可以行冠状动脉 CTA 检查显示冠状动脉病变及形态。若冠状动脉 CTA 未见到狭窄病变可不进行有创检查，但当钙化病变存在时可能影响狭窄程度的判断，因此冠状动脉 CTA 仅作为冠心病筛查检查。

最后，有创性检查（ICA）：当患者左室射血分数低于 50% 或心绞痛症状较为典型时进行上述负荷性检查风险较高，这些患者需要进行有创的冠状动脉检查。冠状动脉造影检查是冠心病诊断的“金标准”，能够进一步决定治疗策略以及评价治疗效果，它的缺点在于仅能识别明显的冠状动脉病变的位置与血流阻塞的情况，在识别斑块不稳定程度上还有一定的限制性。冠状动脉内超声（IVUS）在冠状动脉造影后进行，用于观察冠状动脉管壁的斑块及狭窄情况，可以对斑块性质、易损程度、局部狭窄程度和病变毗邻关系进行较为详尽的描述。冠状动脉压力导丝（FFR）通过导丝头端的多普勒探头对狭窄前后的血管血流进行测值，如测定最大流速、流速比等，判断及分析血管的狭窄程度。然后于冠状动脉内注射血管活性物质引起充血反应，如腺苷等使血管扩张、血流增加以观察狭窄血管的狭窄程度和血流储备能力。

六、诊断与鉴别诊断

临床工作中胸痛患者较为常见。可以通过以下五个特征对患者的症状进行初步鉴别。①年龄/性别：男性≥55 岁，女性≥65 岁；②有血管病史；③患者自觉胸痛为心脏来源；④活动中胸痛加重；⑤触诊无压痛，且无胸痛被引出。满足条件少于以上 2 个的除外冠心病的可能达 81%，满足 3～5 点的诊断冠心病敏感性达 87%。需要说明的是以上这些条件是当患者症状表现不典型时使用的，例如同时有咳嗽或刺痛（非冠心病典型表现）。

目前指南推荐了对怀疑稳定型冠心病患者的逐级诊断步骤。第一步，对怀疑 SCAD 的可能性评定（检验前评估 pretest probability，PTP），主要 PTP 的决定因素是年龄、性别和胸痛的特点，它也受人群研究发病率、患者临床表现（包括患者心血管病危险因素）等的影响，表 10－10 所示为稳定型胸痛患者 PTP 评分。第二步，非创伤性检查确定稳定型冠心病或非阻塞性动脉粥样硬化病变（通常情况下可以通过颈动脉超声检查确定），这样可以较快确定冠心病的可能性。第三步，当已经做出 SCAD 的诊断，进行适当药物治疗及其不良事件发生的风险预测。以 PTP 为基础，形成了 SCAD 的三步决策流程，见图 10－1。

表 10－10 稳定型胸痛患者检验前评估（PTP）

年龄（岁）	典型心绞痛		不典型心绞痛		非心绞痛性的胸痛	
	男性	女性	男性	女性	男性	女性
30～39	59	28	29	10	18	5
40～49	69	37	38	14	25	8
50～59	77	47	49	20	34	12
60～69	84	58	59	28	44	17
70～79	89	68	69	37	54	24
>80	93	76	78	47	65	32

注：不同 PTP 的临床意义：PTP<15%，无须进一步检查；PTP 15%～65%，可行运动心电图等检查；PTP 66%～85%，应进行无创功能成像检查；PTP>85%，可被认为存在 SCAD，仅需进行危险分层。

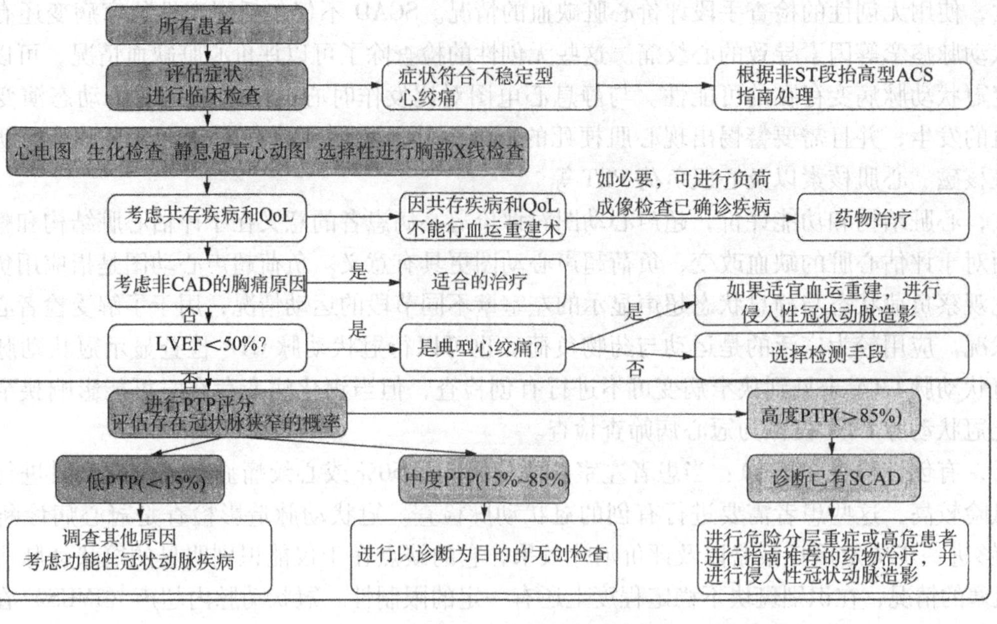

图 10－1　所有怀疑 SCAD 患者的诊断流程

QoL：生活质量

七、冠状动脉正常心绞痛患者的特殊诊断

经冠状动脉造影及冠状动脉 CT 检查，胸痛的患者中有60%女性患者及30%的男性患者冠状动脉解剖正常。这些患者胸痛表现可有以下几种，每种症状表现都与不同的病理类型相关。由于最新 ESC 指南对稳定型冠心病的定义做了扩展，这样对无固定性冠状动脉狭窄的患者诊断 SCAD 可能会有一定难度。①症状典型的心绞痛（有可能症状持续时间轻度延长或与劳力相关性不大），这样的患者通常会出现心脏药物/运动负荷检查阳性的结果，可能是与微血管病变相关（微血管性心绞痛）。②血管痉挛性心绞痛（疼痛的部位、持续时间较为典型）可能与冠状动脉痉挛相关。

1. 微血管病性心绞痛　微血管疾病与冠状动脉严重的狭窄（≥70%）可以在同一患者中发生，而且很多微血管病患者也具备典型动脉粥样硬化的危险因素。由于冠状动脉痉挛的因素，会有20%的患者虽然经过成功的血运重建后胸痛的症状仍不能缓解。

原发性冠状动脉微血管病变可以通过心脏负荷试验证明心肌缺血。但是在一些其他疾病如肥厚型心肌病、主动脉狭窄中也可能出现。通常被称为继发性冠状动脉微血管病变。无论是否伴随心室肥厚，冠状动脉解剖正常的动脉高压的患者也经常出现胸痛的症状，这也可能是因微血管病变导致的。在糖尿病患者及有血管病（尤其是冠心病）家族史的患者更易出现，多数是由血管侧壁间质和血管周围纤维化导致冠状动脉血流储备下降引起心脏舒张功能不全造成的。

目前对微血管病性心绞痛的诊断和治疗仍是一个难点。出现劳力诱发的胸痛但冠状动脉正常或者没有固定性狭窄，劳力诱发下可能出现缺血表现（如运动负荷心电图 ST 段压低），通常情况下没有室壁运动的异常，可考虑微血管病性心绞痛的可能，但是与非心源性胸痛鉴别仍是诊断的重点。其次需要鉴别的是冠状动脉痉挛性心绞痛，因为冠状动脉痉挛影响远端冠状动脉血流，可能会扩展到微血管水平。但微血管性心绞痛的症状与单纯的冠状动脉痉挛性心绞痛不同的是微血管性心绞痛多有劳力诱发而痉挛性心绞痛的患者多在安静状态下发生。

2. 血管痉挛性心绞痛　与上述微血管病性心绞痛不同，冠状动脉痉挛性心绞痛几乎不在或仅偶尔在劳力诱发下出现，症状表现典型，多数在夜间或晨起时发生。服用硝酸甘油数分钟就可以缓解症状。

典型的冠状动脉痉挛性心绞痛的心电图表现为 ST 段抬高，这些患者的血管造影通常为局部血管闭塞性痉挛。但是冠状动脉造影上显示为远端弥漫非完全闭塞的血管痉挛时心电图上亦可表现出 ST 段压低。也有一部分患者当激发冠状动脉痉挛时没有心电图ST段的变化。在平时的临床工作中冠状动脉痉挛性心绞痛通常因临床证据少而不容易被诊断。在冠状动脉造影时出现痉挛的只是少数或偶然事件，所以冠状动脉造影时进行激发试验可以诱导冠状动脉痉挛的发生。由于激发试验敏感性不同，现在可用乙酰胆碱或麦角新碱于冠状动脉内注射激发冠状动脉痉挛，且可以用乙酰胆碱或麦角新碱静脉用药，记录心电图动态演变。但由于麦角新碱注射可导致冠状动脉多血管痉挛且痉挛时间较长，不推荐对冠状动脉病变尚不明确的患者使用。

八、稳定型冠心病（SCAD）的治疗

SCAD管理的目的在于减少症状、改善预后。管理内容包括冠心病患者生活方式调整，控制冠心病的危险因素，以循证医学为指导的药物治疗和患者教育。生活方式调整包括戒烟，控制饮食、体重、动脉压，适当体力活动，控制血脂、血糖等。

1. 抗缺血药物 如下所述。

（1）硝酸酯类药物：为缓解急性发作的心绞痛可以舌下含服短效硝酸酯类药物硝酸甘油0.3～0.5mg，每5min 1次直到症状消失，最大剂量1.2mg。同时硝酸甘油也可以预防心绞痛发作。硝酸异山梨酯（消心痛）因为其经过肝代谢，服用后3～4min后起效，比硝酸甘油起效慢。单硝酸异山梨酯与硝酸异山梨酯的剂量和效果相似，起效都较慢，但持续时间更长。头痛和低血压是硝酸酯类药物常见的不良反应。除此之外导致该类药物治疗失败的原因最常见的是NO抵抗和硝酸酯类耐受。

（2）β受体阻滞剂：很多临床研究已经证明静息心率增快是SCAD预后不良的强预示因素。该药延长舒张期，增加缺血及非缺血部位血流灌注，可以将心血管疾病死亡率及心梗发生风险降低30%。β受体阻滞剂可以和二氢吡啶类钙通道阻滞剂联用，需尽量避免与维拉帕米、地尔硫䓬联用。这样会增加心动过缓及房室传导阻滞的风险。由目前的试验研究数据可推论：在没有使用禁忌的SCAD患者中β受体阻滞剂是抗心绞痛的一线用药。β受体阻滞剂的应用剂量通常以目标剂量进行滴定，对于劳力型胸痛，一般将目标心率设定在55～60次/分。萘比洛尔及比索洛尔部分经肾排泌，卡维地洛、美托洛尔经肝代谢，在肾功能不全的患者中使用卡维地洛或美托洛尔相对安全。

（3）钙通道阻滞剂（CCB）：该类药物分为二氢吡啶类（DHP）及非二氢吡啶类（non－DHP）药物，这类药物的药理学作用是选择性抑制血管壁平滑肌、心肌上的钙离子L型通道，达到血管扩张及降低周围血管阻力的作用。DHP与non－DHP作用于不同的钙通道位点，DHP有更强的血管选择性，non－DHP有抑制窦房结降低心率作用。non－DHP中维拉帕米适用指征较为广泛，可用于劳力性、血管痉挛性、不稳定型心绞痛，室上速及高血压病；但其不良反应有传导阻滞、心率过缓及心力衰竭加重。地尔硫䓬不良反应较少，与维拉帕米相比，在治疗劳力性心绞痛方面优势较明显。在周围血管扩张、降低劳力诱发的冠状动脉收缩，及负性肌力和窦房结抑制性等方面的作用与维拉帕米相似。DHP使用禁忌证较少，仅严重主动脉狭窄、梗阻性心肌病、心力衰竭患者不能使用。长效硝苯地平是一种有效的动脉扩张药物。常见的不良反应是头痛及踝部水肿。氨氯地平半衰期很长，不良反应较少，对控制血压及心绞痛效果较好。在正常血压的冠心病患者使用氨氯地平可以降低24个月后的心血管事件发生率。

2. 不良事件预防 如下所述。

（1）抗血小板药物治疗：小剂量阿司匹林（75～150mg/d）仍是预防动脉血栓的药物治疗基础。噻吩并吡啶类药物与小剂量阿司匹林双联抗血小板治疗是急性冠状动脉综合征的标准抗血小板治疗，在接受PCI的SCAD患者中也是基本治疗。在阿司匹林过敏、阿司匹林不耐受的患者中可换用噻吩并吡啶类药物。由于随剂量增加出血风险增加，不是所有SCAD的患者都推荐使用双联抗血小板治疗，仅在高缺血风险的患者中使用。

（2）降脂药物：除了生活方式改变之外，有冠心病病史的患者需要使用他汀类降脂药物治疗。治疗的目标是低密度脂蛋白－C（LDL－C）低于1.8mmol/L（70mg/dl）或下降幅度超过50%。多数患者可以通过使用他汀类药物单药治疗，其他药物（如贝特类、烟酸类及树脂类药物等）也可以降低血脂，

但不能改善临床预后。虽然高三酰甘油（甘油三酯）血症及高密度脂蛋白－C 水平降低可增加心血管病风险，但是目前临床试验还没有足够的数据提供其治疗目标。目前有研究表明，需行 PCI 的稳定型心脏病患者使用大剂量阿托伐他汀可以降低围术期心梗概率。

（3）肾素－血管紧张素－醛固酮系统（RASS）拮抗剂：血管紧张素转化酶抑制药（ACEI）能够减少心梗、卒中、心力衰竭患者总体死亡率。SCAD 尤其是并发高血压病、左室射血分数低于 40%、糖尿病或慢性肾功能不全的患者除非有禁忌证，均应使用 ACEI 类药物，预后及全因死亡率会有明显改善。同时加用血管紧张素Ⅱ受体拮抗剂（ARB）时反而会增加药物不良反应。当患者不能耐受 ACEI 类药物时可选择 ARB 类药物。已经接受 ACEI 及 β 受体阻滞剂的心梗后患者若并发左室射血分数低于 40% 或心力衰竭及糖尿病应推荐使用醛固酮受体拮抗剂（螺内酯或依普立酮）。

九、稳定型冠心病治疗方案的选择

SCAD 患者治疗方案需要根据患者个人危险因素、患者本身用药的禁忌以及经济能力进行调整。治疗方案中应包括至少一种缓解心绞痛药物及改善预后的药物。

1. 其他形式 SCAD 的治疗　如下所述。

（1）微血管病性心绞痛：目前对微血管病性心绞痛的研究较少，其治疗方案的选择多为经验性的。首先使用传统抗缺血药物，短效硝酸酯类药物仅对部分患者有效，β 受体阻滞剂是较为理想的选择；CCB 类药物和长效硝酸酯类药物的效果差异较大，若使用 β 受体阻滞剂后症状控制不佳，可以加用这两种药物。根据《2013 年 ESC SCAD 指南》，目前阿司匹林、他汀类药物、β 受体阻滞剂均为ⅠB 类推荐药物。当使用 β 受体阻滞剂效果不佳时，联合应用 CCB 类药物也是ⅠB 类推荐。因 ACEI/ARB 类药物可能改善心脏微血管功能，在有难治性心绞痛的患者使用 ACEI 类药物是ⅡB 类推荐，特别是在并发高血压或糖尿病的患者中能够改善患者活动耐量，减少症状的发作。

（2）血管痉挛性心绞痛的治疗：所有血管痉挛性心绞痛的患者需要控制冠状动脉痉挛的危险因素，如吸烟、可卡因、安非他命等。主要的药物治疗指的是使用 CCB，维拉帕米或地尔硫䓬剂量 240～360mg/d，硝苯地平 40～60mg/d，上述药物可以控制 90% 冠状动脉痉挛的发生。在血管痉挛性心绞痛的患者中应避免使用 β 受体阻滞剂。

2. SCAD 的血运重建治疗　低危的 SCAD 患者在接受心肌缺血情况评估及血管造影检查后需要接受正规药物治疗。当规范化药物治疗后仍有症状或缺血风险逐渐增大需要考虑是强化药物治疗还是进行血运重建。是否需要进行血运重建治疗主要依赖于冠状动脉阻塞、所支配心肌缺血的范围以及对预后及症状改善的期望值等。但是血运重建治疗改善症状、死亡率的优势在术后 5 年内逐渐被削弱。短期来看单纯药物治疗与血运重建治疗相比死亡率及安全性相当。

具有下列特征的患者进行血运重建可以改善预后：左主干病变直径狭窄 > 50%（ⅠA）；前降支近段狭窄 ≥70%（ⅠA）；伴左心室功能减低的 2 支或 3 支病变（ⅠB）；大面积心肌缺血（心肌核素等检测方法证实缺血面积大于左心室面积的 10%，ⅠB）。非前降支近段的单支病变，且缺血面积小于左心室面积 10% 者，则对预后改善无助（ⅢA）。具有下列特征的患者进行血运重建可以改善症状：任何血管狭窄 ≥70% 伴心绞痛，且优化药物治疗无效者（ⅠA）；有呼吸困难或慢性心力衰竭（CHF），且缺血面积大于左心室的 10% 或存活心肌的供血由狭窄 ≥70% 的罪犯血管提供者（ⅡaB）。优化药物治疗下无明显限制性缺血症状者则血运重建对改善症状无助（ⅢC）。

（1）经皮冠状动脉介入术（PCI）：由于创伤小、恢复快，而且可重复进行，PCI 已广泛应用于临床治疗中。近年来无论是冠心病介入治疗的器械还是介入治疗的手段都有了很大程度的改进。2009 年《PCI 治疗指南》推荐，在 SCAD 有较大范围心肌缺血证据的患者，PCI 疗效较为肯定，应尽可能置入支架。较为复杂病变如慢性完全闭塞和外科手术高风险的患者已有较多临床证据使用 PCI，推荐级别上升到Ⅱa 类；但在其他如糖尿病并发多支血管病变、无保护左主干病变仍不能充分证明 PCI 的疗效等同于或优于 CABG。

对于心梗后 SCAD 的患者，PCI 治疗可以显著下降心源性死亡率和全因死亡率以及心梗发生率，且进行血运重建的患者心肌缺血的范围下降。SWISS－Ⅱ研究纳入201名近期出现心肌梗死的患者（包括ST段抬高及非ST段抬高型心肌梗死）对比PCI血运重建治疗与单纯药物治疗的效果。经过10年的随访，心源性死亡率、非致死性心梗发生率、再次血运重建率在PCI组都显著下降。

（2）冠状动脉旁路移植术（CABG）：通过外科手段实施冠状动脉血运重建的治疗方法，可使冠状动脉血管较完全达到血运重建。左室功能不全是强烈提示患者预后不良的因素，对其血运重建可以提高重症患者的总体生存率。左室功能不全已经成为血运重建治疗的一个指征，轻到中度的收缩功能不全患者在药物治疗基础上进行冠状动脉旁路移植术可以提高其生存率。CASS随机对照研究对比了冠状动脉旁路移植术与单纯药物治疗的患者在生存率方面的差异，除左室射血分数为35%～49%并发三支病变的SCAD患者生存率提高外，其他心功能不全患者在CABG后没有明显生存率的提高。

对多支血管病变和（或）缺血范围大的SCAD患者进行汇总的CASS研究和一些meta分析的研究结果：三支病变（或左主干病变）的患者经外科旁路移植术后生存率较药物治疗组明显提高，也表明CABG后症状缓解率较单纯药物治疗组要高。并且冠状动脉近段病变越多，冠状动脉旁路移植术的获益就越大。左主干冠心病（狭窄程度50%以上）是血运重建治疗的第一指征。

3. PCI与冠状动脉旁路移植术治疗对比　目前最新指南对SCAD治疗强调规范化药物治疗的重要性。出现三支病变且SYNTAX评分［SYNTAX评分系统：是PCI人群术后主要心脏不良事件（MACE）的独立预测因素，但不适用于CABG术后MACE的预测，可通过确定PCI术后高风险人群从而有助于选择最佳治疗策略］超过22分，通过一种血运重建手段无法达到完全性血运重建的患者，或并发糖尿病的患者，可能在规范化药物治疗的基础上首先考虑进行CABG。目前我国《2012年冠状动脉介入指南》对稳定型冠心病血运重建的治疗方案推荐见表10－11。

表10－11　对稳定型冠心病PCI与CABG适应证的推荐

病变类型	CABC有利	PCI有利
单支或双支并发非前降支近端病变	Ⅱb，C	Ⅰ，C
单支或双支并发前降支近端病变	Ⅰ，A	Ⅱa，B
3支简单病变且PCI可实现功能完全血运重建，SYNTAX评分≤22分	Ⅰ，A	Ⅱa，B
3支复杂病变且PCI不能实现完全血运重建，SYNTAX评分>22分	Ⅰ，A	Ⅲ，A
左主干病变（孤立或单支，口部或体部）	Ⅰ，A	Ⅱa，B
左主干病变（孤立或单支，远端分叉部）	Ⅰ，A	Ⅱb，B
左主干+2支或3支病变，SYNTAX评分≤32分	Ⅰ，A	Ⅱb，B
左主干+2支或3支病变，SYNTAX评分≥33分	Ⅰ，A	Ⅲb

十、自然病程和预后

目前对冠心病预后的研究数据主要来源于抗心绞痛和预防性治疗和（或）血运重建的临床研究。从这些研究的分析得出冠心病的年死亡率为1.2%～2.4%，在第二次心绞痛随机介入治疗研究（the second randomized intervention treatment of angina）中心源性死亡率每年为0.6%～1.4%，非致死性心梗发生率在0.6%左右。但是在SCAD人群中个体预后差异比较大，这主要取决于患者基础临床状况、心脏功能及血管的解剖情况。REACH研究纳入了非常高危的患者，伴发周围血管疾病或既往心梗，并且有50%患者同时患有糖尿病。这些高危患者的年死亡率可高达3.8%，但是在仅有冠状动脉非阻塞性斑块患者中年死亡率仅为0.63%。冠心病进展的常见危险因素包括高血压病、高胆固醇血症、糖尿病、无节制的生活方式、肥胖、吸烟、冠心病家族史。在诊断冠心病的同时存在上述危险因素可能对患者预后产生不良影响。当怀疑或确诊冠心病的同时出现静息心率升高也是提示不良预后的一个因素。总体来说，伴有左室射血分数降低、多支冠状动脉病变、冠状动脉近端狭窄、病变严重、缺血范围广泛、高龄、心电图ST段压低明显、心绞痛症状严重都提示预后不良。目前已经有很多用于评价疾病严重程度和远期心脏事件风险性的指数。其中最简单且最广泛应用的是将稳定型心脏病的分级与血管病变情况联系在一起（单支病变、双支病变、三支病变，或左主干病变性心脏病）。在 CASS 研究中发现冠状动脉正常患者 12 年生存率达 91%，单支病变患者生存率为 74%，双支病变患者生存率为 59%，三支病变患者为 50%。

（杨　阳）

第三节　急性心肌梗死

心肌梗死指由于长时间缺血导致心肌细胞死亡，临床上多表现为剧烈而持久的胸骨后疼痛，伴有血清心肌损伤标志物增高及进行性心电图变化，属于急性冠状动脉综合征（acute coronary syndrome，ACS）的严重类型。基本病因是冠状动脉粥样硬化及其血栓形成，造成一支或多支血管管腔狭窄、闭塞，持久的急性缺血达 20 ~ 30min 以上，即可发生心肌梗死。根据心电图 ST 段的改变，可分为 ST 段抬高型心肌梗死（STEMI）和非 ST 段抬高型心肌梗死（NSTEMI），本节主要讨论 STEMI。

一、临床表现

与梗死的范围、部位、侧支循环情况密切有关。

1. 症状　如下所述。

（1）先兆：患者多无明确先兆，部分患者在发病前数日有乏力，胸部不适，活动时心悸、气急、烦躁、心绞痛等前驱症状，其中以新发生心绞痛（初发型心绞痛）或原有心绞痛加重（恶化型心绞痛）最为突出。

（2）疼痛

1）最主要、最先出现的症状：多发生于清晨，疼痛部位和性质与心绞痛相同，但程度更重，持续时间较长，可达数小时或更长，休息和含用硝酸甘油片多不能缓解。诱因多不明显，且常发生于安静时。

2）部分患者疼痛位于上腹部，被误认为胃穿孔、急性胰腺炎等急腹症；部分患者疼痛放射至下颌、颈部、背部上方，被误认为骨关节痛。

3）少数患者无疼痛，一开始即表现为休克或急性心力衰竭。

（3）全身症状：除疼痛外，患者常出现烦躁不安、出汗、恐惧、胸闷或有濒死感。少部分患者在疼痛发生后 24 ~ 48h 出现发热、心动过速、白细胞增高和红细胞沉降率增快等，体温一般≤38℃，持续约一周。

（4）胃肠道症状：疼痛剧烈时常伴有频繁的恶心、呕吐和上腹胀痛，下壁心肌梗死时更为常见，与迷走神经受坏死心肌刺激和心排血量降低，组织灌注不足等有关。肠胀气亦不少见，重症者可发生呃逆。

（5）心律失常：见于 75% ~ 95% 的患者，多发生在起病 1 ~ 2 天，以 24h 内最多见。可出现各种心律失常，如室性心律失常（期前收缩、室速、室颤）、传导阻滞（房室传导阻滞和束支传导阻滞）。

（6）低血压和休克：疼痛期常见血压下降，未必是休克。休克多在起病后数小时至数日内发生，见于约 20% 的患者，主要是心源性，表现为疼痛缓解而收缩压仍低于 80mmHg，有烦躁不安、面色苍白、皮肤湿冷、脉细而快、大汗淋漓、尿量减少（＜20mL/h）、反应迟钝，甚至晕厥。

（7）心力衰竭：主要是急性左心力衰竭，可在起病最初几天内发生，或在疼痛、休克好转阶段出现，发生率为 32% ~ 48%。出现呼吸困难、咳嗽、发绀、烦躁等症状，严重者可发生肺水肿。右心室梗死者可一开始即出现右心力衰竭表现，有颈静脉怒张、肝大、水肿等右心力衰竭表现伴血压下降。

2. 体征　如下所述。

（1）心脏体征：①心脏浊音界可正常也可轻度至中度增大；②心率多增快，少数也可减慢、不齐；③心尖区第一心音减弱，可出现第四心音（心房性）奔马律，少数有第三心音（心室性）奔马律；④ 10% ~ 20% 患者在起病第 2 ~ 3 天出现心包摩擦音，为反应性纤维性心包炎所致，常提示透壁性心肌梗死；⑤心尖区可出现粗糙的收缩期杂音或伴收缩中晚期喀喇音，为二尖瓣乳头肌功能失调或断裂所致。

（2）血压：除极早期血压可增高外，几乎所有患者都有血压降低。起病前有高血压者，血压可降至正常，且可能不再恢复到起病前的水平。

（3）其他：可有与心律失常、休克或心力衰竭相关的其他体征。

二、辅助检查

1. 心电图　如下所述。

（1）特征性改变：STEMI 心电图表现特点为：①ST 段抬高：多呈弓背向上型；②宽而深的 Q 波（病理性 Q 波），在面向透壁心肌坏死区的导联上出现；③T 波倒置，在面向损伤区周围心肌缺血区的导联上出现，在背向心肌梗死（MI）区的导联则出现相反的改变，即 R 波增高、ST 段压低和 T 波直立并增高。

（2）动态性演变：高大两肢不对称的 T 波（数小时）→ST 段明显抬高，可与直立 T 波形成单相曲线→R 波减低，Q 波出现（数小时至数天）→抬高 ST 段回落、T 波平坦或倒置。

（3）定位和定范围：STEMI 的定位和定范围可根据出现特征性改变的导联数来判断。

2. 超声心动图　二维和 M 型超声心动图也有助于了解心室壁的运动和左心室功能，诊断室壁瘤和乳头肌功能失调、室间隔穿孔、心脏破裂等。

3. 实验室检查　如下所述。

（1）起病 24～48h 后白细胞可增至（10×10^9～20×10^9）/L，中性粒细胞增多，嗜酸性粒细胞减少或消失；红细胞沉降率（ESR）增快；C 反应蛋白（CRP）增高均可持续 1～3 周。起病数小时至 2 日内血中游离脂肪酸增高。

（2）血心肌坏死标志物动态变化：目前推荐使用的心肌损伤标志物包括肌钙蛋白 I 或 T（cTnI/cTnT）、肌红蛋白（Mb）和肌酸磷酸激酶同工酶（CK－MB），其升高水平和时间特点见表 10－12。

表 10－12　STEMI 时心肌损伤标志物变化

升高时间	血清心肌操作标志物			
	肌红蛋白（Mb）	肌钙蛋白		CK－MB
		cTnT	cTnI	
开始升高时间（h）	1～2	2～4	2～4	6
峰值时间（h）	4～8	10～24	10～24	18～24
持续时间（d）	0.5～1.0	5～14	5～10	2～4

注：cTnT：心脏肌钙蛋白 T；cTnI：心脏肌钙蛋白 I；CK－MB：肌酸激酶同工酶。

肌红蛋白（Mb）对早期诊断的初筛有较高价值，但确诊有赖于 cTnI/cTnT 或 CK－MB。Mb 和 CK－MB对再梗死的诊断价值较大。梗死时间较长者，cTnI/cTnT 检测是唯一的有价值检查。

三、诊断和鉴别诊断

1. 诊断标准　根据“心肌梗死全球统一定义”，存在下列任何一项时，可以诊断心肌梗死。

（1）心肌标志物（最好是肌钙蛋白）增高≥正常上限 2 倍或增高后降低，并有以下至少一项心肌缺血的证据：①心肌缺血临床症状；②心电图出现新的心肌缺血变化，即新的 ST 段改变或左束支传导阻滞；③心电图出现病理性 Q 波；④影像学证据显示新的心肌活力丧失或区域性室壁运动异常。

（2）突发、未预料的心脏性死亡，涉及心脏停搏，常伴有提示心肌缺血的症状、推测为新的 ST 段抬高或左束支传导阻滞、冠状动脉造影或尸体检验显示有新鲜血栓的证据，死亡发生在可取得血标本之前，或心脏生物标志物在血中升高之前。

（3）在基线肌钙蛋白正常，接受经皮冠状动脉介入术（PCI）的患者肌钙蛋白超过正常上限的 3 倍，定为 PCI 相关的心肌梗死。

（4）基线肌钙蛋白值正常，行冠状动脉旁路移植术（CABG）患者，肌钙蛋白升高超过正常上限的5倍并发生新的病理性Q波或新的左束支传导阻滞，或有冠状动脉造影或其他心肌活力丧失的影像学证据，定义为与CABG相关的心肌梗死。

（5）有AMI的病理学发现。

2. 鉴别诊断　临床发作胸痛，结合心电图和心肌损伤标志物，鉴别诊断并不困难。不要为了鉴别而耽搁急诊再灌注治疗的时间。

四、并发症

1. 乳头肌功能失调或断裂　二尖瓣乳头肌因缺血、坏死出现收缩功能障碍，二尖瓣关闭不全，心尖区出现收缩中晚期喀喇音和吹风样收缩期杂音，第一心音减弱，多伴心力衰竭。严重者，可迅速发生肺水肿，在数日内死亡。

2. 心脏破裂　少见，多在起病1周内出现。心室游离壁破裂则造成心包积血、急性心脏压塞而猝死。室间隔破裂造成穿孔可在胸骨左缘第3～4肋间出现收缩期杂音，可引起心力衰竭和休克，死亡率高。

3. 心室壁瘤　或称室壁瘤，主要见于左心室，发生率为5%～20%。体格检查可见左侧心界扩大，心脏搏动范围较广，可有收缩期杂音。瘤内发生附壁血栓时，心音减弱。心电图ST段持续抬高。X线透视、摄影、超声心动图、放射性核素心脏血池显像以及左心室造影可见局部心缘突出，搏动减弱或有反常搏动。

其他并发症，如栓塞、心肌梗死后综合征等发生率较低，临床意义不大。

五、治疗

对于STEMI患者，治疗原则是尽快恢复心肌的血液灌注，以挽救濒死的心肌，防止梗死扩大，保护心功能。

1. 监护和一般治疗　如下所述。

（1）休息：急性期须住院、卧床休息。

（2）心电、血压监护。

（3）吸氧：对有呼吸困难和血氧饱和度降低者，最初几日间断或持续通过鼻导管面罩吸氧。

（4）护理：建立静脉通道，保持给药途径畅通。急性期12h卧床休息，若无并发症，24h内应鼓励患者在床上进行肢体活动，若无低血压，第3天就可在病房内走动；梗死后第4～5天，逐步增加活动直至每天3次步行100～150m。

（5）解除疼痛：除舌下含服或静脉点滴硝酸甘油外，可以使用吗啡等镇痛药缓解疼痛。

2. 抗栓治疗　如下所述。

（1）抗血小板治疗：抗血小板治疗已成为急性STEMI常规治疗。

1）阿司匹林：首次300mg嚼服，以后100mg/d口服。

2）氯吡格雷：负荷量：急诊PCI前首次300～600mg顿服，静脉溶栓前150mg（≤75岁）或75mg（>75岁）；常规应用剂量：75mg/d口服。也可用替格瑞洛、普拉格雷替代。

3）替罗非班：属于静脉注射用GPⅡb/Ⅲa受体拮抗剂。主要用于：①高危；②拟转运进行经皮冠状动脉介入治疗（PCI）；③出血风险低（Crusade评分<30）；④造影显示大量血栓；⑤PCI术中出现慢血流或无复流。

起始推注剂量为10μg/kg，在3min内推注完毕，而后以0.15μg/（kg·min）的速率维持滴注，持续36～48h。

（2）抗凝治疗：凝血酶是使纤维蛋白原转变为纤维蛋白最终形成血栓的关键环节，因此抑制凝血酶至关重要。所有STEMI患者急性期均进行抗凝治疗。非介入治疗患者，抗凝治疗要达到8天或至出院前；行急诊介入治疗的患者，抗凝治疗可在介入术后停用或根据患者情况适当延长抗凝时间。

1）普通肝素

a. 溶栓治疗：可先静脉注射肝素60U/kg（最大量4 000U），继以12U/（kg·h）（最大1 000U/kg），使APTT值维持在对照值1.5~2.0倍（为50~70s），至少应用48h。尿激酶和链激酶均为非选择性溶栓剂，可在溶栓后6h开始测定APTT或活化凝血时间（ACT），待其恢复到对照时间2倍以内时开始给予皮下肝素治疗。

b. 直接PCI：与GPⅡb/Ⅲa受体拮抗剂合用者，肝素剂量应为50~70U/kg，使ACT>200s；未使用GPⅡb/Ⅲa受体拮抗剂者，肝素剂量应为60~100U/kg，使ACT达到250~350s。

c. 对于因就诊晚、已失去溶栓治疗机会、临床未显示有自发再通情况，静脉滴注肝素治疗是否有利并无充分证据。

使用肝素期间应监测血小板计数，及时发现肝素诱导的血小板减少症。

2）低分子量肝素：使用方便，不需监测凝血时间，有条件尽量替代普通肝素。

3）磺达肝癸钠：是间接Ⅹa因子抑制剂，接受溶栓或未行再灌注治疗的患者，磺达肝癸钠有利于降低死亡和再梗死，而不增加出血并发症。无严重肾功能不全的患者，初始静脉注射2.5mg，以后每天皮下注射2.5mg，最长8天。在用于直接PCI时，应与普通肝素联合应用，以减少导管内血栓的风险。

4）比伐卢定：在直接PCI时，可以使用比伐卢定。先静脉推注0.75mg/min，再静脉滴注1.75mg/（kg·min），不需监测ACT，操作结束时停止使用。不需要同时使用替罗非班，降低出血发生率。

3. 再灌注疗法　起病3~6h，最多在12h内，使闭塞的冠状动脉再通，心肌得到再灌注，濒临坏死的心肌可能得以存活或使坏死范围缩小，减轻梗死后心肌重塑，改善预后，是一种积极的治疗措施。

（1）介入治疗（PCI）

1）直接PCI：直接PCI适应证包括：①症状发作<12h的STEMI或伴有新出现的左束支传导阻滞。②在发病36h内发生心源性休克，或休克发生18h以内者。③如果患者在发病12~24h内具备以下1个或多个条件时可行直接PCI治疗：a. 严重心力衰竭；b. 血流动力学或心电不稳定；c. 持续缺血的证据。

2）转运PCI：高危STEMI患者就诊于无直接PCI条件的医院，尤其是有溶栓禁忌证或虽无溶栓禁忌证但已发病>3h的患者，可在抗栓（抗血小板，如口服阿司匹林、氯吡格雷或肝素抗凝）治疗同时，尽快转运患者至有条件实施急诊PCI的医院进行治疗。

3）溶栓后紧急PCI：接受溶栓治疗的患者无论临床判断是否再通，都应进行冠状动脉造影检查及可能的PCI治疗：①溶栓未再通者：尽早实施冠状动脉造影。②溶栓再通者：溶栓后3~24h内行冠状动脉造影检查。

（2）溶栓治疗：无条件施行介入治疗或因转送患者到可施行介入治疗的单位超过3h，如无禁忌证应在接诊患者后30min内对患者实施静脉溶栓治疗。

1）适应证：①发病12h以内STEMI患者，无溶栓禁忌证，不具备急诊PCI治疗条件，转诊行PCI的时间>3h。②对发病12~24h仍有进行性缺血性疼痛和至少2个胸导联或肢体导联ST段抬高>0.1mV的患者，若无急诊PCI条件，在经过选择的患者也可进行溶栓治疗。③对再梗死患者，如果不能立即（症状发作后60min内）进行冠状动脉造影和PCI，可给予溶栓治疗。

2）禁忌证：①既往任何时间脑出血病史；②脑血管结构异常（如动静脉畸形）；③颅内恶性肿瘤（原发或转移）；④6个月内缺血性卒中或短暂性脑缺血史（不包括3h内的缺血性卒中）；⑤可疑主动脉夹层；⑥活动性出血或者出血体质（不包括月经来潮）；⑦3个月内的严重头部闭合性创伤或面部创伤；⑧慢性、严重、没有得到良好控制的高血压或目前血压严重控制不良（收缩压≥180mmHg或者舒张压≥110mmHg）；⑨痴呆或已知的其他颅内病变；⑩创伤（3周内）或者持续>10min的心肺复苏，或者3周内进行过大手术；⑪近期（4周内）内脏出血；⑫近期（2周内）不能压迫止血部位的大血管穿刺；⑬感染性心内膜炎；⑭5天至2年内曾应用过链激酶，或者既往有此类药物过敏史（不能重复使用链激酶）；⑮妊娠；⑯活动性消化性溃疡；⑰目前正在应用口服抗凝治疗［国际标准化比值（INR）水平越高，出血风险越大］。

3）溶栓药物的选择：以纤维蛋白溶酶原激活剂激活血栓中纤维蛋白溶酶原，使之转变为纤维蛋白溶酶而溶解冠状动脉内的血栓。国内常用：①尿激酶（UK）：30min 内静脉滴注（150～200）万单位；②链激酶（SK）或重组链激酶（rSK）：以 150 万单位静脉滴注，在 60min 内滴完，用链激酶时，应注意寒战、发热等过敏反应；③重组组织型纤维蛋白溶酶原激活剂（rt－PA）：100mg 在 90min 内静脉给予：先静脉注入 15mg，继而 30min 内静脉滴注 50mg，其后 60min 内再滴注 35mg。用 rt－PA 前先用肝素 5 000U 静脉注射，用药后继续以肝素每小时 700～1 000U 持续静脉滴注共 48h，以后改为皮下注射 7 500U每 12h 一次，连用 3～5 天（也可用低分子量肝素）。

4）溶栓成功的判断：可以根据冠状动脉造影直接判断，或根据：①心电图抬高最为明显的导联的 ST 段于 2h 内回降＞50%；②胸痛 2h 内基本消失；③2h 内出现再灌注性心律失常；④血清 CK－MB 酶峰值提前出现（14h 内）等间接判断溶栓是否成功。

六、并发症及处理

对于 STEMI 患者可能出现的并发症心力衰竭、心源性休克、心律失常，要严密观察并积极处理。

七、二级预防、康复治疗与随访

STEMI 患者出院后，应继续进行科学合理的二级预防，以降低心肌梗死复发、心力衰竭以及心脏性死亡等主要不良心血管事件的危险性，并改善患者生活质量。

1. 加强宣教、促使患者改善生活方式　如下所述。

（1）戒烟。

（2）适当运动，病情稳定的患者建议每天进行 30～60min 的有氧运动，以不觉劳累为原则。有心功能不全者，活动量宜小。

（3）控制体重。

（4）清淡饮食，可少量饮酒。

（5）保持乐观心情。

2. 坚持药物治疗　如下所述。

（1）抗血小板药物：若无禁忌证，所有 STEMI 患者出院后均应长期服用阿司匹林（75～150mg/d）治疗。因存在禁忌证而不能应用阿司匹林者，可用氯吡格雷（75mg/d）替代。如接受了 PCI 治疗，则同时服用阿司匹林＋氯吡格雷至少一年，以后阿司匹林长期服用。

（2）ACEI 和 ARB 类药物：若无禁忌证，所有伴有心力衰竭（LVEF＜45%）、高血压、糖尿病或慢性肾病的 STEMI 患者均应长期服用 ACEI。具有适应证但不能耐受 ACEI 治疗者，可应用 ARB 类药物。

（3）β 受体阻滞剂：若无禁忌证，所有 STEMI 患者均应长期服用 β 受体阻滞剂治疗，并根据患者耐受情况确定个体化的治疗剂量。

（4）醛固酮受体拮抗剂（螺内酯）：无明显肾功能损害和高血钾的心肌梗死后患者，经过有效剂量的 ACEI 与 β 受体阻滞剂治疗后其 LVEF＜40% 者，可考虑应用螺内酯治疗，但须密切观察高钾血症等不良反应。

3. 控制心血管危险因素　如下所述。

（1）控制血压：STEMI 患者出院后应继续进行有效的血压管理。对于一般患者，应将其血压控制于＜140/90mmHg，并发慢性肾病者应将血压控制于＜130/80mmHg。

（2）调脂治疗：同稳定型心绞痛降脂治疗。

（3）血糖管理：对所有 STEMI 患者均应常规筛查其有无糖尿病。对于确诊糖尿病的患者，应将其糖化血红蛋白（HbA1c）控制在 7% 以下；若患者一般健康状况较差、糖尿病病史较长、年龄较大时，宜将 HbA1c 控制于 7%～8%。

（杨　阳）

第四节 缺血性心肌病

缺血性心肌病（ischemic cardiomyopathy，ICM）是冠心病的一种特殊类型或晚期阶段，是指由冠状动脉粥样硬化引起长期心肌缺血，导致心肌弥漫性纤维化，形成与原发性扩张型心肌病类似的临床综合征，出现收缩或舒张功能失常，或两者兼有，但不能用冠状动脉病变程度和缺血来解释。1970 年 Burch 等首先将其命名为缺血性心肌病。

一、发病机制

冠状动脉粥样硬化性心脏病、先天性冠状动脉异常、冠状动脉微血管病变（继发糖尿病时）和冠状动脉栓塞导致心肌缺血造成心肌细胞坏死、心肌顿抑或心肌冬眠，继而心肌瘢痕形成，剩余的存活心肌必须超负荷工作，最终导致心室扩张和肥厚，从而产生收缩性或舒张性心力衰竭。交感神经和肾素－血管紧张素－醛固酮系统的激活是缺血性心肌病心力衰竭的重要发病机制。近年来发现，血管内皮细胞功能不全、心肌细胞凋亡、脂肪酸β氧化及葡萄糖氧化的异常和线粒体膜电位的变化在缺血性心肌病心力衰竭的发生、发展过程中起着重要的作用。

二、临床表现与辅助检查

根据ICM的临床表现不同，将其分为限制型ICM和扩张型ICM。限制型ICM属于本病的早期阶段，患者心肌虽有广泛纤维化，但心肌收缩功能尚好，心脏扩大尚不明显，临床上心绞痛已近消失，常以急性左心力衰竭发作为突出表现。扩张型ICM为病程的晚期阶段，患者心脏已明显增大，临床上以慢性充血性心力衰竭为主要表现。一般认为，扩张型ICM是由限制型ICM逐渐发展而来的。充血性心力衰竭的症状呈进行性进展，由劳力性呼吸困难发展至夜间阵发性呼吸困难及端坐呼吸，常有倦怠和乏力，周围性水肿和腹腔积液出现较晚。部分患者开始以心绞痛为主要临床表现，以后逐渐减轻甚至消失，而以心力衰竭为主要临床表现。体征为充血性心力衰竭的表现。预后不良，存活率低。

X线表现：全心或左心增大，肺血流重新分布，严重病例可见间质性或肺泡性肺水肿和胸膜渗出征象。

心电图：可为窦性心动过速、心房颤动、室性期前收缩、ST－T异常及既往心肌梗死的Q波。

超声心动图：左室明显扩大，左室常呈不对称的几何形状改变；心肌厚薄不均，密度增高；室壁运动呈明显节段性运动障碍为主，可表现僵硬、扭曲甚至矛盾运动；房室瓣开放，心肌缺血引起乳头肌功能不全，二尖瓣关闭不全，左室增大，二尖瓣开放幅度减小。常伴有瓣膜、瓣环、腱索、乳头肌钙化，主动脉壁及心内膜钙化；左心功能以舒张功能减低为主，收缩功能异常通常晚于舒张功能异常，收缩功能障碍表现为舒张末期及收缩末期容积增多，心室射血分数明显降低。

核素心肌显像：可有心肌梗死和可逆性心肌缺血；左室收缩功能损害以局部为主，造成室壁各段之间收缩不协调甚至反向运动，射血分数下降。

冠状动脉造影：可见多支冠状动脉弥漫性严重狭窄或闭塞。

三、诊断

1. 肯定条件　①有明确的冠心病证据，如心绞痛病史，心肌梗死6个月以上，冠状动脉造影结果阳性等；②心脏明显扩大；③心力衰竭反复发作。

2. 否定条件　①需要除外冠心病并发症引起的情况，如室壁瘤、室间隔穿孔、乳头肌功能不全及心律失常等；②需要除外其他心脏病或其他原因引起的心脏扩大和心力衰竭，如扩张型心肌病、风湿性心脏病、高血压性心脏病、酒精性心肌病、克山病、长期贫血、甲状腺功能亢进及心脏结节病等。

四、鉴别诊断

临床上需与ICM进行鉴别的心肌病变主要有扩张型心肌病、酒精性心肌病及克山病。

1. 扩张型心肌病　是一种原因不明的心肌病，其临床特征与ICM非常相似，鉴别诊断也相当困难，特别是50岁以上的患者，若伴有心绞痛则极易误诊为ICM。由于扩张型心肌病与ICM的治疗原则不同，故对二者进行正确的鉴别具有重要的临床意义。

（1）年龄及病史：扩张型心肌病发病年龄较轻，常有心肌炎病史；而ICM发病年龄较大，多数有心绞痛或心肌梗死病史，常伴有高血压、高脂血症及糖尿病等。

（2）心电图检查：扩张型心肌病常伴有完全性左束支传导阻滞，心电图ST-T改变也多为非特异性而无定位诊断价值。

（3）胸部X线检查：扩张型心肌病患者心影呈普大型，心胸比多在0.6以上，透视下见心脏搏动明显减弱，晚期常有胸腔积液、心包积液征象。ICM患者虽有心影明显增大，但多数呈主动脉型心脏，并伴有升主动脉增宽及主动脉结钙化等。

（4）心脏形态学对比：扩张型心肌病因心肌广泛受累，常表现为4个心腔呈普遍性显著扩大；而ICM常以左心房及左心室扩大为主，并常伴有主动脉瓣及瓣环增厚、钙化。

（5）室壁厚度及运动状态比较：扩张型心肌病患者室壁厚度弥漫性变薄，室壁运动弥漫性减弱；而ICM患者心肌缺血部位与病变冠状动脉分布走行密切相关，缺血严重部位则出现室壁变薄及运动减弱，故常见室壁厚度局限性变薄、室壁运动呈节段性减弱或消失。

（6）血流动力学变化：扩张型心肌病患者因心脏呈普遍性显著扩大，常继发各瓣膜及瓣膜支架结构改变而引起多个瓣口明显反流；而ICM患者因以左心房及左心室扩大为主，常伴二尖瓣口反流。

（7）扩张型心肌病患者因心肌病变弥漫广泛，左心室扩大明显及心肌收缩无力，故心脏收缩功能明显降低；而ICM患者虽左心室射血分数及短轴缩短率均有降低，但其程度则较扩张型心肌病轻。

（8）周围动脉超声探查：扩张型心肌病仅少数患者的颈动脉与股动脉斑块呈阳性；而ICM患者颈动脉与股动脉斑块则多数阳性。

（9）放射性核素检查：一般认为，ICM比扩张型心肌病患者的心肌损伤更重，纤维化程度更高。因此行^{99m}Tc-甲氧基异丁基异腈（MIBI）心肌灌注显像检查，扩张型心肌病多显示为不呈节段性分布的、散在的稀疏区，范围小、程度轻，表现为较多小片样缺损或花斑样改变；而ICM患者多呈按冠状动脉分布的节段性灌注异常，心肌血流灌注受损程度重、范围大；当灌注缺损范围大于左心室壁的40%时，则对ICM的诊断有较高价值。

（10）冠状动脉造影：扩张型心肌病患者冠状动脉造影往往正常。

2. 酒精性心肌病　是由于长期大量饮酒所致的心肌病变，主要表现为心脏扩大、心力衰竭及心律失常等，临床上与扩张型ICM有许多相似之处。以下特点有助于二者的鉴别：

（1）有长期、大量饮酒史。

（2）多为30~50岁男性，且多伴有酒精性肝硬化。

（3）停止饮酒3~6个月后，病情可逐渐逆转或停止恶化，增大的心脏可见缩小。

3. 克山病　是一种原因不明的地方性心肌病，其临床表现与辅助检查所见均与扩张型ICM有许多相似之处，但其有明显的地区性，绝大多数患者为农业人口中的生育期妇女及断奶后的学龄前儿童。而ICM则以老年人多见。

五、治疗原则及进展

1. 药物治疗　在控制冠心病的易患因素的基础上，给予硝酸酯类药物、β受体阻滞剂缓解心绞痛，改善心肌缺血症状。以心力衰竭为主要表现，应予利尿剂、血管紧张素转化酶抑制药或血管紧张素受体拮抗剂、醛固酮受体拮抗剂，必要时予正性肌力药（洋地黄）以控制心力衰竭，病情较稳定者应尽早给予β受体阻滞剂，从小剂量开始。

心力衰竭常并发高凝状态，易发生静脉血栓和肺栓塞，临床上主要应用华法林抗凝治疗。对并发心房颤动高危患者，ACTIVEA研究显示氯吡格雷和阿司匹林联合应用可有效预防心房颤动的血管事件，可作为华法林安全的替代治疗。

优化能量代谢的药物曲美他嗪通过促进缺血心肌对葡萄糖的利用，减少对脂肪酸的利用来提高细胞产能的效率，从而保护冬眠心肌，促进心功能的恢复。

2. 经皮冠状动脉介入术（PCI） 冠状动脉造影发现2支血管病变尤其伴左前降支近端严重狭窄和左室功能损害，药物不能稳定病情，频繁的心绞痛发作，新发的或恶化的二尖瓣反流，均应行PCI治疗。PCI较单纯药物治疗能更好地改善心功能，提高生活质量。

3. 冠状动脉旁路移植术（CABG） 冠状动脉造影发现左主干病变或三支弥漫性病变，尤其伴2型糖尿病者，应首选CABG。

4. 心脏再同步化治疗（cardiac resynchronization therapy，CRT） 心脏再同步化治疗通过改善心脏不协调运动，增加左室充盈时间，减少室间隔矛盾运动，减少二尖瓣反流，从而改善心力衰竭患者的心功能，增加运动耐量，甚至逆转左室重构。患者有中到重度心力衰竭症状（NYHAⅢ～Ⅳ级），窦性心律的心脏失同步化（完全性左束支传导阻滞，QRS间期≥120ms），严重的左室收缩功能不全（LVEF≤35%），尤其是并发三度房室传导阻滞者，在经过合理的药物治疗后没有改善，可考虑CRT，如果并发恶性室性心律失常可同时行CRT－D治疗。CRT虽能改善心功能，但不能改善由冠状动脉缺血导致的心肌冬眠和心室重塑。有30%的患者对CRT无应答。

5. 干细胞治疗 近年来大量研究表明，具有分化和增殖能力的干细胞移植通过直接分化为心肌细胞、血管内皮细胞，改善心肌间质成分、旁分泌功能等机制，可以修复缺血性心肌病坏死心肌组织，促进血管新生，改善心脏功能。动物实验证实以上效果后随即开展了一期和二期的临床试验，但至今干细胞治疗仍未应用于临床。FOCUS－CCTRN临床试验并未得到理想的预期效果。目前，干细胞种类、数量、增殖能力、移植途径、干细胞移植后的归巢、干细胞和基因的联合治疗等问题在干细胞治疗大规模应用于临床之前尚需进一步研究。

6. 心脏移植 完善的内科治疗及常规心脏手术均无法治愈的各种终末期心力衰竭；其他重要脏器无不可逆性病变或影响长期生存的因素；肺动脉压不高的病例即可施行心脏移植。但是供体来源和移植后排斥反应是心脏移植面临的重大问题。

总之，ICM是冠心病终末期的一种类型，预后较差，现有的任何单一治疗手段都不能取得最令人满意的效果。临床首先应充分评价存活心肌的范围及数量，选择最佳的治疗策略，通常是几种治疗方法联合应用，才能最大程度改善预后。

（杨 阳）

参考文献

[1] 北京儿童医院．急诊与危重症诊疗常规．北京：人民军医出版社，2016.
[2] 孙刚，刘玉法，高美．院前急救概要．北京：军事医学科学出版社，2013.
[3] 阎锡新，段争，孟爱宏．呼吸衰竭．北京：科技文献出版社，2012.
[4] 李春盛．急危重症医学进展．北京：人民卫生出版社，2016.
[5] 王丽云，刘君芳，安立红，等．临床急诊急救学．青岛：中国海洋大学出版社，2015.
[6] 曹小平，曹钰．急诊医学．北京：科学出版社，2014.
[7] 张之南，沈悌．血液病诊断及疗效标准．第3版．北京：科学出版社，2017.
[8] 罗彬．呼吸系统疾病诊疗技术．北京：科学出版社，2014：102－118.
[9] 李春盛．急诊医学高级教程．北京：中华医学电子音像出版社，2016.
[10] 罗成群，彭浩．危重烧伤救治．长沙：中南大学出版社，2011.
[11] 张焱焱．规范化急救．武汉：华中科技大学出版社，2009.
[12] 王敬东，李长江．急危重症医学诊疗．上海：同济大学出版社，2014.
[13] 杨丽丽，陈小杭．急重症护理学．第2版．北京：人民卫生出版社，2012.
[14] 邢玉华，刘锦声．急诊医学手册．武汉：华中科技大学出版社，2014.
[15] 钱义明，熊旭东．实用急救医学．上海：上海科学技术出版社，2013.
[16] 张美齐，郭丰，洪玉才．实用急危重症处理流程．杭州：浙江大学出版社，2017.
[17] 朱超云．多器官功能衰竭58例临床分析．江苏医药，2012，38（13）：1601－1602.
[18] 阎锡新，蔡志刚，宋宁，张肖鹏．呼吸内科急症与重症诊疗学．北京：科学技术文献出版社，2013.
[19] 黄志俭．呼吸与各系统疾病相关急危重症诊治通要．厦门：厦门大学出版社，2014.
[20] 闫丽影，黄景利．心肺复苏技术与猝死急救成功率的相关性研究．吉林医学，2013，34（28）：5872－6873.
[21] 刘伟，柴家科．弥散性血管内凝血研究现状．中华损伤与修复杂志，2011，6（3）：447－452.
[22] 朱金生，王旭艺．神经内科危重症监护．北京：科学技术文献出版社，2010.
[23] 孟昭泉，孟靓靓．新编临床急救手册．北京：中国中医药出版社，2014.
[24] 李树仁，党懿，荀丽颖．心内科急危重症．北京：军事医学科学出版社，2011.
[25] 刘旭平．重症监护技术．第2版．北京：人民卫生出版社，2015.